# 视网膜血管性疾病

## Retinal Vascular Diseases

## 下 册

主 编 黎晓新

审 阅 廖菊生

**编 者**（以姓氏笔画排序）

于文贞（北京大学人民医院） 陈 宜（北京大学人民医院）

王 凯（北京大学人民医院） 苗 恒（北京大学人民医院）

王 瑜（北京大学人民医院） 周 鹏（北京大学人民医院）

石 璇（北京大学人民医院） 赵明威（北京大学人民医院）

白玉婧（北京大学人民医院） 赵震儒（北京大学人民医院）

吕永顺（北京大学人民医院） 姜燕荣（北京大学人民医院）

朱雪梅（北京大学人民医院） 钱 彤（北京大学人民医院）

刘丹彦（首都儿科研究所） 徐 琼（北京大学人民医院）

齐慧君（北京大学人民医院） 陶 勇（首都医科大学附属北京朝阳医院）

严 密（四川大学华西医院） 黄旅珍（北京大学人民医院）

李立新（北京大学人民医院） 曹晓光（北京大学人民医院）

吴慧娟（北京大学人民医院） 梁建宏（北京大学人民医院）

何燕玲（北京大学人民医院） 程 湧（北京大学人民医院）

张 钦（北京大学人民医院） 廖菊生（河北医科大学第二医院）

陈有信（北京协和医院） 黎晓新（北京大学人民医院）

陈玮志（北京大学人民医院）

**主编助理** 白玉婧（北京大学人民医院）

人民卫生出版社

图书在版编目（CIP）数据

视网膜血管性疾病：全 2 册/黎晓新主编. —北京：
人民卫生出版社，2017

ISBN 978-7-117-22983-8

Ⅰ. ①视… Ⅱ. ①黎… Ⅲ. ①视网膜疾病-血管疾病-
诊疗 Ⅳ. ①R774.1

中国版本图书馆 CIP 数据核字（2017）第 012263 号

| 人卫智网 | www.ipmph.com | 医学教育、学术、考试、健康，购书智慧智能综合服务平台 |
| 人卫官网 | www.pmph.com | 人卫官方资讯发布平台 |

视网膜血管性疾病
（上、下册）

主　　编：黎晓新

出版发行：人民卫生出版社（中继线 010-59780011）

地　　址：北京市朝阳区潘家园南里 19 号

邮　　编：100021

E - mail：pmph @ pmph.com

购书热线：010-59787592　010-59787584　010-65264830

印　　刷：北京盛通印刷股份有限公司

经　　销：新华书店

开　　本：889×1194　1/16　总印张：57

总 字 数：1685 千字

版　　次：2017 年 3 月第 1 版　2017 年 3 月第 1 版第 1 次印刷

标准书号：ISBN 978-7-117-22983-8/R · 22984

定价（上、下册）：560.00 元

打击盗版举报电话：010-59787491　E -mail：WQ @ pmph.com

（凡属印装质量问题请与本社市场营销中心联系退换）

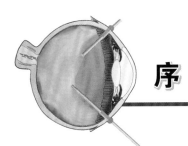

# 序

　　眼底病科医生治疗疾病有三项措施：药物、激光和手术。而在20世纪70年代以前，除了扣带手术治疗单纯的视网膜脱离以外，眼底病基本属于"难治之症"。近三十年视网膜脉络膜血管性疾病的治疗进展迅速，20世纪50年代，德国Mayer-Schwickerath教授使用高压氙光（Xenon光）开辟了眼科光凝固的纪元，20世纪60年代红宝石激光、20世纪70年代氩激光和近几年出台的光动力激光、多波长染料激光、点阵激光、微脉冲激光等纷纷问世，20世纪80年代Machemer开创了扁平部三通道玻璃体手术、2000年初玻璃体手术逐步走向经结膜入路、微创和高速，2005年以来各种抗VEGF药物纷纷上市，眼底病科医生手中的利剑越来越多。治疗手段的增加推动了眼底病的研究和诊断工具的发展，20世纪60年代有了视网膜荧光素血管造影，70年代有了脉络膜血管造影，可以从动态来对眼底病情进行解读，并增加了自发荧光技术。20世纪90年代有了OCT，在2000年后迅速发展为频域OCT，冠状面（en face）OCT，OCT血管成像（OCTA），照相技术又发展为多光谱眼底成像……而上述这些进展极大地推动了眼底血管性疾病的诊断与治疗，所以有必要将眼底血管性疾病作专题著述。

　　《视网膜血管性疾病》系统阐述了经典的视网膜脉络膜血管的血管发生与血管生成、视网膜神经上皮和色素上皮及黄斑的组织解剖、生理、胚胎等基础知识以及炎症对血管渗漏和增殖等病例知识；眼底血管性疾病常用的诊断手段，如荧光素眼底血管造影、吲哚青绿脉络膜血管造影、视觉电生理、眼底超声波检查、黄斑区的OCT检查等。在眼底病总论中介绍了眼底各种病变的影像特征和组织学部位、血-视网膜屏障、管腔改变和管壁损害以及血管的异常交通和新生血管等眼底血管性疾病的基础知识。

　　这部书涉及的知识走到了时代的前列，在血管发生与血管生成方面阐述了相关的生长因子；OCT的图像大多来自频域OCT，还介绍了en face OCT和近2年新问世的OCTA。检查法中增加了多光谱眼底成像。在激光治疗糖尿病视网膜病变方面本书总结了近30年的多中心研究，此外，对抗VEGF治疗的介绍涵盖了最新进展。

　　这部书里的疾病分类有所创新，如视网膜先天异常性疾病章节中，将先天异常性疾病分类为容易引起自发性出血的疾病和其他先天异常性疾病；视网膜中央静脉阻塞按照病因学进行分类，特别增加了低灌注视网膜病变。对这部书的编著是在精读了众多国内外大家的著作后，通过实践观察，在区分了那些书上讲的真、伪、偏、全后，写入了我们的认识。有些疾病的治疗原则介绍了国外通行的一些观点，但并没有完全借鉴国外的观点，而是基于对疾病的认识提出了我们的看法。这部书没有面面俱到，没有网罗全部与眼底血管相关的疾病，但是常见的相关疾病、重要的知识均已涉及。

　　黎晓新教授从事眼底病工作以来不断追随、考察和应用较好的国际前沿技术，1988年Gass首次提出认为黄斑中央凹前的玻璃体切线方向牵拉是特发性黄斑裂孔形成的主要原因，呼吁采用玻璃体手术治疗黄斑裂孔，1991年美国首例手术报告成功，1992年回龙观全国眼科会议后我们交流了这方面的信息，1995年我看到了她手术成功的病例。1994年我在中华眼科杂志上看到她报告的中国的早产儿视网膜病变的患病率，并开展了筛查、手术和制定了中国的诊治指南，这也是她在国内率先开展的技术。2001 年美国 AAO 会上报告了放射状视神经切开术(radial optic neurotomy,RON),她指导学生在猪眼上做手术,手术前后进行了荧光素眼底血管造影,她带着学生来到我家和我一起讨论血液循环数据和病理,确定了手术损伤导致视网膜动脉弯曲度增加,动静脉各时段均延长,文章发在 *JAMA Ophthalmology* 上,这是首篇否定这一技术的文章,文章发表后这项技术很少再用了。她任眼底病学组组长的这段时间,修改名词定义,推动新技术,制定年龄相关性黄斑变性、糖尿病性视网膜病变、早产儿视网膜病变的诊疗指南。看到她为我国眼底病事业发展不懈的努力,我尽全力去帮助她。这部书是我建议她去完成的,我们常在一起讨论,她有较多社会工作,编写这本书花费了近 8 年的时间,虽然时间长了些,但这种不断更新观念、更新知识的精神非常可贵。

眼底血管性疾病涉及一些全身性疾病以及免疫、病理、药理等方面的知识,需要我们从更深层次去研究。书中有关这些方面的介绍必将有助于大家今后的深入探讨。这部书提供了大量的图片和疾病资料供大家参考学习。随着时间的推移,我希望我国青年一代能够不断进取,推动眼底病事业进一步发展,使更多的患者得到合理的诊断和治疗。

廖菊生

2016 年 7 月

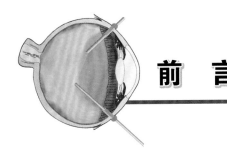

# 前　言

在廖菊生教授的鼓励和指导下,我于 8 年前开始了这部书的写作,时至今天才收笔。之所以用了这么长的时间,是因为过去的 8 年里,眼底病领域发生了天翻地覆的变化。自 2006 年抗 VEGF 药物问世以来,改变了眼底血管性疾病的干预原则和流程,新生血管性老年黄斑变性的治疗从激光走向光动力,从光动力走向抗 VEGF;诊断手段中 OCT 迅速进展到频域 OCT,又迅速发展了 OCT 血管成像;多光谱眼底照相、广角荧光素眼底血管造影、动态 ICGA 等,使得眼底血管性疾病的诊断和治疗进入新的里程,文章执笔后不断修改、不断补充新的概念、新的临床实验结果。

本书的目录是和廖菊生教授讨论制定的,整个编制过程不断地和廖菊生教授讨论某些疾病的分类。本书的目录分类有创新,如视网膜中央静脉阻塞没有遵循传统的分类,而是根据病因学作出新的分类方法;视网膜血管先天异常分为容易引起自发性出血的先天异常和其他先天异常。这本书中修订了我国多年使用不当的用词,将"微血管瘤"或"微动脉瘤"修改为"微血管囊",aneurism 是"囊(sac)",指血管壁的局部扩张,可以是动脉也可以是静脉;"telangiectasia"原译为"毛细血管扩张症",现修改为"血管扩张症"是指局部原有的小血管(毛细血管、小动脉和小静脉)永久扩张,修改的依据参照了 Doland 的医学字典。

这本书设置了 20 个章节,系统地论述了视网膜血管相关性疾病、脉络膜疾病以及相关的全身性疾病。在解剖、生理、胚胎等基础知识上承接了传统的知识和概念,在疾病的干预方面尽可能引证一级循证,即多中心随机对照研究的结果,同时也提出了我们的认识和建议。

全书的图片共有 1000 余幅,采用了 JPG 格式储存,以提高图片的质量,这些图绝大部分是北京大学人民医院提供的近期资料,还有河北医科大学第二附院、华西医院和中山眼科中心捐赠的高质量和稀有疾病的图片。本书部分章节获得廖菊生教授逐句逐字修改,深受感动,由衷地感谢他的扶植和帮助。

廖菊生教授为本书的编写提供了他全部的讲课资料,有些章节如:血管荧光造影总论、血视网膜屏障功能损害、视网膜血管的管腔改变、视网膜血管的管壁损害、视网膜血管的异常交通、动脉硬化与高血压视网膜病变、白塞病等是按照他的讲课资料进行的整理。廖教授还对视网膜中央静脉阻塞和分支静脉阻塞进行了逐字逐句的修改。这本书也倾注了他的心血,记录了他对中国眼底病事业的投入,体现了他对青年一代眼底病工作者的关怀和悉心指导,没有他的指导和支持,就没有这部著作的完成。

希望这本书能给年轻的眼底病科医生带来基本的概念,能为眼底病领域的同行带来新的信息,能够为推动我国眼底病事业的发展增添一砖一瓦。书中仍可能有不少错误,希望大家批判地去读,悉心予以指正。

黎晓新

2016 年 2 月 15 日

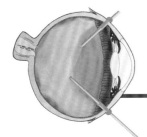

# 目 录

## 上 册

下　册

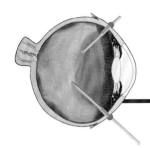

# 第八章　视网膜血管异常性疾病

## 第一节　特发性黄斑视网膜血管扩张症

特发性黄斑视网膜血管扩张症(idiopathic macular retinal telangiectasia)的病变影响黄斑中心毛细血管弓环,是导致中心视力下降的疾病。

黄斑中心凹无血管区的外围为单层环状排列的毛细血管网。最靠中心凹的一环称为拱环,正常人的拱环近似圆形,环外毛细血管网均匀。视网膜血管扩张症是由 Reese[1] 提出的,它的特征是持续的视网膜血管扩张,血管扩张的部位包括毛细血管网及其连接的微动脉和微静脉,所以用"telangiectsia",而不用"aneurisym",后者表示毛细血管囊性扩张,译为"微血管囊"。如果血管扩张仅在黄斑无血管区周围,拱环被破坏,就叫做中心凹旁血管扩张症[2],其邻近的小血管囊样扩张,微血管瘤形成及毛细血管无灌注。经常看到直角走行的小静脉着染和扩张的毛细血管床。不明成分的带反光的沉淀物位于视网膜的浅层,它所在的位置及周围可见血管扩张。视力下降继发于浆液性的渗出伴随有硬性渗出和黄斑水肿。视网膜下的新生血管形成导致更严重的视力下降。

特发性黄斑视网膜血管扩张症有两种基本类型:1 型:发育性或先天性血管异常;2 型:推测是获得性,发生在中年人和老年人。这一类型的原因还不知道,因此被 Gass 和 Oyakawa(1982年)[3]叫做特发性中心凹旁血管扩张症,Gass[4,5]对这一分类进行了修改(表 8-1-1),把第 2 型又分为 3 种类型:

表 8-1-1　中心凹旁血管扩张 Gass 的分类

| 分型 | 1A | 1B | 2 | 3 |
| --- | --- | --- | --- | --- |
| 平均年龄 | 40 | 40 | 50~60 | 50 |
| 性别 | 男 | 男 | 男和女 | —— |
| 黄斑旁病变范围 | 颞侧 2PD | 仅一个钟点 | 颞侧或周围全拱环 | 进行性全拱环消失 |
| 其他视网膜特征 | | | 最后 RPE 增生,直角走行静脉,中心无血管区黄色损害,CNV 形成 | 视盘苍白 |

1A 型:单侧先天性黄斑血管扩张症(unilateral congenital macular telangiectasia)

1B 型:单侧特发性黄斑旁血管扩张症(unilateral idiopathic focal macular telangiectasia)

2A 型:双侧获得性黄斑(中心凹旁)血管扩张症(bilateral idiopathic acquired macular(juxtafoveolar) telangiectasia)

2B 型:年轻闭塞家族特发性中心凹旁血管扩张症(juvenile occult familial idiopathic juxtafoveolar

retinal telangiectasia)

    3A 型:闭塞性特发性中心凹旁血管扩张症

    3B 型:闭塞性特发性中心凹旁血管扩张症合并中枢神经系统血管病

## 一、1 型(单侧中心凹旁毛细血管扩张症)

### (一) 1A 型:单侧先天性黄斑血管扩张症

    单眼发病,典型的为男性患者,发病年龄在 40 岁左右不合并全身病。血管扩张通常位于黄斑颞侧水平缝上下 1~2PD 大小的范围,囊性黄斑水肿和渗出是视力下降的主要原因。视力通常在 0.5~0.8,严重可到 0.1。将近 1/3 的患者在黄斑区外有局限的毛细血管扩张,通常在颞侧,黄色脂质渗出通常在扩张区边缘,呈环形排列,一些患者尽管有慢性的囊样黄斑水肿,但很多年保持很好视力,光凝扩张的血管也许能保护中心视力[3,6]。

### (二) 1B 型:单侧特发性黄斑旁血管扩张症

    单眼发病,中年男性,黄斑受累范围很小,仅局限于拱环边缘上一个钟点区域,有或无硬性渗出,荧光素眼底血管造影上仅有少许渗漏,视力几乎不受影响,很少低于 0.8,因为视力很好,病变靠近黄斑中心凹,因此不需要光凝治疗。尽管这一类型被认为是获得性,可能还是为先天性血管异常,只是程度较轻而已。不能肯定是获得性病变,也可能是先天的。

## 二、2 型(双侧中心凹旁血管扩张症)

### (一) 2A 型[双侧获得性黄斑(中心凹旁)血管扩张症]

    这组患者是以前 Gass 和 Oyakawa 提出分类的 2 和 3 型的结合 3。双眼发病,较为常见。发病年龄一般在 50~60 岁,男女均可发病。有的还有家族遗传史[4,7]。

    1. 病变特点　通常中心凹旁血管扩张是双侧的,对称的,病变在黄斑颞侧,范围小于 1DD,或侵犯全拱环。此型黄斑水肿轻微,无硬性渗出(图 8-1-1)。裂隙灯生物显微镜检查,可见轻~中度视网膜血管扩张处视网膜略带灰白色,偶尔旁中心凹区有浅层发亮的小白点。该区引流的小静脉呈直角走行,荧光素眼底血管造影显示这些血管管壁着染,晚期沿其两侧可见色素上皮增殖,色素斑块,晚期有视网膜下新生血管形成。

    有一些患者黄斑中心凹有黄色损害,1/3DD 大小,位于视网膜外层或视网膜下,类似假性卵黄状黄斑变性[8]。荧光素眼底血管造影显示黄斑旁血管渗漏荧光,尽管这些患者没有血管扩张。这种黄色损害很容易与成人卵黄状黄斑营养障碍或 Best 病相混淆。眼电图(EOG)异常及没有视网膜血管异常可帮助区分成人卵黄状黄斑营养不良或 Best 病和中心凹旁血管扩张症。视网膜内星形色素斑块,视网膜下新生血管易误诊为 AMD 和继发于局限性脉络膜炎的视网膜脉络膜瘢痕。

    典型的 FFA 显示黄斑旁血管扩张,这些功能不全的血管显示强荧光(图 8-1-2),视网膜色素上皮增殖处遮挡荧光。

    OCT 显示视细胞椭圆体带不完整,有囊腔样改变(图 8-1-3)。

    在开始阶段,视力轻度下降,0.6 或更好。经过许多年随着黄斑区进行性的萎缩,视力逐渐下降。CNV 的形成可使视力急剧下降,为了保护视力可以激光治疗 CNV。旁中心凹血管扩张本身不建议做激光治疗,因为渗出少,病变范围在离中心凹 1DD 内。一个小样本量的患者观察显示激光无益处9。在有限的自然病程观察中那些没有发生 CNV 的预后较好,同时没有用激光治疗。此型患者视力下降是由于视网膜萎缩而不是像 1 型由视网膜内渗出造成,因此不建议激光治疗。

2. 病变分期 病变分为五期：

1 期：通常为对侧无症状眼，检眼镜下无异常发现。造影早期表现为轻微的或不明显的血管扩张，造影晚期颞侧中心凹旁的视网膜外层轻度着染。

2 期：中心凹旁视网膜轻度发灰，不透明，毛细血管极轻微或无扩张。造影早期显示血管轻度扩张，最先影响颞侧血管网的外层。

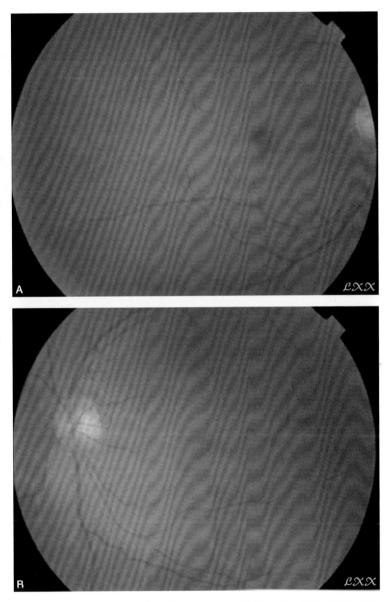

**图 8-1-1 2A 型黄斑视网膜血管扩张症（双侧获得性中心凹旁毛细血管扩张症）眼底像**

患者，女，53 岁，查体时发现黄斑变性，双眼最佳矫正视力分别是 0.7，约 +0.75D远视，近视力 jr7。A. 右眼眼底像；B. 左眼眼底像

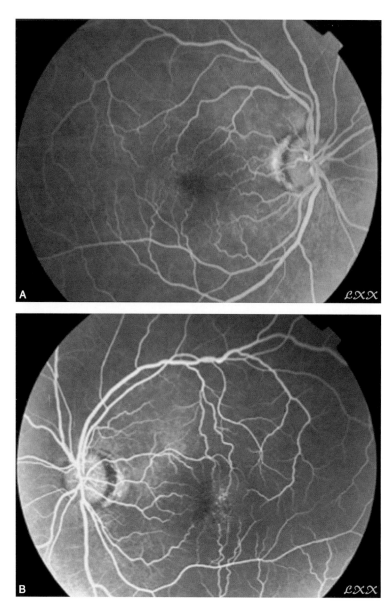

**图 8-1-2　2A 型黄斑视网膜血管扩张症(双侧获得性中心凹旁毛细血管扩张症) FFA**

　　与图 8-1-1 同一患者,A. 右眼 FFA;B. 左眼 FFA

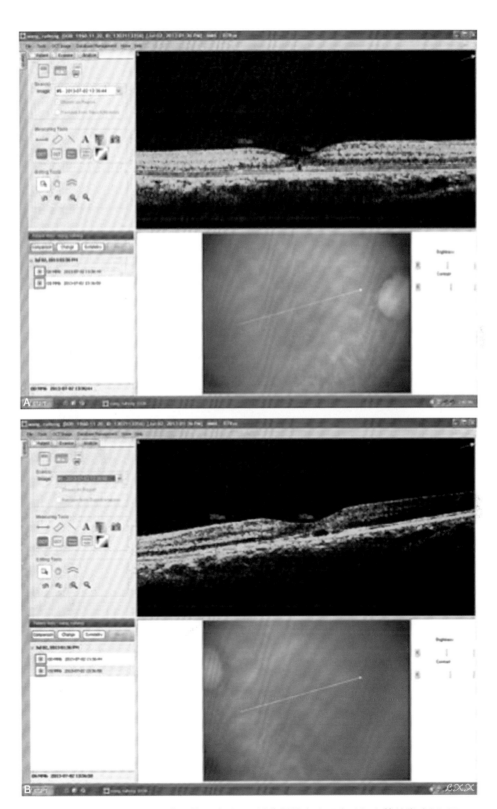

**图 8-1-3 2A 型黄斑视网膜血管扩张症(双侧获得性中心凹旁毛细血管扩张症)OCT**
与图 8-1-1 同一患者,A. 右眼 OCT;B. 左眼 OCT

3 期：检眼镜下，一条或几条轻度扩张、钝圆的视网膜静脉呈直角延伸至旁中心凹视网膜深层，在颞侧首先出现。造影常常显示：在这些静脉下方的外层视网膜，出现并不常见的血管扩张和渗漏。有些患者的血管形态比较特殊，呈直行分支样。

4 期：一处或几处 RPE 增生形成的黑色视网膜内星形焦团，包绕着直角静脉的后部延伸支。这些视网膜内的色素斑块具有标志性，即使是在血管扩张还不能被检眼镜所观察到的情况下，它的出现也提示诊断正确。

5 期：检眼镜和 FFA 检查显示：中心凹旁有 2A 型视网膜下新生血管形成，常常与视网膜内 RPE 迁移的部位相邻近。在中心凹旁的视网膜内层，约有一半的 2、3、4、5 期患眼可以出现多发、微小、金黄色和结晶样的沉着。

3. 视力特征　1,2 期患者视力通常正常，3 期患者开始有症状，4 期后有些患者仍然保持较好的视力。中心视力下降缓慢，通常在很多年以后，与中心凹萎缩有关，没有典型的黄斑囊样水肿。这种萎缩可形成黄斑的板层孔。黄斑的囊样水肿，黄色渗出 CNV 形成是视力迅速下降的原因。

4. 2A 型病理　Green 和他的同事描述旁中心凹部分的视网膜神经感觉层增厚，血管壁增厚，血管内皮细胞异常，但无或很轻的毛细血管扩张，光感受器层有轻的细胞外液积聚。

**（二）2B 型（年轻闭塞家族特发性中心凹旁血管扩张症）**

在一个更新的分类中，Gass 和 Blodi 加入了 2B 型，是青少年隐匿性家族性旁中心凹血管扩张症，发生在一对兄弟，一个 9 岁，一个 12 岁，他们都有视网膜下 CNV 和旁中心凹血管扩张，没有反光的沉淀物，色素斑块和直角走行的静脉。

### 三、3 型（双侧病变合并全身病变）

**（一）3A 型（闭塞性特发性中心凹旁血管扩张症）**

本组患者双眼不同程度的视力下降，与旁中心凹的视网膜血管扩张和进行性的视盘旁的血管网消失有关，后半生常合并的全身疾病包括：红细胞增多症、低血糖症、溃疡性结肠炎、多发性骨髓瘤、淋巴细胞白血病。这组患者的黄斑改变与那些偶尔发生的镰状红细胞性视网膜病变、放射性视网膜病变、糖尿病视网膜病变的患者相似。中心视力可能突然下降，与中心视网膜缺血变白、旁中心凹血管闭塞和邻近血管轻度扩张及以后逐渐发展等有关。在其他一些患者，旁中心凹毛细血管消失可以慢慢地发生，也伴随邻近的毛细血管扩张[2]。

**（二）3B 型（闭塞性特发性中心凹旁血管扩张症合并中枢神经系统血管病变）**

本组病人有遗传性的眼脑综合征，特征是在中年和老年发生双眼中心视力进行性下降，与黄斑周围血管网进行性扩张和消失有关。一些病人有视神经萎缩，异常的深的腱反射和其他中枢神经系统症状。黄斑旁毛细血管的消失、明显的动脉瘤样扩张的末梢毛细血管网、相对几乎没有渗漏的毛细血管床，是与 1 型患者鉴别的要点。在一个家庭中，患者有前顶骨突出的假瘤，有小血管的损害和纤维蛋白样坏死的白色物质，缺乏血管炎的特征。

根据 Gass 的报道，有两个 50 多岁的患者，双侧视力严重减退，由于黄斑拱环的扩大、中心凹旁血管扩张与进行性的闭塞，这些扩张的毛细血管没有荧光渗漏。其他的临床特征包括视盘苍白、全身检查有深反射亢进，其他均正常。这种黄斑改变类似镰状红细胞性视网膜病变。

### 四、鉴别诊断

当黄斑出现水肿、视网膜增厚、血管扩张、微血管囊、偶有小的出血斑，在水肿区的边缘有黄白色的渗出环，视力轻度减退时，可诊断为黄斑旁中心凹血管扩张症。此时需详细检查眼底包括周边各象限，行荧光素眼底血管造影，在未发现其他情况时才诊断为特发性黄斑旁中心凹血管扩张症。旁中心凹血管扩张症应和各种其他疾病造成的继发性血管扩张相鉴别。

1. 视网膜分支静脉阻塞 可导致节段性的毛细血管变化,包括毛细血管扩张,微血管囊和囊样扩张,还有毛细血管无灌注。它影响全部的毛细血管床,末梢有动静脉交通。毛细血管扩张可延伸到邻近的静脉引流的区域。这种扩张是由于静脉血流受阻间接造成的。如黄斑旁小静脉阻塞,局限的黄斑水肿、荧光素渗漏及毛细血管无灌注,与黄斑旁中心凹血管扩张症酷似,由于出血水肿遮盖阻塞的小静脉,荧光素眼底血管造影可发现病变沿一小分支静脉分布,该支小静脉迂曲、扩张,管壁着染。

2. 放射性视网膜病变 亦有继发的黄斑血管扩张,但还有多发的视网膜异常及其他表现如棉絮斑及视网膜新生血管。并且眼部或头部有接受放射线治疗的历史。

3. 炎症 炎症过程可导致玻璃体细胞渗透,引起黄斑旁血管扩张和黄斑水肿。早期的血管扩张症缺乏炎症的表现。在 2 型分类中由于经常有视网膜色素增殖,因此有脉络膜视网膜瘢痕就诊断脉络膜炎是错误的。

4. 年龄相关性黄斑变性 高质量和立体的 FFA 可很好的区分这两类疾病。中心凹旁血管扩张症的荧光表现在黄斑颞侧上下血管弓水平交界部,尽管也有深层视网膜和 RPE 的 CNV 的渗漏。AMD 患者的 CNV 同时伴有玻璃膜疣和 RPE 的异常,但没有视网膜毛细血管的病变。正如前面所述,中心凹旁血管扩张症黄色损害很像黄斑营养不良,然而黄斑营养不良 FFA 上没有血管扩张和毛细血管的荧光素渗漏。

5. 局限性 Coats 病 早期当视网膜病变较轻,只限制在黄斑,甚至只有拱环边缘上一个小区时,出现血管扩张、微血管囊及毛细血管无灌注区,如果患者为青年男性单眼患者,应考虑为早期 Coats,不应诊断为特发性中心凹旁毛细血管扩张症。

6. 糖尿病性黄斑水肿 黄斑区视网膜水肿,有硬性渗出,荧光素眼底血管造影有旁中心凹的毛细血管扩张,黄斑拱环扩大。仔细检查后极部和中周部还有其他糖尿病眼底病变。

7. 中心性浆液性脉络膜视网膜病变 视网膜水肿并常有浆液性脱离,无毛细血管扩张及渗出。而毛细血管扩张症为视网膜增厚,有血管异常。

## 五、病理和发病机制

至今很少有关于本病的病理报道。Green 等[10] 报道了一例 58 岁女性患者,描述了中心凹旁血管扩张症的临床和组织病理学特征,因眶鳞癌做眶内容摘除病理检查中,未见到扩张的视网膜血管,但有血管增厚,有退变的内皮细胞和退变的周细胞碎屑。这些病变并不限于临床受累的中心凹旁血管扩张区,而是整个视网膜均有不同程度的改变。这些变化与糖尿病和早期糖尿病性视网膜病变相似,但患者没有糖尿病病史。

有一组学者已经提出假说,中心凹旁毛细血管扩张症与异常的糖代谢有关[11]。有一实验对 28 人进行糖耐量检测,尽管患者量少,但已提出二者有相关性,其中 35% 的患者的糖耐量异常,这一观点支持中心凹旁毛细血管扩张症与糖尿病有关。但仍需要更多的研究来证明这一观点。

中心凹旁毛细血管扩张症的发病机制至今不明,1A 型为单侧发病,可能为先天性视网膜血管发育异常,2 型发病多位于黄斑中心凹无血管区的颞侧上下血管弓的分水界区,可能黄斑区慢性轻度缺血,对旁中心凹毛细血管扩张的发病有重要的关系。[5] 糖代谢异常与本病的关系有待进一步的研究。

## 六、治疗

特发性黄斑旁中心凹毛细血管扩张症,若发生持续黄斑水肿必将影响视力,如果渗漏的微血管瘤位于拱环外,只要不伤及拱环,可行激光治疗。对于 1B 型单侧特发性中心凹旁毛细血管扩张症,单眼发病,中年男性,黄斑受累范围很小,仅局限于拱环边缘上一个钟点区域,有或无硬性渗出,荧光素眼底血管造影上仅有少许渗漏,视力几乎不受影响,很少低于0.8,因为视力很好,病变靠近黄斑中心凹,因此不需要光凝治疗。2A型如果有CNV,应按CNV治疗。

(齐慧君　黎晓新)

## 第二节　视网膜大动脉囊

视网膜大动脉囊(retinal macroaneurysms)又称孤立性大动脉囊(isolated macroaneurysms)或获得性视网膜大动脉囊(acquired retinal macroaneurysms)。

1973年首次由Robertson命名为视网膜大动脉囊,并明确为发生在视网膜动脉第三分支前的动脉分叉或动静脉交叉处的小动脉局部膨胀,是后天获得性改变,动脉呈梭形或囊状扩张,其直径可达100~200μm。本症可引起视网膜出血、渗出、水肿或玻璃体积血,导致视力下降。亦可发生在视网膜睫状动脉或视盘的动脉上[12-15]。

### 一、流行病学

视网膜大动脉囊多发生在60岁以上,有高血压病、动脉硬化的老年人,女性多见。多单眼发病,约10%双眼受累,80%右眼发病,颞上分支动脉囊较多见,10%动脉囊有自发性搏动。

### 二、病因

Cleary认为视网膜大动脉囊的发生是老年人视网膜动脉内平滑肌细胞变性、纤维化加之高血压病所致。亦有学者认为动脉瘤形成是先天因素、血管中膜缺损及后天因素血管内弹性膜变性、高血压病而引起的动脉局部脆性增加所致[16-18]。

### 三、发病机制

准确的发病机制尚不十分清楚。一般认为血管的老年变化动脉硬化使视网膜动脉肌层消失、壁变薄、纤维化,当动脉管腔内压力升高,而致管壁扩张而形成动脉瘤。血管内皮不完整、动脉壁渗透性改变而发生视网膜出血、水肿和渗出改变[13,15,16]。病理发现受累动脉扩张,有纤维蛋白、含铁血黄素、脂质渗出、纤维血小板凝聚块聚集,可有视网膜各层出血,动脉瘤周围有纤维胶质增生[12]。

### 四、临床特征

#### (一) 症状
其表现变化范围较大,主要分出血性和渗出性两型[15,17]。早期常无症状,此期为稳定期眼底,除动脉瘤外无其他改变。随病情进展,瘤壁渗透性增强,黄斑水肿、渗出、中心视力下降,日久出现黄斑变性,视力进一步受损,此期称慢性代偿失调期,此期病情进展缓慢,有时动脉瘤破裂,出现视网膜前、视网膜下、视网膜内出血,甚至玻璃体积血,引起视力明显下降,称急性代偿失调期,病变发展最终瘤体逐渐缩小,机化瘤腔闭塞,硬性渗出逐渐消退,为痊愈期[15,17]。

#### (二) 眼底改变
视网膜大动脉囊多发生在视网膜动脉的第三分支的动脉分叉或动静脉交叉处,局限性动脉壁膨胀,瘤的形态为圆形、梭形扩张或动脉管径不对称性扩大。大动脉瘤可为正常动脉管径的3倍,瘤体大多数为1/5~1/3PD(视盘直径)大小。多单发,2个以上者约占20%,约10%有动脉瘤的自发性搏动[12,16]。视网膜出血为视网膜内、视网膜前和视网膜下的多层次出血。动脉瘤周围可有黄白色渗出环绕、毛细血管扩张、微动脉瘤,有时可见动脉侧支形成[12,15,17](图8-2-1)。

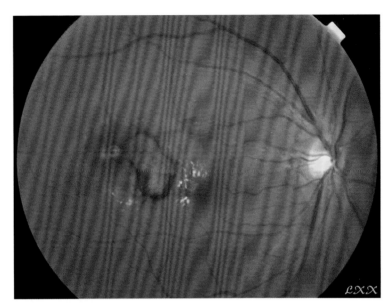

**图8-2-1 视网膜大动脉囊彩色眼底像(右眼)**
视网膜颞上分支动脉分支局限性膨胀的黄红色圆形区为动脉瘤,周围有视网膜下出血,瘤体鼻上方为视网膜内出血,鼻侧有视网膜前出血,出血区周围有黄白色硬性渗出

### (三) 眼底血管造影

1. 荧光素眼底血管造影(FFA) 视网膜出血较多时,出血呈荧光遮蔽,使大动脉瘤不显影。典型大动脉瘤造影时瘤体显示动脉的局部强荧光,动脉瘤染料充盈与所在动脉支同时充盈,局部强荧光两端与该支动脉相连,瘤壁可有染料渗漏或瘤壁少许着染。动脉瘤周围可见毛细血管扩张与渗漏,环绕动脉瘤附近的周围无毛细血管区增宽、毛细血管无灌注区和微动脉瘤改变。黄斑区黄白色类脂质沉着一般不显影,浓厚者遮蔽荧光[12,19](图8-2-2)。

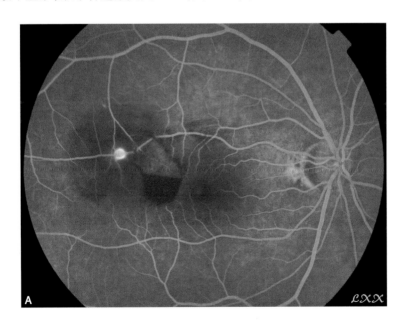

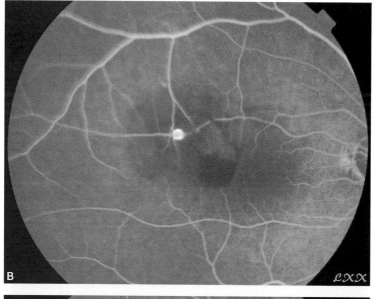

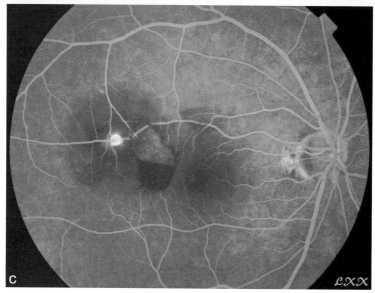

**图 8-2-2 视网膜大动脉囊 FFA**

A. FFA 早期像:显示颞上分支动脉分支动脉瘤呈圆形强荧光,两端与该支动脉相连,周围有视网膜出血呈荧光遮蔽;B. FFA 中期像:显示动脉瘤更清晰,视网膜的各层出血呈荧光遮蔽;C. FFA 后期像:动脉瘤边界稍显模糊,显示轻度染料渗漏,视网膜出血呈荧光遮蔽

2. 吲哚青绿脉络膜血管造影(ICGA) 视网膜动脉充盈期可见大动脉瘤的局限性强荧光,呈斑点状,周围视网膜出血较薄时可见局限性强荧光两端与该支视网膜动脉相连[20-22]。当视网膜出血,荧光素眼底血管造影检查动脉瘤显示不清时,吲哚青绿血管造影有助诊断(图 8-2-3)。

## 五、诊断和鉴别诊断

诊断根据眼底表现及 FFA。

鉴别诊断主要与以下疾病鉴别:

1. 视网膜静脉阻塞 继发于静脉阻塞的大动脉瘤,多发生在毛细血管床的静脉侧,导致黄斑水肿和环形类脂质渗出,也可发生在静脉阻塞的动脉侧、毛细血管床和侧支循环上。

2. Coats 病 Coats 病多见于青少年男性,主要有多数的视网膜血管瘤样扩张,并有大量的视网

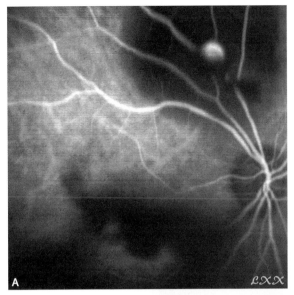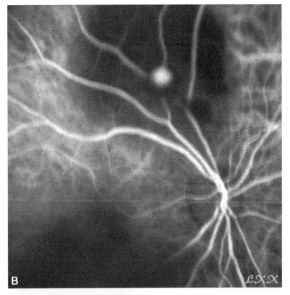

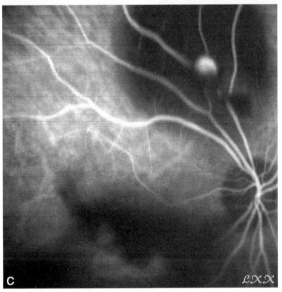

**图 8-2-3　视网膜大动脉瘤 ICGA**

A. ICGA 早期像:视网膜颞上分支动脉瘤呈圆形强荧光区,周围视网膜内及视网膜下出血,视乳头颞下方玻璃体积血,呈荧光遮蔽;B. ICGA 中期像:显示瘤体呈强荧光,两端隐约可见动脉瘤与该支动脉相连,出血呈荧光遮蔽;C. ICGA 后期像:瘤体边界欠清,显示有轻度染料渗漏,出血呈荧光遮蔽

膜外层脂类渗出,成人型 Coats 病眼底表现为多处较多的小血管扩张。

3. 年龄相关性黄斑变性渗出型　二者均发生在老年人,出血形态有时有相似之处,但老年黄斑变性的黄斑部视网膜出血多伴色素上皮脱离、神经上皮脱离。FFA 和 ICGA 可发现脉络膜新生血管,可与大动脉瘤鉴别。

4. 视网膜毛细血管瘤　多发生在视网膜周边部,血管瘤有粗大的输入和输出血管,与大动脉瘤不同。

5. 特发性视网膜血管炎、血管瘤、视神经视网膜炎综合征病因不明,多见于年轻人(详见本章第三节)。

## 六、治疗

大动脉瘤有一定的自发闭塞倾向,病变远离黄斑区、无明显视网膜出血渗出者可观察。病变累及黄斑区、视网膜出血者可行光凝,可直接光凝血管瘤或光凝血管瘤周围。目的是使动脉瘤和其周围的扩张小毛细血管床闭锁。大动脉瘤合并玻璃体积血者可观察等待其吸收,以后再行视网膜光凝治疗[12,15,23-25]。预后一般较好,病变累及黄斑区者视力预后差[12]。

(吕永顺　黎晓新)

## 第三节　特发性视网膜血管炎、动脉瘤、视神经视网膜炎综合征

早在 1973 年 Karol 等报道了一组儿童葡萄膜炎患者,其中一名 15 岁女童经 FFA 结果发现患者有视网膜血管炎、视盘及视网膜动脉瘤改变[26]。1983 年 Kincaid 和 Schaty 又报道了 2 例双侧性视网膜血管炎、多发性视网膜动脉瘤、视神经视网膜炎和葡萄膜炎[27]。至 1995 年 Chang 等报道 10 例,详细描述了疾病的特征,并命名为特发性视网膜血管炎、动脉瘤和视神经视网膜炎综合征(idiopathic retinal vasculitis,aneurysms and neuroretinitis,IRVAN)[27,28]。本病好发于年轻人,女性多见。常双眼发病,而无全身疾病[27-30]。我国齐颖、王光璐等 1994 年以双侧进行性闭塞性视网膜炎报道。

### 一、临床表现

由于渗出性黄斑病变和视网膜血管闭塞所致的视网膜缺血导致视力下降。血管的炎症引起视网膜、视盘的渗出和水肿而产生视神经视网膜炎。病变晚期由于视网膜的周边部大范围的血管闭塞、新生血管形成而引起玻璃体积血。而且由于视网膜缺血可出现虹膜新生血管、新生血管性青光眼而使视力严重受损[26-28,31]。

### 二、眼底改变

视盘充血水肿,视盘及视网膜多发性动脉瘤,视网膜血管周围有渗出,视网膜周边部的血管闭塞(图 8-3-1)[27,28,31]。

### 三、荧光素眼底血管造影

视盘出现染料渗漏,视盘和视网膜多发动脉瘤呈现局限性强荧光,视网膜血管壁着染,视网膜周边部大范围的毛细血管无灌注区,视网膜新生血管染料明显渗漏[26-28,31](图 8-3-2)。

### 四、诊断及鉴别诊断

诊断:根据眼底改变可以诊断。

鉴别诊断:需与一些视网膜有动脉瘤改变及血管炎改变的疾病鉴别:

1. 视网膜大动脉瘤　该病主要发生在伴有高血压病、动脉硬化的老年人,眼底有孤立的视网膜动脉瘤,而 IRVAN 好发于年轻女性,且视网膜有血管炎症及视神经视网膜炎表现,可以鉴别。

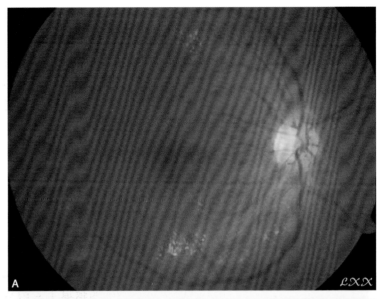

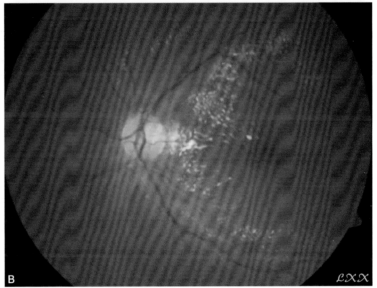

**图 8-3-1 IRVAN 眼底像**

一 32 岁女性患者,双眼特发性视网膜血管炎、动脉瘤、视神经视网膜炎综合征。A、B 分别为其右眼、左眼彩色眼底像

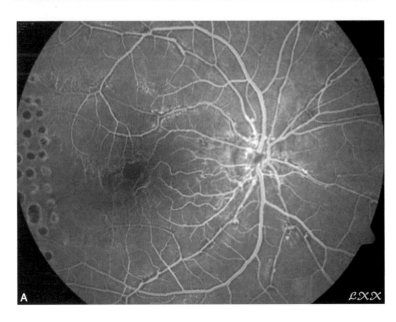

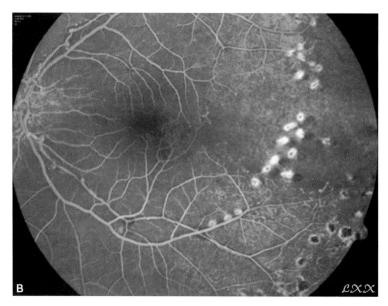

**图 8-3-2  IRVAN 荧光素眼底血管造影**
与图 8-3-1 为同一患者,A. 右眼 FFA;B. 左眼 FFA

2. 视网膜静脉周围炎  年轻男性多见,主要累及静脉,在静脉旁有出血及渗出。反复玻璃体积血,易导致增殖性视网膜病变。而无周边部视网膜血管完全闭塞的表现。而 IRVAN 有多发的视盘及视网膜动脉瘤、动脉炎症表现有视神经视网膜炎改变,多见于年轻女性,二者不同。

3. 原发性双侧性血管闭塞性视神经病变  该病为原发性视网膜血管进行性闭塞为主的视神经视网膜萎缩性病变,严重视力下降,视野向心性收缩、夜盲。无玻璃体积血、新生血管形成[30,32]。

4. Behcet 病  该病为反复发作的葡萄膜炎、口腔及生殖器溃疡,伴皮肤病变的免疫性疾病,眼底主要改变是视网膜水肿、渗出、出血,而无多发动脉瘤等改变,可以鉴别。

## 五、治疗

对血管炎症用激素治疗效果差[27,28,33-35],视网膜光凝治疗视网膜无灌注区域可以减少视网膜缺血[26,28,34],玻璃体切除手术可治疗玻璃体积血[28,35]。目前本症尚缺乏有效的治疗方法。

(吕永顺)

## 第四节  Leber 多发性粟粒状视网膜动脉瘤病

Leber 于 1912 年首次描述了多发性粟粒状视网膜动脉瘤病并命名。1915 年 Leber 在另一篇文章中又提出该病是 Coats 病第Ⅱ型。有些学者认为是属于 Coats 病的特殊类型[36-38]。而有学者将此病列为独立的疾病。Reese 于 1956 年报道一例 Leber 多发性粟粒状视网膜动脉瘤病者,经长期随访观察后发现其逐渐演变为典型的 Coats 病。虽然有学者将此病与 Coats 病分开,但目前多数学者认为 Leber 多发性粟粒状视网膜动脉瘤病是 Coats 病的早期阶段,或 Coats 病的Ⅱ型[37,39]。

多见于青年男性,女性少见,常单眼发病[36-39],Leber 多发性粟粒状视网膜动脉瘤病病因可能是胎儿期发育异常的视网膜小血管先天发育异常疾病。

### 一、临床表现

主要临床表现:为视网膜动脉出现多处的局限性膨胀,呈圆形、梭形扩张形成的动脉瘤。

次要临床表现：视网膜水肿、脂质沉着、视网膜出血。

常因视网膜出血、黄斑水肿引起视力下降。本病的特点是环形脂质渗出围绕以动脉病变为中心的视网膜病变。多累及动脉，而静脉常不受影响。病变进展缓慢[36,37]。

## 二、眼底改变

动脉瘤多在眼底的颞侧视网膜中周部或远周边部，有多个较大动脉的小分支有圆形、梭形、串珠状、葫芦状动脉瘤，伴有围绕动脉瘤病变区的环形脂质渗出。由于血管的渗透性增加，血浆外漏导致视网膜水肿、视网膜出血，有时出现视网膜新生血管，偶有渗出性视网膜脱离[36,39,40]（图 8-4-1）。

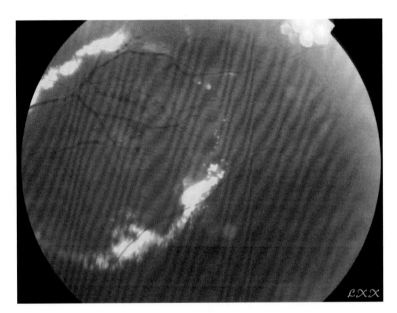

**图 8-4-1　Leber 多发性粟粒状视网膜动脉瘤彩色眼底像（左眼）**
颞上分支动脉分支管径不均匀，有管壁球形扩张和血管旁硬性渗出，病变区外围有环形硬性渗出环绕

## 三、荧光素眼底血管造影

FFA 可清晰显示动脉瘤的位置及周围扩张的毛细血管形态。病变区的血管渗透性增强，造影后期可见染料渗漏，有时可见视网膜毛细血管无灌注区和动静脉短路[36,39]（图 8-4-2）。

## 四、诊断和鉴别诊断

诊断主要根据眼底表现。本病需与以下疾病鉴别：

1. Coats 病　多为儿童和青少年男性。单眼发病，眼底病变主要为视网膜渗出和血管改变，渗出位于视网膜深层，视网膜血管显著异常，动静脉均可受累。Leber 多发性粟粒状视网膜动脉瘤病有典型的多发性动脉瘤改变，二者可区别。

2. 视网膜大动脉瘤　多见于高血压病、动脉硬化的老年人。病变多见于视网膜动脉第三分支处，与 Leber 多发性粟粒状视网膜动脉瘤病可鉴别。

3. 视网膜毛细血管扩张症　为先天性和原因不明的特发性毛细血管扩张症，可单眼或双眼发病，其特征是视网膜毛细血管不规则形扩张，毛细血管渗透性增加，导致视网膜水肿及硬性渗出，与本病的多发性粟粒状动脉瘤改变不同。

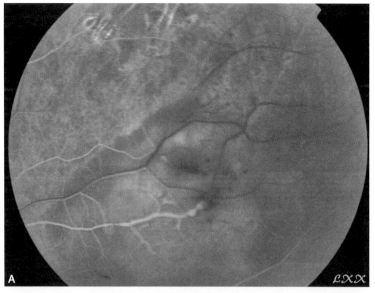

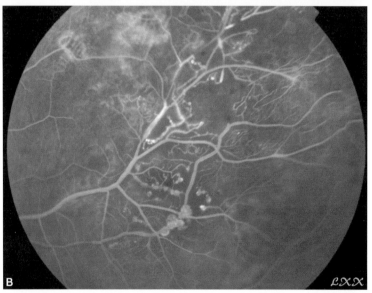

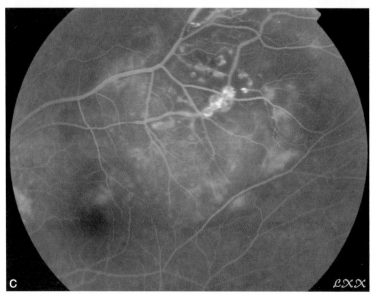

图 8-4-2　Leber 多发性粟粒状视网膜动脉瘤 FFA

A. 早期像：显示颞上分支动脉分支管径粗细不均，管壁多处球形扩张，动脉瘤呈强荧光；B. 中期像：显示颞上分支动脉分支圆形强荧光的动脉瘤，病变区内有小片无灌注区，小血管末梢有染料渗漏；C. 后期像：显示病变区动脉瘤，小血管渗漏明显

## 五、治疗

视网膜光凝治疗有效。视网膜冷凝治疗,适用于动脉瘤位于远周边部者[36,39,40]。

## 六、预后

一般较好。

（吕永顺 黎晓新）

# 第五节 视网膜血管增生性肿瘤

视网膜血管增生性肿瘤(vasoproliferative tumour of retina,VPTR)为发生于视网膜上由血管和神经胶质细胞增生所形成的良性肿瘤。各年龄组均可发病,但好发于 40~60 岁年龄段[40,41]。

## 一、病因和病理

病因不明,多数为特发性,部分继发于葡萄膜炎、外伤、视网膜脱离、早产儿视网膜病变以及视网膜色素变性等营养不良或退化性眼部疾病。也有人认为与基因突变有关。在组织病理学上,该病变主要由反应性增生的胶质血管构成,但胶质细胞增生和血管增殖程度在不同的病例有差异,其表现亦不相同。其在以往文献中曾有多种名称,如获得性视网膜血管瘤(aquired retinal angiomas)、周边部视网膜毛细血管扩张(peripheral retinal teleangiectasis)、视网膜血管瘤样病变(retinal angioma-like lesion)、老年性视网膜血管瘤(retinal angiomas in the aged)、新生血管性眼底病变(neovascular fundus abnormalities)、疑似获得性视网膜血管瘤(presumed acquired retinal hemangiomas)、视网膜血管瘤样肿块(haemangioma-like masses of the retina)等[41,42]。直到 20 世纪 90 年代才得以统一分类和命名。

## 二、症状

患者会出现不同程度的视力下降以及视野缺损。

## 三、体征

检眼镜检查可见瘤体位于视网膜,呈黄白色或粉红色,富含血管,多位于颞下象限周边视网膜,瘤体有相对细小的供养血管。常合并有渗出性视网膜脱离、黄斑水肿、明显的硬性渗出、玻璃体积血、视网膜层间或视网膜下出血、病变周围色素聚集、牵拉性视网膜脱离等(图 8-5-1)。

## 四、辅助检查

眼底荧光素血管造影(FFA)在动脉期瘤体便出现斑驳样强荧光并显示出丰富的血管,晚期荧光不消退。超声波显示为高反射的眼内实性肿物。

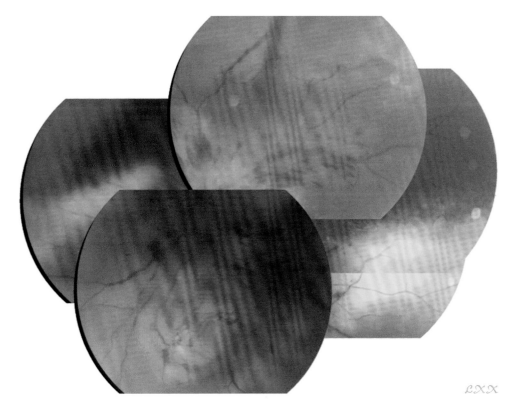

图 8-5-1　视网膜血管增生性肿瘤

## 五、鉴别诊断

主要与视网膜毛细血管瘤鉴别。本病瘤体的营养血管细小,而毛细血管瘤的营养血管粗大迂曲并与视盘相连。另外还需与 Coats 病、周边渗出性出血性脉络膜视网膜病变(peripheral exudative haemorrhagic chorioretinopathy)等鉴别。

## 六、治疗

无症状小肿瘤可以定期观察。对于出现渗出性视网膜脱离、黄斑水肿等并发症的病例可以选择激光光凝、经瞳孔温热疗法(TTT)、冷凝、光动力疗法(PDT)、抗 VEGF 治疗、巩膜放射敷贴器放疗等治疗。出现玻璃体积血和牵拉性视网膜脱离可选择玻璃体手术[43,44]。

## 七、自然病程和预后

未经治疗的肿瘤会因病情不断发展而出现渗出性视网膜脱离、黄斑水肿渗出等并发症而严重影响视功能,最终常导致失明。

(吕永顺　黎晓新)

## 参 考 文 献

1. Reese AB. Telangiectasis of the retina and Coats' disease. Am J Ophthalmol,1956,42(1):1-8.

2. Gass JDM. Stereoscopic atlas of macular disease:diagnosis and treatment. St Louis:Mosby-Year Book Inc,1987.

3. Gass JD,Oyakawa RT. Idiopathic juxtafoveolar retinal telangiectasis. Arch Ophthalmol,1982,100(5):769-780.

4. Gass JD. A fluorescein angiographic study of macular dysfunction secondary to retinal vascular disease. V. Retinal tel-

angiectasis. Arch Ophthalmol,1968,80(5):592-605.

5. Gass JMD. Stereoscopic atlas of macular disease:diagnosis and treatment. St Louis:Mosby,1987.

6. Chopdar A. Retinal telangiectasis in adults:fluorescein angiographic findings and treatment by argon laser. Br J Ophthalmol,1978,62(4):243-250.

7. Hutton WL,Snyder WB,Fuller D,et al. Focal parafoveal retinal telangiectasis. Arch Ophthalmol,1978,96(8):1362-1367.

8. Fishman GA,Trimble S,Rabb MF,et al. Pseudovitelliform macular degeneration. Arch Ophthalmol,1977,95(1):73-76.

9. Park DW,Schatz H,McDonald HR,et al. Grid laser photocoagulation for macular edema in bilateral juxtafoveal telangiectasis. Ophthamology,1997,104(11):1838-1846.

10. Green WR,Quigley HA,de la Cruz Z,et al. Parafoveal retinal telangiectasis:light and electron microscopy studies. Trans Ophthalmol Soc UK,1980,100(Pt 1):162-170.

11. Millay RH,Klein ML,Handelman IL,et al. Abnormal glucose metabolism and parafoveal telangiectasia. Am J Ophthalmol,1986,102(3):363-370.

12. Gass JDM. Macular Disease. St. Louis,Missouri 63146,1997. 472-447.

13. Robortson DM. Macroaneurysms of the retinal arteries. Trans Am Acad Ophthalmol Otolaryngol,1973,77(1):OP55-OP67.

14. Meller D,Augnstin AJ,Koch FN. Macroaneurysms of cilioretinal artery. Ger J Ophthalmol,1995,4(5):320.

15. 张承芬. 眼底病学. 北京：人民卫生出版社,1998:187-188

16. Asdourian GK,Goldberg MF,Jampol L,et al. Retinal macroaneurysms. Arch Ophthalmol,1977,95(4):624-628.

17. 余杨桂,司徒萍. 视网膜大动脉瘤(附17例临床分析). 中华眼科杂志,1993,9(2):95-97.

18. 聂爱光. 现代黄斑疾病诊断治疗学. 北京：北京医科大学中国协和医科大学联合出版社,1997,428.

19. 梁树今,廖菊生,高育英 等.眼底荧光血管造影释义(上、下册). 石家庄：河北人民出版社,1984,261-264.

20. 吴德正.眼部吲哚青绿血管造影学.沈阳：辽宁科学技术出版社,2002:256

21. Gomez Ulla F,Genzale F,Torreiro MG,et al. Indocyanine green angiography in isolated primary arterial macroaneurysms. Acta Ophthalmol Scand,1998,76(6):671-674.

22. Schneider U,Wagner AL,Kreissig I. Indocynnine green videoangiography of hemorrhagic retinal arterial macrogmeurysms. Ophthalmologia,1997,211(2):115-118.

23. Joodeph BC,Joondeph HC,Blair NP. Retinal macroaneurysms treated with the yellow dye laser. Retina,1989,9(3):187-192.

24. Badi G,Messmer EP. Spontaneous regression of an acquired arterial macroaneurysms of retina. Klin Monatsbl Augenheilkoi,1992,200(5):537-538.

25. Panton RW,Goldherg MF,Farher MD. Retinal arterial macroaneursyms:risk factor and natural history. Br. J Ophthalmol,1990,74(10):595-600.

26. DiLoreto DA Jr,Sadda SR. Idiopathic retinal vasculitis,aneurysms,and neuroretinitis (IRVAN). Retina,2003,23(4):554-557.

27. See RF,Humayun M,Rao NA. Bilateral neuroretinitis with multiple retinal arterial aneurysms. Arch Ophthalmol,2003,121(8):1206-1207.

28. Chang TS,Aylward GW,Davis JL,et al. Idiopathic retinal vasculitis,aneurysms and neuroretinitis. Retinal Vasculitis Study. Ophthalmology,1995,102(7):1089-1097.

29. Hammond MO,Ward TP,Katg B,et al. Elevated intracramial pressure associated with idiopathic retinal vasculitis,aneurysms and neuroretinitis syndrome. J Neuroophthlamol,2004,24(3):221-224.

30. 齐颖,王光璐. 双侧进行性闭塞性视网膜血管炎. 中华眼科杂志,1994,(4):292-294.

31. Venkatesh P,Verghese M,Davde M,et al. Primary vascular occlusion in IRVAN(idiopathic retinal vasculitis,aneurysms and neuroretinitis) syndrome. Ocul Immunol Inflamm,2006,14(3):195-196.

32. 邱观婷. 双侧进行性闭塞性视网膜血管炎. 中国实用眼科杂志,1998,(10):580-581.

33. Yeshurun I,Recillas-Gispert C,Navarro-lopey P,et al. Extensive dynamics in location,shape and size of aneurysms in a patient with idiopathic retinal vasculitis,aneurysms and neuroretinitis (IRVAN) syndrome. Idiopathic retinal vasculitis,

aneurysms,and neuroretinitis. Am J Ophthalmol,2003,135(1):118-120.

34. Mcdonald HR. Diagnosis and therapeutic challenges IRVAN syndrome. Retina,2003,23(3):392-399.

35. Sashihara H,Hayashi H,Oshima K. Regression of retinal arterial aneurysms in a case of idiopathic retinal vasculitis and neuroretinitis(IRVAN). Retina,1999,19(3):250-251.

36. Kelar P,Vlkava E. Leber's military aneurysms-case report. Cesk Slov Ophthalmol,2003,59(2):127-133.

37. 李凤鸣. 中华眼科学. 第2版. 北京:人民卫生出版社,2005.

38. 梁树今,廖菊生,高育英等. 荧光素眼底血管造影释义下册. 石家庄:河北人民出版社,1984.

39. 聂爱生. 现代黄斑疾病诊断治疗学. 北京:北京医科大学中国协和医科大学联合出版社,1997.

40. Shields CL,Shields JA,Barrett J,et al. Vasoproliferative tumors of the ocular fundus. Classification and clinical manifestations in 103 patients. Arch Ophthalmol,1995,113(5):615-623.

41. Heimann H,Bornfeld N,Vij O,et al. Vasoproliferative tumours of the retina. Br J Ophthalmol,2000;84(10):1162-1169.

42. Shields CL,Kaliki S,Al-Dahmash S,et al. Retinal vasoproliferative tumors:comparative clinical features of primary Vs secondary tumors in 334 cases. JAMA Ophthalmol,2013,131(3):328-334.

43. Garcia-Arumi J,Distefano LN,Fonollosa A,et al. Management of Vision-Threatening Complications of Vasoproliferative Tumors of the Retina. Ophthalmic Res,2015,54(1):34-40.

44. Saito W,Kase S,Fujiya A,et al. Expression of vascular endothelial growth factor and intravitreal anti-VEGF therapy with bevacizumab in vasoproliferative retinal tumors. Retina,2013,33(9):1959-1967.

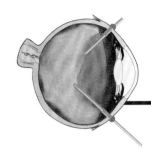

# 第九章 糖尿病性视网膜病变

## 第一节 糖尿病性视网膜病变的流行病学、发病机制和病理改变

### 一、糖尿病流行病学的历史和现状

糖尿病自十九世纪开始被认识,但即便在西方国家,至二十世纪早期,发病仍非常少见。英美糖尿病患病人数自二十世纪二十年代开始增加,并被认为与环境及饮食方式的改变有关[1]。统计表明西方人 1860 年到 1960 年间饮食中糖的消耗增加一倍,脂肪也增加了 50%;1935 年英国的 Himsworth 及 Marshall 就提出糖尿病患者出现症状前,饮食习惯总是摄入更多的卡路里及脂肪[2]。特别是第二次世界大战后,生活方式显著改变,比如对于北美印第安人,第二次世界大战前虽然没有任何流行病学资料,但从报道上看,1950 年前其发病极其少见,二战后发病率明显增加,有些部落甚至远高于美国城市居民[3]。

美国公共卫生部门从二十世纪五十年代开始认识到糖尿病对西方工业化国家公众健康的影响,但当时的流行病学资料很少且不确切,不仅因为糖尿病的诊断标准差异很大,而且测量方法也是不可逾越的难题。因此流行病学的结果很难被认同及相互间比较,只能粗略推算[4]。其中比较有名的是 1946—1947 年 Oxford study,对牛津一个比较典型的美国社区人口进行研究,结果显示城市每 1000 人中有 17.5 人患糖尿病(1.75%),粗略估计美国糖尿病人口有二百万,高于同期加拿大New Market study 的 1.2%[5]。1960—1961 年英国 Birmingham Diabetes Survey 对 19 412 人进行研究结果显示,已知糖尿病患病率为 0.64%,新诊断糖尿病患者为 0.69%,与同期其他研究结果相近[6]。美国国家健康调查显示,1964 到 1973 年间 25～54 岁人群中,糖尿病发病率增长 30%,55～64 岁人群中发病率增长 50%,65 岁以上人群中增长 66%。但从 1973 年开始,发病率稳定或者轻微下降。但这种结果也许与筛查人群老龄化、诊断标准不同都有关系[7]。1972 年,West 发表文章比较不同人群间糖耐量异常的患病率,发现互相间差异很大,但南美各发展中国家以及亚洲孟加拉国人群患病率(3%～5%)都显著低于美国(15%)[8]。因此,七十年代时糖尿病还被称为"现代西方文明社会"的产物,在保持传统生活方式的亚非发展中国家还很少发生或尚未被认识。

然而,随着全球人口老龄化,城市化以及伴随的生活方式改变,糖尿病(diabetes mellitus,DM)现已成为重要的影响全球性公共健康的主要疾病,患病率迅速上升。过去的三十年间,全球的糖尿病患者已翻倍,国际糖尿病联合会(Internation Diabetes Federation,IDF)2010 年发布的数据显示全世界有 2.85 亿糖尿病患者,90% 为 2 型 DM(T2DM),并预测 2030 年糖尿病患者将会达 4.39 亿,将占全球 20～79 岁人口的 7.7%。2013 年 IDF 发布的 IDF diabetes atlas(6th edn)结果为全球已有 3.82 亿糖尿病患者(8.3%),2035 年将会达到 5.92 亿[9](图 9-1-1)。而且,糖尿病患者在发展中国家已超过发达国家,特别是青中年中 2 型 DM 的发病率高,80% 的糖尿病患者生活在欠发达国家和地区。比如,在我国 1980 年时的患病率还不足 1%,但在西方国家的亚洲移民中发病率已有升高趋势。随着经济快速增长,生活方式改变,亚洲迅速成为全世界的糖尿病集中区。预测的 2030 年糖尿病患者最多的十个国家中,有五个在亚洲(中国,印度,巴基斯坦,印度尼西亚以及孟加拉共和国)[10]。2010 年新英格兰杂志上发表了我国糖尿病小组的研究结果,20 岁以上人群中糖尿病的发病率为 9.7%,并有地区和城乡差别,及随年龄增加的趋势[11]。以此推算,我国糖尿病患者已超过9200 万,超过印度,是全球糖尿病患者人口最多的国家。

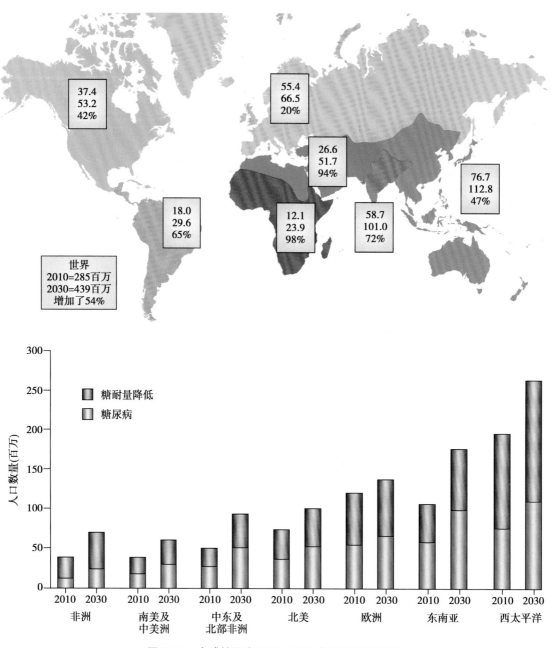

图 9-1-1　全球糖尿病 2010—2030 年流行病学情况

## 二、糖尿病性视网膜病变流行病学的历史与现状

尽管糖尿病是多系统疾病,糖尿病性视网膜病变(diabetic retinopathy,DR)仍旧是最重要的并发症之一,大约 1/3 糖尿病患者有不同类型的糖尿病性视网膜病变,已成为工作年龄人群致盲的首要原因。随着糖尿病患者病程的延长,DR 的患病率逐年增加,致盲率也逐年升高。1 型糖尿病患

者中,糖尿病病程 20 年者几乎百分之百会发生 DR,2 型糖尿病患者血糖控制不论多么理想,发病 15 年后也会有 53% ~84% 发生 DR。

（一）全球概况

二十世纪后期,欧美发达国家有较多大规模的糖尿病性视网膜病变流行病学研究,像美国的 Wisconsin Epidemiologic Study of Diabetic Retinopathy（WESDR）,30 岁以上 DM 患者 DR 的发生率可高达 50%[12];Beaver Dam Eye Study（BDES）,DR 发生率 36.8%[13];澳大利亚的 Blue Mountain Eye Study（BMES）显示 DR 发生率为 32.4% 等[14]。随着对糖尿病及其并发症诊疗水平的提高,对 DR 的筛查随访手段的变化,糖尿病性视网膜病变的流行病学数据也有了很大变化。这里主要介绍近年来欧美等地以人群为基础的并且以眼底照片形式进行的主要的糖尿病性视网膜病变流行病学研究。

1. Liverpool Diabetic Eye Study（LDES）　2002 年 Younis 等报道,英国利物浦 1 型糖尿病患者 DR 发生率为 45.7%,PDR 发生率为 3.7%,威胁视力视网膜病变（vision threatening retinopathy, VTR）发生率为 16.4%;2 型糖尿病患者 DR、PDR 及 VTR 发生率分别为 25.3%、0.5% 及 6.0%[15]。2003 年 Younis 等继续报道并将研究结果发表在《柳叶刀》杂志上,1 型 DM 患者,随访一年后,原本无 DR 的患者 0.3% 发展为 VTR,随访五年为 3.9%。而对于初筛即有背景型 DR 或轻度增殖前期 DR 患者一年后发展为 VTR 的百分比分别是 3.6% 和 13.5%[16]。因此建议对无 DR 的 1 型糖尿病患者或可将筛查间隔延长为 2~3 年。对于 2 型 DM 患者,随访一年后,原本无 DR 的患者 1.8% 发展为 VTR,随访五年为 3.9%。而对于初筛即有背景型 DR 或轻度增殖前期 DR 患者一年后发展为 VTR 的百分比分别是 5% 和 15%。因此建议对无 DR 的 2 型糖尿病患者或可将筛查间隔延长为 3 年,但对已有 DR 患者则应每年或更频繁地随访。

2. National Indigenous Eye Health Survey　2011 年发表的澳大利亚本土居民的糖尿病性视网膜病变流行病学研究表明,40 岁以上糖尿病患者总的 DR 发生率为 29.7%,黄斑水肿发生率为 8.9%,增殖性糖尿病性视网膜病变（proliferative diabetic retinopathy, PDR）发生率为 3.1%[17]。DR 发生率与澳大利亚非原居民接近。

3. National Health and Nutrition Examination Survey 2005—2008　美国 Eye Diseases Prevalence Research Group 在 2004 年曾将 8 个人群为基础的 DR 流行病研究汇总分析,包括 Barbados Eye Study（BES）,San Antonio Heart Study（SAHS）,San Luis Valley Study（SLVS）,WESDR 等。结果显示,糖尿病患者中,DR 发生率估计高达 40.3%,威胁视力的糖尿病性视网膜病变则高达 8.2%[18]。但其中的研究多为二十世纪末进行的,二十一世纪来全美人群为基础的糖尿病性视网膜病变流行病学研究数据比较少,故 Zhang 等在 2010 年对 2005—2008 年 National Health and Nutrition Examination Survey 的具有全美代表性的样本人群做了横断面分析,通过眼底彩色照相按 Early Treatment Diabetic Retinopathy Study 的标准分级[19]。研究显示,美国 40 岁以上糖尿病患者的 DR 发生率为 28.5%,威胁视力的糖尿病性视网膜病变发生率为 4.4%,但非西班牙裔黑人的 DR、VTR 的发生率要更高,分别为 38.8% 和 9.3%。

相对欧美国家,对亚洲人群进行的基于人群的糖尿病性视网膜病变流行病学研究相对较少,其中主要的有:

1. Singapore Malay Eye Study（SiMES）　Wong TY 等于 2008 年发表的以人群为基础的 3280 名 40~79 岁马来人的 Singapore Malay Eye Study 显示,糖尿病患者中 DR 发生率为 35%,黄斑水肿的发生率为 5.7%,威胁视力的视网膜病变发生率高达 9%[20]。Wong TY 认为,本研究 DR 发生率高,特别是 VTR 的发病率高于同期其他亚洲人群 DR 发病率研究,可能与该研究人群的血压较高,心血管并发症较多有关。此外,Wong TY 等还在 2006 年发表了美国不同种族人群的糖尿病视网膜流行病学研究结果（Multi-Ethnic Study of Atherosclerosis MESA）,结果为总人群中的 DR 发病率为 33.2%,黄斑水肿发生率为 9%,其中亚洲人群的发生率分别为 25.7% 和 8.9%,低于黑种人（分别为 36.7% 和 11.1%）和西班牙裔人群（37.4% 和 10.7%）,白种人为 24.8% 和 2.7%[21]。

2. Chennai Urban Rural Epidemiology Study（CURES）　2005 年 IOVS 上发表的基于人群的印度

城市人口糖尿病性视网膜病变流行病学研究 CRUES 显示,总的 DR 发病率为 17.6%,其中已知糖尿病人群中发生率为 20.8%,新诊断糖尿病人群中发生率为 5.1%,比同期欧洲人群 DR 发病率要低[22]。

3. Korea National Health and Nutrition Examination Survey　2013 年韩国发表在 IOVS 的糖尿病性视网膜病变流行病学研究显示,糖尿病患者中 DR 发生率为 15.8%,威胁视力的视网膜病变发生率为 4.6%[23]。

**(二) 我国糖尿病性视网膜病变的流行病学研究**

我国幅员辽阔,地区间发展又不平衡,不同地区进行的 DR 流行病学调查显示 DR 的患病率差别较大,大部分研究显示农村发病率高于城市。国内有学者将我国近年的以人群为基础的糖尿病性视网膜病变流行病学资料进行 Meta 分析后得出,糖尿病人群中总的 DR 患病率为 23%,其中非增殖性糖尿病性视网膜病变( NPDR ) 为 19.1%,PDR 为 2.8%,农村高于城市,北方高于南方[24]。下面我们分别介绍几个有代表性的 DR 流行病学研究。

城市中由于对 DR 的认识相对普及,医疗资源的享用相对丰富,DR 的发生率与国外当前多数研究接近。2010 年上海市北新泾社区糖尿病性视网膜病变远程筛查系统研究显示,60 岁以上糖尿病居民中,DR 患病率为 24.4%,增殖性糖尿病性视网膜病变( proliferative diabetic retinopathy,PDR)的患病率为 2.69%[25]。宁夏地区的 DR 流行病学研究显示,DR 的患病率在糖尿病患者中为 17.11%,男女性患病率差异无显著性,但 DR 在城市和农村的患病率比较,城市高于农村[26]。2012 年基于北京市社区人群的 Beijing Communitie Diabetes Study 显示,基于北京市社区人群的 20 岁以上 DR 发病率为 24.7%,增殖性糖尿病性视网膜病变发生率为 3.3%,以此推断我国 DR 患者也至少有 2 千万[27]。北京市顺义区 40 岁及以上人群糖尿病性视网膜病变的流行病学调查则显示,2 型糖尿病患者中,DR 患病率为 29.2%,严重的 NPDR 为 2.5%,PDR 为 1.3%,威胁视力的 DR(定义为严重的 NPDR、PDR 以及黄斑水肿、vision-threatening diabetic retinopathy) 为 5.4%,低于国外同年龄人群的调查结果[28]。而 2013 年发表的无锡市滨湖区 50 周岁及以上人群 DR 患病率则较低,NPDR 在糖尿病患者中患病率为 5.1%;PDR 在 DM 患者中仅为 0.3%[29]。在我国香港 2011 年有研究显示,Ⅱ型 DM 患者,基线时无 DR 者随诊 4 年内,总的 DR 发病率为 15.16%,基线时即有 DR 的糖尿病患者 4 年内 DR 进展的占 6.61%[30]。

对中国农村 DR 进行流行病学研究的资料也较多,但以人群为基础的研究有限。最具代表性的是 2009 年的邯郸眼病研究( Handan Eye Study )[31]。研究结果为:我国农村 30 岁以上糖尿病人群 DR 患病率高达 43.1%,大约与美国三十年前威斯康星糖尿病性视网膜病变流行病学研究( WESDR )数据相当,PDR 发生率为 1.6%,黄斑水肿发生率为 5.2%,威胁视力视网膜病变发生率为 6.3%。以此推算,我国农村大约有 920 万 DR 患者,其中 130 万患者有威胁视力的视网膜病变。山西省长治东部农村地区糖尿病性视网膜病变的流行病学研究也显示,长治东部农村糖尿病患者中 DR 患病率达 37.46%[32]。2009 年山东省农村人群糖尿病性视网膜病变的流行病学调查结果为:在山东省 8 个地区 25 岁以上农村人群中,DR 占糖尿病患者总数的 26.30%[33]。由此可见,我国农村人群对 DR 防治知识匮乏,享有的医疗资源有限,对全身状况的有效控制差,加强相关知识的宣传教育实属必要。

总的来说,不同的 DR 流行病学研究结果显示的 DR 发病率有较大差异,由于研究方法、人群特点、对 DR 的分类及分级标准不同,将各研究结果直接进行比较很困难。为此,2012 年由多国眼科专家联合参与,Wong TY 负责,汇集了美国、欧洲、亚洲、澳大利亚等共 35 项以人群为基础的 DR 流行病学研究结果,共 22 896 例患者,其中 44.4% 的高加索人,30.9% 的亚洲人,13.9% 的西班牙人,8.9% 的美国黑种人,通过对其进行 Meta 分析得出全球 DR 发病率[34]。结果显示,糖尿病患者中,总的 DR 发生率为 34.6%,PDR 发生率为 7.0%,DME 发生率为 6.8%,而 VTR 发生率达 10.2%(表9-1-1)。由此推断,2010 年全世界有将近 9300 万 DR 患者,2800 万患者有 VTR,这样,糖尿病性视网膜病变也许会在全世界范围内成为首位致盲原因。

表 9-1-1 20～79 岁糖尿病患者的年龄标准化糖尿病视网膜病变患病率，
以下研究使用了相似的方法学和眼科学定义

| 总体情况 | 纳入的研究数(个) | 总人数(个) | 患病例数(个) | 年龄标准化糖尿病视网膜病变患病率每100(95%可信区间) |
|---|---|---|---|---|
| 任意 DR | 18 | 12 620 | 4487 | 35.36(35.17～35.56) |
| PDR | 21 | 13 436 | 957 | 7.24(7.15～7.33) |
| DME | 20 | 14 554 | 1039 | 7.48(7.39～7.57) |
| VTDR | 18 | 12 710 | 1481 | 11.72(11.61～11.83) |
| 男性 | | | | |
| 任意 DR | 18 | 6252 | 2263 | 36.27(35.99～36.55) |
| PDR | 21 | 6376 | 469 | 7.53(7.39～7.66) |
| DME | 20 | 7010 | 486 | 7.44(7.30～7.57) |
| VTDR | 18 | 6051 | 704 | 11.74(11.57～11.90) |
| 女性 | | | | |
| 任意 DR | 18 | 6368 | 2224 | 34.46(34.19～34.73) |
| PDR | 21 | 7060 | 488 | 6.98(6.86～7.10) |
| DME | 20 | 7544 | 553 | 7.54(7.42～7.66) |
| VTDR | 18 | 6659 | 777 | 11.70(11.55～11.86) |

DR:糖尿病视网膜病变　PDR:增殖性糖尿病性视网膜病变　DME:糖尿病黄斑水肿　VTDR:威胁视力的糖尿病性视网膜病变

### 三、糖尿病性视网膜病变的发病机制

糖尿病的发病机制非常复杂,长期以来,科研人员对 DR 的发病机制进行了大量的研究,但迄今为止尚未完全阐明。DR 的病因主要包括生化、血流动力学以及内分泌的因素。高血糖是公认的始动因素,高糖状态会促进终末糖基化产物的生成,激活多元醇途径以及引起细胞信号传导的改变。其结果就是血液高黏、促炎症环境形成、白细胞和红细胞弹性降低、白细胞黏附和氧化应激的增强。DR 的各个阶段都存在不同生长因子的特征性表达,其中最重要的就是血管内皮生长因子(VEGF)和胰岛素样生长因子(IGF-1),它们对于疾病的发生和发展都很重要。在这个过程中,有多种途径和多种因素共同参与,且各种途径之间相互作用、相互影响,最终致使 DR 的发生发展。近年来,有学者认为在 DR 中,视网膜神经细胞病变早于微血管病变,使 DM 早期就出现神经细胞凋亡现象和神经胶质细胞的功能异常,这些发现可以使人们对 DR 有更深入的认识,提示早期把血糖控制在正常水平内,对于 DR 的防治有着极其重要的作用[35-37]。

#### (一) 多元醇通路激活假说

20 世纪 70 年代提出了多元醇通路在 DR 的发病过程中可能存在重要的作用,目前已经有大量的研究表明多元醇代谢途径的活化可能是 DR 发生和发展的一个重要机制。DM 引起的高血糖导致细胞内的醛糖还原酶活性增加,使大量的葡萄糖被还原为山梨醇,后者在山梨醇脱氢酶的作用下被转化为果糖。AR 是山梨醇通路的关键酶,主要存在于视网膜神经节细胞、Müller 细胞、血管内皮细胞和周细胞内,由于山梨醇代谢缓慢,长期的高血糖引起的视网膜细胞内的山梨醇和果糖蓄积,使细胞遭到破坏,特别是周细胞发生选择性丧失,使毛细血管收缩能力丧失,毛细血管的完整性受到破坏,内皮细胞增生失控,发生血循环障碍,引起区域性视网膜血流量调节作用的丧失[38]。在醛

糖还原酶（aldose reductase，AR）的作用下，细胞内消耗大量还原型的还原型辅酶Ⅱ（triphosphopyridine nucleotide，NAPDPH），使得细胞内还原型的谷胱甘肽（GSH）含量下降，这可能降低细胞对氧化应激的抵抗作用，使细胞更容易受损。最新的研究表明，DR 患者的发病与易感基因有一定的关系；此外，AR 的激活可引起内皮源性一氧化氮（NO）合成减少，使内皮依赖性血管舒张功能受损[39]。在山梨醇脱氢酶的作用下，使得细胞内的还原型辅酶/氧化型辅酶（NADH/NAD+）的比值增高，从而改变细胞的代谢和信号传导，影响细胞的功能。有实验证实，过量的 NADH 是细胞内超氧化物类产生的原因之一。山梨醇代谢通路中果糖的代谢产物 3-磷酸果糖和 3-脱氧果糖，具有很强的糖基化作用，使细胞内产生大量的晚期糖基化终末产物（AGEs）。研究表明，使用 AR 抑制剂（aldoseveductaseinhibitor，ARI）可以很有效地阻止糖尿病大鼠模型 DR 的微血管和视网膜细胞损害，但是在其他糖尿病动物模型中，ARI 的效果并不十分明显，在早期人 DR 的治疗中，ARI 可以阻止神经元细胞、神经胶质细胞和微血管的病变，ARI 对人 DR 的作用有待深入研究。以上表明，山梨醇途径在 DR 的发展过程中，并非单一因素，而是多因素协调的综合结果，进一步研究山梨醇通路在 DR 中的作用和机制，依然是目前 DR 研究的热点问题。

（二）糖基化终末产物的过量生成

糖基化终末产物（advanced gly cation end products，AGEs）是蛋白质非酶糖化和氧化的终末产物，在正常视网膜情况下不会聚积在视网膜组织中。在持续高血糖影响下，葡萄糖与赖氨酸的 E 氨基结合为酮氨，酮氨不易分解，接着蛋白质交联成为异常稳定的 AGEs，不断堆积在血管壁、基底膜等处，生成增多的 AGEs 长期堆积在组织蛋白中，一方面上调细胞质的 $Ca^{2+}$，另一方面诱导肿瘤坏死因子 α（TNF-α）、白细胞介素 2 等因子释放，影响酶和细胞功能，造成组织损害。糖基化反应依赖于葡萄糖浓度。正常人糖基化血红蛋白只占血红蛋白的 3% ~ 6%，而糖尿病患者高达 10% ~ 20%。糖基化血红蛋白与氧亲和力增强，氧的释放和扩散减少，加重了视网膜组织缺氧。通过观察体外孵育的牛血清白蛋白 AGEs 对牛视网膜微血管内皮细胞和周细胞的存活及形态方面的影响，阐明牛血清白蛋白 AGEs 在高浓度时，无论是对牛视网膜微血管内皮细胞还是周细胞，都产生生长抑制作用，从而导致周细胞的丢失，损伤血管功能，进一步证实了非酶糖化是导致糖尿病微血管并发症的一个重要原因。通过观察 AGEs 对体外培养的牛视网膜毛细血管周细胞的影响发现，AGEs 上调转化生长因子 β 的表达造成视网膜组织结构形态及生理功能发生改变，进一步阐明 AGEs 及周细胞参与 DR 发生、发展。Treins 等研究发现，AGEs 通过细胞外信号调节激酶通路，引起低氧诱导因子 1α 蛋白增加堆积，刺激血管内皮生长因子（vascular endothelial growth factor，VEGF）表达增加，这可能在 DR 的发展过程中起到了非常重要的作用。Moore 等发现，长期高血糖导致细胞及细胞外基质发生非酶糖化和 AGEs 的形成和堆积，导致白细胞黏滞性增加及血-视网膜屏障的破坏，并影响视网膜毛细血管周细胞、内皮细胞和 RPE 细胞的生理功能，对触发 DR 起着重要作用。Reber 等用离体实验证实，AGEs 对视网膜三级神经元有致凋亡作用。季迅达等通过在健康 SD 大鼠玻璃体腔中注射外源性 AGEs 也证实了 AGEs 对视网膜神经成分的直接损伤作用，表现在对视网膜神经节细胞的致凋亡作用和对 Müller 细胞的结构、功能改变，推测 AGEs 可能在早期 DR 神经成分的损伤中起重要作用。

（三）蛋白激酶 C 的激活

糖尿病高血糖可提高组织内甘油二酯（DAG）的含量，从而使蛋白激酶 C（protein kinase C，PKC）系统活化。PKC 是一大组结构相关酶，它与血管的许多功能相关，如通透性、血管的重塑、代谢等。激活的 PKC 使细胞外基质（extracellular matrix，ECM）基质蛋白表达增加，特别是胶原蛋白Ⅳ和纤维连接蛋白合成增加，使血管基底膜增厚；还可以引起视网膜微血管血流动力学的改变，使血流分布异常，增加血管的通透性，引起视网膜缺血，引起毛细血管扩张，促使毛细血管微血管瘤的形成。PKC 还可以促使内皮细胞高表达 VEGF 和血管内皮素（endothelin，ET-1），VEGF 进一步加重DR 的血管病变，引起黄斑水肿和促使新生血管的形成，ET-1 引起微血管收缩，加重视网膜血流分布异常，加重视网膜缺血。PKC 可使诱导型 NO 生成增加，损伤内皮细胞和周细胞；同时还可以抑制 Na⁺-K⁺-ATP 酶(Na⁺-K⁺-ATPase)活性。

**（四）免疫炎症因素**

随着免疫生化技术的应用,越来越多研究表明 DR 与细胞间黏附分子 1(ICAM-1)介导的亚临床炎症相关。细胞表面黏附分子是在细胞表面表达,具有介导细胞或细胞与细胞外基质相互作用的糖蛋白,它们通过与其相匹配的受体结合,形成网络,介导细胞间连接,并相互传递信号,参与调控细胞增生功能。整合素是已知的黏附分子之一,有助于调节细胞增殖、迁移、分化过程。白细胞通过表面的 β 整合素与血管内皮细胞表面的对应受体细胞间黏附分子 1 黏附于血管并迁移至视网膜中,造成血-视网膜屏障损害,同时释放细胞毒性物质如自由基,导致血管通透性改变和邻近内皮细胞损伤,内皮细胞损伤又可引起血小板黏附从而导致微血栓形成、毛细血管缺血。应用整合素阻遏蛋白抑制整合素及细胞间黏附分子 1 表达可阻止鼠视网膜血管形成,抑制缺氧诱导的视网膜新生血管形成,也证明整合素黏附因子在 DR 尤其是 PDR 发病机制中的重要作用。在 DM 患者、动物模型视网膜细胞中以及高糖培养的细胞中,可以检测观察到炎症相关因子以及炎症反应特征,现在越来越多的学者认为,DR 是一种慢性的微量的炎症反应。白细胞停滞引起微血管无灌注、视网膜缺血,是促炎症反应的重要因素,加重 DR。高血糖引起血管内皮细胞表达异常增加,可以和中性粒细胞和单核细胞表面的 CD 18 相结合,促进白细胞停滞的发生,这是白细胞停滞的重要条件;另外血小板的激活和栓塞可以引起内皮细胞的凋亡,加重血管内皮损伤。NF-κB 是一种重要的促炎症基因转录的调节因子,在 DR 的中周细胞和血管内皮细胞中表达增加,促进炎症的发生,可以上调细胞内的诱生型一氧化氮合酶(inducible nitric oxide synthase,iNOS),引起细胞内活性氧簇(reactive oxygen species,ROS)的增多,使细胞内的环氧合酶(cyclooxygenase,COX)水平增加,特别是 COX-2 可以引起前列腺素和 VEGF 增加、血管通透性增加和白细胞停滞、内皮细胞死亡以及 TNF-α 水平增高。VEGF 也是一种促炎症反应因子,是血管通透性增加和后期新生血管形成的重要原因。这些可以揭示,炎症反应在 DR 的发生发展中起着重要的作用,而且是一个复杂的多因素共同参加的过程。

**（五）血管内皮生长因子的作用**

生物医学的进展特别是细胞生物学和分子生物学技术与临床研究的结合,极大地推动了对 DR 的研究和认识。大量研究表明,视网膜多种细胞可分泌多种生长因子,如 VGEF、转化生长因子 β[40]、色素上皮衍生因子、血管生成因子 1、缺氧诱导因子 1、酸性及碱性成纤维细胞生长因子、血小板源生长因子、胰岛素样生长因子、表皮生长因子、肿瘤坏死因子 α、白细胞介素 1、单核细胞趋化蛋白、神经生长因子等。这些因子刺激视网膜多种细胞成分增生,最终导致新生血管增生,牵拉性视网膜脱离而失明。这些因子中,研究最多、最深入的莫过于 VEGF。

1. VEGF 和血管炎症　VEGF 是体内诱导炎症反应的强效因子,体外培养内皮细胞,予以 VEGF 可显著增加人细胞间黏附分子 1(intercellularadhesion molecule-1,ICAM-1)和血清单核细胞趋化蛋白-1(monocytechemotacticprotein-1,MCP-1)的表达。相关炎症反应的实验证实,在 DR 中,VEGF 水平的上升和 ICAM-1 的免疫活性增加及白细胞的黏附增加有关[41]。VEGF165 被认为在视网膜毛细血管炎症反应中发挥最重要的作用,在糖尿病大鼠模型中抑制 VEGF165 的功能可以有效抑制白细胞黏附,恢复正常的血-眼屏障(blood-retinal barrier,BRB)功能。在小鼠眼内注射 VEGF165 会诱导视网膜毛细血管内 ICAM-1 表达上升,大鼠视网膜血管的白细胞黏附增加[42]。

2. VEGF 和血管通透性　DR 患者中,BRB 的破坏发生在血管内皮层,临床样本和实验动物模型中都显示,血管通透性的增加和眼内 VEGF 的升高相关。糖尿病动物模型研究显示,不同策略的抗 VEGF 治疗均可保护血管内皮,拮抗血管的渗透性增加。临床予以 DME 患者抗 VEGF 治疗后,荧光素眼底血管造影检查发现血管渗透性有所减轻,激光共聚焦显微镜眼底扫描显示黄斑水肿有所缓解。最新数据显示,在糖尿病大鼠眼内注射色素上皮细胞衍生因子(pigment epithelium derived factor,PEDF)可以通过降低各种炎性介质,如:VEGF、VEGFR-2、MCP-1、TNF-α 和 ICAM-1,来降低血管的高通透性[43]。研究显示多条通路参与 VEGF 诱导血管通透性增加。动物体内研究表明,采用

VEGF 局部或皮内注射后会有一个迅速的毛细血管和后毛细血管静脉的通透性增加的过程,这一过程和通透性窗孔形成有关,这是一跨细胞的通透性通路。随后体外培养,视网膜血管内皮细胞(retinal vascular endothelial cells,RECs)的结果显示,加入 VEGF 1 小时内,会引起一种快速的,但短暂的,细胞通透性增加,接下来有所延缓,但持续的细胞旁通透性增加发生在 VEGF 加入后的的 4 ~ 6 小时[44]。短暂的细胞通透性增加被发现是由活化的一氧化氮合酶-3(NOS3)介导的转胞传输机制,伴随着 NOS3 和 VEGFR2 的核转位过程。与此相反,在通透性延迟时相,发现是由核转位因子β-catenin 介导的,此时尿激酶型纤溶酶原激活物受体(urokinase-type plasminogen activator receptor,uPAR)和细胞外水解蛋白受体的表达增加。早期研究显示,TGF-β 会增加 VEGF 表达,通过增强基质金属蛋白酶-9(matrixmetalloproteinases,MMP-9)的活性,可导致视网膜血管内皮通透性增加[45]。在这一过程中,MMP-9 被血纤维蛋白溶酶(plasmin)激活,VEGF 诱导尿激酶型纤维蛋白酶原激活剂受体(urokinase-type plasminogen activator receptor,uPAR)表达,从而启动纤维蛋白溶酶的形成。因此,VEGF 诱导的通透性增加是由 uPAR 介导的细胞表面蛋白水解酶的级联反应破坏了内皮细胞间的紧密连接造成的。细胞外蛋白的水解使细胞和细胞间以及细胞和胞外基质间的黏附发生改变,导致血管产生渗漏,使血管内皮细胞穿透基底膜发生迁移和增殖,从而开始了视网膜新生血管的生成阶段。以上体内外的研究结果是一致的,说明糖尿病诱导的血管通透性增加和 VEGF、uPAR 以及超氧超氮等氧化应激产物的增加相关[46]。这些机制也说明抑制 NOS 的活性、清除糖尿病诱导的氧化应激产物、降低 VEGF 和 uPAR 的水平可以抑制 BRB 屏障的破坏,以及氧化应激、VEGF 过度表达、尿激酶型纤维蛋白酶原激活剂(urokinase-type plasminogen activator,uPA)和 uPAR 活化和血管高通透性之间的关系。在 uPAR 基因敲除的小鼠体内,糖尿病就不会诱导 BRB 屏障破坏,也不会导致血管通透性增加。充分说明了在这一病理过程中 uPA 和 uPAR 系统的作用,此外对于糖尿病大鼠如果抑制其 uPAR 功能,结果与以上研究相同[47]。在链脲佐菌素(streptozocin,STZ)诱导的糖尿病大鼠模型中,以及眼内注射 VEGF 的动物实验中,血管内皮通透性的增加都和紧密连接蛋白 occludin 表达降低有关。有实验进一步证明,VEGF 诱导的这种血管高通透性和 occludin 以及另外一种紧密连接蛋白 ZO-1 的磷酸化有关,这种磷酸化又和蛋白激酶 C(PKC)的激活有关。体外细胞培养又进一步证实,VEGF 诱导的这种血管高通透性是血管内皮钙黏附素复合体(vascular endothelial cadherin complex,VE-cadherin)磷酸化导致了 β-arrestin 依赖的血管渗漏。另一实验研究也证实了这一机制,如:用 AGEs 刺激体外培养的内皮细胞,会降低 VE-cadherin 在细胞表面的表达,从而增加了血管的通透性。通过血管内皮细胞研究 VEGF 的信号通路表明 VEGFR-2 的激活包括 VEGFR-2 和非受体酪氨酸激酶(c-Src)复合物的形成,c-Src 的激活需要 VEGF 诱导的 NO 和前列环素(prostacyclin)的形成,这表明 VEGF 诱导的细胞旁渗透增加涉及 uPA 和 uPAR 系统的激活[48]。进一步的研究显示体外 VEGF 刺激 RECs 可增加 uPAR 基因的表达,这是通过诱导和增加 β-catenin 转录活性引起的。β-catenin 的作用在 PEDF 抑制 VEGF 的高通透性试验中也得到了证实,PEDF 抑制了 β-catenin 在细胞质中的重新分布和核转位,同时也抑制了 uPAR 的表达[49]。有趣的是,最近的研究数据表明,PEDF 抑制 VEGF 诱导的通透性增加涉及 γ-分泌酶(γ-secretase)活性的抑制和 VEGFR-1 受体、β-catenin 和 VE-cadherin 的表达下调[50]。

3. VEGF 和视网膜新生血管生成 目前已知 VEGF 有刺激血管生成的作用。最近研究表明,不同于新生血管形成的"血管发生(vasculogenesis)"过程也可能参与 DR 的发生发展过程。在这种情况下,血管发生是指血液循环中的骨髓源性内皮祖细胞(endothelialprogenitorcells,EPC)被血管系统不断招募形成血管的过程。对从糖尿病患者体内分离出的 EPC 进行体外培养,结果显示其增生、黏附和转变为血管结构的能力都明显降低,这表明 EPC 的改变可能和糖尿病患者血管功能障碍有关。研究表明如果给予氧诱导视网膜病变小鼠模型细胞水平的基因治疗,这些细胞能够抑制血管内皮的退化,拯救血管功能,并能抑制新生血管形成。相反,在糖尿病、缺血/再灌注损伤和氧诱导视网膜病变(oxygen-inducedretinopathy,OIR)的动物模型中,正常捐赠者的细胞可以附着并整合到现有的血管结构中,然而,糖尿病患者的捐赠细胞一律无法融入受损血管。这些发现进一步表明,健康的 EPC 可以有效地修复受损视网膜血管,糖尿病患者的 EPC 存在功能上的缺陷,已经丧失了这一功能[51,52]。

4. VEGF 与细胞凋亡　VEGF 对维持血管内皮细胞的功能有重要作用,在糖尿病视网膜中,VEGF 和 VEGFR-2 水平增加,可能改变 VEGF 促存活信号通路。研究表明,VEGF 的促存活信号通路是通过受体 VEGFR-2 依赖的磷脂酰肌醇 3 激酶(phosphatidylinositol 3 kinase,PI-3K)/蛋白激酶 B (protein kinase B,PKB),又称 PI3K/Akt 的活化介导的信号通路。而且,VEGF 在激活 VEGFR-2 受体的同时也激活了丝氨酸/苏氨酸蛋白激酶(MAPK)、p38 蛋白,这个激酶是多种细胞类型的促凋亡过程中的重要调节因子(包括血管内皮细胞的凋亡),抑制 VEGF 诱导 PI3K 或 Akt 的活性,会激活 p38、MAPK,导致细胞凋亡增加。另外,体外细胞培养也得到了相同的结论,在高糖或给予外源性的氧化应激产物条件下,即使外源性的给予 VEGF 也会触发凋亡的增加,这种促凋亡作用与 p38、MAPK 磷酸化水平增加、Akt 激酶活性降低以及 PI3K 的亚单位在 P85 和 P110 位点的酪氨酸硝基化密切相关。这意味着在高糖环境下,过氧亚硝基产物损害内皮细胞,影响其存活。体外研究结果表明,磷酸肌醇 3 激酶(PI3K)的 p85 调节亚基是过氧亚硝基阴离子诱导的酪氨酸硝化的一个靶向分子,硝化酪氨酸阻碍 p85 与 P110 催化亚基间的相互作用,通过 PI3K 调节过氧亚硝基产物的形成可以改变细胞生存。在糖尿病大鼠体内也观察到存在硝基酪氨酸水平的增加,这表明在糖尿病条件下,过氧亚硝基产物对调节血管内皮细胞的存活具有重要作用,过氧亚硝基产物很有可能对最终的病理生理改变负有首要的责任。

**(六) PEDF 生物学特性与作用**

PEDF 是含 418 个氨基酸,分子量约为 50kDa 的糖蛋白,位于染色体 17p13 上,它属于丝氨酸蛋白酶抑制剂超家族,但无抑制蛋白水解酶的活性作用。PEDF 最早由 Tombran-Tink 等从人胎儿视网膜色素上皮细胞培养调理液中纯化分离出来,能诱导培养 Y79 视网膜母细胞瘤细胞的神经元分化,具有神经营养作用。PEDF 由视网膜色素上皮细胞旁分泌至视网膜感光细胞间基质,对视网膜的分化起重要作用。胎儿和年轻人的 RPE 有较高的 PEDF 基因表达,而衰老的 RPE 细胞中 PEDF 基因表达下调。在视网膜内核层、神经节细胞层、脉络膜、睫状体、角膜内皮细胞和上皮细胞及光感受器均有 PEDF 存在。Dawson 等 1999 年首次发现 PEDF 还具有很强的抑制血管作用,正常人的房水、玻璃体腔中有较高浓度的 PEDF,可能是维持角膜玻璃体等眼内组织无血管结构的主要原因。认为 PEDF 是一种双重作用的因子,不仅具有神经营养作用,还具有抗血管生成的作用。PEDF 被认为是最有效的天然血管抑制因子。

近年来人们对其进行了较为广泛的研究,并且一致认为,在 DR 中 PEDF 是一个保护性因子。抽掉玻璃体中的 PEDF,抗血管生成的活性消失,表现出刺激血管生成的活性增强。DR 的最早病理改变为视网膜微血管周细胞丧失及功能障碍。细胞培养证明,AGEs 损伤培养的周细胞,PEDF 可保护周细胞免受 AGEs 的损伤,这一过程是通过 PEDF 的抗氧化特性来实现的。AGEs 或活性氧簇(reactive oxygen species,ROS)可抑制视网膜周细胞内 PEDF mRNA 的表达,造成 PEDF 水平下降,而 PEDF 水平的下降可使氧化应激诱导的周细胞凋亡及功能障碍进一步加剧,从而促使 DR 的进展,微血管瘤形成,血管渗漏,内皮细胞增殖、移行、新生血管形成[53]。也有研究显示,PEDF 参与了调节 PDR 患者视网膜前新生血管膜的形成,这说明,PEDF 的作用贯穿于 DR 病程的全过程。大量临床实验表明 DR 患者房水及玻璃体中 PEDF 水平低于正常对照组,PDR 患者的这种趋势更加明显。造成 DR 患者眼局部 PEDF 水平下降的原因尚未完全明确:体外细胞培养提示,高葡萄糖可直接下调 RPE 细胞的 PEDF 表达。学者们对 PEDF 抑制血管生成的机制进行了大量的研究,动物实验表明,静脉注射 PEDF 可抑制 AGE 介导的 VEGF 所引发的血管渗漏,全身及玻璃体腔注射人重组 PEDF 可明显抑制高浓度氧或缺血诱导的视网膜新生血管形成。细胞培养亦证明,PEDF 可抑制 VEGF 诱导的血管内皮细胞增殖与迁移[27,28]。这些研究明确了在 DR 的早、中、晚期 PEDF 的保护性作用持续存在,糖尿病视网膜局部 PEDF 水平的减少削弱了这种保护性作用,为 DR 发生创造条件或促使 DR 发生、发展及恶化。PEDF 不仅可以抑制新生血管的形成,还可逆转已经形成的新生血管。Mori 等用 VEGF 转基因鼠模型及激光损伤所致的 CNV 模型进行实验,2 周后玻璃体内或视网膜下注射腺病毒载体介导的 PEDF(AdPEDF)对照组用(AdNull),结果显示,PEDF 组新生血管显著退行,内皮细胞显著凋亡。更有意义的是 PEDF 的这种抑制血管生成的作用是具有选择性的,它可以抑制生成病理性新生血管,但不影响生理性血管的形成。基因转染的鼠模型表明,高于生理浓度 3.5 倍的内源性 PEDF 对新生鼠视网膜血管形成和分化不会造成明显或持久的影响。

### (七) 遗传与其他因素

许多研究表明,DR 的发生、发展有一定的遗传易感性。Rand 等研究发现,人白细胞抗原和 DR 的发生、发展关系密切,其中,人白细胞抗原-DR 表现型 40,30 和 XX 与增生型 DR 的发生尤为紧密。美国 DCCT 研究小组及其他研究曾报道发现,家族性糖尿病成员中严重 DR 也呈现家庭性群集发生。Warpeha 等研究发现,醛糖还原酶 Z-4 基因为 DR 的易感基因,编码醛糖还原酶的 ALR2 基因内切酶 BamHI 位点与 DR 发生有关。Suzuki 等对脂蛋白 A 基因进行研究,他们根据脂蛋白 A 基因显型分两组,低分子量组和高分子量组,研究发现低分子量组是 DR 的危险因素,还有研究认为对氧磷脂酶基因多态性,β3 肾上腺素能受体基因多态性,肿瘤坏死因子 β 基因等位基因 8 与 DR 发生有关。其他全身相关因素如血脂、血压、血流动力学、妊娠、肾病、患病病程与糖尿病控制等对 DR 的发生、发展有一定影响。另外,眼部因素如玻璃体、眼轴长短、眼压及自身调节的损害对 DR 的发生、发展均有一定影响。

## 四、病理改变

### (一) 非增殖性糖尿病性视网膜病变

非增殖性糖尿病性视网膜病变的病理进程包括视网膜毛细血管微血管囊样形成,血管通透性改变,继而血管阻塞及毛细血管闭锁。

1. 微血管囊样　在组织学上,微血管囊(microvascular aneurism)在胰蛋白酶消化后的视网膜铺片中表现为毛细血管壁细胞增多呈囊样外翻,糖尿病性视网膜病变首先表现为血管壁内周细胞丢失,导致微血管囊形成,毛细血管闭锁进而形成无细胞的毛细血管。另一早期形态学改变为视网膜毛细血管基底膜变薄,而这种病理变化的重要性还不清楚。形成微血管囊的机制目前不清。可能的机制包括上皮细胞增生所致血管增生因子的释放,周细胞丢失导致血管壁脆弱,视网膜连接的异常以及血管内压升高等。

视网膜毛细血管微血管囊样改变通常是糖尿病性视网膜病变最初可见的体征。虽然微血管囊样变也可在其他视网膜血管性疾病,尤其是伴随有血管阻塞的分支或中央静脉阻塞中出现,但它们仍是 NPDR 的标志。如没有其余糖尿病性视网膜病变的其余表现,微血管囊样变单独存在并不引发临床症状。然而,微血管囊样变的增多表明糖尿病性视网膜病变的进展,当微血管囊样变增加时,表明很可能出现了其他的微血管病变。

2. 血管通透性　伴随着微血管囊样变的形成增加,视网膜血管内皮细胞紧密连接的损伤,会破坏内层的血视网膜屏障,视网膜毛细血管通透性过度增加,导致视网膜水肿进展,尤其在黄斑区。黄斑水肿定义为距黄斑区一个视盘直径范围内液体积存所致的视网膜增厚。黄斑水肿一般伴随着视网膜硬性渗出。这些硬性渗出可能是由于视网膜微血管囊及毛细血管中上皮细胞紧密连接破坏导致脂蛋白渗出引发脂质沉积所致。临床上硬性渗出定义为边界清楚的、多发于后极部的视网膜内黄白色沉积物,常见于视网膜水肿区与非水肿区交界处。脂质沉积,尤其是黄斑区的沉积会导致视网膜损坏和永久性视功能丧失。这些脂质沉积与血脂升高的程度有关。

3. 毛细血管闭塞　糖尿病性视网膜病变中最为严重的病变之一就是视网膜毛细血管闭锁。当早期糖尿病性视网膜病变中的无细胞毛细血管区域增多并发生融合,供应这些毛细血管的末端小动脉往往发生闭塞。组织因为缺血缺氧坏死会形成灰白色水肿,又称为棉绒斑(cotton wool)。与这些无灌注区相邻的视网膜通常会出现成簇的微血管囊及迂曲且富含细胞的血管。很难确定这些血管是原有毛细血管发生了扩张还是出现的新生血管。因此将这些血管称为视网膜内微血管异常（IRMAs），它包含了这两种可能性。

当毛细血管闭塞逐渐增多，可出现视网膜内出血和（或）视网膜静脉节段性扩张（静脉串珠）。IRMA 的严重程度，视网膜内出血及静脉串珠与无灌注和缺血的程度直接相关。缺血改变是视网膜新生血管形成重要的病理因素，缺血导致内皮细胞增生最终导致新生血管的出现，病程进一步发展则进入增殖性糖尿病性视网膜病变。

**（二）增殖性糖尿病性视网膜病变的自然病程**

1. 新生血管的增生与退化 增殖期糖尿病性视网膜病变（proliferative retinopathy，PDR）的初期，新生血管仅仅是个芽状，检眼镜下很难看清楚。之后，它们的直径通常会达到视盘边缘静脉直径的八分之一到四分之一，有时候甚至和视盘边缘静脉一样粗。新生的血管网形成部分可能为完整的车轮状，新生血管呈轮辐状由血管网的中央向周围放射状发出直达其圆周状边界。新的新生血管网可能呈不规则形，而没有典型的放射状外观。新生血管网通常贴附于视网膜静脉之上，看上去像是引流入静脉的。这在颞上象限的视网膜静脉较常见。有时新生血管的范围达到了数个视盘直径大小，但并不形成明显的网状结构，它们与视网膜正常血管类似，但由于其跨过小动静脉的特点而易于区别。这样的新生血管通常出现于视盘上，在其活动增长期时常伴有轻至中度的视盘及视盘旁视网膜增厚。这类似于典型的糖尿病视盘病变，其表现为全部或绝大多数视盘上或视盘旁视网膜内小血管扩张但不出现荧光渗漏。视盘水肿与视网膜内血管及伴随的新生血管同时退化。

新生血管生长的速度差别很大，部分患者数月都未出现改变，有的则在 1 到 2 周出现明显增加，新生血管形成的早期表面是光滑的，之后其周围会出现细小的白色纤维增殖。我们习惯沿用"纤维"一词，实际上包含了纤维细胞与神经胶质细胞。新生血管具有先增殖然后部分或完全退化的周期。车轮状新生血管网退化时首先表现为中央血管数量和管径减小，随即部分被纤维组织替代，同时，外周血管开始变细，并且长度增加，血管网增大。有时，退化的新生血管出现血管鞘，鞘可能是血管壁混浊增厚的表现，血管鞘增加直至血管网内的血柱全部消失形成血管白线。有时，有些新生血管成为直截通道而变大，其周围的血管则退化消失。新鲜活动的新生血管往往先出现在退化的血管网的边缘，同一眼底通常同时可见处于不同发展阶段的新生血管。早期的纤维血管增殖的纤维成分是透明的，易被忽略，随着其生长，收缩，与视网膜的分离会变得明显。如果没出现玻璃体与纤维血管增殖的收缩，新生血管可能会跳过这里所说的生长过程，而并不引起视力症状，同时，视网膜病变进入消退期时视网膜内病变会减少，视网膜主要血管也会变细，偶尔会出现新生血管完全退化就好像其并未出现过一样。

2. 玻璃体与纤维血管增殖膜的收缩 在出现玻璃体后脱离前，前置镜或双目间接检眼镜下新生血管网与视网膜处于同一平面或轻微抬高于视网膜，其相邻的玻璃体无变化，它们与视网膜之间也没有间隙。这表明轻度视网膜增厚是由于轻微抬高的新生血管的出现，典型的新生血管膜中央轻微突出而周边紧贴视网膜，整个表面轻微凸出。新生血管膜几乎全部与玻璃体后界面相连，当玻璃体后脱离出现在新生血管膜边缘时，牵拉其向前，与玻璃体的连接会变得明显。如果后脱离发生在新生血管膜的周边，将其整个周边部拉高而高于中央，血管膜的前表面将成凹面。

在玻璃体后脱离开始之前，新生血管通常是无症状的。小的后部玻璃体积血通常出现于新生血管的末端，但经常存留在玻璃体后界膜下或悬浮于后极部玻璃体腔内，患者并无感觉。当发生有症状的玻璃体积血，往往能发现局部玻璃体后脱离的证据。当玻璃体后脱离的范围很小时，看上去比较扁平且贴近视网膜；但随着脱离范围增大，脱离的界面逐渐前移，在视网膜前 0.5~2PD 左右处形成与视网膜表面相平行的一条曲线。这条本应平滑的曲线在有新生血管的地方由于玻璃体与视网膜的紧密连接而呈现向后牵拉的外观，同时相应部位受拉的新生血管也向前移位。通常当后部玻璃体腔清亮或含有红细胞时，玻璃体后表面前可见玻璃体混浊和条索。牵拉玻璃体后表面向前的主要力量是玻璃体视网膜交界面和其上纤维血管膜收缩所产生的向前的矢量，可以把其比喻为一个碗，碗的边缘连着一片布：当布料收缩时，会对碗沿产生拉力。

玻璃体后脱离通常从后极部开始,最常见的部位是颞上血管,黄斑颞侧及视盘上下方。如果不出现新生血管玻璃体视网膜粘连阻碍,玻璃体后脱离自开始到发展至起源象限的周边,进展很快(数小时,数天或数周)。当脱离范围扩大至其余象限时则会变慢,可能需数月甚至数年才能完全脱离。视盘脱离通常很难发生,是由于玻璃体与纤维血管膜黏附于此。后脱离不是一个平稳发展的过程,而是阶梯状的,通常遇到活动或者退化的新生血管膜时就有所减慢。如果收缩继续,新生血管膜被向前拉,伴有或不伴有下方视网膜,其他部位的玻璃体脱离继续进行。有时,玻璃体后脱离向周边发展时会在没有新生血管膜的部位被一些不可见的玻璃体视网膜粘连所暂时阻碍。此处可见前部未脱离的玻璃体与后部脱离的玻璃体交界处视网膜内表面轻微抬高呈细线状。数周或数月后,后脱离逐渐向周边扩大,轻微的视网膜皱褶会消失。

对新生血管的牵拉是导致复发性玻璃体积血的因素,它通常会伴随玻璃体后脱离的进展。出血也可以单独发生,有时是因为突然严重地咳嗽或呕吐,或是与胰岛素反应有关。更常见的是在睡眠时发生,没有明显的相关因素。在脱离的玻璃体后的液化玻璃体区的积血呈红色,直至被吸收,通常在数周或几个月内。成形的玻璃体内的积血在被完全吸收之前会由红色变为白色,成形大量出血的吸收通常很慢,可能需要许多个月。

积血在后部液化的玻璃体腔内的运动和表现可以帮助在检眼镜下判断玻璃体后脱离的范围。在玻璃体后脱离的区域,液化玻璃体腔内的新鲜积血会阻碍此处的眼底观察,而相邻的玻璃体未脱离区域的眼底可见。在上方象限的玻璃体积血会在脱离的玻璃体后表面沉积形成子午线条状,提示其出血位置。下方象限的积血会在下方脱离的玻璃体与视网膜之间形成液平面或船形积血,勾画出玻璃体后脱离的下界。有时,即使裂隙灯和角膜接触镜都不能确定是否有玻璃体后脱离,仍可见后皮质下出血形成的一条平行于下方赤道的细线,勾画出后脱离的边界。当玻璃体完全脱离时,后极部的积血可以通过摆放患者的头位流向处于下方的任意一个象限。

3. 视网膜脱离 随着广泛的纤维血管增殖膜收缩,黄斑移位可能会发生。在部分病例中,中央部色素较重的视网膜色素上皮(RPE)会伴着黄斑神经纤维被牵拉向前,另外部分病例则只有黄斑神经纤维层发生移位。由于广泛的纤维血管增殖膜主要在视盘上及视盘附近,通常黄斑会向鼻侧略垂直方向移位。

玻璃体及纤维血管增殖收缩也会导致视网膜脱离(retina detachment)。可能仅仅是视网膜血管,通常是静脉的撕脱,有时伴有玻璃体积血。或者有相对较薄的视网膜皱褶抬高伴有很窄范围的视网膜脱离,有时此处会形成一条色素性分界线。另外一些视网膜脱离更为广泛,但脱离收缩造成的凹形特征依然存在。同时,小而明显的视网膜全层裂孔也会在增殖附近出现,有时会导致孔源性视网膜脱离。当此类脱离发生,前表面往往平坦或呈凸形,范围较广,通常可达锯齿缘。视网膜脱离的发生和严重程度取决于玻璃体和纤维血管增殖组织收缩的时间和程度,以及玻璃体视网膜粘连处新生血管的类型、范围和位置。大量的粗管径新生血管伴有严重的纤维组织增生会导致广泛的紧密的玻璃体视网膜粘连。这种增殖的收缩通常导致广泛的视网膜脱离。几乎不伴纤维增殖的新生血管较少产生广泛玻璃体视网膜粘连及视网膜脱离,尤其是新生血管出现后不久就出现了玻璃体后脱离时。有时,沿着视网膜表面生长的新生血管只在其发源位置与视网膜相连,而靠近末端处与玻璃体粘连。在此情况下,在发生对视网膜的牵拉之前,玻璃体后表面可以离开视网膜相当于新生血管长度的一段距离。当新生血管局限于视盘上时,因为没有玻璃体视网膜粘连,玻璃体可完全脱离而不引起视网膜牵拉,则此类眼不会发生视网膜脱离,但却容易发生新生血管所致的复发性玻璃体积血。

4. 增殖性糖尿病性视网膜病变消退 当玻璃体收缩完全(例如,除新生血管与玻璃体视网膜粘连处外,玻璃体与整个视网膜之间完全脱离),增殖性糖尿病性视网膜病变进入消退或是"退化"期。玻璃体积血频率与程度降低,甚至停止,但要待大量积血完全吸收还需数月。视网膜脱离通常在此期开始进展。如果脱离范围局限,黄斑未脱离,视力可能好,但是,通常黄斑牵拉和扭曲以及长期黄斑水肿可导致视力下降。在许多病例视网膜脱离累及整个后极部,导致视力严重丧失。尽管有时部分视网膜可以自发复位,但是如果黄斑脱离时间达数月或数年,视力一般不会有所提高。视网膜血管显著变细是此期特征,之前扩张或呈串珠样改变的静脉管径变为正常或者更细,且常伴有血管鞘;可见的小静脉变少。小动脉变化更加显著,管径变细,可见分支数量减少。部分小动脉变为血管白线,血管内血柱消失。典型者只偶见视网膜出血和微血管瘤样改变。新生血管管径变细,数量减少,消退静息,有时看不到显著的新生血管。纤维组织变得更薄、更透明,可以看清视网膜。严重的视网膜缺血可以解释此期严重的视力丧失。

（石璇 黎晓新）

# 第二节 糖尿病性视网膜病变的临床分期和眼底改变

糖尿病性视网膜病变本质上为视网膜的微血管病变,视网膜血管内皮细胞的损伤导致内屏障功能破坏,眼底出现视网膜的水肿、渗出和出血。荧光素眼底血管造影(FFA)帮助我们理解视网膜微血管的改变,如视网膜毛细血管瘤样膨出,视网膜水肿区内的毛细血管荧光渗漏,毛细血管周细胞和内皮细胞均损伤后导致毛细血管网的塌陷,FFA可以观察到无灌注区的形成,以及新生血管表现的强荧光和荧光渗漏。根据视网膜新生血管的有无分为非增殖期糖尿病性视网膜病变和增殖期糖尿病性视网膜病变,前者尚未出现视网膜的新生血管。

## 一、糖尿病性视网膜病变和糖尿病性黄斑水肿分期

### （一）糖尿病性视网膜病变分期

1. 中国糖尿病性视网膜病变分期标准 为指导我国糖尿病性视网膜病变的诊断治疗,中华眼底病学组2014年讨论通过了中国糖尿病性视网膜病变临床指南,其中糖尿病性视网膜病变分期如下(表9-2-1):

表9-2-1 中国糖尿病性视网膜病变分期标准(2014年)[54]

| 非增殖期(背景期)糖尿病视网膜病变 nonproliferative diabetic retinopathy (NPDR) | 描 述 |
| --- | --- |
| Ⅰ期(轻度非增殖期糖尿病视网膜病变) mild NPDR | 仅有毛细血管瘤样膨出改变(对应我国1985年DR分期Ⅰ期+) |
| Ⅱ期(中度非增殖期糖尿病视网膜病变) moderate PDR | 介于轻度到重度之间的视网膜病变,可合并视网膜出血、硬性渗出或(和)棉絮斑 |
| Ⅲ期(重度非增殖期糖尿病视网膜病变) severe NPDR | 每象限视网膜内出血≥20个出血点,或者至少2个象限已有明确的静脉串珠样改变,或者至少1个象限视网膜内微血管异常(IRMA),无明显特征的增殖性DR(对应我国1985年DR分期Ⅲ期++) |
| 增殖期 proliferative diabetic retinopathy(PDR) | 描 述 |
| Ⅳ期(增殖早期糖尿病视网膜病变) early PDR | 出现视网膜新生血管(NVE)或视盘新生血管(NVD),当NVD>1/4~1/3DA或NVE>1/2DA,或伴视网膜前出血或玻璃体积血时称"高危增殖型"(high risk PDR)(对应我国1985年DR分期Ⅳ期) |
| Ⅴ期(纤维增殖期)fibrous proliferation | 出现纤维膜,可伴视网膜前出血或玻璃体积血(对应我国1985年DR分期Ⅴ期) |
| Ⅵ期(增殖晚期糖尿病视网膜病变) advanced PDR | 牵拉性视网膜脱离,合并纤维膜,可合并或不合并玻璃体积血,也包括虹膜和房角的新生血管(对应我国1985年DR分期Ⅵ期) |

2. 国际临床糖尿病性视网膜病变严重性分级 国际糖尿病性视网膜病变分类是为了改进与

患者内科诊疗医生间的沟通,对临床视网膜病变的严重性作了下述分级(表9-2-2):

表 9-2-2　国际临床糖尿病性视网膜病变严重性分级[55]

| 提议的疾病严重性水平 | 散瞳检眼镜的发现 |
| --- | --- |
| 无明显视网膜病变 | 无异常 |
| 轻度 NPDR | 仅有毛细血管瘤样膨出改变 |
| 中度 NPDR | 比毛细血管瘤样膨出改变多,但未达到重度 NPDR |
| 重度 NPDR | 出现下列改变中的任何一种,但无 PDR 的改变: <br> • 4 个象限中的每一象限视网膜内出血点>20 个 <br> • 2 个或更多象限出现确切的静脉串珠样改变 <br> • 一个象限出现明显的静脉串珠样改变 |
| 重度 PDR | 下面一项或二项: <br> • 新生血管 <br> • 玻璃体/视网膜前出血 |

3. ETDRS 视网膜病变严重性分级　糖尿病性视网膜病变表现还有更细的分级,以适应药物临床试验的评估,如 ETDRS 糖尿病性视网膜病变严重性分级(表9-2-3):

表 9-2-3　EDTRS 糖尿病性视网膜病变严重性量化分级[56]

| 分层(level) | 描　　述 | 分值(scale step) |
| --- | --- | --- |
| 10/10 | 无 DR | 1 |
| 20/<20 | 仅有毛细血管瘤样膨出改变,单眼 | 2 |
| 20/20 | 仅有毛细血管瘤样膨出改变,双眼 | 3 |
| 35/<35 | 轻度 NPDR,单眼 | 4 |
| 35/35 | 轻度 NPDR,双眼 | 5 |
| 43/<43 | 中度 NPDR,单眼 | 6 |
| 43/43 | 中度 NPDR,双眼 | 7 |
| 47/<47 | 中重度的 NPDR,单眼 | 8 |
| 47/47 | 中重度的 NPDR,双眼 | 9 |
| 53/<53 | 重度或非常重度的 NPDR,单眼 | 10 |
| 53/53 | 重度或非常重度的 NPDR,双眼 | 11 |
| 60 或 61/<60 | 轻度 PDR 和(或)已有光斑,单眼 | 12 |
| 60 或 61/60 或 61 | 轻度 PDR 和(或)已有光斑,双眼 | 13 |
| 65/<65 | 中度 PDR,单眼 | 14 |
| 65/65 | 中度 PDR,双眼 | 15 |
| 71+/<71 | 高危 PDR,单眼 | 16 |
| 71+/71+ | 高危 PDR,双眼 | 17 |

**（二）糖尿病性视网膜病变黄斑水肿分类**

1. 中国糖尿病黄斑水肿分类

（1）定义：黄斑区内毛细血管渗漏致黄斑中心 2 个视盘直径（PD）视网膜增厚。

（2）分类：糖尿病黄斑水肿有局灶型和弥漫型，根据治疗效果又分出临床有意义的黄斑水肿，详见表 9-2-4。黄斑缺血（macular ischemia）系指黄斑区内毛细血管网的部分闭锁，可出现在黄斑中心凹旁，或中心凹部，表现为中心凹毛细血管拱环扩大，无论是局灶型还是弥漫性黄斑水肿均可合并不同程度缺血性改变，这时也称"混合型黄斑水肿"。

糖尿病性黄斑缺血和黄斑水肿合称糖尿病性黄斑病变（diabetic maculopathy）。

表 9-2-4 黄斑水肿类型

| 临床有意义的黄斑水肿（clinical significant macular edema，CSME） | 又称"局灶性黄斑水肿"黄斑区有出血点，通常有环形或三角形硬性渗出，FFA 显示局部早期分散的强荧光点，后期渗漏，液体来自毛细血管瘤样膨出，如果：<br>黄斑中心 500μm 内视网膜增厚<br>黄斑中心 500μm 内有硬性渗出伴邻近视网膜增厚<br>≥500μm 有硬性视网膜增厚，并影响位于中心周围至少 1PD 范围的任意部分（图 9-2-1） |
| --- | --- |
| 弥漫性黄斑水肿（diffuse macular edema） | 通常黄斑区毛细血管造影晚期广泛渗漏，通常看不到毛细血管瘤样膨出，常无硬性渗出，黄斑区视网膜弥漫性增厚，可以有视网膜内囊性改变 |

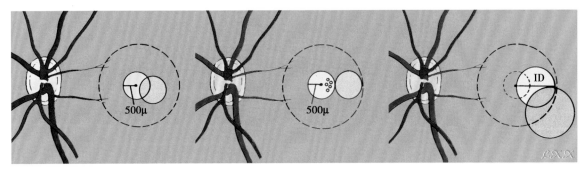

图例：

| | |
| --- | --- |
| ⬤ | 水肿区 |
| 🔘 | 坐标 |
| ⚬⚬⚬ | 硬性渗出 |

**图 9-2-1 临床有意义的黄斑水肿示意图**

虚线表示黄斑，蓝色示水肿区，黄色示半径为 500μm 或 1 个视乳头直径范围坐标，黑色小圆圈示硬性渗出

2. 国际临床黄斑水肿严重性标度（表 9-2-5）[57]

表 9-2-5 国际临床黄斑水肿严重性标度

| 提议的疾病严重性水平 | 散瞳检眼镜的发现 |
| --- | --- |
| 明显无 | 无明显视网膜增厚或后极部有硬渗 |
| 明显存在 | 有明显视网膜增厚或后极部有硬渗 |

如果存在黄斑水肿按下述分类（表 9-2-6）：

表 9-2-6　黄斑水肿对应的散瞳检眼镜发现

| 提议的疾病严重性水平 | 散瞳检眼镜的发现* |
| --- | --- |
| 轻度黄斑水肿 | ◆ 轻度黄斑水肿:后极部有视网膜增厚或硬性渗出,但与黄斑中央有距离 |
| 中度黄斑水肿 | ◆ 中度黄斑水肿:视网膜增厚或硬性渗出,接近黄斑中央,但未累及正中央 |
| 重度黄斑水肿 | ◆ 重度黄斑水肿:视网膜增厚或硬性渗出累及黄斑中央 |

\* 硬性渗出是当前存在或曾有过的黄斑水肿的体征,广义的糖尿病黄斑水肿为视网膜增厚,需要一个三维的评估,最好在散瞳下用裂隙灯生物显微镜,或者立体眼底相片

## 二、糖尿病性视网膜病变的眼底改变

### (一) 非增殖性眼底改变

视网膜上出现出血或水肿、渗出等改变,但尚未出现视网膜或视盘的新生血管,这时称非增殖期糖尿病性视网膜病变(non-proliferative diabetic retinopathy,NPDR)。视网膜病变的特点:

1. 点状出血和毛细血管瘤样膨出(dot hemorrhage and microaneurism)　眼底显示孤立的、小球形的、不同大小的红点。FFA 证实为毛细血管瘤样膨出(microaneurism),反映了视网膜毛细血管周细胞破坏后,血管壁张力下降。是糖尿病性视网膜病变的特征性改变;个别毛细血管瘤样膨出可能发生渗漏,导致点状出血、水肿和渗出,但可以在自发血栓形成后自发吸收,栓塞后的毛细血管瘤样膨出通常临床不可见,而要借助于荧光素眼底血管造影(图 9-2-2)。

2. 斑状出血(blot hemorrhage)　由于成群毛细血管闭塞导致视网膜内斑状出血形成(图 9-2-3)。病变位于外丛状层,因此并不遮挡位于其上方的毛细血管床,这与火焰状出血不同,后者位于视网膜更表浅的位置。斑状出血提示视网膜深层毛细血管梗死的存在。如果周边部视网膜出现斑状出血,常提示低灌注视网膜病变的存在,有进一步发生新生血管性青光眼的可能。

3. 棉绒斑(cotton wool spots)　神经纤维层的梗死灶,因轴突的轴浆流中断运输物质累积,造成末端肿胀,形成了棉绒斑(图 9-2-4);棉绒斑最常见于神经纤维密集区域,例如视神经鼻侧,这些特征不是 DR 所特有的,它们的出现也不会增加产生新生血管的风险。例如,它们可以在高血压或人类免疫缺陷病毒感染(获得性免疫缺陷综合征)等其他病中出现。其本身不会增加新生血管形成的风险。除非视网膜广泛发生棉絮斑,这一变化仍然属于 NPDR 范围。

4. 硬性渗出　视网膜毛细血管屏障受损到一定程度,不仅液体漏出,血球和脂类物质也漏出到组织内,硬性渗出可以存在于视网膜浅层,也可以进入深层,常常伴随视网膜毛细血管瘤样膨出,呈不规则的环形或三角形(图 9-2-5A),环形中央部是毛细血管瘤样膨出(图 9-2-5B),三角形的硬性渗出尖端指向中心凹。当光凝毛细血管瘤样膨出获得成功时,硬性渗出消失。

### (二) 增殖前期眼底改变

1. 视网膜内微血管异常(IRMA)　视网膜前小动脉和小静脉之间的毛细血管网的闭锁,常导致周围残留的毛细血管的扩张,这种发生在无灌注区旁的视网膜内毛细血管床或吻合支的扩张部分成为视网膜内毛细血管异常(intraretinal microvascular abnormalities,IRMA)。IRMA 是增殖前期的改变,也可以是新发生的血管芽,检眼镜下呈树墩状或末端尖形扩张,荧光素眼底血管造影下容易识别。临床需要与继发的毛细血管扩张症鉴别,后者发生在静脉闭锁后,渗漏沿着血管,合并视网膜水肿和渗出,而 IRMA 的渗漏仅发生在 IRMA 的前端,很少合并渗出(图 9-2-6,图 9-2-7)。

2. 静脉串珠样改变(venous beading)　发生在静脉穿行大面积无灌注区的部位,当静脉穿出无灌注区后管径又恢复正常。静脉串珠样改变提示了大面积无灌注区的存在,表明视网膜病变至少已进入严重非增殖期。如果在检眼镜下看到静脉的串珠样改变,常常不需要再做荧光素眼底血管造影,因此在国际分类法中明确提出其作为眼底筛查分期的标志(见图 9-2-6)。

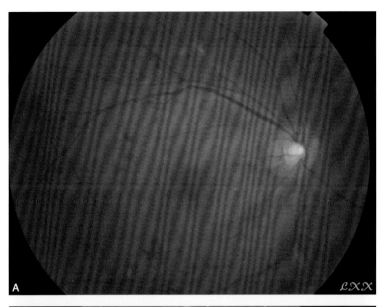

图 9-2-2 点状出血和毛细血管瘤样膨出

A. 眼底图显示出血点；B. FFA 显示强的荧光点为毛细血管瘤样膨出，暗区为出血斑

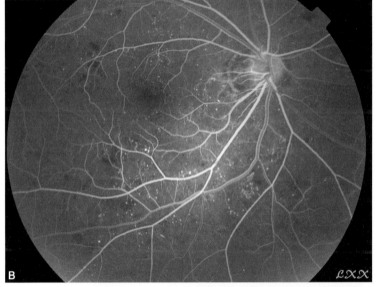

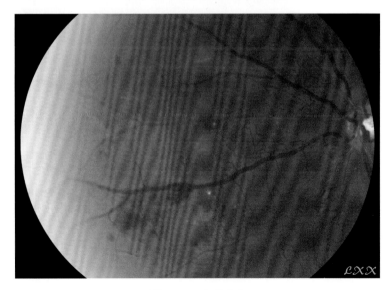

图 9-2-3 斑状出血

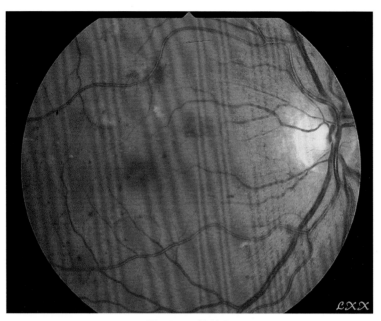

图 9-2-4　棉绒斑

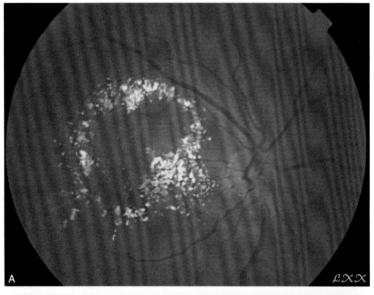

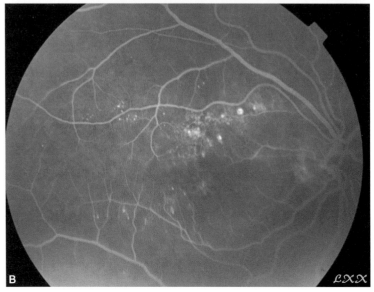

图 9-2-5　硬性渗出
A. 彩色眼底图像；B. FFA 图像

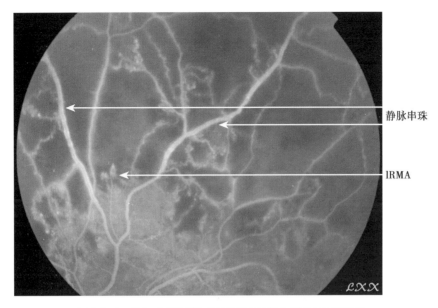

静脉串珠

IRMA

图 9-2-6　糖尿病视网膜病变Ⅲ期(重度非增殖)眼底表现

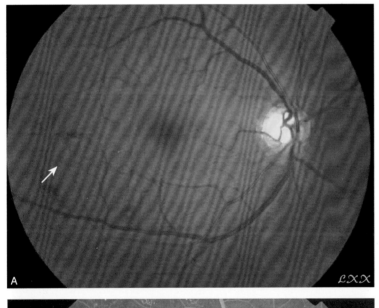

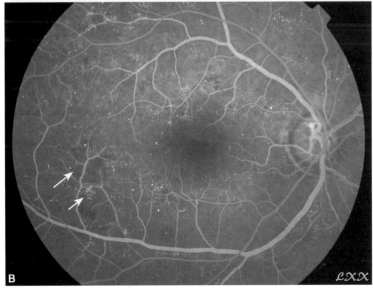

图 9-2-7　非增殖期糖尿病视网膜病变的眼底表现

A. 彩色眼底图像,箭头示视网膜内微血管异常；B. FFA 图像,箭头示视网膜内微血管异常及无灌注区

3. 视网膜静脉环(retinal venous loops) 常常因小静脉闭锁,侧支循环开放形成的环状侧支循环。

**(三) 增殖期眼底改变**

增殖期糖尿病性视网膜病变以视网膜或视盘出现新生血管为标志。

1. 增殖早期(Ⅳ期)视网膜或视盘新生血管 视网膜新生血管(NVE)常发生于视网膜正常区域和毛细血管闭塞区域的交界处(图9-2-8)。不要与视网膜内微血管异常(IRMA)相混淆,后者也常发生在相同区域。但不会形成血管祥。视网膜新生血管开始呈芽状,逐渐长大成网状,FFA显示随时间延长新生血管大面积荧光渗漏,常沿着主干血管生长。当视盘新生血管(NVD)大于1/4~1/3DA或视网膜新生血管(NVE)大于1/2DA,或伴视网膜前出血或玻璃体积血称"高危增殖型",高危增殖型PDR应行全视网膜光凝,方法详见有关章节。

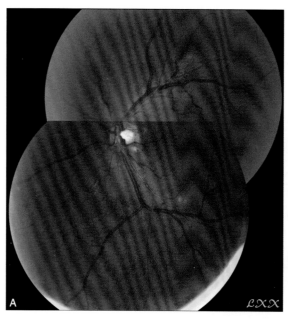
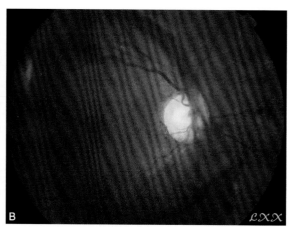

**图9-2-8 糖尿病视网膜病变Ⅳ期(增殖早期)彩色眼底图像**
A. 示红色花边型;B. 高危型增殖型,可见视网膜新生血管合并视网膜前出血和玻璃体出血

2. 纤维增殖期(Ⅴ期) 以纤维增生膜为特点(图9-2-9),胶质细胞将占主要成分,视网膜新生血管逐渐变细纤维化。纤维膜常沿着视盘和主干血管生长,可牵引视网膜引起局部脱离,此期应行玻璃体手术干预。

3. 增殖晚期(Ⅵ期) 由于纤维膜与视网膜血管粘连紧和不完全的玻璃体后脱离,一方面造成视网膜血管破裂引发玻璃体积血(图9-2-10),另一方面牵拉视网膜导致牵引性视网膜脱离,严重者形成牵拉孔源混合性视网膜脱离(图9-2-11),长时间的视网膜脱离可诱发虹膜的新生血管。增殖晚期的改变曾导致大量糖尿病患者失明,现代玻璃体手术的干预降低了增殖晚期PDR患者的致盲率。

**(四) 糖尿病黄斑水肿的眼底改变**

糖尿病性视网膜病变患者黄斑区视网膜增厚是由于血-视网膜屏障破坏导致渗出液聚积,属细胞外水肿,黄斑区视网膜增厚,临床根据黄斑水肿的特点分为:

1. 临床有意义的黄斑水肿(CSME) 黄斑区有出血点,通常有环形或三角形硬性渗出,尖端指向中心凹(见图9-2-5A)。FFA显示局部早期分散的强荧光点,为毛细血管瘤样膨出(见图9-2-5B),后期荧光渗漏,光凝破坏毛细血管瘤样膨出后可消退或减轻黄斑水肿。

2. 弥漫性黄斑水肿 黄斑区毛细血管造影晚期广泛渗漏,通常看不到毛细血管瘤样膨出,常无硬性渗出,黄斑区视网膜弥漫性增厚,可以有视网膜内囊性改变(图9-2-12)。玻璃体腔抗VEGF药物和糖皮质激素的使用也可以消退和改善各种类型黄斑水肿。有关内容详见治疗部分。

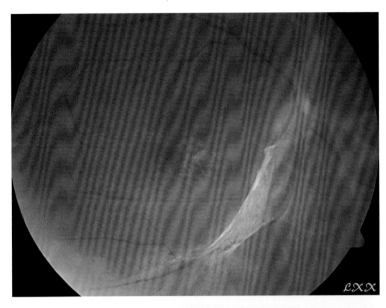

图 9-2-9　糖尿病视网膜病变 V 期（纤维增殖期）（胶质型 PDR）彩色眼底图像

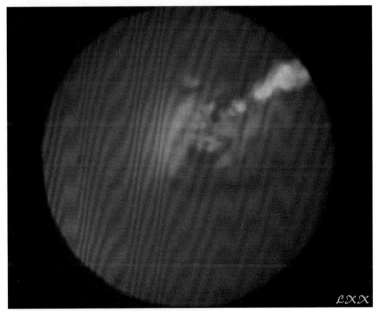

图 9-2-10　糖尿病视网膜病变眼底出血眼底图像

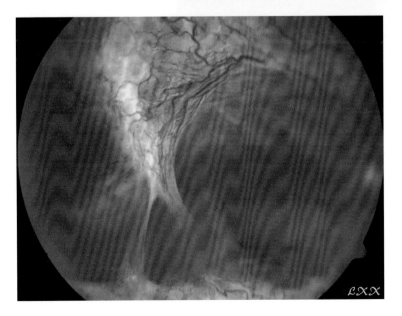

图 9-2-11　糖尿病视网膜病变 VI 期（增殖晚期）牵拉孔源混合性视网膜脱离眼底图像

481

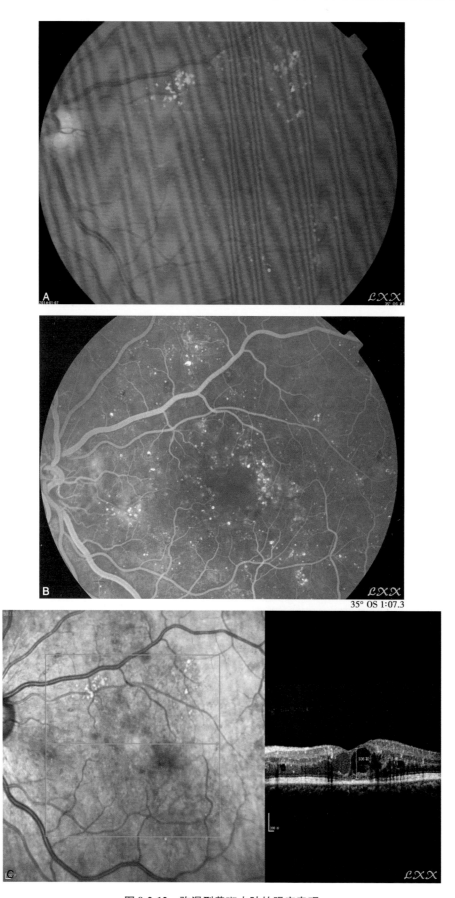

**图 9-2-12　弥漫型黄斑水肿的眼底表现**
A. 彩色眼底图像;B. FFA 图像;C. 相干光断层扫描检查结果,绿线内区域为检查部位

3. 缺血性黄斑改变 荧光素眼底血管造影可见黄斑内拱环毛细血管网部分消失或拱环无血管区扩大。黄斑缺血可以是中心性的,中央凹无血管区域受累并扩大;也可以是周围性的,累及颞侧血管弓的分水带或旁中央凹区。如果中央凹无血管区的旁中央凹毛细血管受到影响,患者的视力预后将受限。弥漫型和局限型黄斑渗漏均可合并不同程度的黄斑缺血(图9-2-13)。

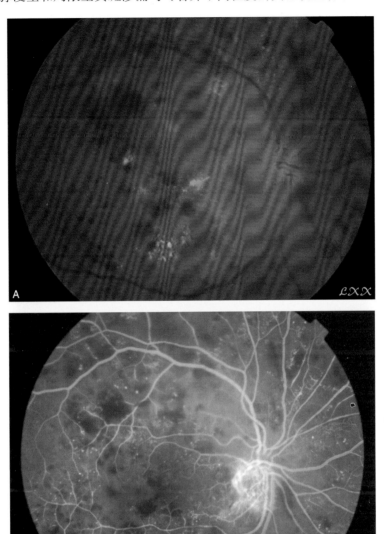

图 9-2-13 缺血黄斑病变伴视盘新生血管
A. 彩色眼底图像;B. FFA 图像

(黎晓新)

# 第三节 并发于糖尿病的其他眼底改变

## 一、糖尿病性视神经病变

糖尿病视神经病变临床多见,糖尿病视神经病变主要有:视盘病变,包括视盘新生血管和缺血性视神经病变[58]。

### （一）糖尿病视神经病变

发病机制不清楚,推测继发于血糖升高引起的毒性改变,或者视盘表明毛细血管屏障功能损伤,该部位血管渗漏到视盘。多数人认为属于轻微的非动脉炎性缺血性视神经病变。患者常常自觉视力正常或轻微视力下降,不合并引起视盘水肿的颅内压升高疾病。对侧眼视盘鸡冠样改变更支持诊断。

75%患者视力好于20/40,1型患者多于2型患者(70%比30%)[59],75%患者小于50岁。发作时轻微的视力下降,或一过性视物模糊。

视盘水肿可以是单侧或双侧,多数病例表面微血管扩张,但整体视盘颜色淡(图9-3-1),1型糖尿病常常不合并视野缺损,瞳孔改变同前段缺血性视神经病变(AION)和视神经炎。

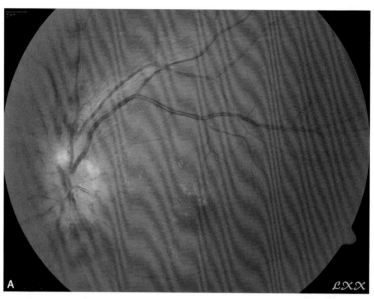

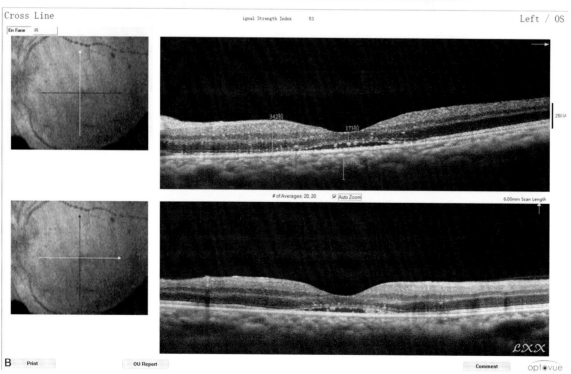

**图 9-3-1　糖尿病视神经病变**

患者,男,46岁,左眼视物模糊10天,左眼视力2/40,2型糖尿病10年,血糖9mmol/L,一直未控制。A. 眼底像;B. 患者OCT,视盘周围液体进入视网膜下

视盘新生血管出现在水肿的视盘上,80%病例合并视网膜病变,水肿严重时可出现黄斑水肿[60]。

鉴别诊断:

1. 高血压性视盘病变 视盘上没有血管扩张,常合并高血压性视网膜病变,血压测量可以发现明显升高的血压。

2. 视盘炎 瞳孔对光反射异常,视野缺损可以鉴别。

3. 视盘血管炎 静脉充盈扩张,视盘周围出血。

4. 非动脉炎性前段缺血性视神经病变 典型的视野缺损、浅色的视盘和相对影响小的视力。

5. 视盘新生血管 常合并增殖期糖尿病性视网膜病变。

### (二) 非动脉炎性前段缺血性视神经病变

缺血性视神经病变常常发生在老年人,特别见于糖尿病、高血压和高血脂的患者,部位常常在视神经前段,非动脉炎性[61],称非动脉炎性前段缺血性视神经病变(NA-AION)。

新加坡一项902例新发患者18个月观察期显示NA-AION导致的视力下降常常发生在早晨清醒时,眼周不适,但不伴有转动痛。视力下降的程度不再变化,伴有鼻下视野缺损或下半水平视野缺损[62],但视野缺损不进展,视盘水肿形态像视神经炎的视盘水肿,发作时视盘充血,2~3周消退,中心视力常正常,色觉正常,极个别患者有视物变形。6周时视盘显示萎缩,部分患者视盘周围有血管鞘。糖尿病患者视盘水肿持续可达6周。

早期检眼镜下改变可以看到视盘陷凹消失甚至呈鸡冠状隆起,特别是对侧眼显示相似的改变,应高度考虑NA-AION。视盘水肿可以是单侧也可以是双侧,常常是上半部水肿更显著,可以有局部血管扩张。荧光素眼底血管造影显示视盘颞侧某一段充盈滞后。患者可以有不对称的相对瞳孔传入性障碍(RAPD)。

鉴别诊断:

1. 球后视神经炎 发作时眼球转动痛,视力下降是进行性的,甚至到光感,色觉同时受影响,病程常常自然转归。早期视盘一般无异常,但视野有中心或旁中心暗点,视觉诱发电位(pattern-VEP)显示P-100波潜伏期延长。

2. 视盘炎 发作时眼球转动痛,视力下降是进行性的,早期视盘边缘不清,轻微水肿,视盘充血,视盘周围可有线状出血。

3. 后部缺血性视神经病变(PION) 发作时视盘正常,视野常常显示中心暗点,有时为哑铃形暗点,6周左右出现视神经萎缩[63]。

## 二、糖尿病合并视网膜血管阻塞性疾病

糖尿病的高血糖通常10~20年后才会出现临床症状,最常见的并发症是大动脉损伤和微血管损伤,前者和眼部关联密切的是颈动脉损伤,特别是颈内动脉损伤,后者为糖尿病性视网膜病变。流行病学研究提示糖尿病加重动脉粥样硬化[64],UKPDS研究提示2型糖尿病患者的糖化血红蛋白(HbA1c)和心血管并发症之间存在线性相关[65],但是严格降低血糖甚至低于指南也未能降低心血管并发症[66,67],在2型糖尿病中严格控制血脂显示与心血管病的发生相关联[68]。

糖尿病患者中的动脉粥样硬化被认为首先是高血糖损伤了血管内皮,内皮损伤部血小板黏附、集聚,管壁平滑肌细胞增殖。动脉硬化部位的脂类物质以细胞内和细胞外酯化的胆固醇形式积聚,血糖控制不好的患者血浆低密度脂蛋白升高、高密度脂蛋白降低会促进大血管脂类物质沉积。总之,血管内皮、血小板、平滑肌、脂蛋白、凝聚性等异常参与了糖尿病患者的血管栓塞性疾病的形成[69]。

　　视网膜动脉栓塞和视网膜中央静脉阻塞常常与颈动脉硬化导致的狭窄和栓子脱落阻塞视网膜血管有关,动脉内膜增生的不断加重,在内膜下发生变性、坏死、出血和血肿,导致增生的内膜斑块破裂,而在病变的动脉内壁引起溃疡,脱落的碎片则可引起远端血管的栓塞,在粗糙或溃疡的内膜面上易引起血小板聚集,可再引起附壁血栓的形成,此种血栓碎片或附壁血小板栓子等随时有脱落的危险,从而引起其远端动脉即大脑中动脉或其分支的栓塞。视网膜上可看到血小板栓子、胆固醇栓子。颈动脉存在粥样斑块致管腔狭窄的患者易发生缺血性改变,如脑缺血和眼缺血综合征[70],动脉粥样硬化可导致视网膜中央动脉血流下降[71]。

　　糖尿病性视网膜病变合并眼缺血综合征或者低灌注视网膜病变时,眼底诊断存在一定的困难。低灌注视网膜病变以视网膜中周部的出血点为特征,荧光素眼底血管造影下臂-视网膜循环时间延长(正常<14秒),病程长者,脉络膜出现色素沉积,荧光素眼底血管造影下脉络膜出现荧光缺失,提示脉络膜的慢性缺血性改变。患者视力较差。如果存在糖尿病性视网膜病变,还可以看到视网膜毛细血管瘤样扩张(图9-3-2)。如栓子很小,可很快通过颈内动脉分支、眼动脉、直至阻塞视网膜小

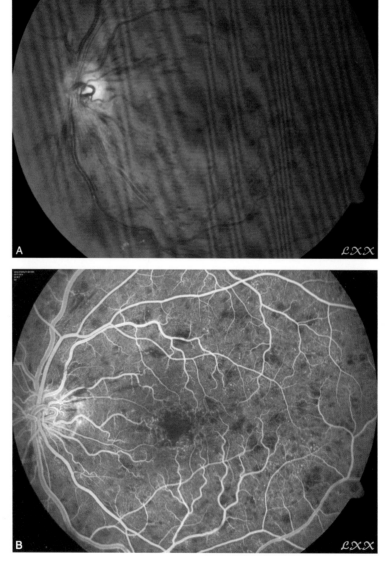

**图9-3-2　糖尿病性视网膜病变合并中央静脉阻塞**

患者,女,55岁,高血压6年,发现糖尿病3年,A. 眼底像显示较多出血点;B. FFA点状强荧光为微血管囊,点片状暗区为出血斑

动脉,表现为一过性黑矇,典型者病人常叙述为眼内有过幕帘,从上而下或自下而上地展开,检眼镜看到的视网膜动脉内的胆固醇栓子发亮,即所谓 Hollenhorst 斑块。

### 三、糖尿病患者白内障

老年性白内障在糖尿病患者中发病年龄会提前,患有糖尿病性视网膜病变是白内障发生的危险因素[72-75],糖尿病视网膜手术治疗可能会促进白内障发展[76]。因此在白内障术前应该做好术前评估,如果术前 DR 稳定的情况下可以考虑白内障手术。白内障手术之前没有视网膜病变、没有 DME 或有视网膜病变不需要行激光治疗的患者,视力恢复程度与没有视网膜病变的糖尿病患者相当[77-79],术前存在视网膜病变或做过激光治疗对白内障术后视力恢复可能有负面影响,白内障并发 PDR 时,术前应尽可能使用激光治疗 PDR。如果晶状体透光度差,应作 B-超声检查,无增殖性病变可正常行白内障手术,术后尽快评估眼底病变,有增殖性视网膜病变,甚至视网膜前发现纤维膜则应行前后联合手术。

糖尿病患者行白内障手术中容易发生并发症(OR 1.8)[80],术中瞳孔开大差,术后易发生虹膜新生血管、葡萄膜炎。此外,糖尿病患者后囊膜增生风险较高[81-83],术后感染风险增加且眼内炎风险在糖尿病患者高于非糖尿病患者,视力预后差于非糖尿病患者[84,85]。因此术后应该进行积极的随诊,发生并发症应及时处理。

白内障手术可能会加重术后糖尿病性视网膜病变病情,术后 1 年约20%患者的 DR 有进展,手术眼 DR 进展风险高于非手术眼[86,87]。治疗手段对白内障术后 DR 预后有很大影响,因此应在术后密切随访 DR 进展,以争取最佳治疗效果[88]。白内障手术同样会加重黄斑水肿,术前已存在的黄斑水肿、DR 严重程度和血糖水平都可影响术后黄斑水肿的进展[89]。白内障手术前存在的 DME,尽可能先控制 DME,也可以考虑在白内障手术同时治疗黄斑水肿。对于白内障术后的黄斑水肿的治疗,类固醇药物和非甾体类抗炎药(NSAID)对囊样黄斑水肿效果有一定作用。白内障术后的囊样黄斑水肿应首选 NSAID 滴眼液,并行荧光素眼底血管造影以排除糖尿病性黄斑水肿。玻璃体内注射曲安奈德(IVTA)和抗 VEGF 用于人工晶状体眼的黄斑水肿患者也有疗效[90],可于白内障手术前或术后给予。激素治疗对有晶状体眼有导致白内障的副作用,但人工晶状体眼黄斑水肿可考虑激素治疗黄斑水肿,如长效激素植入装置,但要注意对眼压的副作用。

### 四、虹膜红变和新生血管性青光眼

虹膜红变和新生血管性青光眼是指晚期视网膜缺血可诱发虹膜新生血管的生长,如果累及前房角,可导致难治性青光眼。对于虹膜新生血管的处理推荐:如果屈光间质透明的程度允许光凝,应立即行全视网膜光凝(PRP)治疗,以促使虹膜新生血管退化,PRP 是促使周边缺血性新生血管退行的关键性治疗。术前给予抗 VEGF 治疗可以减少术中出血,可短期内提高新生血管消退率(不是永久性的),一旦有房角新生血管,可以使用抗 VEGF 药物来控制新生血管性青光眼的发生和发展[91-94]。屈光间质混浊不能进行 PRP 的患者,同时还有活动性虹膜新生血管,可以考虑先行周边视网膜的冷凝[95-97],再补充光凝或者早期玻璃体切除术联合术中 PRP 治疗[98-101](这两种做法的优劣尚待大量循证依据来确定)。

如果新生血管已造成眼压升高,则应立刻使用各种全身和局部药物降低眼压,尽快使用玻璃体腔抗 VEGF 药物,PRP 或冷凝+光凝,新生血管退行后的残留青光眼,可进一步使用控制眼压的手术治疗:包括引流管植入、小梁切除术等,个别病例可附加睫状体光凝。同时应邀请青光眼专科医生参与治疗视力尚可的新生血管性青光眼患者。对于青光眼绝对期患者,应以去除疼痛为主。可以使用外用激素类药物和阿托品。激素药物有增加角膜感染和穿孔的风险,因此应尽量单独使用阿托品。

(黎晓新)

## 第四节  影响糖尿病性视网膜病变进展的眼部及全身因素

七十年代以前,糖尿病性视网膜病变灾难性夺走了患者视力,对糖尿病性视网膜病变的高危因素的认识、视力保护和治疗历经几代视觉科学者和眼科医师的不懈努力、至今仍在改进和探索。

### 一、视网膜病变全身高危因素和控制尺度

#### (一) 病程

糖尿病的病程很可能是最强的预示视网膜病变发生的因素,美国 WESDR 研究中,年轻发病的糖尿病患者中 3 年内 8%、5 年内 25%、10 年 60%、15 年 80% 出现视网膜病变[102],视网膜病变的发生率随病程延长上升,13～14 岁年龄组 5 年内可从 0 上升到 27.9%。

#### (二) 血糖控制

1. 1 型糖尿病  1 型糖尿病糖尿病控制和并发症控制临床试验[103] (Diabetes Control and Complications Trial, DCCT)研究了 1 型患者视网膜病变、肾脏病变和神经病变的发生率,基线入组 1441 例没有视网膜病变(病变预防队列)或者轻-中度的非增殖期患者(病变进展队列),使用常规的胰岛素控制即每日 1～2 次胰岛素(insulin)注射或者强度胰岛素控制即每日 3～4 次胰岛素或者皮下持续胰岛素灌注。视网膜病变的发生或进展在 36 个月时,两组结果相似,但是 36 个月后强度胰岛素控制在病变预防队列显示病变的发生风险下降 76%(95% 置信区间为 62%～85%),在病变进展队列风险下降 54%(95% 置信区间为 39%～66%)。

2. 2 型糖尿病  血糖控制不仅能控制 1 型糖尿病性视网膜病变,也能控制 2 型糖尿病的视网膜病变,英国做的(UKPDS)研究是针对 2 型 DM 的前瞻性研究[104],入组了 3867 例 2 型患者,强度血糖控制使用磺脲类(sulfonylureas)或胰岛素,患者不能合并心血管疾病,最后结果显示强度血糖控制组对比非强度血糖控制组,把患者光凝的需求降低了 29%(相对危险度为 0.71;95% 置信区间为 0.53～0.96;P=0.003),证明了改进血糖水平可以降低视网膜病变和肾脏病变的发生,可能降低神经病变的发生。总体上微血管并发症率强化胰岛素控制对比常规胰岛素控制下降了 25%。流行病学数据分析显示了在血糖和微血管并发症之间持续的关联,HbA1c 从 8% 降到 7%,微血管病变的风险降低 35%。

3. 强度血糖控制可能发生的风险  由美国 NIH 医疗研究所发起的 ACCORD 研究在新英格兰医学杂志报告了《药物治疗对 2 型糖尿病性视网膜病变进展的影响》[105],项目招募了 10 251 位 2 型糖尿病患者,这些患者均具有心血管疾病高风险,且接受血糖的强化治疗或者标准治疗(目标糖化血红蛋白水平值,分别为<6.0% 或者 7.0%～7.9%);并且也接受血脂异常的强化治疗或者标准治疗(每天 160mg 非诺贝特加上辛伐他汀或安慰剂加上辛伐他汀的联合用药治疗)或者接受收缩期血压控制的强化治疗或者标准治疗(目标为<120mmHg 或<140mmHg)。在 2856 位参与者的亚组中评估这些干预措施在 4 年间对于糖尿病视网膜病进展或者对激光光凝术或玻璃体切除术需求的影响。糖尿病性视网膜病变的进展定义为 ETDRS 严重程度量表(采用七方向视野的立体眼底照相评估,有 17 个可能的级别,级别数越高表示严重程度越高)上 3 级或以上的进展。结果显示 4 年间,糖尿病性视网膜病变的进展率在强化降糖治疗组为 7.3%,标准疗法组为 10.4%(调整后的优势比为 0.67;95% 置信区间为 0.51～0.87;P=0.003)。强化的血糖疗法显著降低了糖尿病性视网膜病变进展的风险,研究并未显示强化血糖控制可以降低中度视力丧失的风险。ACCORD 试验[106]还表明在接受强化血糖治疗(目标糖化血红蛋白水平值为<6.0%)小组中出现需要任何帮助或医疗救助的低血糖事件的风险显著增加,相比于接受标准疗法的小组(目标糖化血红蛋白水平值为 7.0%～7.9%)(10.5% 相比于 3.5%,P=0.001)。在平均 3.5 年的随访期后,相比于标准疗法,强

化疗法策略也与增加的全因死亡率有关(5.0%相比于4.0%)。因此,血糖试验提前结束。

（三）血压控制

1. UPDUKS 临床试验 UKPDS 还研究了血压控制对糖尿病性视网膜病变的影响,1148例患者随机分为强化血压控制组(<150/85mmHg)和非强化血压控制组(<180/105mmHg),选用血管紧张素转换酶抑制剂(ACE抑制剂)或β受体阻滞剂控制血压,平均随访8.4年,血压强化控制组视网膜病变进展的风险下降34%,血压下降10/5mmHg时视力下降3行的风险下降47%,此外,因糖尿病和心血管意外导致的死亡也有所下降。

2. ABCD 临床试验 为进一步判断强化血压控制能否比血压一般控制提供更多的益处,合适血压控制研究(Appropriate Blood Pressure Control in Diabetes(ABCD)Trial)[107]将患者随机分入血压强度控制组或血压适度控制组,高血压以基线舒张压大于90mmHg定义,血压强度控制组的舒张压目标值为75mmHg,血压适度控制组目标值为80~90mmHg,470例患者随机进入服用尼索地平(nisoldipine)或依纳普利(enalapril),随诊平均5.3年,血压强度控制组平均血压132/78mmHg,血压适度控制组138/86mmHg,尽管强度控制组显示死亡率低,但是两组对于控制视网膜病变和神经病变的进展无差异。

3. ACCORD 临床试验 ACCORD研究有1263位患者也参加了ACCORD眼部病变和血压研究。基线处收缩压的中位数为137mmHg。在第1年,强化治疗组中收缩压的中位数为117mmHg,而标准治疗组中收缩压的中位数为133mmHg;这些值以及它们之间的差异,在之后的整个试验期间保持稳定。糖尿病性视网膜病变的进展率在强化血压控制组为10.4%(647位参与者中有67位),而在标准血压控制组为8.8%(616位参与者中有54位)(校正后的优势比为1.23;95%置信区间为0.84~1.79;P=0.29)。中度视力丧失率在为强化治疗组和标准治疗组中分别为19.4%(749位参与者中有145位)和15.8%(713位参与者中有113位)(校正后的风险比为1.27;95%置信区间为0.99~1.62;P=0.06)。项目未证实强化血压控制相比于标准血压控制在4年内对于糖尿病性视网膜病变的进展具有显著影响(10.4%相比于8.8%,P=0.29),在预先设定的任何亚组中也没有显著的影响。英国糖尿病前瞻性研究[108]中抗高血压药物治疗的嵌套试验,表明在治疗7.5年以后,强化的血压控制(目标收缩期血压为<150mmHg,相比于标准血压控制为<180mmHg)显著减少糖尿病性视网膜病变的进展(34.0%相比于51.3%,P=0.004),并显著减少中度视力丧失(10.2%相比于19.4%,P=0.004)。在糖尿病和心血管疾病患者中的行动——百普乐与达美康缓释片对照评估(ADVANCE)研究[109,110],没有显示出强化血压控制对于糖尿病性视网膜病变的进展具有有益的影响。

（四）血脂控制

1. DCCT 临床试验 DCCT是一项针对1型糖尿病强度控制血糖对比常规控制血糖,实验设计详见本章节(二),排除标准包括总胆固醇(total cholesterol)大于性别年龄符合的均值+3SD、低密度脂蛋白胆固醇(LDL cholesterol)>190mg/dl、心血管疾病等,体重比理想值超出30%、美国早期糖尿病性视网膜病变治疗研究组(ETDRS)[111]针对2型报告基线总胆固醇>240mg/dl 对比<200mg/dl,随诊5年视角双倍增加的风险增加50%。平均观察期6.5年,采用ETDR标准7视野彩色立体像观察硬性渗出,并进行分级,发现低密度脂蛋白处于高值的患者对比处于低值的患者,临床有意义黄斑水肿(clinically significant macular edema,CSME)的风险增加3倍(3.03,P=0.0003),高密度脂蛋白(HDL)和CSME无关,而总胆固醇和甘油三酯(triglycerides)的升高会增加患CSME的风险(3.51,P=0.03)。在血糖强度控制组,血脂与CMSE的关联较差。这项研究中分析了血脂和硬性渗出的关系:总胆固醇(最高与最低相比的相对危险度RR为2.46,P=0.0008),低密度脂蛋白(RR为2.93,P=0.001),总胆固醇/高密度脂蛋白比值(RR为2.73,P=0.0003)和甘油三酯(RR为3.28,P=0.003)各项均与硬性渗出相关联,但关联性在胰岛素强度控制组下降。糖尿病性视网膜病变进展与高密度、低密度脂蛋白的关系不具有统计学有意义的差异,但与总胆固醇的关系有统计学差异(最高与最低相比的RR为2.38,P=0.004),与甘油三酯的关系有统计学差异(RR为2.64,

$P = 0.0001$ )[112]。

2. ACCORD 临床试验　ACCORD 研究中总共 1593 位 ACCORD 眼部研究的参与者也参加了 ACCORD 脂质研究（每天 160mg 非诺贝特加上辛伐他汀或安慰剂加上辛伐他汀的联合用药治疗）。评估这些干预措施在 4 年间对于糖尿病视网膜病进展或者对激光光凝术或玻璃体切除术需求的影响。糖尿病性视网膜病变的进展采用为 ETDRS 严重程度量表（详见第六章糖尿病性视网膜病变分类），七个方向视野的立体眼底照相评估，有 17 个可能的级别，级别数越高表示严重程度越高，病变 >3 级或以上为进展。非诺贝特组中，参与者的高密度脂蛋白胆固醇（HDL-C）从基线处的中位数 38mg/dL（0.98mmol/L）略微升高到中位数 40mg/dL（1.03mmol/L），而安慰剂组中第 1 年 HDL-C 的中位数水平为 39mg/dL（1.01mmol/L）（$P = 0.002$）。随着辛伐他汀的剂量加倍，试验期间低密度脂蛋白胆固醇（LDL-C）水平由基线中位数 93mg/dL（2.4mmol/L）持续下降；在第 1 年，非诺贝特组中，甘油三酯水平由基线处的中位数 162mg/dL（1.83mmol/L）下降到 120mgmg/dL（1.4mmol/L），而安慰剂组中，甘油三酯水平为中位数 147mg/dL（1.7mmol/L）（$P < 0.001$）。4 年间糖尿病性视网膜病变的进展率在非诺贝特组为 6.5%（806 位参与者中有 52 位），而在安慰剂组为 10.2%（787 位参与者中有 80 位）（校正后的优势比为 0.60;95% 置信区间为 0.42 ~ 0.87;$P = 0.006$）。中度视力丧失的比率在非诺贝特组和安慰剂组分别为 16.0%（908 位参与者中有 145 位）和 15.2%（893 位参与者中有 136 位）（校正后的风险比为 1.04;95% 置信区间为 0.83 ~ 1.32;$P = 0.73$）。项目也发现，在 4 年内，非诺贝特治疗对于同时服用辛伐他汀治疗的 2 型糖尿病参与者糖尿病性视网膜病变的进展存在有利的影响，（6.5%，相比于安慰剂的 10.2%;$P = 0.006$）[105]。

总之，上述临床研究证明强化的血糖疗法对于视网膜病变进展的有益影响，这种益处在 1 型糖尿病[103]的参与者中以及那些新诊断为 2 型糖尿病的参与者或者尚未伴发高血压、脂质异常或确定的心血管疾病表现明显，也适用于 2 型糖尿病患者[104]，如参加 ACCORD[105]试验的患者。

（五）妊娠

妊娠期间糖尿病性视网膜病变发展迅速多有共识。有作者报告妊娠前无视网膜病变或轻微视网膜病变的糖尿病妇女 12% 妊娠后 NPDR 发展；妊娠初期已患有 NPDR，妊娠后 47% NPDR 加重，5% 发展为 PDR，其中妊娠后 29% 消退，50% 需要行光凝；妊娠初期已有 PDR 患者，46% 进展[113]。因而对糖尿病女性在妊娠初期要加强监测，进入增殖前期立即行全视网膜光凝。

## 二、影响糖尿病性视网膜病变的眼局部因素

（一）高眼压

关于高眼压与视网膜病变的影响，1967 年 Becker 等研究发现青光眼患病会降低 DR 的发生和病变的严重性[114]，但没有流行病学的数据证实。Robert N Frank 在 *RETINA* 中写到高眼压的保护作用时，提出了一个糖尿病患者双眼不对称的慢性开角型青光眼的眼底像，其中高眼压眼（32mmHg）视盘呈青光眼陷凹，眼压正常眼（16mmHg）的视盘有新生血管，他赞成 Becker 的观点[115]。北京大学人民医院对 468 例糖尿病性视网膜病变患者的全身因素进行相关分析（多元逐步回归分析），报告了 $F = 3.84$ 和 $F = 2$ 时中央动脉灌注压（血压-眼压）均与 DR 呈正相关，$P$ 值分别为 0.0006 和 0.0009[116]。这个数据对 DR 合并青光眼患者在血压控制的同时指导眼压控制具有意义，眼压不可盲目过低，以增加眼灌注压，预防视网膜病变，灌注压的这一数据支持 Becker 和 Robert N Frank 的观察。

糖尿病患者最常见的青光眼类型是新生血管性青光眼，常因周边部视网膜缺血，或者虹膜和房角缺血所致。1 型糖尿病患者玻璃体切除术后时有发生，推测与手术刺激诱发的炎症过表达有关，抗炎症联合抗新生血管治疗后可消退新生血管，眼压恢复正常。

（二）高度近视

高度近视可降低 PDR 的患病率[116]，发现-2D 以上的近视和 PDR 之间有交互作用。目前也缺

乏流行病学的数据,但是高度近视的糖尿病患者中很少有 PDR。推测高度近视眼轴长,玻璃体后脱离(PVD)发生早,视网膜新生血管的生长依赖玻璃体的存在,没有玻璃体支架,新生血管不能生长。

### (三) 视网膜脉络膜瘢痕

外伤性脉络膜瘢痕眼,或炎症导致的脉络膜瘢痕都可降低 DR 的严重性。一般认为脉络膜视网膜斑痕降低了氧的需求,也就减少了组织缺氧时刺激新生血管生长的相关细胞因子的产生。

### (四) 白内障

糖尿病患者患白内障的年龄早于正常人群约 20 年[117],发病与糖尿病病程和血糖控制不佳相关[118,119]。不合并视网膜病变或者轻微的视网膜病变不需要光凝的患者,白内障手术效果与非糖尿病患者相同,不同白内障手术方法对糖尿病性视网膜病变有影响,其中预后最差的是囊内手术,其次是囊外或超声乳化白内障吸除(Phaco)手术中后囊破裂者,即使白内障手术无任何并发症,一年之内视网膜病变进展者达 66.6%[120],晶状体后囊缺失和后囊不完整者,60.9% 发展为虹膜新生血管,提示糖尿病患者的白内障手术要保持后囊的完整[121]。总之糖尿病性视网膜病变患者晶状体手术加快视网膜病变进展,增加了葡萄膜反应、瞳孔粘连、后发性白内障、新生血管性青光眼、黄斑水肿等并发症发生的可能[122],术后发生眼内炎的风险也高于非糖尿病人群[123]。因而糖尿病性视网膜病变患者白内障术后要密切监测,视网膜病变进展及时行光凝治疗,人工晶状体(IOL)建议选择疏水型丙烯酸晶状体(hydrophobic acrylic lenses),甚至可以考虑参考欧洲白内障与屈光外科医师学会年会(ESCRS)的预防性抗生素使用指南[124]。

糖尿病黄斑水肿患者常常于白内障术后黄斑水肿加重,白内障囊外手术时代,术后黄斑水肿的发生率高达 50%[125],随着手术切口变小、折叠型 IOL 的使用,糖尿病性视网膜病变术后黄斑水肿的发生率有所下降。糖皮质激素的球旁注射可以改善这种黄斑水肿。对于较顽固的术后黄斑水肿可以给予玻璃体腔糖皮质激素注药。

(黎晓新)

## 第五节 糖尿病性视网膜病变不同阶段的治疗选择

### 一、热激光治疗

#### (一) 热激光发展史

眼科临床用于治疗的激光大致可以分为光热效应激光治疗机、光电离效应激光治疗机和光化学效应激光治疗机。眼底病治疗使用光热效应激光,光热效应激光(photocoagulation)特指靶组织在吸收了激光能量后局部升温,使组织的蛋白质变性凝固,称为光凝固效应,主要用于治疗眼底病。临床眼底病激光的诞生起源于视网膜的阳光灼伤。1949 年 Meyer-Schwickerath 使用各种仪器利用阳光在视网膜上产生治疗性的凝固斑。1950 年 Moran-Salas 论证了 Meyer-Schwickerath 的发明。1956 年 Meyer-Schwickerath 和 Zeiss 公司合作,制作了高压氙光(xenon 光)的光凝固机,氙光通过直接检眼镜发射到眼内需要治疗的部位(图 9-5-1)。60 年代以后 Meyer-Schwickerath 对光凝治疗糖尿病性视网膜病变进行了大量研究[126]。

1960 年 Maiman 制作了光学的微波发射器,使用红宝石激光(ruby laser)产生 200 毫秒脉冲的红光能量,波长 649.3nm,光斑很小,光强可变。1961 年 Zeiss 公司生产了红宝石光凝机并用于动物眼实验,第二年用于人眼的治疗[127]。

1965 年纽约哥伦比亚大学 L' Esperance 开始考虑用氩离子激光(argon laser)作为光源[128],1968 年用于人眼试验,1971 年进入市场销售(图 9-5-2),波长 488nm 和 514nm。

1971 年哥伦比亚大学研制了 YAG 倍频(frequency-doubled neodymium yttrium-aluminium-garnet)

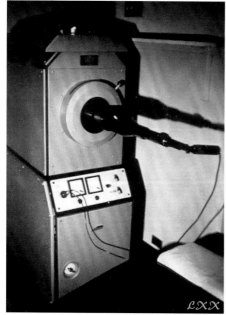

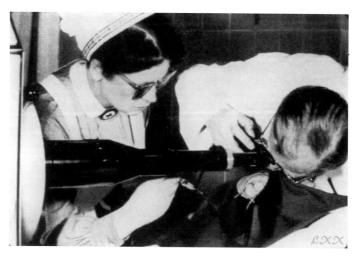

**图 9-5-1**　左图是 Zeiss 公司生产的第一台眼底氙光光凝固治疗机,右图是发明者德国 Essen 大学 Meyer-Schwickrath 教授在使用这台设备治疗患者

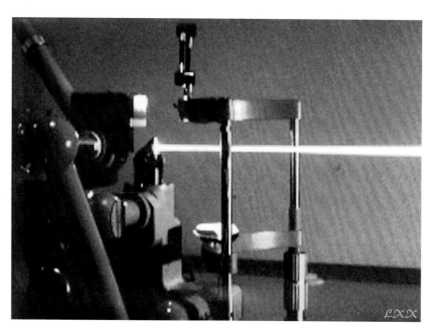

**图 9-5-2**　氩离子激光机,发射出的激光呈束状,方向性好

激光,波长 532nm;次年又研制了氪红(krypton)激光,波长 647nm;以后又出现了氪氩组合激光。

1975 年多波长激光进入研制,多波长激光是一种波长连续可调的激光,1975 年 Burlamacch 开始从事有关的研究,最初的染料激光性能不稳定,直到九十年代初出现了目前各医院普遍使用的多波长激光治疗仪[129,130]。多波长激光范围为 560～640nm。

**(二) 热激光波长的选择**

1. 眼内不同组织的光谱吸收特点

(1) 不同波长光在眼内组织的穿透性和视网膜色素上皮的吸收性不同:激光治疗视网膜脉络膜的病变,重要的是选择能够很好穿透眼部屈光组织、同时又能被靶组织很好吸收的激光波长。图 9-5-3 是激光在眼组织的穿透和视网膜色素上皮与脉络膜的吸收曲线。图中显示激光波长从 400～

950nm 在眼内的穿透性可以达 95%。色素上皮和脉络膜在波长 450~630nm 时吸收率可达 70%，随着波长增加，吸收率很快下降。加热色素上皮最有效的光谱部分是在光谱的黄蓝色部分。因而氩（蓝绿）激光和 532 激光是眼内最常使用的激光光谱。

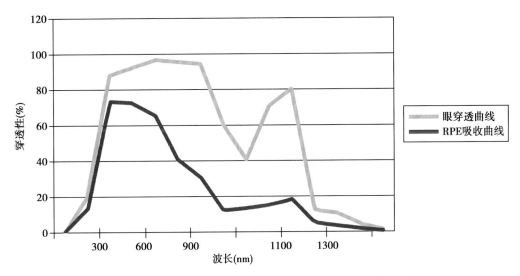

图 9-5-3　光的眼组织穿透性和视网膜色素上皮对不同光谱的吸收曲线

（2）血红蛋白的光吸收特性：另一个重要的生物学效应是血细胞内血红蛋白（hemoglobin）对不同波长激光的吸收特性。图 9-5-4 显示 100μm 厚的血液对不同波长激光的吸收曲线。在波长 400~600nm（蓝到黄的部分），血红蛋白有较高的吸收率，而 600nm 以上（红和接近红外的部分）的波长很少被血红蛋白吸收。当不希望血红蛋白吸收或消耗激光的光能量时，可以选择 600nm 以上的激光。

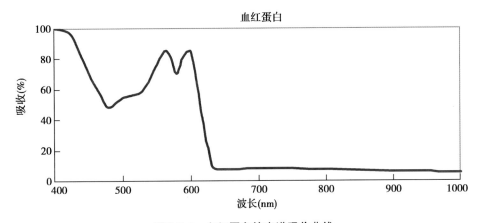

图 9-5-4　血红蛋白的光谱吸收曲线

（3）叶黄素的吸收特性：叶黄素（xanthophyl）是锥体的感光色素，对 480nm 以下的波长有较高的吸收峰（图 9-5-5），容易造成叶黄素的破坏，为了避免造成视锥细胞的损伤不主张使用蓝光进行全视网膜光凝。而绿光以上的波长对视锥细胞安全性较好，其中 810 激光看起来对各种视网膜脉络膜疾病的治疗都是可行的，而对叶黄素的损伤最小[131]。

（4）视网膜脉络膜对不同波长的吸收特性：在能够很好地穿透眼内透明屈光间质的各种波长的激光中，不同波长激光分别被视网膜和脉络膜吸收，吸收的组织对不同波长的反应不同。绿色波长的激光约 57% 被 RPE 吸收，47% 被脉络膜吸收，黄色激光 RPE 和脉络膜的吸收各占 50%，红色激光随着波长的增加被脉络膜吸收的逐渐增加[132]（图 9-5-6）。

2. 热效应激光波长的临床选择　基于眼内不同组织对不同波长光的吸收特性，眼底病激光治

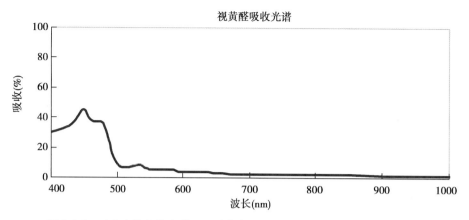

图 9-5-5　叶黄素的吸收光谱显示叶黄素对 400 ~ 480nm 波长有较高的吸收

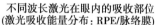

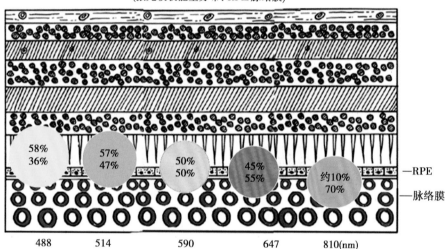

图 9-5-6　显示不同波长激光到达视网膜和脉络膜的部位,以及分别被视网膜色素上皮和脉络膜组织吸收的比例

疗波长选择有下述原则:

（1）病变部位:

1）视网膜的血管性疾病,如糖尿病性视网膜病变、静脉阻塞、视网膜静脉周围炎、视网膜裂孔等选择绿色以上的波长,临床多使用绿光。

2）黄斑区的视网膜水肿多选择黄色波长,以减少锥细胞的损伤。如果没有黄色波长也可以选择绿光。

3）脉络膜病变如:新生血管膜,或脉络膜血管瘤、黑色素瘤宜选择穿透性较深的红色波长。

（2）病变性质:

1）视网膜上较多出血斑如急性视网膜静脉阻塞,最好选择不易被血红蛋白吸收的波长,如红色波长。

2）玻璃体少量出血进行视网膜光凝治疗时最好选择红色波长,原理同上。

3）晶状体核硬化时晶状体内含有类似叶黄素的物质,吸收蓝绿光,此时视网膜的光凝最好选择红光。

4）视网膜微动脉瘤的光凝往往在瘤体上进行,最好选择能被血红蛋白吸收较好的波长,如黄光和红光。

（三）全视网膜光凝

1. 全视网膜光凝的适应证　全视网膜光凝的适应证主要是严重糖尿病性视网膜病变,包括严重 NPDR 和早期 PDR。

对糖尿病性视网膜病变光凝的认识经历了从直接或局部光凝视网膜新生血管到全视网膜光凝（panretinal photocoagulation，PRP）控制新生血管。糖尿病性视网膜病变的全视网膜光凝是德国 Meyer-Schwickerath 教授于 20 世纪 70 年代首先提出[133]，1970 年英国多中心研究确认了全视网膜光凝的有效性。1976 年美国 ETDRS 研究再次证明了 PRP 对 PDR 是有效的，对视力低于 5/200 的严重 NPDR 和 PDR 患者连续观察 4 个月，视力下降可以减少 60%。DRS 确定了 PDR 玻璃体积血或视盘 NV 大于 1/4～1/3DA，如果不行 PRP 会将患者置于视力丧失的高风险中。这项研究对不严重的视网膜病变何时治疗或是否推迟治疗未能提供答案[134]。1980 年美国启动了 ETDRS 研究[135-144]，选择不严重视网膜病变（less severe retinopathy），即轻到中度 NPDR 和严重视网膜病变（severe retinopathy），即严重 NPDR 和早期 PDR，对上述患者随机分为 PRP 和观察组，并对合并黄斑水肿的患者进行了黄斑部光凝或推迟黄斑光凝的随机分组。实验前推测 PRP 联合黄斑光凝是最有效的，经过 12 个月的观察，证明 PRP 有效控制病变进展到 PDR，适宜合并黄斑水肿的严重非增殖期和早期增殖期及其中高危型的患者使用。光凝时可先作 PRP，部分患者黄斑水肿消失，如果不消失则进行黄斑光凝；无 DME 的 DR 和不严重的 DR，黄斑光凝比不光凝发展为严重视力丧失（视力下降六行）和中度视力丧失（视力下降三行）的比例要高；合并 DME 的较严重的 DR 行 PRP 光凝对比推迟光凝能够把 5 年视力严重下降的风险从 6.5% 降到 3.8%～4.7%。合并 DME 不严重的 DR 进行早期黄斑局部光凝可以减少 5 年内视力严重下降的风险，先针对 DME 行黄斑区直接光凝，推迟 PRP 直至发生严重 NPDR 时再行 PRP，是降低中度视力下降最有效的战略布局[135-144]。

全视网膜光凝的原理是基于糖尿病性视网膜病变波及视网膜的范围广，视网膜周细胞和内皮细胞损伤导致毛细血管塌陷，大面积无灌注区形成，并刺激产生视网膜新生血管。播散的视网膜光凝斑降低了全视网膜的氧耗，使得已形成的视网膜新生血管消退，全视网膜光凝部位在黄斑区外的周边视网膜，保留了黄斑中央区的功能。

增殖早期的高危 PDR，应在能看清眼底时尽快积极地进行全视网膜光凝，高危 PDR 是指 NVD 大于 1/4～1/3DA 或 NVE 大于 1/2DA 或伴视网膜前出血或玻璃体积血。

纤维增殖期和增殖晚期：出现纤维血管膜（胶质型 PDR）和牵拉性视网膜脱离建议玻璃体切除手术治疗，此期光凝容易刺激玻璃体收缩。诱发玻璃体积血，也容易导致视网膜裂孔形成。

2. 全视网膜光凝方法

（1）选用绿光为主，光斑直径 200～500μm。

（2）由距离视盘边缘 1～1.5PD 处向外光凝，光斑间的距离 1～1.5 光斑直径。越往周边，光斑的直径可以越大。

（3）近黄斑血管弓部的光斑可以为 200μm，远周边部的光斑可以达 500μm。

（4）曝光时间可以选择 200～500 毫秒，若选择 500 毫秒患者会有疼痛感，要进行球后或球旁麻醉，选择 200 毫秒和 300 毫秒时用表面麻醉滴眼剂即可。

（5）光斑要排列有序，切忌随意乱打，须有二级光斑反应。光斑过强会降低视网膜敏感性，视野缩小。

（6）各个象限都要求光斑直达周边，总量不少于 1200～1600 个光凝点，光斑止于距视盘周围 1～1.5PD，距离黄斑中心凹颞侧至少 3000μm 以外。增殖前期的量约 1200 个激光灶，增殖期有大面积新生血管或视盘型新生血管或者已发生少量视网膜前出血可以超过 1600 激光灶。

（7）增殖性糖尿病性视网膜病变合并临床有意义的黄斑水肿时可先行黄斑区光凝，方法见黄斑水肿的光凝治疗，也可先行抗 VEGF 治疗或者与光凝组合治疗，也可使用玻璃体腔内曲安奈德（Triamcinolone）或者 Ozudex 等糖皮质激素或者与激素联合的组合治疗。

3. 单次和多次治疗

（1）单次足量的激光治疗可以很快控制病变的进展，有些患者会出现激光后的脉络膜脱离，也可以分 2～3 次进行，一般间隔 1～3 天，全视网膜首次治疗量推荐 1000～1200 个光斑灶，首次治疗可先行 600 个光斑灶(图 9-5-7),1 周内完成剩余的 600 个灶(图 9-5-8)。对于已发生视盘型新生血管,激光总量可增多,合并虹膜新生血管,周边部可密集光凝,达锯齿缘,并尽快完成光凝治疗量。

(2)激光术后发生脉络膜脱离,前房浅时甚至可诱发闭角型青光眼,术后还有发生黄斑水肿导致视力迅速下降,一旦发生可行球旁或球后注射曲安西龙 20～40mg,可以迅速消退水肿反应。因睫状后短动脉对药物吸收好,故也有作者推荐球后注射。

(3)多次光凝可以降低水肿反应发生的风险,可用于浅前房患者或全身条件较差的患者,肾功能不好的患者容易发生水肿反应,可选择多次进行。

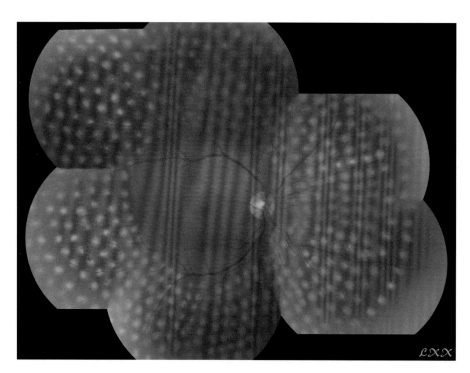

图 9-5-7　首次中周部 600 灶

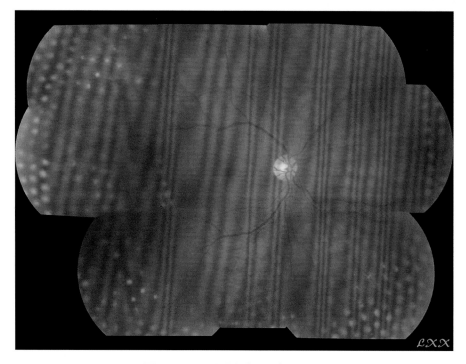

图 9-5-8　一周后完成远周部 600 灶

4. 再激光方法

（1）完成全视网膜光凝后 4~6 周复诊，再治疗的决策一般在 3~4 个月时，决策时应行 FFA，对比基线的 FFA（图 9-5-9，图 9-5-10），如果视网膜新生血管未发生纤维化，可以在新生血管周围局部加密光斑。

（2）光凝后发生新的视网膜前出血或玻璃体积血，常提示纤维血管膜的存在，此时应进行玻璃体切除手术治疗。

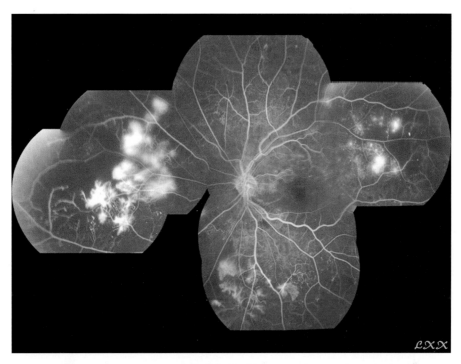

图 9-5-9　PRP 前的 FFA，鼻侧和颞侧中周部显示无灌注区和视网膜新生血管

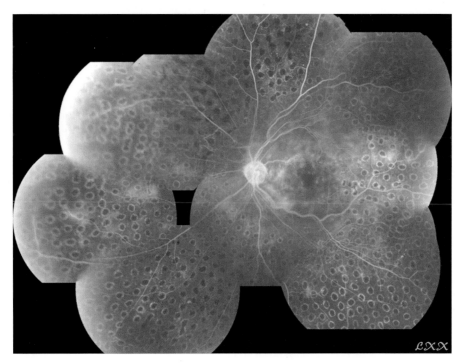

图 9-5-10　完成 PRP 后一个月，视网膜新生血管消退

5. 注意事项

（1）如果视网膜出血较多,可以使用红光,因为它可以穿透血液直达色素上皮以及脉络膜,产生有效光凝点。

（2）当患眼晶状体以及玻璃体混浊,绿光很难进入,此时可用红光光凝,但红光光凝时痛觉较为明显,事先可以用球后或球周麻醉以减轻痛觉。红光所产生的瘢痕较深,且日久之后瘢痕常常扩大,因此不适合用于中心凹附近的光凝。红光刺激胶质细胞增生比其他波长激光更显著。

（3）PRP 时应避免光凝纤维血管膜,以免刺激纤维增殖造成牵拉性视网膜脱离。

**（四）糖尿病黄斑水肿的激光治疗**

1. 糖尿病黄斑水肿(diabetic macular edema,DME)的定义

（1）黄斑水肿:黄斑中心 1 个视盘直径(PD)的增厚,和(或)硬性渗出在 1DD。

（2）临床有意义的黄斑水肿(CSME):黄斑中心 500μm 的视网膜增厚(见图 9-2-1 左图);和(或)硬性渗出在黄斑中心 500μm 合并邻近的视网膜增厚(见图 9-2-1 中图);和(或)黄斑中心 1PD 的视网膜带状增厚(见图 9-2-1 右图)。

2. EDTRS 研究　美国 ETDRS 多中心随机双盲对照研究(1985)确定了 DME 激光治疗的有效类型是临床有意义的黄斑水肿(图 9-5-11)。激光的可治疗病变包括两种,分别是视网膜强荧光点(多数是毛细血管瘤样膨出)和渗漏区,包括视网膜无血管区、视网膜内微血管异常(图 9-5-12)、弥漫渗漏的毛细血管床。前者采用局部光凝,后者采用局部的格栅光凝[135]。ETDRS 研究显示基线在 0.5 视力以下、激光后改善 6 个字母在 12 个月时治疗组与推迟组分别约为 45% 和 13%( $P<$ 0.05),视力改善 15 个字母以上不常见,<3%(图 9-5-13)。

3. DRCR Network 的光凝研究　2007 年 Diabetic Retinopathy Clinical Research Network 组织多中心研究,将这两种方法对 263 例临床有意义黄斑水肿患者进行了对比研究,可治疗病变为距中心凹 500~3000μm,采用 50μm 光斑替代原 ETDRS 研究的 50~200μm 光斑,对视网膜增厚区内的微血管瘤样扩张进行直接光凝(修改 EDTRS 组),另一组行全黄斑区的弥散格栅光凝(轻微黄斑格栅组),光凝参数相同,但均为淡灰色光斑。12 个月结果显示修改 EDTRS 组 23% 黄斑厚度恢复正常,

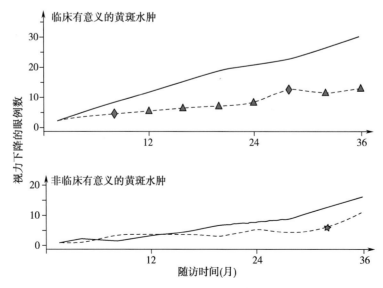

图 9-5-11　临床有意义的黄斑水肿(CSME)和非临床有意义的 CSME 的比较,实线是光凝组,虚线是非光凝组

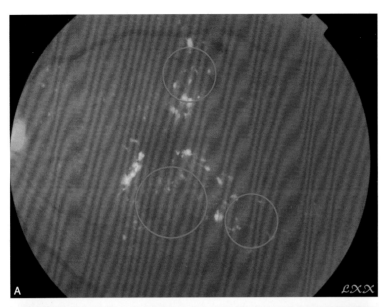

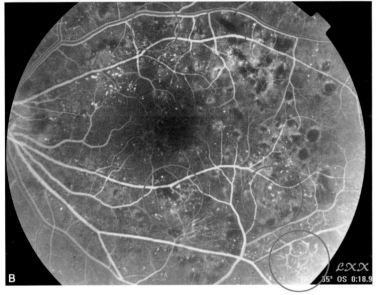

图 9-5-12 视网膜内微血管异常
A. 眼底像,硬性渗出中间有出血点和血管瘤样改变(绿色环内);
B. 绿色环内的暗区是无灌注区,周围的强荧光为视网膜内血管异常(IRMA)

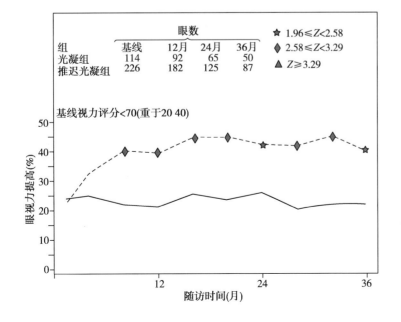

图 9-5-13 激光治疗黄斑水肿在基线视力小于 0.5 组 36 月时视力改善 6 个字母以上的百分比,虚线是光凝组,实线是推迟光凝组

黄斑格栅激光组 17% 恢复正常,视力改善 15 个字母在修改 EDTRS 组 7%,黄斑格栅组 5%。修改 EDTRS 组的局部光凝显示了较好的消除黄斑水肿和改善视力的趋势[144]。

弥漫性黄斑水肿、以及部分不能明确划分到临床有意义的黄斑水肿,激光治疗未显示出有效,通常首选其他治疗方法,如抗 VEGF、眼内激素或手术治疗。光凝治疗一般 3 ~ 4 个月后再次评估黄斑水肿存在与否,如果存在激光可治疗的病变则进行再次局部光凝。

4. 黄斑水肿的激光治疗方法

(1)直接光凝:又称局部光凝(focal laser),对距中心小凹 500 ~ 3000μm 范围内的黄斑水肿区域内的微动脉瘤样扩张(microaneurism),采用光斑 50 ~ 100μm,最好选择绿或黄光,时间 0.1 秒或更短,直接对微血管瘤样扩张部或渗漏区光凝,采用直径大于 40 ~ 50μm 的光斑直接光凝,直至微血管瘤样扩张部变暗(图 9-5-14),可重复治疗,但不要造成 Bruch 膜断裂。

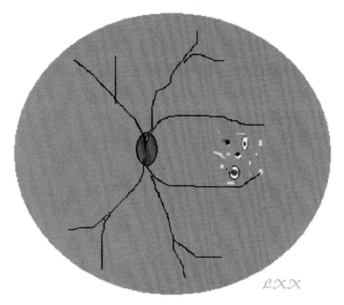

**图 9-5-14** 黄斑直接光凝示意图,光斑(白色)大于微血管瘤样
扩张,覆盖微血管瘤样扩张,直至变色

(2)格栅光凝:对距中心小凹 500 ~ 3000μm 范围内的黄斑水肿区域内的无灌注区及其周围弥漫渗漏(IRMA)可采用格栅光凝,光斑<50μm,强度为淡灰色,可以在盘斑束上但距中心小凹 500μm,彼此间隔 1 ~ 1.5 个光斑直径(图 9-5-15)。

首次治疗区:距离黄斑中心 500 ~ 3000μm 范围内,直接针对视网膜增厚区的微动脉瘤进行光凝。

再次治疗区:若侵犯黄斑中心的水肿持续存在,可在距离黄斑中心 300 ~ 500μm 的范围内,对视网膜增厚区的残留微动脉瘤进行激光光凝。

**(五)光凝并发症的处理**

光凝固治疗如果波长选择个对,或治疗参数选择不当,不仅不能治愈原发病,还会导致一些并发症的产生,如:

1. 玻璃体积血　常发生在玻璃体已存在少量积血,选用波长短的蓝光或绿光,血细胞内的血红蛋白吸收蓝绿光的能量引起玻璃体收缩,牵拉视网膜新生血管,导致玻璃体积血。发生后可以等待,也可以行玻璃体切除术。

2. 视网膜裂孔　发生在设置常数不当,如曝光时间短于 0.1 毫秒,功率选择较高,易产生爆破效应,导致视网膜穿孔,也可以造成 Bruch 膜破裂(图 9-5-16)。视网膜的裂孔可以导致视网膜脱离;Bruch 膜破裂可继发脉络膜新生血管膜。发现裂孔后覆盖光斑进行封闭。

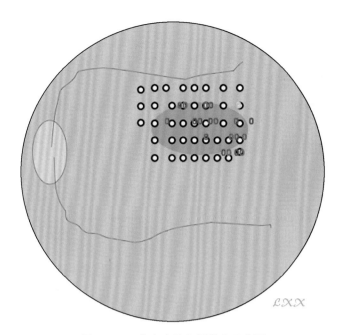

**图 9-5-15 黄斑水肿条栅激光示意图**
红色小环表示微血管瘤样扩张,蓝色表示水肿区,白色圆环表示光斑

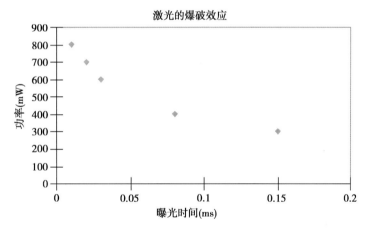

**图 9-5-16 激光的爆破(穿孔)效应,使用激光为氩激光,曝光时间越短,功率越大,越容易发生爆破效应**

3. 脉络膜脱离 发生在视网膜接受大面积光凝,特别是肾功能较差的患者。密集的全视网膜光凝分两次完成很少合并脉络膜脱离。发生后可行球旁注射 1 次甲泼尼龙或地塞米松。

4. 脉络膜新生血管膜 曝光时间短、激光功率高造成玻璃膜穿孔,脉络膜毛细血管长入视网膜下出血纤维化形成脉络膜新生血管膜。

5. 虹膜灼伤 发生在使用蓝激光和绿激光,特别是使用三面镜,激光进入眼内时被虹膜的色素吸收导致虹膜的片状萎缩。

6. 牵拉性视网膜脱离 发病原因同玻璃体积血,玻璃体的血细胞吸收蓝色或绿色激光引起玻璃体收缩,也可以产生牵拉性视网膜脱离。发生后可通过玻璃体切除术缓解。

(六)我国糖尿病性视网膜病变光凝治疗的问题

1. 全视网膜光凝的适应证 全视网膜光凝在非增殖期和增殖早期不合并黄斑水肿时不建议做,有的患者出血点较多,但自然病程发展到出现黄斑水肿的时间个体差异大,而进行了全视网膜光凝就会导致患者 ERG 振幅下降,暗适应功能下降[145],其中近周部光凝对视杆细胞 ERG 损伤重

（图9-5-17）。无论是 PRP,还是黄斑水肿的光凝治疗都可以通过视野见到视网膜敏感性的下降[146]（图9-5-18）。

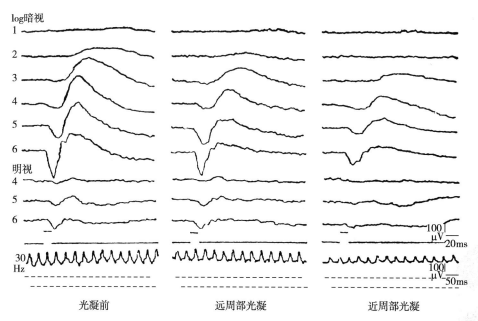

图 9-5-17　增殖期糖尿病性视网膜病变氩激光治疗后闪光 **ERG** 的测定

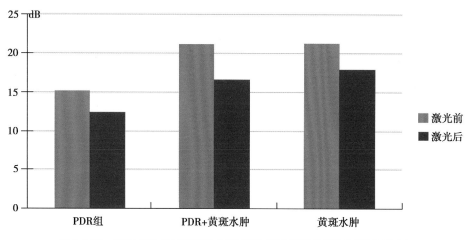

图 9-5-18　糖尿病性视网膜病变氩激光治疗后视野的改变(30°范围内)

2. 黄斑水肿的 C 字形光凝　是指黄斑颞侧的 C 字形光凝(图9-5-19)。尽管黄斑颞侧是毛细血管瘤样扩张好发的部位,但不是每个患者必发的部位,所以治疗的靶向性差,治疗效果也较差。

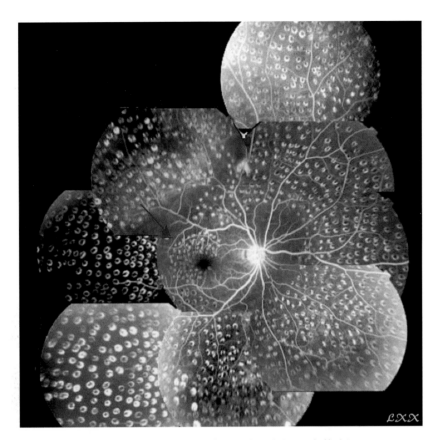

图 9-5-19　针对黄斑水肿的 C 字形光凝（红色箭头）

（黎晓新）

## 二、玻璃体腔内抗 VEGF 和糖皮质激素药物治疗黄斑水肿

增殖期糖尿病性视网膜病变患者玻璃体液发现 VEGF165 高表达[147]，同时还伴有其他一系列因子的参加，如：IL、血管紧张素 Ⅱ[148]、血管生成素 2[149]、红细胞生成素等，反映了增殖期视网膜的缺血。糖尿病的增殖期和非增殖期均可合并黄斑水肿，被认为视网膜毛细血管周细胞和内皮细胞损伤导致血视网膜屏障的破坏、液体渗漏增加、脂类物质渗漏增加。DME 患者玻璃体液中 VEGF[150]、可溶性的 VEGF 受体-2、可溶性细胞内黏附分子（slCAM-1）、单细胞趋化蛋白-1（MCP-1）、Pentraxin-3（PTX-3）等比黄斑孔的玻璃体液中明显升高，提示 DME 既有 VEGF 的高表达，又有炎性因子的升高[151]。有报道 VEGF 能够上调 slCAM-1[149]，向正常的非糖尿病眼中注射 VEGF 可以引发视网膜血管通透性增加和毛细血管无灌注[152,153]。

### （一）抗 VEGF 制剂

上述这些研究中，VEGF 被广泛认为是介导糖尿病性视网膜病变炎性过程中可能的核心因素。血管内皮生长因子 VEGF 是参与 DME 病生理过程的一个重要的分子，缺氧、高血糖的病理条件可能导致 VEGF 上调，进而引起渗漏、血管增殖等病理过程。目前已有大量证据显示抗 VEGF 治疗在 DME 治疗中的疗效。目前临床有四种抗 VEGF 制剂：雷珠单抗、贝伐单抗（标签外用药）、阿柏西普、康柏西普。

1. 雷珠单抗　雷珠单抗是抗 VEGF 抗体，雷珠单抗的一项随机、双盲、多中心 Ⅲ 期注册研究（RESTORE）[154]，研究分为 3 组，雷珠单抗组、雷珠单抗联合激光组、激光治疗组。3 年结果[67]显示雷珠单抗连续 3 个月每月 1 次给药，之后行 PRN 模式（按需给药模式）给药可提高视力 6.1 个字母，雷珠单抗联合激光治疗模式视力提高 5.9 个字母，效果优于单独激光（图 9-5-20）。

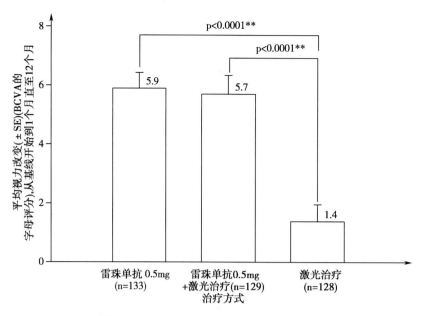

**图 9-5-20　REVEAL 研究视力改善情况图例**

** 雷珠单抗单药和激光之间的平均视力差异＝4.7 字母（$P<0.001$），雷珠单抗＋激光和激光单独治疗差异＝4.4 字母（$P<0.001$），统计用双侧分层 Cochran-mantel-Haenszel 检验，分层分析包括 DME 类型（局部，弥漫型等）和基线视力（≤60，61~73，>73 个字母）。

全分析集：包括收到研究治疗随机入组的全部患者，并至少有一个基线后评估最佳矫正视力值，使用的平均价值估算，或所有随机患者有最后观察翻转推算缺失数据。

BCVA＝最佳矫正视力；DME＝糖尿病性黄斑水肿；SE＝标准误

　　中国人群参与的亚洲地区的 REVEAL 研究[155]，试验设计与 RESTORE 相同，每组 130 例，结果显示雷珠单抗和雷珠单抗与激光组合治疗 12 个月时视力改善达 5.9 和 5.7 个字母，激光治疗组 1.4 个字母（图 9-5-21），$P<0.0001$，改善 15 个字母的比例分别为 18.8% 和 17.8%，但是改善 1 个、5 个和 10 个字母抗 VEGF 和激光的组合治疗显示较高的百分比（图 9-5-21），DME 的入选标准不分水肿类型。

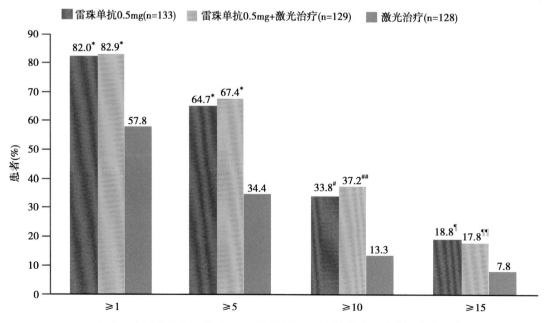

**图 9-5-21　经 12 个月的治疗，三组不同方法和基线相比视力改善的百分比的差异**

2. 阿柏西普　阿柏西普(aflibercept)在治疗 DME 的Ⅲ期临床试验中也显示了较好的疗效(图 9-5-22)。VISTA 和 VIVID 是 2 个使用治疗 DME 的Ⅲ期临床试验,VISTA 是在美国进行,VIVID 是在欧洲、日本和澳大利亚进行的。两个试验设计相同,按 1∶1∶1 分为 2mg,每 4 周 1 次(2q4)或 2mg 每 4 周一次,连续 5 次后改为每 8 周一次(2q8),或黄斑激光,每月随诊。视力改善在 52 周时,对比基线 2q4、2q8 和黄斑激光 VISTA 研究分别为 12.5、10.7 和 0.2 个字母(*P*<0.0001),VIVID 研究分别为 10.5、10.7 和 1.2 个字母(*P*<0.0001)。改善 15 个字母以上 2q4、2q8 和黄斑激光组 VISTA 研究分别为 41.6%、31.1% 和 7.8%,VIVID 研究分别为 32.4%、33.3% 和 9.1%(*P*<0.0001)。中央部视网膜厚度在 VISTA 研究三组分别为 185.9mm、183.1mm 和 73.3mm(*P*<0.0001),VIVID 研究分别为 185.9mm、183.1mm 和 73.3mm(*P*<0.0001),最终结果支持阿柏西普的使用。

　　3. 贝伐单抗　贝伐单抗(bevacizumab)是抗 VEGF 的全长抗体,对 DME 显示一定的疗效。美国 DRCR Network 的一项多中心前瞻随机队列研究将研究分为 5 组[157]:基线已光凝组,贝伐单抗 1.25mg 0+6w(即入组后 1 次,6 周再次),2.5mg 0+6w,1.25mg 0w,1.25mg 0+6w+激光(3 周)共 5 组。3 周的结果显示贝伐单抗 1.25mg 0+6w 和 2.5mg 0+6w 两次注药效果优于其他组(表 9-5-1),两次注药联合黄斑激光组和激光组在第 9 周和 12 周时,黄斑厚度稳定改善而贝伐单抗两次注药组显示波动,视力改善各组间的差距小,且规律性不强(表 9-5-2)。

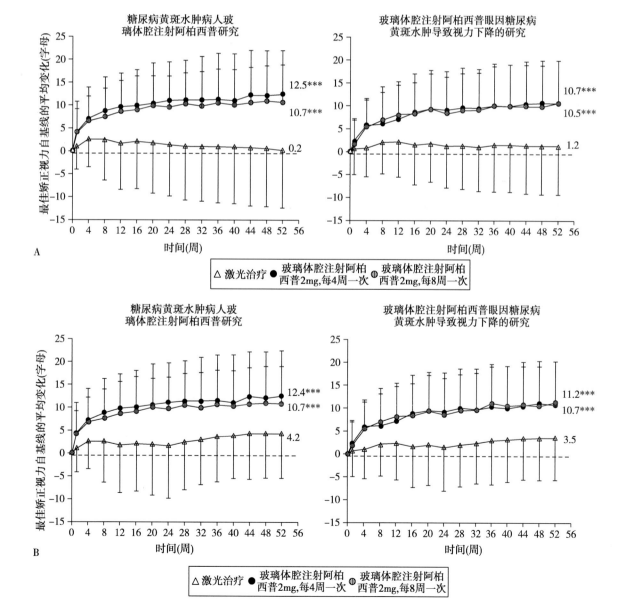

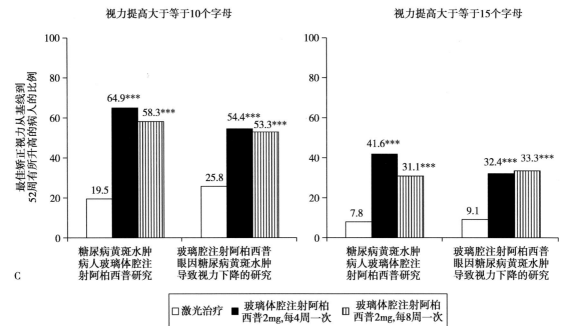

图 9-5-22 从基线到 52 周的视力结果

A. 视力改善的均值不包括补救治疗；B. 视力结果包括补救治疗；C. 显示视力改善≥10 个字母和≥15 个字母的百分数

表 9-5-1 12 周视网膜中心厚度改变

| | 基线激光<br>（n=19） | 1.25mg 0+6<br>周内（n=22） | 2.5mg 0+6<br>周内（n=24） | 1.25mg 仅限<br>基线（n=22） | 1.25mg 0+6 周内/<br>激光三周内（n=22） |
|---|---|---|---|---|---|
| 基线（μm）［中位数<br>（四分位）］ | 441(354,512) | 397(320,538) | 446(342,543) | 406(353,520) | 389(308,452) |
| 对比基线的变化<br>（μm）［中位数（四分位）］ | | | | | |
| 3 周 | +21(−62,+79) | −35(−155,+6) | −86(−131,−11) | −3(−49,+7) | −13(−104,+26) |
| 6 周 | −40(−105,+73) | −35(−112,+6) | −42(−127,−10) | −17(−58,+25) | −20(−73,+35) |
| 9 周 | −53(−115,+53) | −74(−113,−31) | −56(−127,−20) | +5(−34,+53) | −48(−128,+33) |
| 12 周 | −40(−146,+85) | −56(−120,−6) | −47(−125,−16) | −5(−41,+53) | −40(−103,+33) |
| <250μm 或视网膜<br>厚度减少≥50% | | | | | |
| 3 周 | 11% | 37% | 38% | 10% | 25% |
| 6 周 | 17% | 30% | 22% | 19% | 25% |
| 9 周 | 19% | 38% | 22% | 10% | 37% |
| 12 周 | 21% | 33% | 33% | 14% | 25% |

表 9-5-2 12 周视力改善

| | 基线时激光<br>（n=19） | 1.25mg 0+6<br>周内（n=22） | 2.5mg 0+6<br>周内（n=24） | 1.25mg 仅在<br>基线（n=22） | 1.25mg 0+6 周内/<br>激光三周内（n=22） |
|---|---|---|---|---|---|
| 基线（μm）［中位数<br>（四分位）］ | 64(50,70) | 65(60,70) | 63(57,71) | 64(52,68) | 66(57,72) |
| 对比基线的变化分<br>布（μm）［中位数<br>（四分位）］ | | | | | |

续表

| | 基线时激光<br>（n=19） | 1.25mg 0+6<br>周内（n=22） | 2.5mg 0+6<br>周内（n=24） | 1.25mg 仅在<br>基线（n=22） | 1.25mg 0+6 周内/<br>激光三周内（n=22） |
|---|---|---|---|---|---|
| 3周 | −2（−7，+3） | +5（−1，+8） | +6（+1，+9） | +2（0，+7） | 0（−6，+6） |
| 6周 | +1（−6，+6） | +5（−2，+12） | +6（+2，+11） | +3（−2，+6） | 0（−4，+6） |
| 9周 | +3（−5，+6） | +7（+2，+10） | +8（+3，+12） | +1（−3，+5） | −2（−5，+11） |
| 12周 | −1（−6，+5） | +5（+1，+12） | +7（+4，+11） | +4（−3，+7） | 0（−5，+8） |
| 对比基线的变化<br>（μm）[中位数（四分<br>位）] | | | | | |
| 3周 | | | | | |
| 提高≥15 个字母 | 1（6） | 1（5） | 0 | 2（9） | 1（5） |
| 提高≥10 个字母 | 1（6） | 4（19） | 4（17） | 2（9） | 2（10） |
| ±9 字母之内 | 16（89） | 16（76） | 20（83） | 19（86） | 18（90） |
| 降低≥10 个字母 | 1（6） | 1（5） | 0 | 1（5） | 0 |
| 6周 | | | | | |
| 提高≥15 个字母 | 1（6） | 2（9） | 1（4） | 1（5） | 1（5） |
| 提高≥10 个字母 | 2（11） | 7（32） | 7（29） | 3（14） | 3（15） |
| ±9 字母之内 | 14（78） | 15（68） | 16（67） | 18（82） | 13（65） |
| 降低≥10 个字母 | 2（11） | 0 | 1（4） | 1（5） | 4（20） |
| 9周 | | | | | |
| 提高≥15 个字母 | 1（6） | 3（14） | 3（13） | 3（14） | 3（16） |
| 提高≥10 个字母 | 3（18） | 6（29） | 9（39） | 3（14） | 5（26） |
| ±9 字母之内 | 13（76） | 14（67） | 14（61） | 18（86） | 12（63） |
| 降低≥10 个字母 | 1（6） | 1（5） | 0 | 0 | 2（11） |
| 12周 | | | | | |
| 提高≥15 个字母 | 1（5） | 3（14） | 3（13） | 2（9） | 3（15） |
| 提高≥10 个字母 | 3（16） | 7（33） | 6（25） | 2（9） | 4（20） |
| ±9 字母之内 | 15（79） | 13（62） | 18（75） | 18（82） | 14（70） |
| 降低≥10 个字母 | 1（5） | 1（5） | 0 | 2（9） | 2（10） |

4. 不同抗 VEGF 制剂的比较　2015 年新英格兰医学杂志发表了 DRCR 网站的由 89 个眼科中心参与的，使用阿柏西普、贝伐单抗和雷珠单抗治疗 DME 的多中心、随机对照研究的结果，阿柏西普 2.0mg（224 例）、贝伐单抗 1.25mg（218 例）、雷珠单抗 0.3mg（218 例），给药方式为每 4 周一次，观察期 12 个月，结果视力平均改善的字母数阿柏西普 13.3，贝伐单抗 9.7，雷珠单抗 11.2，尽管统计学差异显著，但无临床意义。由于基线视力组间差异大（$P < 0.001$），当初始视力 78～69 分（相当于 0.625～0.5），视力平均改善的字母数改变为阿柏西普 8，贝伐单抗 7.5，雷珠单抗 8.3；当初始视力低于 69 分（相当于小于 0.5），视力平均改善的字母数改变为阿柏西普 18.9，贝伐单抗 11.8，雷珠单抗 14.2，雷珠单抗和贝伐单抗之间无统计学差异，三组之间的严重不良反应、死亡、住院和心血管事件无统计学差异[158]。

5. 抗 VEGF 制剂和糖皮质激素的比较　贝伐单抗和地塞米松（ozudex）的一项多中心前瞻随机单盲对照研究，入组 61 例患者 88 只眼，实验分二组：贝伐单抗每 4 周一次，地塞米松每 16 周一次。12 个月时视力改善≥10 个字母贝伐单抗组 40%，地塞米松组 41%（$P = 0.83$），地塞米松组多数有白内障形成。中央黄斑厚度贝伐单抗组平均下降 122μm，地塞米松平均下降 187μm，而注药次数地塞米松组显示了优势，二者比例 8.6∶2.7[159]。

贝伐单抗和曲安奈德（triamcinolone，TA）的一项回顾性研究收集 104 例患者，66 眼行玻璃体腔内贝伐单抗治疗,44眼玻璃体腔内TA治疗,2个月时TA组的中央黄斑厚度改善较贝伐单抗明显($P$=0.001),两组视力均有改善但不显著[160]。

6. 抗VEGF干预的并发症 抗VEGF治疗最常见的眼部严重不良反应包括眼内炎和眼内压升高,其中眼内炎发生率很低,贝伐单抗的眼内注射曾发生过眼内炎事件,与不规范的眼药分装和较大的注射针头使用有关。发生眼内压升高的比例与激光治疗相当,常常发生在术后短时间内。

（二）糖皮质激素

1. 地塞米松 地塞米松(dexamethasone)眼内植入物的3期临床实验判断治疗DME的有效性和安全性[161],研究以1:1:1的比例对0.35mg、0.7mg和假注射组进行观察,每组约350例。随诊间隔1.5个月,再治疗在6个月。图9-5-24显示视力改善在2个月时发生,3个月后视力下降,甚至低于基线,直至6个月,再次注药视力又可改善(图9-5-23),6个月的间隔治疗使视力呈波动样改变。提示地塞米松植入物的有效时间主要在前2~3个月。

2. 曲安奈德 2008年DRCR发表了一项多中心随机对照研究[161],88个眼科中心参与。该研究采用修改ERTRS的局部光凝,强度采用淡灰色反应进行直接/格栅光凝(330例)对比TA 1mg

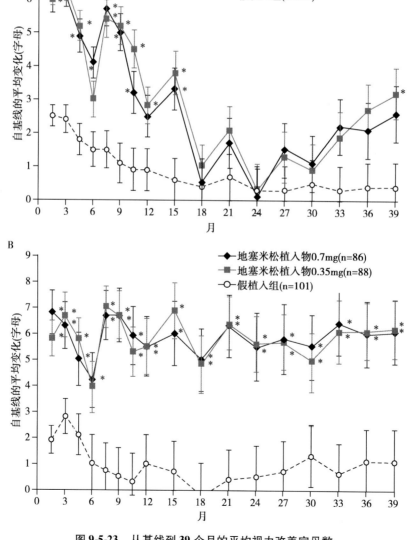

**图9-5-23 从基线到39个月的平均视力改善字母数**

A图为全部研究眼,B图为人工晶状体眼。人工晶状体眼的视力改善较明显优于假注射组,$P \leqslant 0.046$

（256 例）和 TA 4mg（254 例），无近期 PRP 指征患者中进行的 3 期随机临床试验，比较 3 个治疗组：激光组、TA 1mg 组、TA 4mg 组的治疗疗效。4 个月时 TA 4mg 视力改善优于 TA 1mg 和激光，1 年时 3 组视力改善无差异，2 年时视力激光组优于 TA 组：视力≥15 个字母在 4 个月时激光、TA 1mg、TA 4mg 分别为 7%、5% 和 12%；1 年时分别为 14%、10% 和 12%；2 年时分别为 20%、15% 和 16%。各观察期平均中心视网膜厚度<250μm 的百分比也显示激光治疗的百分比最高（图 9-5-24），最终确定局部/格栅光凝治疗比 TA 对控制 DME 更有效（表 9-5-3）。2009 年 Gillies 发表了 TA 治疗的 5 年随机对照研究，视力改善 5 个字母以上 TA 对比安慰剂在 12 个月时为 56% 比 26%，TA 组平均改善 5.7 个字母，5 年时为 42% 比 32%，两组间无统计学差异，TA 组并未减少再治疗的需求。这项研究强调了 TA 治疗仍有空间。

表 9-5-3 曲安奈德和激光治疗 DME 的视力结果

| 视力变化<br>（Letters） | 激光<br>（n=330） | 1mg<br>（n=256） | 4mg<br>（n=254） |
|---|---|---|---|
| 均数±标准差 | 1±17 | −2±18 | −3±22 |
| 中位数（25%，75%） | 4（−6，11） | 1（−11，9） | 2（−11，11） |
| 2 年的变化分布（%） | | | |
| 提高≥15 个字母 | 18% | 14% | 17% |
| 提高 14~10 个字母 | 13% | 11% | 11% |
| 提高 9~5 个字母 | 16% | 14% | 15% |
| 相同±4 个字母之内 | 24% | 27% | 23% |
| 降低 5~9 字母 | 10% | 9% | 6% |
| 降低 10~14 个字母 | 5% | 6% | 8% |
| 降低≥15 个字母 | 14% | 20% | 20% |

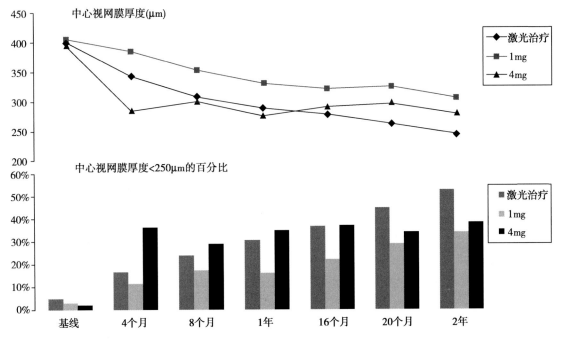

图 9-5-24 各观察期平均的中心视网膜厚度，和中心视网膜厚度<250μm 的百分比

再治疗标准:水肿持续存在,没有获得 5 个以上字母改善,一般光凝再治疗间隔 4 个月,很少超过 2 次,经过 2 次光凝或 2 次 TA,治疗视力不改善建议转变治疗方案。

3. 激素治疗的并发症　激素治疗合并多种并发症,主要副作用包括眼压升高和白内障。临床研究显示白内障以及眼内压升高的比例明显高于空白对照组或激光治疗组。DRCR 研究结果中显示,4mg IVTA 组与激光组 3 年的安全性比较,IVTA 治疗组中 83% 的患者接受了白内障手术,激光组该比例为 31%。4mg IVTA 组中有 33% 患者眼内压升高超过 10mmHg(激光组为 4%),其中 12% 患者接受了降眼压药物治疗(激光组为 3%),5% 接受手术干预[162]。

玻璃体腔激素治疗应注意监测眼压,发现眼压升高给予降眼压药物,一次注药后一般 8 个月时大部分患者眼压可恢复,对于眼压升高药物不能控制者可进行选择性小梁激光成形术(SLT)或其他青光眼手术。

总体上当前的临床试验显示不含防腐剂的 TA 单一治疗随诊 3 年疗效低于光凝,TA 联合光凝疗效低于雷珠单抗联合即刻光凝或推迟光凝。采纳激素治疗要考虑高眼压和白内障形成的并发症。

一项Ⅲ期临床试验比较了贝伐单抗单用、贝伐单抗联用曲安奈德、激光治疗对于 DME 的疗效[163],各治疗方法平均提高视力为 12.8%、9.5%、10.9%,但没有统计学的显著差异。

抗 VEGF 治疗需要反复注射,其治疗的模式尚在多项随机对照试验(RCT)中进行探索。推荐在以下情况下应进行抗 VEGF 重复治疗:水肿持续威胁或累及黄斑中心,包括以下任一种:OCT 显示中心视网膜厚度≥250μm,尚未完成激光治疗(针对黄斑水肿区域内仍然存在或新出现的毛细血管微动脉瘤样膨出),抗 VEGF 治疗后水肿消退再次评估黄斑水肿类型,如果是临床有意义的黄斑水肿,尚存在血管瘤,建议对血管瘤进行直接局部光凝。

对临床有意义的黄斑水肿的联合治疗,先行抗 VEGF 或 TA 还是激光治疗,目前尚无专门设计的 1 级临床研究,DRCR 研究、RESTORE 研究中采用先行抗 VEGF 或 TA 治疗,药物减少渗出后 7 天之内进行局部光凝,常常提高光凝效果。

## 三、手术治疗

### (一) 增殖期糖尿病性视网膜病变玻璃体手术治疗

增殖性糖尿病性视网膜病变(proliferative diabetic retinopathy,PDR)是糖尿病患者主要致盲原因,大约 25% 的糖尿病患者有不同程度的视网膜病变,其中 5% 为增殖期糖尿病性视网膜病变。早期的增殖性糖尿病性视网膜病变应进行激光治疗,严重的增殖性糖尿病性视网膜病变是玻璃体切除手术的最常见适应证。

1. 增殖期糖尿病性视网膜病变的特点

(1) 新生血管和纤维组织增殖:新生血管和纤维组织增殖是对广泛视网膜毛细血管闭锁引起缺氧缺血的反应,标志着糖尿病性视网膜病变从非增殖期(背景期,background diabetic retinopathy,BDR)进入增殖期。新生血管生长有三个阶段:①最初细小新生血管伴随极少的纤维组织;②新生血管逐渐变粗,范围增大,纤维成分增多;③新生血管逐渐消退,留下纤维组织沿后玻璃体表面生长,形成相对无血管的膜(图 9-5-25)。

(2) 不完全的玻璃体后脱离:合并糖尿病性视网膜病变眼的玻璃体中葡萄糖增多、透明质酸减少、血管源性因子出现、玻璃体积血、全视网膜光凝等都是促使玻璃体液化和后脱离的因素。视网膜新生血管和纤维组织增殖沿后玻璃体表面生长,部分视乳头部新生血管可沿 Cloquet 管长入玻璃体内,使得视网膜新生血管和玻璃体表层之间多处粘连,产生的玻璃体后脱离(posterior vitreous detachment,PVD),具有发生早,进展缓慢,后脱离不完全的特点(图 9-5-26)。非增殖期糖尿病性视网膜病变患者中不完全的 PVD 发生率高于无糖尿病患者,增殖期糖尿病性视网膜病变患者中不完全的 PVD 发生率高于非增殖期,可达 80%。

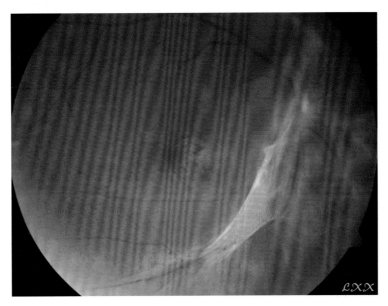

图 9-5-25　PDR 合并纤维组织增生

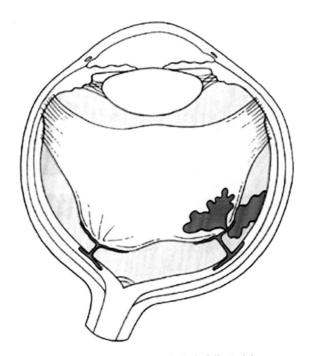

图 9-5-26　PDR 不完全的玻璃体后脱离

（3）视网膜牵拉：纤维血管膜收缩合并不完全的玻璃体后脱离时，玻璃体和视网膜粘连部发生视网膜牵拉，牵拉径向或平行于视网膜（切线）、或向前伸入玻璃体腔内。新生血管被牵拉可导致玻璃体积血，黄斑部视网膜牵拉可导致黄斑异位、视物变形。牵拉严重可发展为牵拉性视网膜脱离（图 9-5-27），甚至出现裂孔，形成混合性视网膜脱离。

2. 玻璃体切除手术的适应证和时机　增殖期糖尿病性视网膜病变合并玻璃体积血、牵拉性视网膜脱离等并发症时，玻璃体切除手术能够切除混浊的玻璃体，切断玻璃体内前后方向牵拉视网膜的纤维索条，剥除引起玻璃体积血的视网膜前膜。手术的适应证和时机讨论如下：

（1）严重的不吸收的玻璃体积血：尽管全视网膜光凝减少了玻璃体积血（vitreous hemorrhage）的发生率，但仍有较多患者由于未进行激光治疗或激光治疗量不足而发生玻璃体积血。美国多中心前瞻性的"糖尿病性视网膜病变玻璃体切除手术研究"（Diabetic Retinopathy Vitrectomy Study，

511

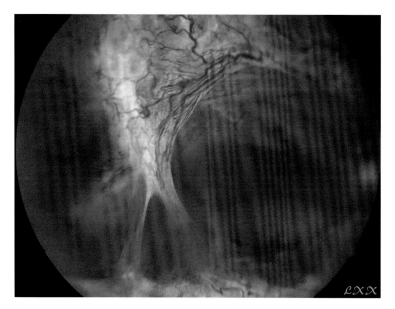

图 9-5-27　PDR 牵拉性视网膜脱离

DRVS)[164-168]评估了玻璃体积血病例的玻璃体切除手术时间,认为 1 型患者玻璃体致密出血 6 个月内手术组,视力结果和解剖结果优于手术推迟 1 年以上组。2 型患者这两组结果相同。1 型糖尿病患者,纤维血管增殖快,玻璃体黏稠,易形成牵拉性视网膜脱离,发生玻璃体积血后应尽快手术。这一结论和多数作者的报告相一致[169]。

　　多数作者认为已行全视网膜光凝可以比未行全视网膜光凝者等候时间长,未行全视网膜光凝者出血 6~8 周不吸收,即可行玻璃体切除手术。新生血管长入玻璃体腔应尽早手术。玻璃体积血的手术时机还应考虑玻璃体液化因素,出血时间短,玻璃体液化差,玻璃体积血不容易切净,术后再出血的发生率高。

　　(2) 牵拉性视网膜脱离合并早期黄斑牵拉:眼后部牵拉性视网膜脱离(traction retinal detachment)尚未影响黄斑部时,允许观察等候。当出现视物变形或视力下降到 0.1 以下时,提示黄斑附近有牵拉性视网膜脱离,玻璃体手术应尽快安排。一般认为黄斑部视网膜脱离超过 3 个月,即使视网膜复位,也很难获得视力改善。

　　(3) 混合性视网膜脱离:玻璃体牵拉和增殖膜收缩可引起视网膜裂孔,导致混合性的牵拉裂孔源性视网膜脱离(traction-rhegmatogenous retinal detachment)。这种视网膜脱离的裂孔小,常位于玻璃体牵拉较高的增殖膜的边缘,不易发现,视网膜脱离进展缓慢。由于裂孔一般位置偏后,周围有纤维血管膜牵引,巩膜扣带术难于使裂孔封闭。而玻璃体手术除了封闭裂孔外,还可以清除裂孔旁的纤维血管膜,从而提高了手术成功率。

　　(4) 致密的视网膜前出血和黄斑前纤维膜:致密的视网膜前出血(premacular hemorrhages)常见于 1 型糖尿病患者和无玻璃体后脱离的糖尿病患者。存在于视网膜前界膜和玻璃体皮层之间大量的血较难吸收,形成大面积纤维膜。黄斑前纤维膜(premacular fibrosis)还可见于全视网膜光凝术后。发生致密的视网膜前出血,应尽早行玻璃体切除术和眼内激光,以免形成黄斑前纤维膜。视网膜前出血标志着增殖处于活动期,因而眼内行全视网膜光凝是必要的。一旦纤维膜形成导致视力下降,可以行玻璃体手术,剥除黄斑前纤维膜。

　　(5) 严重进行性视网膜纤维血管增殖:增殖期糖尿病性视网膜病变进行足量激光治疗后,仍有部分患者发生玻璃体积血,新生血管仍不消退,可以进行玻璃体切除术。Davis 在 60 年代认识到玻璃体皮层与视网膜的粘连在新生血管形成中的重要性,发现玻璃体切除术清除玻璃体皮层后,视盘和后极部新生血管不再增殖[170]。视盘型新生血管不进行玻璃体切除,视力丧失的发生率高[164,165,170]。美国 DRVS 评估了严重的进行性视网膜纤维血管增殖（neovascular proliferation）的玻璃体切除手术效果。证明新生血管在 4 个 PD 范围以上者，玻璃体切除手术比非手术的视力结果和解剖结果好[166,167]。

（6）玻璃体积血合并早期虹膜新生血管：当屈光间质清晰时，全视网膜光凝用于治疗虹膜新生血管（iris neovascularization），以阻止新生血管性青光眼（neovascular glaucoma）的形成。当玻璃体积血合并早期虹膜红变时，玻璃体切除术仅用于清除混浊的屈光间质，虹膜红变的治疗还要联合全视网膜光凝或周边视网膜冷凝等其他治疗措施，抗 VEGF 类药物能够迅速使得虹膜的新生血管收缩，减少出血并部分缓解升高的眼压。但是这种抑制是暂时的，但使新生血管消退的关键是降低视网膜的缺氧状态，因而全视网膜光凝是关键。糖尿病性视网膜病变合并玻璃体积血和牵拉视网膜脱离时，又出现虹膜新生血管，如果不抓紧时间控制眼压，常常视力预后较差。

（7）白内障合并玻璃体积血：白内障合并玻璃体积血常见于 2 型糖尿病患者。迅速生长的视网膜新生血管和新生血管性青光眼常常发生在白内障囊内摘除术后，而较少见于白内障囊外摘除术后。晶状体超声粉碎联合玻璃体切除和内眼激光仍不能杜绝术后新生血管性青光眼的发生。目前大多数术者主张白内障摘除、玻璃体切除、人工晶状体植入一次手术，有利于术后视力恢复。未行全视网膜光凝或光凝量不足者，术中或术后行光凝[171-173]。

（8）溶血性青光眼：溶血性青光眼（hemolytic glaucoma）常发生在糖尿病性视网膜病变的玻璃体切除术后玻璃体再出血时，特别是发生在无晶状体眼中。当药物治疗不能控制升高的眼压时，要进行玻璃体腔灌洗或玻璃体再切除，清除血影细胞，此时要鉴别是否有虹膜或房角的新生血管，如果有还要补充光凝或冷凝。

3. 术前评估

（1）全身情况

1）血糖控制：糖尿病患者术中应急状况下内分泌方面对抗调节激素的分泌增加，胰岛素分泌下降，胰岛素作用下降，血糖会表现升高；如果血糖升高到 400mg/dl（22.2mmol/L）会引发酮体形成和酮中毒。青年患者通常要用胰岛素阻止酮症，与青年患者不同，成年患者即使要用胰岛素，但很少发生酮症。血糖高于 300mg/dl（16.7mmol/L），或合并酮症者不能够进行手术。糖尿病患者手术前要请内分泌科或内科医生判断用药的状况并给予调整。

术前处于慢性高血糖，患者容易脱水，继发电解质紊乱，可术前常规静脉点滴 5% 葡萄糖加胰岛素（短效）或者山梨醇静控制血糖，最好不少于 6~8 小时。血糖可控制在 125~200mg/dl（6.9~11.1mmol/l），手术当日血糖控制可参考表 9-5-4。

表 9-5-4 围术期胰岛素控制血糖用量参考

| 血糖（mg/dl）（1mmol/L＝18mg/dl） | 短效胰岛素（U） |
| --- | --- |
| <150 | 0 |
| 151~200 | 2 |
| 201~250 | 3 |
| 251~300 | 5 |
| >300 | 6 |

手术当日的血糖控制流程：①早晨禁食；②停用胰岛素和降糖药；③术前 1~2 小时查血糖；④根据血糖给短效胰岛素；⑤血糖>250mg/dl（13.9mmol/L）补充 4U 短效胰岛素；⑥手术后测量血糖，如果发现酮症及时请内分泌科处理；⑦如果恢复到入院前水平可恢复日常降糖药和胰岛素。

2）心血管病的控制：糖尿病患者围术期有可能发生心肌缺血和心肌梗死，服用 β 受体阻滞剂的患者可发生无症状的低血糖症，术前尽可能控制好高血压，充血性心衰患者很难承受手术，手术过程监测血压和心电。合并高血压和心血管疾病要请心血管科医生给予相应的处理。

3）肾功能的控制：警惕氮质血症（血肌酐<1.5mg/dl为肾功能代偿期,血肌酐1.5～2.5mg/dl为氮质血症期）,高钾血症和低钠血症常发生在有轻到中度肾衰竭的患者,晚期肾衰竭患者很难承受手术,肾透析患者手术安排在透析当日,最晚第二天。手术后继续监测血肌酐和尿素氮。已作肾透析的患者手术时间的安排应征求肾内科的意见。

4）糖尿病患者玻璃体术后的全身意外：①肾毒性抗生素（如喹诺酮类抗生素）致合并肾功能不全者发生肾衰竭;②手术时间长,紧张性刺激可使血糖进一步升高,术后发生酮中毒;③眼压高（硅油性、气体膨胀性和瞳孔阻滞性）引起呕吐,可致糖尿病患者全身电解质紊乱,发生酸中毒。

（2）眼部情况：糖尿病患者术前要了解术前视力下降的时间、视力丧失的时间、有无视物变形等情况,这有益于判断术后视力。术前要进行详细的眼部检查,包括视力、眼压、房角、晶状体、虹膜、玻璃体和视网膜。视功能差,玻璃体积血相对少,如视力仅存光感,光投射不完全者,警惕合并视网膜中央动脉栓塞,患者术后常常得不到视力改善。虹膜和房角的检查中要注意有无新生血管。玻璃体混浊或晶状体混浊者,要做超声波检查[174]:观察纤维血管膜的部位,延伸到周边部的血管膜可以加做巩膜环扎。屈光间质混浊者也可用视网膜电图判断视功能。视网膜荧光素眼底血管造影可以了解视网膜新生血管范围。

4. 手术操作的基本原则

（1）增殖期糖尿病性视网膜病变玻璃体切除的手术目的是要清除混浊的玻璃体,切断玻璃体内前后方向牵拉视网膜的纤维索条,分割并尽可能剥除视网膜前的纤维血管膜,合并孔源性视网膜脱离时,凝固裂孔,使视网膜复位。

（2）混合视网膜脱离或术中发生视网膜裂孔,为减少器械对视网膜的牵拉,可使用双手剥膜技术,一手用眼内镊子抓住机化膜的边缘,另一手用剪刀压住视网膜并进行分离,操作在吊顶灯的照明下进行。助手摆动光源照亮操作的部位。

（3）联合巩膜外加压术的适应证为：术中周边部医源性裂孔,混合性视网膜脱离的裂孔和视网膜切开部。

（4）玻璃体切除术采用扁平部三通道切口,玻璃体灌注液内加50%葡萄糖3～4ml,可减少术中或术后晶状体混浊。灌注液内加肾上腺素0.5ml,以保持瞳孔开大。

（5）晶状体切除术适应证应尽可能缩小,白内障合并严重视网膜脱离时可行扁平部晶状体超声粉碎或晶状体切除术。白内障合并玻璃体积血可行晶状体超声乳化（phacoemulsification）、人工晶状体植入联合玻璃体切除术。

（6）没有视网膜裂孔不需要进行填充,有视网膜裂孔要填充膨胀气体或硅油,推荐使用膨胀气体,可以减少术后高眼压的发生和减轻术后视功能的损伤（表9-5-5）。膨胀气体推注时先行完全性气液交换,然后用非膨胀浓度气体与眼内空气交换。

表9-5-5 膨胀气体的选择

| 种类 | 分子量 | 膨胀倍数 | 半衰期（天） | 持续天数 | 非膨胀浓度（%） |
|---|---|---|---|---|---|
| 空气 | 29 | 0 | 0 | 5～7 | |
| $SF_6$ | 146 | 1.9～2.0 | 2～4 | 10～14 | 18 |
| $C_2F_6$ | 138 | 3.3 | 6 | 30～35 | 16 |
| $C_3F_8$ | 188 | 4 | 10 | 55～65 | 14 |

（7）微创玻璃体手术：玻璃体手术设备和器械逐年改善,现在的高速玻璃体切除机的切除速度已达7500次/分,切除玻璃体模式分为高效（切除玻璃体腔中央时使用）和安全模式（切除周边玻璃体使用）;玻璃体切除头和光导纤维从传统的20G缩小为23G、25G和27G,眼内的镊子、剪子也相

应地缩小;巩膜穿刺模式从刀子改变为套管针,并进一步在套管针上增加了阀门。所有这些改进不仅稳定了眼压,而且降低了医源性裂孔的发生,大大增加了手术的安全性,进入了微创玻璃体手术时代,值得在糖尿病玻璃体手术中推广。

5. 基本手术步骤

(1) 灌注头的植入

1) 20G 灌注头的植入:使用 20G 的灌注头可以不打开结膜囊用套管针进入,也可以打开结膜囊,分别在颞下、颞上和鼻上距角膜 3.5～4.0mm 的巩膜部作巩膜切口,用巩膜穿刺刀穿通到玻璃体腔。灌注切口一般放在颞下,连接液体的灌注头植入前,先在巩膜上作预置缝合固定线,可以内八字或外八字缝合,缝合线留活结,在术毕拔出灌注后再结扎。

2) 套管针植入:套管针的植入是经过结膜直接进入玻璃体腔,为了减少术后伤口的漏水,进针时可以先在巩膜内平行进针 1～2mm,然后向着眼球中心的方向进针直至穿通巩膜全层,玻璃体腔用的切除头、光纤和激光都从套管内进出(图 9-5-28)。结膜口和巩膜口应当错位,在穿刺针做套管针切口时,可先用平镊将结膜拉向任意一侧,再用另一只手测量距离作切口。

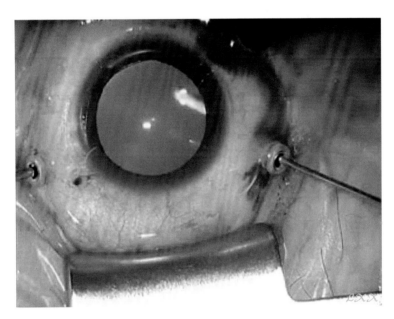

图 9-5-28　玻璃体手术器械通过套管针进出眼内外

(2) 灌注液的液流:控制流(flow)控制是维持眼内压的关键参数,体现了灌注液压力和眼内排除液之间的平衡。目前大部分玻璃体切除设备均有眼内压的设置,液流与眼内压呈正比,与负压成反比,眼内压一般设置在 20mmHg,不同设备数据不同,术者往往需要自己判断液流是否合适。眼压低时眼球会变软,前房积血,瞳孔变小等,眼压高时出现视盘上的血管搏动、角膜上皮水肿,眼内窥视变差。

(3) 清除玻璃体腔的混浊:切割头进入玻璃体腔后先置于晶状体后,清除前玻璃体腔的混浊,然后逐渐向周边部扩大。先切除周边玻璃体(图 9-5-29),离断玻璃体对眼后部新生血管膜的牵引,可以减少术中的新出血。合并视网膜脱离时建议使用较高的切割频率,可用 7500～4000 次/分。靠近基底部时切割负压要降低,以避免形成视网膜裂孔。周边部玻璃体切除可在 50$^\triangle$ 棱镜接触镜下,若暴露不满意时还可用周边部顶压的方法(图 9-5-30),或使用 130° 全视野镜(图 9-5-31)。

(4) 进入视网膜前腔:增殖期糖尿病性视网膜病变的玻璃体大多存在不同程度的不完全的玻璃体后脱离。进入视网膜前腔要从玻璃体和视网膜原已分开或脱离开的部位。部位的判断可通过间接眼底检查镜或超声波,寻找玻璃体活动度大的部位,也可在切除前部玻璃体时留意。玻璃体难以切除的部位或活动度差的部位,往往存在玻璃体视网膜之间的粘连,不要选择这一部位进入视网

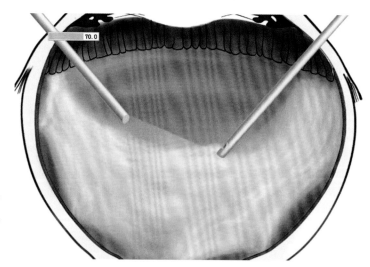

**图 9-5-29** 先切除晶状体后的玻璃体,然后逐渐向周边扩大

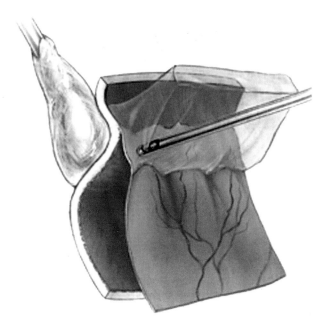

**图 9-5-30** 顶压式周边玻璃体切除

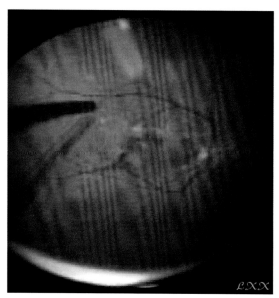

**图 9-5-31** 使用 130°全视野镜可获得广角像

膜前,否则易形成视网膜医源性裂孔。在玻璃体活动度大的部位玻璃体皮层已和视网膜分开,先切出一玻璃体孔,通过孔可看到下面的视网膜(图9-5-32)。将切割头置于玻璃体下方,沿视网膜表面360°环形切除玻璃体,可松解玻璃体对后部纤维血管膜的牵引,减少术中新的出血(图9-5-33)。

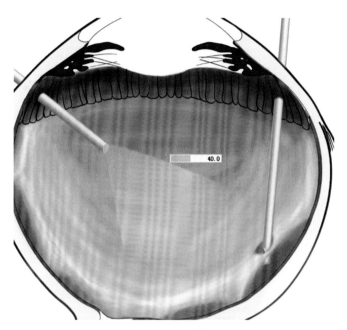

图 9-5-32　先切出一玻璃体孔,通过孔可看到下面的视网膜

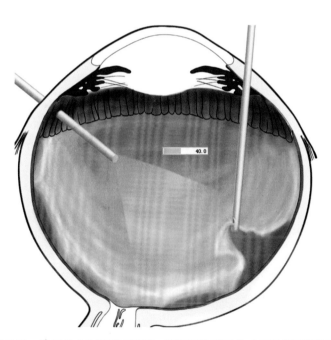

图 9-5-33　沿周边 360°切除玻璃体,离断周边玻璃体对后部视网膜的牵引

　　有些患眼术前已存在完全的玻璃体后脱离,手术很容易切净玻璃体。有些患眼玻璃体未发生脱离,此时要小心切除玻璃体,接近玻璃体皮层时用带软硅胶头的笛针管吸视网膜表面的玻璃体(图9-5-34)。切忌使用硬笛针管或刀,以免造成视网膜裂孔。玻璃体视网膜粘连在纤维血管增殖部和视网膜血管的主干部粘连紧密,难于分离。而视盘部粘连较松,容易分开。纤维血管膜与视网膜分开后,将玻璃体切割头伸到玻璃体下腔逐渐分离清除残余的玻璃体,或者将切割头面向视网膜,一边切割,一边向玻璃体腔中心牵引,以造成玻璃体和视网膜的继续分离。

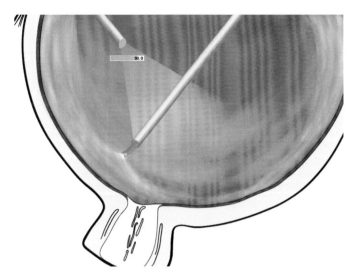

图 9-5-34　用带软硅胶头的笛针管吸视网膜表面的玻璃体

（5）清除后极部切线方向牵引（膜分离技术）：进一步的手术是分离眼后部的玻璃体、纤维血管膜和视网膜前膜。当视网膜和玻璃体之间有空间，并且多个视网膜玻璃体粘连部位之间的"桥"有较大空隙时，可使用切割头进行膜分割（图 9-5-35）。如果纤维血管膜与视网膜粘连较紧，可使用眼内剥膜钩（图 9-5-36），眼内镊或眼内剪（图 9-5-37）。眼内钩伸到膜与视网膜之间，可将膜挑起，与视网膜完全分开。眼内剪可切断粘连的纤维血管膜之间的"桥"，粘连部的膜被游离切断成几个小岛状（membrane segmentation）留在视网膜上（图 9-5-38）。有些术者在纤维血管膜与视网膜之间注入透明质酸钠等粘弹剂进行分离。

（6）En bloc 玻璃体切除术、膜分割和膜清除术：En bloc 玻璃体切除术和膜分割术是一种传统的治疗糖尿病性视网膜病变的方法。大多数进行玻璃体切除术的糖尿病患者玻璃体内都存在前后向的牵引。玻璃体从周边部视网膜牵引到眼后部视网膜玻璃体或纤维血管膜粘连处。

En bloc 技术是先从巩膜切口处到眼后部分离玻璃体视网膜处产生一个隧道（图 9-5-39），用眼内剪替代切割头进入视网膜前腔。剪断并游离纤维血管膜与视网膜的粘连（图 9-5-40），玻璃体前后方向的牵引力协助把玻璃体与视网膜分开（图 9-5-41）。一旦玻璃体和视网膜的连接全部被剪断，撤出眼内剪，伸进切除头，全部切除与视网膜分开的玻璃体和纤维血管膜（图 9-5-42）。En bloc 技术不仅能够较完整切除玻璃体和增殖血管膜，而且出血少。但这种先分离纤维血管膜后切除玻

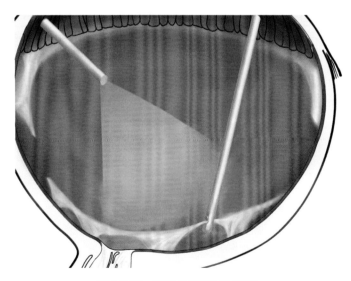

图 9-5-35　玻切头断膜（膜分割）

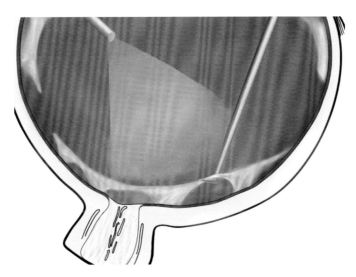

图 9-5-36　眼内剥膜钩协助分离膜

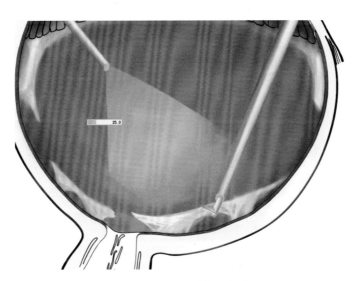

图 9-5-37　眼内剪协助断膜

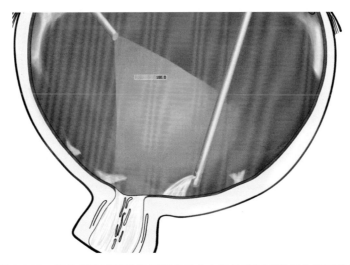

图 9-5-38　粘连部的膜被游离切断成几个小岛状(膜分割)留在视网膜上

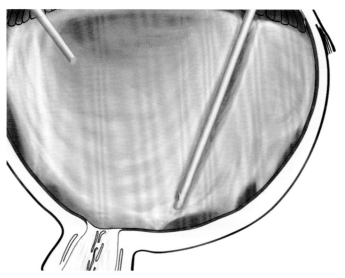

**图 9-5-39 En bloc 技术**:从巩膜切口处到眼后部切除玻璃体产生一个隧道,直达纤维血管膜

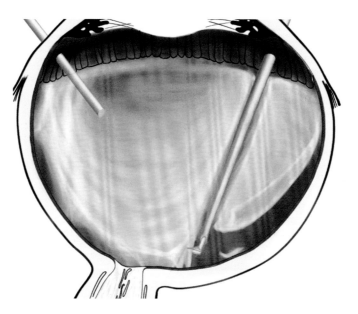

**图 9-5-40 En Bloc 技术**:用眼内剪剪断纤维血管膜与视网膜的粘连

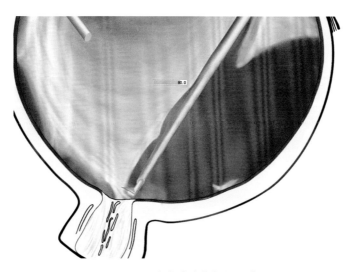

**图 9-5-41 分离玻璃体与视网膜**

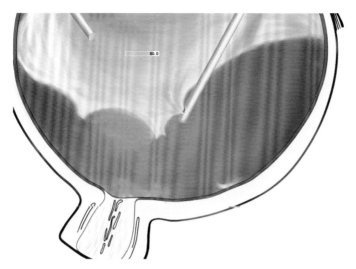

图 9-5-42　En bloc 技术:全部切除与视网膜分开的玻璃体和纤维血管膜

璃体的方法有时可引起巩膜切口附近的锯齿缘离断。出血较多看不到纤维血管膜或玻璃体视网膜的粘连靠周边时很难采用这一技术。

糖尿病性视网膜病变合并纤维血管膜,无论是否存在牵引性视网膜脱离,离断或分割牵引膜是关键,如果有可能就彻底清除牵引膜。一旦牵引膜彻底清除,术中不填充气体和硅油,术后视网膜能够自然复位。

(7) 清除视网膜前积血:如果玻璃体皮层清除彻底,出血可以停止。当视网膜表面有积血,或玻璃体腔内有陈旧积血时,将带软硅胶管的笛针管放在玻璃体腔内,混浊的玻璃体液逐渐变得清亮。对视网膜表面的积血,可挤压笛针管上的硅胶管,积血被冲散到玻璃体腔,再经笛针管排出眼外,注意勿将不带软头的笛针管靠近视网膜(图 9-5-43),以免造成裂孔。

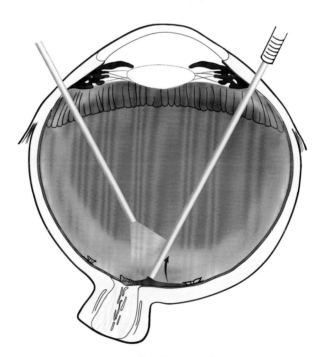

图 9-5-43　视网膜前出血使用笛针吸出眼外

(8) 全视网膜光凝和冷凝:全视网膜光凝(panretinal photocoagulation)用于术前未行光凝、视网膜有新生血管而光凝量不足者,或虹膜和房角有新生血管者。当切完玻璃体,屈光间质变得清晰后,可用眼内激光导丝或用间接检眼镜激光进行光凝。光斑大小可由激光导丝或间接检眼镜到视网膜的距离调整。氩绿激光、二极管红激光、YAG倍频激光、氪激光都可使用。

冷凝和激光的作用相同,但主要用于虹膜和房角存在新生血管时,因术后炎性反应较大,仅用于激光不易达到的视网膜周边部位。冷凝和光凝还可用于封闭视网膜裂孔。

(9)处理视网膜裂孔:一旦视网膜出现裂孔,要彻底清除视网膜前的膜性物,如果剥膜困难可在吊顶灯光下行双手剥膜,即一手用内眼镊一手用内眼剪(图9-5-44)。然后裂孔缘行电凝标记,再行气液交换和内放液(图9-5-45),在气下光凝封孔,或者填充氟化碳液("重水")(图9-5-46),将气体换回液体,在氟化碳液下封闭裂孔,后者视觉效果优于前者。裂孔封闭后换回气体,气液交换要完全,然后行膨胀气体填充或硅油填充。膨胀气体可以选择非膨胀浓度,如12%～15%的 $C_3F_8$,16%～18%的 $C_2F_6$,或18%～20%的 $SF_6$。

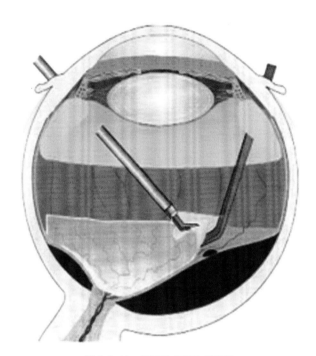

**图9-5-44 吊顶灯下双手剥膜**

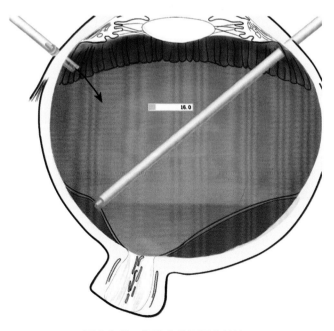

**图9-5-45 气液交换下行内放液**

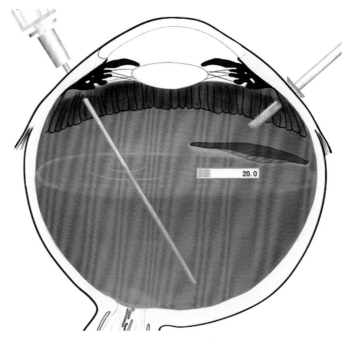

图 9-5-46　眼内注入氟化碳液体

（10）玻璃体术中困难及对策

1）瞳孔缩小：糖尿病患者的瞳孔在术中容易缩小，常由于虹膜手术创伤或眼内压低所致。出现瞳孔变小，立即升高灌注液以增高眼内压。术中注意巩膜切口不宜过大，否则难以维持眼内压。

2）术中出血：术中出血可发生在玻璃体切割牵引视网膜的新生血管时，也可发生在剥离纤维血管膜时，还可发生在手术操作导致视网膜裂孔出现时。出血常发生在有高血压或凝血机制有问题的患者，特别要注意检查长期服用阿司匹林（aspirin）患者的血黏度，因为部分服用阿司匹林的患者术中出血较多，建议糖尿病患者玻璃体手术前在征得内科医生同意时停用 1 周。术中出血一般都可以控制，不必终止手术。术中血压高可以全身用神经镇痛药（见第八章），仍不能控制时再加用降血压药物。玻璃体视网膜出血多时，升高灌注液提高眼内压，用笛针管置换眼内液。发现出血点行水下电凝。还可注入过氟化碳液（perfluorocarbon liquids，"重水"）压迫止血，待出血止住后用笛针吸出"重水"。

3）角膜水肿：糖尿病患者角膜上皮的基底膜异常，上皮附着力差是糖尿病患者角膜水肿形成的基础[175,176]。眼内压高时角膜上皮易水肿，眼内压低时角膜内皮水肿，出现 descemet 膜皱褶。无论角膜上皮还是内皮水肿，都会影响眼底影像的清晰度。出现角膜上皮水肿，可适当降低眼灌注液的高度并刮除角膜上皮；出现角膜内皮水肿，可适当升高眼灌注液或缩小巩膜切口。

4）医源性裂孔：糖尿病玻璃体切除术中发生视网膜裂孔是较难避免的术中并发症。玻璃体基底部的玻璃体与视网膜粘连紧密，在这一部位靠近视网膜切割玻璃体，容易在巩膜切口附近（图 9-5-47）和赤道部的视网膜形成裂孔。使用较高的负压切除与视网膜粘连较紧的玻璃体机化条索，也可导致粘连部视网膜发生裂孔（图 9-5-48）。在萎缩的视网膜部剥离视网膜前膜可能撕出视网膜裂孔。一旦发生视网膜裂孔，要彻底清除裂孔周围的视网膜前膜，必要时采用双手剥膜技术，清除牵引膜后用激光或冷凝封闭裂孔。存在视网膜下液时，应在气液交换后封孔，或在"重水"压迫下封孔，然后填充膨胀气体或硅油。为避免遗漏锯齿缘部裂孔，在关闭巩膜切口前，要进行眼底检查。单纯锯齿缘部裂孔，行冷凝封孔联合膨胀气体填充效果较好。

5）晶状体混浊：可由眼内器械碰撞损伤所致，也可由于眼灌注液冲击晶状体后囊造成。部分患者血糖较高，而灌注液内的葡萄糖低，导致晶状体在手术过程中逐渐变混。晶状体混浊后，如果后囊无损伤可以从角巩膜缘行晶状体超声乳化术（phacoemulsification），不进行眼内气体或硅油填

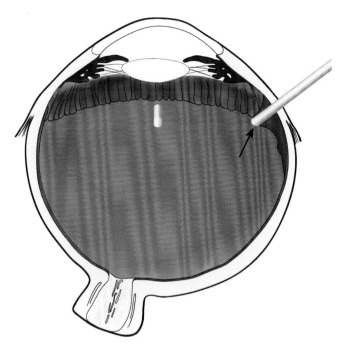

**图 9-5-47** 玻璃体切割头往返进出多次后,可以牵引睫状体附近的视网膜,导致周边部视网膜脱离或锯齿缘离断

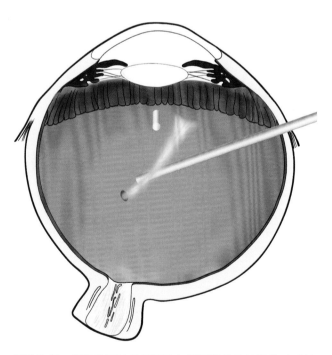

**图 9-5-48** 使用较高的负压切除与视网膜粘连较紧的玻璃体机化条索,也可导致粘连部视网膜发生裂孔

充时,可同时植入人工晶状体;如果后囊损伤,视损伤程度决定行超声乳化术或扁平部超声粉碎术(fragmentation),行超声乳化术的优点便于同时进行人工晶状体植入,行超声粉碎术的优点是不损伤角膜内皮,不影响眼底注视。后囊损伤后要同时进行全视网膜光凝或周边视网膜冷凝,否则术后新生血管性青光眼发生率高。

6)术毕低眼压:微创手术常常发生的问题,一般由于伤口未闭合,或者开睑器取出时挤压了眼球,发生后应缝线关闭伤口,眼内补充液体直至眼压正常。

6. 术后处理和并发症处理

（1）术后检查：手术后第二天的检查包括眼压、角膜上皮的完整、有无角膜后沉积物,前房深度和浮游物,晶状体透明度,玻璃体清晰度和视网膜复位情况。眼内填充膨胀气体和硅油者术后眼压会有不同程度升高。联合巩膜扣带术后前房变浅要考虑涡状静脉受压引起眼前段缺血。手术后检查在术后第一周内每天一次,以后每周一次,直到眼部不再需用任何药物。

（2）术后用药：全身用药的类型和剂量因人而异,术后血糖变化不大时,全身用药同术前。因手术引起的眼痛可加用氟比洛芬钠,出现恶心或呕吐时,要注意检查眼压、血糖和酮体,因为眼压高和酮体出现时都可引起恶心或呕吐。要根据具体原因给予相应处理。局部用药包括散瞳、糖皮质激素、广谱抗生素和非甾体抗炎药。散瞳剂最好使用短效药以活动瞳孔。糖尿病患者最好不使用全身皮质激素,以避免影响血糖。

（3）早期术后并发症

1）眼内压升高：玻璃体切除术后眼内压升高的原因较多,要针对不同原因给予相应处理。眼压 30mmHg 以下而无症状患者可不作降眼压处理。眼压>30mmHg,或者眼压虽然轻微升高,但出现头痛、眼胀症状时,可口服乙酰唑胺,局部点 0.5% 噻吗洛尔眼水。眼压>40mmHg 时,要考虑手术治疗。因填充膨胀气体或硅油引起眼压高,可考虑放出少量气体或硅油。前房渗出物多引起的眼压高,可前房内注入 tPA（阿替普酶,组织型纤溶酶原激活剂）联合降眼压药和糖皮质激素[177-179]。联合巩膜扣带术后出现房角关闭和高眼压,是由于脉络膜脱离,虹膜向前移位造成,调整环扎带的位置,去除压迫涡状静脉的外加压物可使前房恢复,眼压正常。

2）玻璃体积血：糖尿病性视网膜病变的玻璃体切除术后出血发生率较高[169,180-183],特别是 1 型患者、大面积视网膜新生血管的 2 型患者以及虹膜房角存在新生血管的患者。术中行足量眼内激光可降低术后出血[184,185]。硅油填充可阻止视网膜出血弥散到玻璃体腔[186]。膨胀气体填充不能降低术后出血[181]。有报告手术前后口服或静脉点滴氨基己酸可减少早期术后出血[187]。

术后出血大部分在 2 个月内自行吸收,除非出现眼内压升高或孔源性视网膜脱离,一般不做手术处理[188,189]。再次手术可灌洗玻璃体腔,检查眼底,有视网膜血管被牵引时,剪断牵引物,存在视网膜新生血管时,行光凝或冷凝。

3）葡萄膜反应：单纯玻璃体切除联合或不联合眼内激光很少出现葡萄膜反应,联合晶状体切除或注入膨胀气体、硅油常出现角膜后沉积物、房水内浮游细胞等葡萄膜反应,严重时形成纤维素性渗出物。手术结束前玻璃体腔内灌洗 5-FU[190] 或地塞米松[191] 不能改善葡萄膜反应。肝素能降低纤维素反应,但增加出血[192]。轻微的葡萄膜反应可局部使用激素,如果纤维素性渗出物覆盖瞳孔区影响眼内窥视,可前房注入 3g tPA[193]。

4）角膜上皮缺损：糖尿病患者的角膜上皮在手术中损伤后,上皮和基底膜之间的粘合力异常,导致愈合延迟。可用双眼包扎、患眼加压包扎的办法限制眼球运动,促进角膜上皮的愈合。

5）晶状体混浊：术后晶状体逐渐混浊可由术中晶状体损伤所致,或手术灌注液未增加葡萄糖导致玻璃体腔液体渗透压降低,液体进入晶状体造成,也可由于填充气体后未俯卧位,使气体直接刺激晶状体,形成羽毛状混浊。后者几天后可消退。晶状体囊膜损伤,液体进入皮层,晶状体肿胀,皮质碎片进入房水可引起继发青光眼,此时应进行白内障摘除术。

6）视网膜脱离：术后产生视网膜脱离的视网膜裂孔常在手术过程中形成。玻璃体切割头和光导纤维进出部的锯齿缘常发生离断,玻璃体切割头直接咬伤视网膜,切除或拨除机化膜时可能间接撕伤视网膜,也可能术中未发现原已存在的视网膜裂孔。术后视网膜脱离可导致眼球萎缩。避免视网膜脱离的发生,关键手术中要仔细检查眼底,发现并处理好视网膜裂孔。术后屈光间质清晰时,视网膜脱离容易发现。合并玻璃体积血或混浊时,要进行超声波监测和随诊。视网膜脱离诊断确立后应尽早手术。

7）眼内炎:眼内炎很少发生,但容易发生在糖尿病患眼。临床症状和处理见有关章节。

（4）远期术后并发症

1）角膜变性:大范围角膜内皮损害可导致视网膜全层水肿,大泡状角膜变性和新生血管形成,可由膨胀气体损伤,硅油可致角膜带状变性。如果视网膜在位、视网膜病变稳定,可考虑角膜移植。

2）虹膜新生血管形成和新生血管性青光眼:玻璃体切除术后几周虹膜新生血管形成的发生率达18%～33%,继之产生的新生血管性青光眼可达4%～17%[194,195]。常发生在无晶状体眼、人工晶状体眼[196]、孔源性视网膜脱离和大面积视网膜缺血时。推测完整的晶状体后囊和悬韧带在眼前后段之间形成保护性屏障,使虹膜和房角免受眼内液中刺激新生血管形成的因子影响[197,198]。术前、术中和术后短时间内的全视网膜光凝和及时的视网膜复位手术可阻止虹膜新生血管形成或使已出现的新生血管消退。当不能进行激光光凝时,可用周边视网膜冷凝术。当药物和凝固疗法均不能控制眼压、患者尚存有用视力时,可进行抗青光眼滤过手术。常规的滤过手术由于新生血管再增殖、炎性反应等很难成功,联合氟尿嘧啶(5-Fu)、丝裂霉素可一定程度减轻瘢痕反应,增加手术效果。进入绝对期青光眼合并眼压高症状时,可行睫状体冷凝术。

3）白内障:玻璃体切除手术后白内障会逐渐形成,部分晶状体为后囊下混浊,但大部分术后白内障呈核性混浊[199-202]。当视力障碍明显时,可行囊外或超声乳化术联合人工晶状体植入术。糖尿病患者白内障的手术时机要保守,晶状体尽可能成熟些。术中要避免后囊损伤,皮质要清理干净,以减少后发障的形成。无论是手术所致的后囊损伤还是YAG激光所致的后囊损伤都存在着虹膜新生血管形成的危险。玻璃体切除术后白内障摘除时要避免术中眼球塌陷,可缝一巩膜上支撑环,或作一玻璃体灌注管[203]。

4）前部玻璃体新生血管增殖:常见于青年男性1型糖尿病患眼,发生在玻璃体切除术后的晶状体眼或人工晶状体眼。新生血管沿周边部视网膜向邻近的睫状体上皮、晶状体后囊蔓延到后部虹膜。患眼可出现葡萄膜炎症、低眼压进而眼球萎缩,或反复的玻璃体积血。术前、术中或术后短期内大范围的全视网膜光凝可阻止它的发生。再次手术清除前部纤维血管膜并行光凝或冷凝也许能控制病变的进展。

**（二）糖尿病黄斑水肿的玻璃体手术**

1. 手术目的　糖尿病黄斑水肿的眼内药物治疗取得了很好的疗效,有一部分药物治疗无效或者OCT显示视网膜表面反射增强可疑玻璃体皮层增厚,或者有确切的前膜存在时,应该考虑清除前膜或粘连过紧的玻璃体皮层。玻璃体切除步骤和增殖期玻璃体切除术相同。

2. 手术效果评价　DRCR组织的50个单位的前瞻性队列研究,入组标准除玻璃体黄斑牵引外,也包括无牵引的黄斑水肿,术中61%剥除前膜,54%剥除内界膜,40%进行了PRP,64%术毕给予玻璃体腔激素。6个月时43%黄斑厚度下降到250μm以下,视力≥10个字母占38%。也有13%～31%患者术后视力下降。由于手术具有一定的风险,玻璃体切除术一般不作首选治疗方法,但黄斑前膜和玻璃体黄斑牵引导致的黄斑水肿应考虑玻璃体切除术[204],无牵引的持续不吸收的黄斑水肿也可以考虑玻璃体切除术,只是要考虑存在视力下降的风险。

3. 黄斑前膜清除步骤

（1）染色:曲安奈德染色可以帮助显示黄斑前膜和黄斑表层的残留玻璃体,有利于玻璃体的完全清除。0.05%吲哚青绿染色和亮蓝染色可以显示内界膜,有利于内界膜的清除。

（2）前膜/内界膜剥离:用黄斑镊抓起内界膜,围绕中心凹圆形或椭圆形撕除内界膜(图9-5-49)。

糖尿病性视网膜病变的玻璃体手术治疗在过去的二十年里取得了巨大的进步,术后视力的改善获得明显提高,由于手术操作较多,术中和术后并发症较多,术后丧失光感的眼球达9%～23%[205,206]。因而增殖性糖尿病性视网膜病变的玻璃体手术要根据术者的经验慎重选择手术适应证。

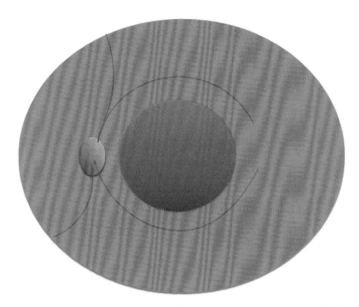

图 9-5-49　内界膜剥除的示意图,蓝色区示意亮蓝染色后内界膜剥除范围

（黎晓新）

# 参 考 文 献

1. Burkitt DP. Some diseases characteristic of modern Western civilization. Br Med J,1973,1(5848):274-278.

2. Himsworth HP,Marshall EM. The diet of diabetics prior to the onset of disease. Clin Sci 1935;2:95-115.

3. West KM. Diabetes in American Indians and other native populations of the New World. Diabetes,1974;23(10): 841-855.

4. WILKERSON HL,KRALL LP. Diabetes in a New England town;report of four year progress study of the Oxford,Mass., Diabetes survey of 1946-1947. J Am Med Assoc,1953,152(14):1322-1328.

5. Remein QR. A current estimate of the prevalence of diabetes mellitus in the United States. Ann N Y Acad Sci,1959,82: 229-235.

6. IDiabetes Survey Working Party,British Medical Journal,1962,1,1497.

7. Nelson RG,Everhart JE,Knowler WC,et al. Incidence,prevalence and risk factors for non-insulin-dependent diabetes mellitus. Prim Care,1988,15(2):227-250.

8. West KM. Epidemiologic evidence linking nutritional factors to the prevalence and manifestations of diabetes. Acta Diabetol Lat 1972;9(suppl):405-428.

9. International Diabetes Federation. IDF diabetes atlas (6th edn.) 2013. http://www. idf. org/diabetesatlas (accessed Jan 30,2014).

10. Chen L,Magliano DJ,Zimmet PZ. The worldwide epidemiology of type 2 diabetes mellitus—present and future perspectives. Nat Rev Endocrinol,2011,8(4):228-236.

11. Yang W,Lu J,Weng J,et al. Prevalence of diabetes among men and women in China. N Engl J Med,2010,362(12): 1090-1101.

12. Klein R,Klein BE,Moss SE,et al. The Wisconsin Epidemiologic Study of Diabetic Retinopathy. Ⅲ. Prevalence and risk of diabetic retinopathy when age at diagnosis is 30 or more years. Arch Ophthalmol,1984,102(4):527-532.

13. Klein R,Klein BE,Moss SE,et al. The Beaver Dam Eye Study:retinopathy in adults with newly discovered and previously diagnosed diabetes mellitus. Ophthalmology,1992,99(1):58-62.

14. Mitchell P,SmithW,Wang JJ,et al. Prevalence of diabetic retinopathy in an older community. The Blue Mountains Eye Study. Ophthalmology,1998,105(3):406-411.

15. Turner AW,Xie J,Arnold AL,et al. Eye health service access and utilization in the National Indigenous Eye Health

Survey. Clin Experiment Ophthalmol,2011,39(7):598-603.

16. Younis N,Broadbent DM,Vora JP,et al. Incidence of sight-threatening retinopathy in patients with type 2 diabetes in the Liverpool Diabetic Eye Study:a cohort study. Lancet,2003,361(9353):195-200.

17. Xie J,Arnold AL,Keeffe J,et al. Prevalence of self-reported diabetes and diabetic retinopathy in indigenous Australians:the National Indigenous Eye Health Survey. Clin Experiment Ophthalmol,2011,39(6):487-493.

18. Zhang X,Saaddine JB,Chou CF,et al. Prevalence of diabetic retinopathy in the United States,2005-2008. JAMA,2010,304(6):649-656.

19. Kempen JH,O'Colmain BJ,Leske MC,et al. The prevalence of diabetic retinopathy among adults in the United States. Arch Ophthalmol,2004,122(4):552-563.

20. Wong TY,Cheung N. Prevalence and risk factors for diabetic retinopathy:The Singapore Malay Eye Study. Ophthalmology,2008,115(11):1869-1875.

21. Wong TY,Klein R,Islam FM,et al. Diabetic retinopathy in a multi-ethnic cohort in the United States. Am J Ophthalmol,2006,141(3):446-455.

22. Rema M,Premkumar S,Anitha B,et al. Prevalence of diabetic retinopathy in urban India:The Chennai Urban Rural Epidemiology Study (CURES) Eye Study,I. Invest Ophthalmol Vis Sci,2005,46(7):2328-2333.

23. Jee D,Lee WK,Kang S. Prevalence and risk factors for diabetic retinopathy:the Korea National Health and Nutrition Examination Survey 2008-2011. Invest Ophthalmol Vis Sci,2013,54(10):6827-6833.

24. Liu L,Wu X,Liu L,et al. Prevalence of Diabetic Retinopathy in Mainland China:A Meta-Analysis. PLoS ONE,2012,7(9):e45264.

25. Wang N,Xu X,Zou H,et al. The status of diabetic retinopathy and diabetic macular edema in patients with type 2 diabetes:a survey from Beixinjing District of Shanghai city in China. Ophthalmologica,2008,222(1):32-36.

26. 刘青霞,梁沛枫,胥来军等. 宁夏地区糖尿病视网膜病变的流行病学研究. 国际眼科杂志,2012,35(8):37-39.

27. Xu J,Wei WB,Yuan SY et al. Prevalence and risk factors for diabetic retinopathy:The Beijing Communities Diabetes Study 6. RETINA,2012 ;32(2):322-329.

28. 李炳震,刘玉玲,韩亮等.北京市顺义区40岁及以上人群糖尿病视网膜病变的流行病学调查.中华实验眼科杂志,2011,(29)8:747-752.

29. 谢田华,朱靖,傅东红等.无锡市滨湖区50岁及以上人群糖尿病视网膜病变患病情况调查.中华眼底病杂志.2013,29(5):495-498.

30. Song H,Liu L,Sum R,et al. Incidence of diabetic retinopathy in a Hong Kong Chinese population. Clin Exp Optom,2011,94(6):563-567.

31. Wang FH,Liang YB,Peng XY,et al. Risk factors for diabetic retinopathy in a rural Chinese population with type 2 diabetes:the Handan Eye Study. Acta Ophthalmol,2011 Jun;89(4):e336-343.

32. 王红波,孙凤仙,张勤等.山西省长治东部农村地区糖尿病视网膜病变的流行病学调查.中华眼底病杂志,2010,26(2):109-112.

33. 舒湘汶,王玉,范传峰等.山东省农村人群糖尿病视网膜病变的流行病学调查.中华眼底病杂志,2010,26(2):113-115.

34. Yau JW,Rogers SL,Kawasaki R,et al. Global prevalence and major risk factors of diabetic retinopathy. Diabetes Care,2012,35(3):556-564.

35. Frank RN. Diabetic retinopathy. N Engl J Med,2004,350(1):48-58.

36. HellstrmM,GerhardtH,KalenM,et al. Lack of pericytes leads to endothelial hyperplasia and abnormal vascular morphogenesis. J Cell Bio,2001,153(3):543-553.

37. HirschiK K,D'Amore PA. Pericytes in the microvasculature. Cardiovasc Res,1996,32(4):687-698.

38. Dagher Z,Park YS,Asnaghi V,et al. Studies of rat and human retina predicta role for the polyol pathway in human diabetic retinopathy. Diabetes,2004,53(9):2404-2411.

39. Asnaghi V,Gerhardinger C,Hoehn T,et al. A role for the polyol pathway in the early neuroretinal apoptosis and glial changes induced by diabetes in the rat. Diabetes,2003,52(2):506-511.

40. Behzadian MA, Wang XL, Windsor LJ, et al. TGF-β increases retinal endothelial cell permeability by increasing MMP-possible role of glial cells in endothelial barrier function. Invest Ophthalmol Vis Sci, 2001, 42(3): 853-859.

41. Hong KH, Ryu J, Han KH. Monocyte chemo attractantprotein-1 induced angiogenesisis mediated by vascular endothelial growth factor-A. Blood, 2005, 105(4): 1405-1407.

42. Ha WJ, Yan H. The role of inflammation in diabetic retinopathy. Int J Ophthalmol, 2005, 5(4): 745-749.

43. Zhang SX, Wang JJ, Gao G, et al. Pigment epithelium-derivedfactor(PEDF) is an endogenous anti-inflammatory factor. FASEBJ, 2006, 20(2): 323-325.

44. Ishida S, Usui T, Yamashiro K, et al. VEGF164 is proinflammatory in thed iabetic retina. Invest Ophthalmol Vis Sci, 2003, 44(5): 2155-2162.

45. Makowski GS, Ramsby ML. Binding of latent matrix metalloproteinase fibrin: activation via plasmin-dependent pathway. Inflammation, 1998, 22(3): 287-305.

46. Starita C, Patel M, Katz B, et al. Vascular endothelial growth factor and the potential therapeutic use of pegaptanib (macugen) in diabetic retinopathy. Dev Ophthalmol, 2007, 39: 122-248.

47. Navaratna D, Menicucci G, Maestas J, et al. Apeptide inhibitor of the uPA/uPAR system inhibits alteration of the blood-retinal barrier in diabetes. FASEB J, 2008, 22(9): 3310-3317.

48. Behzadian MA, Windsor LJ, Ghaly N, et al. VEGF-induced paracellular permeability in cultured endothelial cells involves urokinase and its receptor. FASEB J, 2003, 17(6): 752-754.

49. Barber AJ, Antonetti DA, Gardner TW. Altered expression of retinal occluding and glial fibrillary acidic protein in experimental diabetes. The Penn State Retina Reserch Group. Invest Ophthalmol Vis Sci, 2000, 41(11): 3561-3568.

50. Feng Y, Venema VJ, Venema RC. VEGF-induced permeability increase is mediated by caveolae. Invest Ophthalmol Vis Sci, 1999, 42(1): 157-167.

51. Mandriota SJ, Seghezzi G, Vassalli JD, et al. Vascular endothelial growth factor increases urokinase receptor expression in vascular endothelial cells. J Biol Chem, 1995, 270(17): 9709-9716.

52. De Gooyer TE, Stevenson KA, Humphries P, et al. Retinopathy is reduced during experimental diabetes in a mouse model of outer retinal degeneration. Invest Ophthalmol Vis Sci, 2006, 47(12): 5561-5568.

53. Du XL, Edelstein D, Rossetti L, et al. Hyperglycemia induced mitochondrial superoxide over production activates the hexosamine pathway and induces plasminogen activator inhibitor-1 expression by increasing Sp1 glycosylation. Proc Natl Acad Sci USA, 2000, 97(22): 12222-12226.

54. 中华医学会眼底病学组《中国糖尿病性视网膜病变临床指南》，中华眼科杂志，2014 第 12 期。

55. Wilkinson CP, Ferris FL 3rd, Klein RE, et al. Proposed international clinical diabetic retinopathy and diabetic macular edema disease severity scales. Ophthalmology, 2003, 110(9): 1677-1682.

56. Patz A, Smith RE. The ETDRS and Diabetes 2000. Ophtahlmology, 1991, 98(5 Suppl): 739-740.

57. Wilkinson CP, Ferris FL 3rd, Klein RE, et al. Proposed international clinical diabetic retinopathy and diabetic macular edema disease severity scales. Ophthalmology, 2003, 110(9): 1677-1682.

58. Hayreh SS, Zahoruk RM. Anterior ischemic optic neuropathy. VI. In juvenile diabetics. Ophthalmologica, 1981; 182(1): 13-28.

59. Barr CC, Glaser JS, Blankenship G. Acute disc swelling in juvenile diabetes. Clinical profile and nature history of 12 cases. Arch Ophthalmol, 1980, 98(12): 2185-2192.

60. Regillo CD, Brown GC, Savino PJ, et al. Diabetiv papillopathy. Patient characteristics and fundus finding. Arch Ophthalmol, 1995; 113(7): 889-895.

61. Cullen J F, Por Y M. Ischaemic optic neuropathy: the singapore scene. Singapore Med J, 2007, 48(4): 281-286.

62. Hayreh SS, Zimmerman B. Visual field abnormalities in nonarteritic anterior ischemic optic neuropathy their pattern and prevalence at initial examination. Arch Ophthalmol, 2005, 123(11): 1554-1562.

63. Hayreh SS. Posterior ischaemic optic neuropathy: clinical features, pathogenesis, and management. Eye(Lond), 2004, 18(11): 1188-1206.

64. Kannel W B, and McGee DL. Diabetes and glucose tolerance as risk factors for cardiovascular disease: the Framingham

study. Diabetes Care,1979,2(2):120-126.

65. Turner R C,Millns H,Neil HA,et al. Risk factors for coronary artery disease in non-insulin dependent diabetes mellitus:United Kingdom Prospective Diabetes Study (UKPDS:23). BMJ,1998,316(134):823-823.

66. Gerstein H C,Miller ME,Byington RP,et al. Effects of intensive glucose lowering in type 2 diabetes. N Engl J Med,2008,358(24):2545-2559.

67. Patel A,MacMahon S,Chalmers J,et al. Intensive blood glucose control and vascular outcomes in patients with type 2 diabetes. N Engl J Med,2008,358(24):2560-2572.

68. Costa J,Borges M,David C,et al. Efficacy of lipid lowering drug treatment for diabetic and non-diabetic patients:meta-analysis of randomised controlled trials. BMJ,2006,332(7550):1115-1124.

69. Colwell JA,Lopes-Virella M,Halushka PV. Pathogenesis of Atherosclerosis in Diabetes Mellitus,Diabetes Care,1981,4(1):121-133

70. Cheng Y,Qu J,Li X,et al. Anterior Segment Neovascularization in Diabetic Retinopathy:A Masquerade. Plos One,2015,10(6):e0123627.

71. 周钢,肖敏. 颈动脉粥样硬化对视网膜中央动脉血流动力学的影响. 中国实用眼科杂志,2004,22(11):862-867.

72. Leibowitz HM,Krueger DE,Maunder LR,et al. The Framingham Eye Study monograph:An ophthalmological and epidemiological study of cataract,glaucoma,diabetic retinopathy,macular degeneration,and visual acuity in a general population of 2631 adults,1973-1975. Survophthalmol,1980,24(Suppl):335-610.

73. Ederer F,Hiller R,Taylor HR. Senile lens changes and diabetes in two population studies. Am J Ophthalmol,1981,91(3):381-395.

74. Rowe NG,Mitchell PG,Cumming RG,et al. Diabetes,fasting blood glucose and age-related cataract:the Blue Mountains Eye Study. Ophthalmic Epidemiolo,2000,7(2):103-114.

75. Klein BE,Klein R,Moss SE. Incidence of cataract surgery in the Wisconsin Epidemiologic Study of Diabetic Retinopathy. Am J Ophthalmol,1995,119(3):295-300.

76. Blodi BA,Paluska SA. Cataract after vitrectomy in young patients. Ophthalmology,1997,104(7):1092-1095.

77. Fong CS,Mitchell P,Rochtchina E,et al. Visual outcomes 12 months after phacoemulsification cataract surgery in patients with diabetes. Acta ophthalmol,2012,90(2):173-178.

78. Dowler JG,Hykin PG,Lightman SL,et al. Visual acuity following extracapsular cataract extraction in diabetes:a meta-analysis. Eye (London),1995,9 (Pt 3):313-317.

79. Dowler JG,Hykin PG,Hamilton AM. Phacoemulsification versus extracapsular cataract extraction in patients with diabetes. Ophthalmology,2000,107(3):457-462.

80. Ionides A,Dowler JG,Hykin PG,et al. Posterior capsule opacification following diabetic extracapsular cataract extraction. Eye (London),1994,8 (Pt 5):535-537.

81. Ebihara Y,Kato S,Oshika T,et al. Posterior capsule opacification after cataract surgery in patients with diabetes mellitus. J cataract and refract surg,2006,32(7):1184-1187.

82. Hayashi K,Hayashi H,Nakao F,et al. Posterior capsule opacification aftercataract surgery in patients with diabetes mellitus. Am J ophthalmol,2002,134(1):10-16.

83. Roh JH,Sohn HJ,Lee DY,et al. Comparison of posterior capsular opacification between a combined procedure and a sequential procedure of pars plana vitrectomy and cataract surgery. Ophthalmologica,2010,224(1):42-46.

84. Cornut PL,Thuret G,Creuzot-Garcher C,et al. Relationship between baseline clinical data and microbiologic spectrum in 100 patients with acute postcataract endophthalmitis. Retina,2012,32(3):549-557.

85. Doft BH,Wisniewski SR,Kelsey SF,et al. Diabetes and postoperative endophthalmitis in the endophthalmitis vitrectomy study. Arch ophthalmol,2001,119(5):650-656.

86. Greenberg PB,Tseng VL,Wu WC,et al. Prevalence and predictors of ocular complications associated with cataract surgery in United States veterans. Ophthalmology,2011,118(3):507-514.

87. Mittra RA,Borrillo JL,Dev S,et al. Retinopathy progression and visual outcomes after phacoemulsification in patients with diabetes mellitus. Arch Ophthalmol,2000,118(7):912-917.

88. Chew EY, Benson WE, Remaley NA, et al. Results after lens extraction in patients with diabetic retinopathy:early treatment diabetic retinopathy study report number 25. Arch Ophthalmol,1999,117(12):1600-1606.

89. Pollack A, Leiba H, Bukelman A, et al. Cystoid macular oedema following cataract extraction in patients with diabetes. Br J Ophthalmol,1992,76(4):221-224.

90. Elman MJ, Bressler NM, Qin H, et al. Expanded 2-year follow-up of ranibizumab plus prompt or deferred laser or triamcinolone plus prompt laser for diabetic macular edema. Ophthalmology,2011,118(4):609-614.

91. Ciftci S, Sakalar YB, Unlu K, et al. Intravitreal bevacizumab combined with panretinal photocoagulation in the treatment of open angle neovascular glaucoma. Eur J Ophthalmol,2009,19(6):1028-1033.

92. Sugimoto Y, Mochizuki H, Okumichi H, et al. Effect of intravitreal bevacizumab on iris vessels in neovascular glaucoma patients. Graefes Arch Clin Exp Ophthalmol,2010,248(11):1601-1609.

93. Falavarjani KG, Modarres M, Nazari H. Therapeutic effect of bevacizumab injected into the silicone oil in eyes with neovascular glaucoma after vitrectomy for advanced diabetic retinopathy. Eye (London),2010,24(4):717-719.

94. Beutel J, Peters S, Luke M, et al. Bevacizumab as adjuvant for neovascular glaucoma. Acta Ophthalmol,2010,88(1):103-109.

95. Lupinacci AP, Calzada JI, Rafieetery M, et al. Clinical outcomes of patients with anterior segment neovascularization treated with or without intraocular bevacizumab. Adv Ther,2009,26(2):208-216.

96. Brodell LP, Olk RJ, Arribas NP, et al. Neovascular glaucoma:a retrospective analysis of treatment with peripheral panretinal cryotherapy. Ophthalmic surgery,1987,18(3):200-206.

97. Pauleikhoff D, Engineer B, Wessing A. Cryocoagulation in therapy of proliferative diabetic retinopathy. Klin Monbl Augenheilk,1997,210(3):147-152.

98. Early vitrectomy for severe vitreous hemorrhage in diabetic retinopathy. Two-year results of a randomized trial. Diabetic Retinopathy Vitrectomy Study report 2. The Diabetic Retinopathy Vitrectomy Study Research Group . Arch Ophthalmol, 1985,103(11):1644-1652.

99. Early vitrectomy for severe proliferative diabetic retinopathy in eyes with useful vision. Results of a randomized trial—Diabetic Retinopathy Vitrectomy Study Report 3. The Diabetic Retinopathy Vitrectomy Study Research Group. Ophthalmology,1988,95(10):1307-1320.

100. Early vitrectomy for severe proliferative diabetic retinopathy in eyes with useful vision. Clinical application of results of a randomized trial—Diabetic Retinopathy Vitrectomy Study Report 4. The Diabetic Retinopathy Vitrectomy Study Research Group. Ophthalmology,1988,95(10):1321-1334.

101. Early vitrectomy for severe vitreous hemorrhage in diabetic retinopathy. Four-year results of a randomized trial: Diabetic Retinopathy Vitrectomy Study Report 5. Arch Ophthalmol,1990,108(7):958-964.

102. Klein R, Klein BE, Moss SE, et al. The Wisconsin Epidemiologic Study of Diabetic Retinopathy. II. Prevalence and risk of diabetic retinopathy when age at diagnosis is less than 30 years. Arch Ophthalmol,1984,102(4):520-526.

103. The effect of intensive treatment of diabetes on the development and progression of long-term complications in insulindependent diabetes mellitus. The Diabetes Control and Complications Trial Research Group. N Engl J Med,1993,329(14):977-986.

104. Tight blood pressure control and risk of macrovascular and microvascular complications in type 2 diabetes:UKPDS 38. UK Prospective Diabetes Study Group. BMJ,1998,317(7160):708-713.

105. ACCORD Study Group, ACCORD Eye Study Group, Chew EY, et al. Effects of Medical Therapies on Retinopathy Progression in Type 2 Diabetes. N Engl J Med,2010 J,363(3):233-244.

106. Action to Control Cardiovascular Risk in Diabetes Study Group, Gerstein HC, Miller ME, et al. Effects of intensive glucose lowering in type 2 diabetes. N Engl J Med,2008,358(24):2545-2559.

107. Estacio RO, Jeffers BW, Gifford N, et al. Effect of blood pressure control on diabetic microvascular complications in patients with hypertension and type 2 diabetes. Diabetes Care,2000,23 Suppl 2:B54-B64.

108. Tight blood pressure control and risk of macrovascular and microvas-cular complications in type 2 diabetes:UKPDS 38. UK Prospective Diabetes Study Group. BMJ,1998,317(7160):703-713.

109. The ADVANCE Collaborative Group, Patel A, MacMabon S, et al. Intensive blood glucose control and vascular outcomes in patients with type 2 diabetes. N Engl J Med,2008,358(24):2560-2572.

110. Beulens JW, Patel A, Vingerling JR, et al. Effects of blood pressure lowering and intensive glucose control on the incidence and progression of retinopathy in patients with type 2 diabetes mellitus: a random-ised controlled trial. Diabetologia,2009,52(10):2027-2036.

111. Chew EY, Klein ML, Ferris FL3[rd], et al. Association of elevated serum lipid levels with retinal hard exudate in diabetic retinopathy: Early Treatment Diabetic Retinopathy Study (ETDRS) report 22. Arch Ophthalmol, 1996, 114(9): 1079-1084.

112. Miljanovic B, Glynn RJ, Nathan DM, et al. A Prospective Study of Serum Lipids and Risk of Diabetic Macular Edema in Type 1 Diabetes. Diabetes,2004,53(11):2883-2892.

113. Sunness JS. The pregnant woman's eye. Surv Ophthalmol,1988,32(4):219-238.

114. In Kimura, SJ, and Caygill WM, Becker B: Diabetic and glaucoma. Vascular complications of diabetic mellitus. St. Louis: Mosby,1967.

115. Robert N. Frank: Etiologic Mechanisms in Diabetic Retinopathy. In RETINA, 3rd ed. St. Louis: Mosby,2001.

116. 李立新,杨沁. 糖尿病视网膜病变与全身因素的相关分析. 中华眼科杂志,1992,(4):228-230.

117. Grauslund J, Green A, Sjølie AK. Cataract surgery in a population-based cohort of patients with type 1 diabetes: long-term incidence and risk factors. Acta Ophthalmol,2011,89(1):25-29.

118. Klein BE, Klein R, Moss SE. Incidence of cataract surgery in the Wisconsin Epidemiologic Study of Diabetic Retinopathy. Am J Ophthalmol,1995,119(3):295-300.

119. Raman R, Pal SS, Adams JS, et al. Prevalence and risk factors for cataract in diabetes: Sankara Nethralaya Diabetic Retinopathy Epidemiology and Molecular Genetics Study, report no. 17. Invest Ophthalmol Vis Sci,2010,51(12): 6253-6261.

120. 尹红,姜燕荣,黎晓新等. 白内障手术对糖尿病视网膜病变进展的影响. 中华眼底病杂志,1996,(4):254-255.

121. 李明武,黎晓新,姜燕荣等. 晶状体手术对增生型糖尿病视网膜兵变患者玻璃体切割术后虹膜新生血管形成的影响. 中华实验眼科杂志,2000,18(1):60-62.

122. Greenberg PB, Tseng VL, Wu WC, et al. Prevalence and predictors of ocular complications associated with cataract surgery in United States veterans. Ophthalmology,2011 Mar;118(3):507-514.

123. Doft BH, Wisniewski SR, Kelsey SF, et al. Diabetes and Postoperative Endophthalmitis in the Endophthalmitis Vitrectomy Study. Arch Ophthalmol,2001,119(5):650-656.

124. Barry P, Seal DV, Gettinby G, et al. ESCRS Endophthalmitis Study Group. ESCRS study of prophylaxis of postoperative endophthalmitis after cataract surgery: Preliminary report of principal results from a European multicenter study. J Cataract Refract Surg,2006,32(3):407-410.

125. Pollack A, Leiba H, Bukelman A, et al. Cystoid macular oedema following cataract extraction in patients with diabetes. Br J Ophthalmol,1992,76(4):221-224.

126. Meyer-Schwickerath G, Schott K. diabetic retinopathy and light coagulation. Klin Monbl Augenheilkd,1968,153(2): 173-179.

127. Meyer-Schwickerath G. Treatment of Eales' disease and diabetic retinopathy with photocoagulation. West J Surg Obstet Gynecol,1964,72:76-81.

128. Meyer-Schwickerath G. Treatment of Eales' disease and diabetic retinopathy with photocoagulation. Trans Ophthalmol Soc U K,1964,84:67-76.

129. Gerke E, Bornfeld N, Meyer-Schwickerath G. Importance of the localization of the photocoagulation focus in the therapy of proliferative diabetic retinopathy. Fortschr Ophthalmol,1985,82(1):109-111.

130. Meyer-Schwickerath G, Gerke E. Bjerrum lecture. Treatment of diabetic retinopathy with photocoagulation. Results of photocoagulation therapy of proliferative retinopathy in childhood-onset and maturity-onset diabetes and an approach to the dosage in photocoagulation. Acta Ophthalmol (Copenh),1983,61(5):756-768.

131. Meyer-Schwickerath G. Historical perspective of photocoagulation (in retinal vascular diseases). Doc Ophthalmol,

1977,44(1):77-79.

132. Meyer-Schwickerath G,Wessing A,Reichert J,et al. Experiences with light coagulation in diabetic retinopathy. Mod Probl Ophthalmol,1972,10:594-595.

133. Meyer-Schwickerath GR. Treatment of diabetic retinopathy with photocoagulation:fluorescein studies. Trans Aust Coll Ophthalmol,1969,1:127-136.

134. Meyer-Schwickerath GR,Schott K. Diabetic retinopathy and photocoagulation. Bibl Ophthalmol,1969,79:492-439.

135. Photocoagulation for diabetic macular edema:Early Treatment Diabetic Study report number 1. Early Treatment Diabetic Retinopathy Study Research Group. Arch Ophthalmol,1985,103(12):1796-1806.

136. Treament Techniques and clinical guidelines for photocoagulation of diabetic macular edema. Early Treatment Diabetic Study report number 2. Early Treatment Diabetic Retinopathy Study Research Group. Ophthalmology,1987,94(7):761-774.

137. Techniques for scatter and local photocoagulation treatment of diabetic retinopathy:Early Treatment Diabetic Retinopathy Study Report no. 3. The Early Treatment Diabetic Retinopathy Study Research Group. Int Ophthalmol Clin,1987,27(4):254-264.

138. Photocoagulation for diabetic macular edema:Early Treatment Diabetic Retinopathy Study Report no. 4. Early Treatment Diabetic Retinopathy Study Research Group. Int Ophthalmol Clin,1987,27(4):265-272.

139. Early Treatment Diabetic Retinopathy Study design and baseline patient characteristics:ETDRS report number 7. Ophthalmology,1991;98(5 suppl):741-756.

140. Early Photocoagulation for Diabetic Retinopathy. ETDRS report number 9. Early Treatment Diabetic Retinopathy Study Research Group. Ophthalmology,1991,98(5 suppl):766-785.

141. Effects of aspirin treatment on diabetic retinopathy:ETDRS report number 8. Early Treatment Diabetic Retinopathy Study Research Group. Ophthalmology,1991,98(5 suppl):757-765.

142. Grading diabetic retinopathy from stereoscopic color fundus photographs-an extension of the modified Airlie House classification:ETDRS report number 10. Early Treatment Diabetic Retinopathy Study Research Group. Ophthalmology,1991,98(5 suppl):786-806.

143. Fundus photographic risk factors for progression of diabetic retinopathy:ETDRS report number 12 . Early Treatment Diabetic Retinopathy Study Research Group. Ophthalmology,1991,98(5 suppl):823-833.

144. Writing Committee for the Diabetic Retinopathy Clinical Research Network,Fong DS,Strauber SF,et al. Comparison of Modified Early Treatment Diabetic Retinopathy Study and Mild Macular Grid Laser Photocoagulation Strategies for Diabetic Macular Edema. Arch Ophthalmol,2007,125(4):469-480.

145. Li XX,Lapp ER,Foerster MH,et al. Electroretinographische Befund bei Retinopathia diabetica proliferans nach Argon Laserkoagulation der mittleren und aesseren Netzhautperipherie. Forschr Ophthalmol,1986,83(4):459-461.

146. 钱彤,黎晓新,姜燕荣等. 糖尿病视网膜病变激光术后视野的改变. 中国实用眼科杂志,2000,18(6):358-360.

147. Qaum T,Xu Q,Joussen AM,et al. VEGF-initiated blood-retinal barrier breakdown in early diabetes. Invest Ophthalmol Vis Sci,2001,42(10):2408-2413.

148. Aiello LP,Avery RL,Arrigg PG,et al. Vascular endothelial growth factor in ocular fluid of patients with diabetic retinopathy and other retinal disorders. N Engl J Med,1994,331(22):1480-1487.

149. Funatsu H,Yamashita H,Ikeda T,et al. Angiotensin II and endothelial growth factor in the vitreous fluid of patients with diabetic macular edema and other retinal disorders. Am J Ophthal,2002,133(4):537-543.

150. Funatsu H,Yamashita H,Sakata K et al. Vitreous level of vascular endothelial growth factor and intracellular adhesion molecule 1 are related to diabetic macular edema. Ophthalmology,2005,112(5):806-816.

151. Noma H,Mimura T,Yasuda K,et al. Role of Inflammation in Diabetic Macular Edema. Ophthalmologica. ,2014,232(3):127-135.

152. Tolentino MJ,Miller JW,Gragoudas ES,et al. Intravitreal injections of vascular endothelial growth factor produce retinal ischemia and microangiopathy in and adult primate. Ophthalmology,1996,103(11):1820-1828.

153. Aiello LP,Northrup JM,Keyt BA,et al. Hypoxic regulation of vascular endothelial growth factor in retinal cells. Arch

Ophthalmol,1995,113(12):1538-1544.

154. Schmidt-Erfurth U,Lang GE,Holz FG,et al. Three-year outcomes of individualized ranibizumab treatment in patients with diabetic macular edema:the RESTORE extension study. Ophthalmology,2014,121(5):1045-1053.

155. Ishibashi T,Li X,Koh A,et al. The REVEAL Study:Ranibizumab Monotherapy or Combined with Laser versus Laser Monotherapy in Asian Patients with Diabetic Macular Edema. Ophthalmology,2015,122(7):1402-1415.

156. Hashmonay R,Parikh S. Re:Korobelnik et al. Intravitreal Aflibercept for Diabetic Macular Edema. Ophthalmology, 2015,122(6):e37-38.

157. Diabetic Retinopathy Clinical Research Network,Scott IU,Edwards AR,et al. A Phase II Randomized Clinical Trial of Intravitreal Bevacizumab for Diabetic Macular Edema . Ophthalmology,2007,114(10):1860-1867.

158. The Diabetic Retinopathy Clinical Research Network,Wells JA,Glassman AR,et al. Aflibercept,Bevacizumab or Ranibizumab for Diabetic Macular Edema. N Engl J Med,2015,372(13):1193-1203.

159. Gillies MC,Lim LL,Campain A,et al. A randomized clinical trial of intravitreal bevacizumab versus intravitreal dexamethasone for diabetic macular edema:the BEVORDEX study. Ophthalmology,2014,121(12):2473-2481.

160. Lee K,Chung H,Park Y,et al. Efficacy of intravitreal anti-vascular endothelial growth factor or steroid injection in diabetic macular edema according to fluid turbidity in optical coherence tomography. Korean J Ophthalmol,2014,28 (4):298-305.

161. Ziemssen F,Agostini H. Re:Boyer et al.:Three-Year Randomized Sham-Controlled Trial of Dexamethasone Intravitreal Implant in Patients with Diabetic Macular Edema. Ophthalmology,2015,122(3):e20-21.

162. Diabetic Retinopathy Clinical Research Network. A randomized trial comparing intravitreal triamcinolone acetonide and focal/grid photocoagulation for diabetic macular edema. Ophthalmology,2008,115(9):1447-1449.

163. Soheilian M,Garfami KH,Ramezani A,et al. Two-year results of a randomized trial of intravitreal bevacizumab alone or combined with triamcinolone versus laser in diabetic macular edema. Retina,2012,32(2):314-321.

164. Two-year course of visual acuity in severe proliferative diabetic retinopathy with conventional management,Diabetic Retinopathy Vitrectomy Study (DRVS) report #1. Ophthalmology,1985,92(4):502.

165. Early vitrectomy for severe vitreous hemorrhage in diabetic retinopathy. two-year results of a randomized trial. Diabetic Retinopathy Vitrectomy Study report 2. The Diabetic Retinopathy Vitrectomy Study Research Group. Arch Ophthalmol, 1985,103(11):1644-1652.

166. Early vitrectomy for severe proliferative diabetic retinopathy in eyes with useful vision. results of a randomized trial, Diabetic Retinopathy Vitrectomy Study report 3. The Diabetic Retinopathy Vitrectomy Study Research Group. Ophthalmology,1988,95(10):1307-1320.

167. Diabetic Retinopathy Vitrectomy Study Research Group:Early vitrectomy for severe proliferative diabetic retinopathy in eyes with useful vision:clinical applications of results of a randomized trial—Diabetic Retinopathy Vitrectomy Study report 4. Ophthalmology,1988,95(10):1321.

168. Early vitrectomy for severe vitreous hemorrhage in diabetic retinopathy. four-year results of a randomized trial,Diabetic Retinopathy Vitrectomy Study report 5. Arch Ophthalmology,1990,108(7):958-964.

169. 黎晓新,姜燕荣,吕永顺等.增殖性糖尿病视网膜病变玻璃体切割手术后的视力及影响因素.中华眼科杂志, 1995,11(4):216-218.

170. Davis MD. Vitreous contraction in proliferative diabetic retinopathy. Arch Ophthalmol,1965,74(6):741-751.

171. Benson WE,Brown GC,Tasman W,et al. Extracapsular cataract extraction,posterior chamber lens insersion,and pars plana vitrectomy in one operation. Ophthalmology,1990,97(7):918-921.

172. Blankenship GW,Flynn HW jr,Kokame GT. Posterior chamber intraocular lens insertion during pars plana lensectomy and vitrectomy for complications of proliferative diabetic retinopathy. Am J Ophthalmol,1989,108(1):1-15.

173. Koenig SB,Mieler WF,Han DP,et al. Combined phacoemulsification,pars plana vitrectomy,and posterior chamber intraocular lens insertion. Arch Ophthalmol,1992,110(8):1101-1104.

174. 李立新,超声波(书籍)

175. Folks GN,Thoft RA,Perry HD,et al. Factors related to corneal epithelial complications after closed vitrectomy in dia-

betics，Arch Ophthalmol，1979，976（ ）：1076-1078.

176. Brightbill FS，Myers FL，Bresnick GH. Postvitrectomy keratopathy. Am J Ophthalmol，1978，85（5 pt 1）：651-655.

177. Jaffe GJ，Lewis H，Han DP，et al. Treatment of postvitrectomy fibrin pupillary block with tissue plasminogen activator. Am J Ophthalmol，1989，1082（ ）：170-175.

178. Jaffe JG，Abrams GW，williams GA，et al. tissue plasminogen activator for postvitrectomy fibrin formation. Ophthalmology，1990，97（2）：184-189.

179. 赵培泉，王文吉. 组织型纤溶酶原激活剂对玻璃体切除术后眼内纤维蛋白渗出的治疗. 中华眼科杂志，1995，（4）：255-258.

180. Blankenship GW. Management of vitreous cavity hemorrhage following pars plana vitrectomy for diabetic retinopathy. Ophthalmology，1986，931（ ）：39-44.

181. Ioondeph BC，Blankenship GW. Hemostatic effects of air versus fluid in diabetic vitrectomy. Ophthalmology，1989，96（12）：1701-1706.

182. Novac MA，Rice Ta，Michels RG，et al：. Vitreous hemorrhage after vitrectomy for diabetic retinopathy，. Ophthalmology，1984，91（12）：1485-1489.

183. Tolentino FL，Cajita VN，Gancayto T，et al. Vitreous hemorrhage after closed vitrectomy for proliferative diabetic retinopathy. Ophthalmology，1989，96（10）：1495-1500.

184. Fleischman JA，Swarz M，Dixon JA. Argon laser endophotocoagulation. an intraoperative trans-pars plana technique. Arch Ophthalmol，1981，99（9）：1610-1612.

185. Liggett PE，Lean JS，Barlow WE，et al. Intraoperative argon endophotocoagulation for recurrent vitreous hemorrhage after vitrectomy for diabetic retinopathy，. Am J Ophthalmol，1987，103（2）：146-149.

186. 黎晓新，姜燕荣. 复杂性视网膜脱离的玻璃体切除术联合 SF6 或硅油填充手术复位率的比较. 中华眼科杂志，1995，（4）：250-254.

187. de Bustros S，Glaser BM，Michels RG，et al：Effect of E-aminocaproic acid on postvitrectomy hemorrhage，Arch Ophthalmol，1985，103：219.

188. Rice TA，Michels RG. Long-term anatomic and functional results of vitrectomy for diabetic retinopathy. Am J Ophthalmol，1980，90（3）：297-303.

189. Schachat AP，Oyakawa RT，Michels RG，et al. Complications of vitreous surgery for diabetic retinopathy. II. Postoperative complications. Ophthalmology，1983，90（5）：522-530.

190. Blankenship GW. Evaluation of a single intravitreal injection of 5-fluorouracil in vitrectomy cases. Graeves Arch Clin Exp Ophthalmol，1989，227（6）：565-568.

191. Blankenship GW. Evaluation of a single intravitreal injection of dexamethasone phosphate in vitrectomy surgery for diabetic retinopathy complications. Graeves Arch Clin Exp Ophthalmol，1991，229（ ）1：62-65.

192. Johnsen RN，Blankenship G. A prospective，randomized，clinical trial of heparin therapy for postoperative intraocular fibrin. Ophthalmology，1988，95（3）：312-317.

193. Williams DF，Bennett SR，Abrams GW，et al. Low-dose intraocular tissue plasminogen activator for treatment of postvitrectomy fibrin formation. Am J Ophthalmol，1990，109（5）：606-607.

194. Aaberg TM，Abrams GW. changing indications and techniques for vitrectomy in management of complications of diabetic retinopathy. Ophthalmology，1987，94（7）：775-779.

195. Oldendoerp J，Spitznas M. Factors influencing the results of vitreous surgery in diabetic retinopathy：I. Iris rubeosis and/or neovascularization at the fundus. Graefes Arch Clin Exp Ophthalmol，1989，227（1）：1-8.

196. Michels RG. Vitreoretinal and anterior segment surgery through the pars plana. Part I. Ann Ophthalmol，1976，8（11）：1353-1381.

197. Glaser BM，Campochiaro PA，Davis JL，et al. Retinal pigment epithelial cells release inhibitors of neovascularization. Ophthalmology，1987，94（7）：780-784.

198. Stephansson E，Landers MB 3rd，Wolbarsht ML. Oxygenation and vasodilation in relation to diabetic and other proliferative retinopathies. Ophthalmol Surg，1983，14（3）：209-226.

199. Blankenship GW. the lens influence on diabetic vitrectomy results. Report of a prospective randomized study. Arch Ophthalmol,1980,98(12):2196-2198.

200. Blankenship GW,Machemer R. Long term diabetic vitrectomy results. Report of a 10 year follow-up. Ophthalmology, 1985,92(4):503-506.

201. Hutton WL,Pesicka GA,Fuller DG. Cataract extraction in the diabetic eye after vitrectomy. Am J Ophthalmol,1987, 104(1):1-4.

202. Smiddy WE, Stark WJ, Michels RG, et al. Cataract extraction after vitrectomy. Ophthalmology, 1987, 94 (5): 483-487.

203. 鲍永珍:玻璃体切除术后白内障摘除

204. Haller JA, Qin H, Apte RS, et al. Vitrectomy outcomes in eyes with diabetic macular edema and vitreomacular traction. Ophthalmology,2010,117(6):1087-1093.

205. Thompson JT,de Bustros S,Michels RG et al. Results and prognostic factors in vitrectomy for diabetic traction-rhegmatogenous retinal detachment. Arch Ophthalmol,1987,1054(1):503-507.

206. Thompson JT,de Bustros S,Michels RG,et al. Results of vitrectomy for proliferative diabetic retinopathy. Ophthalmology,1986,93(12):1571.

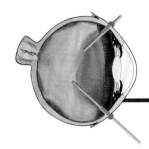

# 第十章　动脉硬化与高血压性视网膜病变

## 第一节　概　　述

有两种类型高血压:急性高血压和慢性高血压;有两种类型动脉硬化:弥漫增生性小动脉硬化和动脉粥样硬化[1]。它们的发病机理不同,临床表现不同,预后不同。

### 一、两种类型高血压引起的视网膜病变

#### (一) 急性高血压视网膜病变定义
急性血压升高引起的视网膜和脉络膜血管改变。

1. 主要特征

(1) 视网膜动脉痉挛;

(2) 浅层视网膜出血;

(3) 棉絮斑;

(4) 浆液性视网膜脱离;

(5) 视盘水肿。

2. 相关特征

(1) 脉络膜缺血;

(2) 视网膜色素上皮改变;

(3) 视神经病变;

(4) 皮质盲;

(5) 蛋白尿、中风、肾衰竭、脑病。

#### (二) 慢性高血压视网膜病变定义
因肾素-血管紧张素-醛固酮系统平衡失调导致的高血压所引起的视网膜和脉络膜血管改变。

1. 主要特征

(1) 视网膜动脉管径扩张;

(2) 走行弯曲度增加,分支成直角;

(3) 光反射带增宽,呈铜丝样;

(4) 交叉现象明显;

(5) 上述改变进展缓慢。

2. 相关特征

(1) 分支静脉阻塞;

(2) 大动脉瘤;

(3) 前段缺血性视盘病变。

### 二、两种动脉硬化引起的视网膜病变

**（一）周身大动脉粥样硬化对视网膜循环的影响**

1. 主要特征

视网膜出血点近中周部。

2. 相关特征

（1）缺血性视盘病变；

（2）视网膜动脉阻塞；

（3）视网膜静脉阻塞。

**（二）慢性高血压形成的弥漫性增生性小动脉硬化与眼底并发症**

定义:慢性血压升高引起的视网膜血管改变。

1. 主要特征

（1）视网膜动脉狭窄、不规则；

（2）动静脉交叉压迫症（在动静脉交叉处视网膜静脉狭窄）；

（3）视网膜斑状出血；

（4）微动脉瘤；

（5）棉絮斑。

2. 相关特征

（1）视网膜静脉阻塞；

（2）视网膜新生血管；

（3）视网膜动脉血栓。

（黎晓新）

# 第二节　周身大动脉粥样硬化对视网膜循环的影响

## 一、流行病学

动脉粥样硬化常见于老年人,年轻人也可发生。与遗传、种族和地区有关,欧美国家发病率略高。动脉粥样硬化,则是脂类沉积于大动脉内膜下的斑块状损害,散在地或孤立地分布于大动脉,如主动脉,颈动脉和眼动脉。与高血压无直接关系,但高血压可以加重病情。视网膜中央动脉无此损害。

## 二、病因与发病机制

原因不详,与脂质代谢,尤其是胆固醇含量过高有关。脂肪沉积于血管内膜下,使内膜增厚并隆起,形成粥样斑块,导致管腔变窄甚至阻塞。当病变发展时,向外可侵犯肌层和弹力层,向内破坏内膜,使其破裂形成溃疡,血液中的血小板、纤维蛋白及血细胞可滞留于溃疡处,形成血栓,阻塞血管;从大动脉壁上脱落的粥样斑块可流向远端小动脉,致其阻塞,如视网膜中央动脉阻塞。眼底虽然见不到动脉粥样硬化,但大动脉的这种病变却对视网膜血循环造成很大影响[2,3]。主要有两方面:

第一,大动脉粥样硬化不断增长,造成管腔狭窄,血液流速及流量下降,如发生在颈内动脉的粥

样斑块可降低眼动脉的供血,使视网膜中央动脉的灌注压减低(图10-2-1),引起视网膜血管慢性供血不足的一系列改变,也会降低睫状后短动脉和睫状后长动脉的供血,导致脉络膜、虹膜或睫状体缺血。

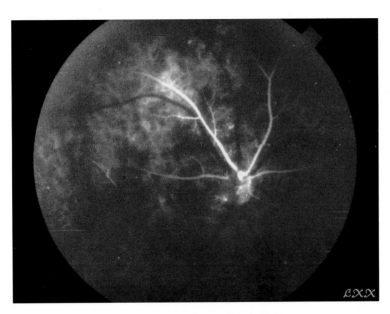

图10-2-1  FFA 30秒视网膜动脉充盈不全

第二,粥样硬化斑的内膜损伤,形成粥样溃疡,溃疡面的附着物及斑块的内容物脱落,进入血流,引起中央动脉的急性栓子栓塞和急性眼动脉栓塞。栓子侵犯视神经内动脉小分支,则产生缺血性视盘病变。

值得注意的是,动脉粥样硬化在全身血管的分布,通常为不规则的斑块状,一处动脉病情很重,而他处动脉可不受影响或受影响较轻,即使大的动脉粥样硬化已很严重,眼底也可无表现。所以眼底无症状并不能排除全身其他部位动脉粥样硬化的存在。

### 三、诊断和辅助检查

#### (一) 诊断

根据年龄和眼底典型表现[4]。颈内动脉狭窄导致中央动脉供血不足时,FFA可见臂-视网膜循环时间延长,视网膜周边部血管扩张,有少量出血;发生中央动脉栓塞时视网膜出现白色梗死区;睫状后长动脉阻塞时会发生虹膜新生血管。

#### (二) 辅助检查

FFA协助判断视网膜供血不足[5],经颅多普勒超声(TCD)协助发现颈内动脉虹吸部(颅内段)血流异常,颈部多普勒超声协助发现颈内动脉斑块(图10-2-2)。

### 四、治疗

无特殊治疗,可以预防性限制高胆固醇食物的摄入。

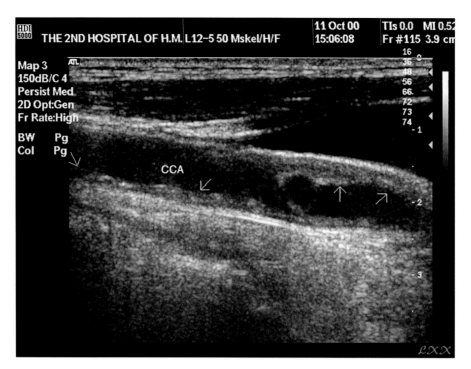

图 10-2-2　箭头显示血管内粥样斑块形成,管腔变窄

（黎晓新）

# 第三节　慢性高血压形成的弥漫性增生性小动脉硬化与眼底并发症

当收缩压超过 140mmHg(18.6kPa)和(或)舒张压超过 90mmHg(12.0kPa)时诊断为高血压病。高血压是成年人的最常见疾病之一,分为原发性和继发性两种。原发性高血压病因不详,主要表现为血压升高,约80%~90%的高血压是原发性的。继发性高血压是指因某种疾病所致的血压升高,如肾脏疾病、内分泌疾病等,妊娠也可引起血压升高,血压升高只是原发病的多个症状之一。高血压患者中,大部分为慢性病程,表现为血压的慢性而持续性升高,引起全身性小动脉硬化。

## 一、流行病学

在发达国家,高血压非常普遍,60 岁以上人群中有超过一半的人患有高血压。男性比女性更易发生高血压。高血压性的视网膜改变在其他一些视网膜血管性疾病中也能看见,如糖尿病。在没有合并其他血管性疾病的高血压患者中,高血压视网膜病变的发病率约为 15% ;8% 表现为视网膜病变,13% 表现为小动脉狭窄,2% 表现为动静脉交叉压迫征。

## 二、病因与发病机制

原发性高血压是慢性血压升高的最常见原因。继发性高血压较少见,可引起继发性高血压的全身疾病包括嗜铬细胞瘤、肾血管狭窄、原发性醛固酮增多症等。

发病机制一般认为正常或低肾素,但醛固酮增多导致钠潴留,进一步引起血容量增多,导致血压升高,多于中年后发病。长期慢性高血压引起小动脉管壁病变,血管中膜弥漫性细胞增生和肥厚,玻璃样变性,弹性纤维组织增生、肥厚,形成多个向心层,肌层被胶原纤维代替。随着病情的进展,管径逐渐变窄,晚期血管壁纤维增生、硬化,甚至阻塞。病理学上,小动脉狭窄和管壁的进行性增厚是因内膜玻璃样变、中膜肥厚及内皮增生所致。此种小动脉硬化遍布全身,称为弥漫性增生性小动脉硬化。

### 三、眼部表现

**(一) 铜丝脉**

高血压早期,眼底表现正常。当血压持续升高并固定在较高水平时,持续收缩的小动脉得不到缓解而发生动脉硬化。视网膜动脉管径扩张,走行弯曲度增加,分支成直角,光反射带增宽,成铜丝样,动静脉交叉现象明显,上述改变进展缓慢。

**(二) 动静脉交叉压迫征**

动静脉交叉处的改变;动静脉交叉改变是慢性高血压视网膜病变的标志,也是高度特征性的表现。在交叉处,小动脉和小静脉共享一个外膜。当交叉处动脉两边的静脉变得看不清甚至消失时,即为动静脉交叉征(arteriolovenous"nicking")。眼底表现有以下几个方面:

1. 静脉被隐蔽　正常人动脉管壁是透明的,能看到动脉两侧的静脉血柱,而硬化的动脉管壁透明度下降,遮盖了其下静脉的血柱,使其被隐蔽。

2. 动脉压迫静脉部的静脉变尖。

3. 静脉在交叉处远端肿胀。

4. 静脉偏向　静脉呈"S形"或"Z形"弯曲。

5. 静脉在动脉上方呈桥拱样隆起。

**(三) 动脉迂曲**

视网膜动脉硬化时,管壁增厚,而且增长,动脉可见迂曲,尤其是黄斑部小分支动脉。动脉分支处夹角由正常的锐角变为直角。静脉跨越动脉时正常为锐角,而动脉硬化时,形成钝角。

**(四) 视网膜渗出**

持续性高血压、视网膜高灌注,导致血-视网膜屏障被破坏,引起渗出性改变。表现为视盘周围视网膜浅层的线状或火焰状出血;后极部黄色硬性渗出,黄斑中心区星芒状渗出;视盘附近有棉絮斑。

**(五) 银丝脉**

提示血管的闭锁,无血细胞通过,如陈旧的分支静脉阻塞。

高血压视网膜病变患者的视功能常不受大的影响,但如果黄斑部受并发症的影响,有出血、水肿、渗出及黄斑前膜,则视功能会有不同程度的损害。

### 四、眼底常见并发症

(一) 分支静脉阻塞,以后形成"银丝脉"(图 10-3-1)

(二) 视网膜大动脉瘤(图 10-3-2)

(三) 缺血性视神经病变

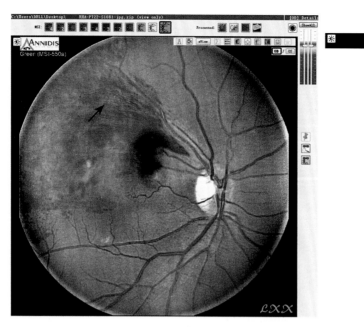

图 10-3-1　一颗上分支静脉阻塞患者,动脉压迫静脉导致静脉压增高、出血,黄色尖头显示压迫部远端的静脉充盈扩张(图片为多光谱550nm 所摄)

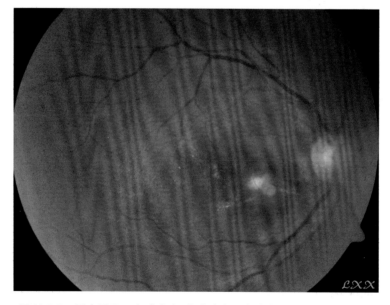

图 10-3-2　图中显示一大动脉瘤,大动脉瘤所在动脉反光强,接近铜丝脉

## 五、高血压视网膜病变分级

　　高血压患者的眼底像反映出视网膜动脉的情况,与血压的升降率直接相关。临床上,对眼底改变的认识因患者的年龄和不同高血压类型而变得复杂。尽管小动脉硬化是长期高血压导致,这些改变也存在于正常年龄的人群中。由于存在血压升高的慢性改变,同时又有动脉硬化的血管壁增厚,使得在血压升高的基础上,对眼底改变单独做出分类是困难的。

　　对于高血压视网膜病变的分级,临床上有许多标准,最常使用的是 Keith-Wagener-Barker 分类法和 Scheie 分类法。前者包含了高血压和动脉硬化的临床表现[2],后者把两个病程区分开[3,4],这些分类都不令人满意。主要的缺陷是混合了急性高血压和慢性高血压的动脉改变。慢性高血压患者可以合并动脉狭窄,也可以不合并动脉狭窄,或者动脉部分狭窄。动脉狭窄是急性高血压的改变,如果患者没有急性高血压的改变,动脉硬化看到动脉变硬,表现为反光增强(图 10-3-3),甚至呈铜丝脉(图 10-3-4)改变和交叉压迫征,但并不伴有动脉的狭窄。

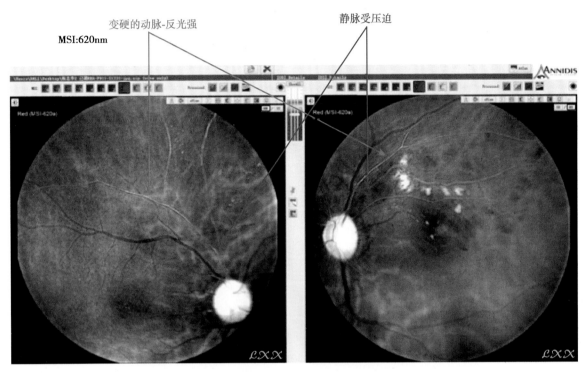

图 10-3-3　患者有高血压病史,多光谱眼底像(波长 620nm)左眼显示动脉反光强压迫静脉(箭头所示)导致静脉迂曲扩张,视网膜出血,右眼颞上分支闭锁呈银丝脉,为陈旧分支静脉阻塞

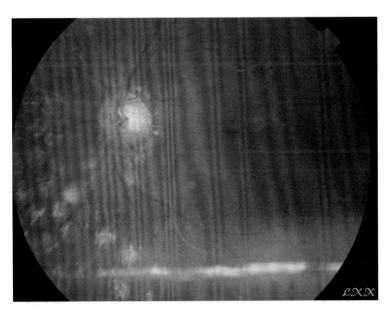

图 10-3-4　患者是 42 岁糖尿病肾病肾透析患者,因玻璃体积血合并视网膜脱离而行玻璃体手术后,眼底像显示下黄斑血管弓动脉呈铜丝状外观

下面两个经常使用的分类仅作参考:

(一) **Keith-Wagener-Barker 高血压动脉硬化分类法**

I　视网膜小动脉轻-中度的狭窄和迂曲,高血压较轻。

Ⅱ 视网膜小动脉局部和(或)普遍的中度至显著狭窄,光反射增强,有动静脉交叉改变。高血压病情加重,但心肾功能尚好。

Ⅲ 视网膜小动脉局部收缩,视网膜出血、水肿、棉絮斑。血压持续很高,心、肾功能受损。

Ⅳ 上述视网膜改变均加重,并有视盘水肿。心、肾和大脑的功能严重受损。

(二) 修正的 Scheie 分类法[12]

1. 高血压性视网膜病变分级

0 级 视网膜无改变

1 级 几乎不易发现的视网膜小动脉狭窄

2 级 明显的视网膜小动脉狭窄,伴有局部收缩

3 级 2 级改变加视网膜出血和(或)渗出

4 级 3 级改变加视盘水肿

2. 视网膜动脉硬化分级

0 级 正常

1 级 几乎不易发现的光反射改变

2 级 明显增强的光反射改变

3 级 小动脉呈铜丝状

4 级 小动脉呈银丝状

# 六、诊断和辅助检查

## (一) 诊断

慢性高血压视网膜病变是对目前或以往患有高血压病的病人出现眼底特征表现的临床诊断。眼科大夫应在办公室备有血压计,用来诊断血压升高。

## (二) 辅助检查

1. 眼底像和 FFA 可以帮助评估血流受阻所致的高血压损伤的程度。血-视网膜屏障的损伤在后极部是最重要的,特别是在视神经附近和黄斑周围的视网膜大血管。FFA 的特征包括毛细血管灌注的改变,血管弯曲,毛细血管不规则的膨胀,微动脉瘤形成,染料从膨胀的毛细血管及微动脉瘤渗漏。与局部无灌注区域相对应的是缺血区(棉絮斑)。在 FFA 上,视网膜出血呈弱荧光斑[5]。

2. 多光谱眼底像光谱在 620nm 上下时可以显示血管反光的增强和动静脉交叉压迫征。

# 七、鉴别诊断

## (一) 糖尿病视网膜病变

糖尿病患者发生视网膜病变时,FFA 见大量微血管瘤样改变,后极部散在斑点状硬性渗出,在微血管瘤周围可见硬性渗出环,动脉硬化的改变不明显。高血压所致改变为黄斑区星芒状渗出,有明显的动脉硬化改变。

## (二) 视网膜静脉阻塞

中央静脉阻塞时,视力严重下降,眼底可见大量的火焰状出血,棉絮状渗出,伴黄斑水肿。高血压视网膜病变的出血和棉絮状渗出相对较少,大多数患者视力无明显改变。

## (三) 眼缺血综合征

是由颈动脉阻塞或狭窄所致脑和眼的供血不足而产生的一系列脑和眼部症状,又称低灌注视网膜病变。眼底动脉普遍变细,视网膜出血常见,而絮状渗出不多见,FFA 显示臂-视网膜循环时间延长。晚期可产生视网膜新生血管,导致新生血管性青光眼。

### 八、治疗与预后

**（一）治疗**

1. 寻找病因,控制高血压。

2. 低盐低脂饮食。

3. 对症治疗,服用维生素 E、烟酸等。

**（二）预后**

高血压患者,当血压降至正常后,眼底的出血、水肿和棉絮样渗出可在几周内消退,硬性渗出则在几个月后消退。系统的治疗可中止视网膜病变的发展,但是小动脉狭窄和动静脉交叉征常常持久存在。如病变反复发作,最终导致视网膜退行性改变后,则不论全身病变如何,眼底不再发生以前的高血压视网膜病变。

（黎晓新）

# 第四节　急性高血压视网膜病变

急性高血压(acute hypertensive)(又称恶性或急进性高血压)很少见,但很严重,是指血压在短期内突然急剧升高至严重程度,使血管受到严重损害。急性高血压偶见于原发性高血压,大多数病例是继发性原因引起,包括肾脏疾病、内分泌疾病和妊娠等。因为它严重威胁生命,所以迅速做出诊断很重要。急性高血压视网膜病变(acute hypertensive retinopathy)是指由血压急性升高引起的视网膜和脉络膜血管改变。

## 一、流行病学

急性高血压很少见,约占高血压总数的 1% ~5%。舒张压常高达 140 ~160mmHg(18.7 ~21.3kPa)左右。多见于 40 岁以下的青壮年,也可见于任何慢性高血压过程中,血压突然急剧升高者。妊娠妇女在怀孕 20 周后,约有 5% ~10% 发生先兆子痫[6]。

## 二、病理学

主要的病理改变是肾素增高引起血管紧张素 II 释放外周,为动脉痉挛、阻力增加导致的血压升高。急进性或恶性高血压引起视网膜、脉络膜和视神经的改变。血压的急性升高引起小动脉纤维蛋白样坏死和视盘水肿。

脉络膜血管比视网膜血管更易受损伤。高血压脉络膜病变分为 3 期:急性缺血期、慢性阻塞期和慢性修复期。脉络膜的缺血改变可引起脉络膜毛细血管和视网膜色素上皮的破坏。浅层的视网膜色素上皮(RPE)细胞表现为细胞内水肿,内质网空泡形成,基底包绕皱褶消失。这些 RPE 的退行性改变相当于急性 Elshnig 斑的早期组织学改变。慢性阻塞期显示脉络膜动脉和小动脉增生改变伴纤维蛋白坏死,脉络膜毛细血管被栓子阻塞,浅层的 RPE 坏死,这些变化与视网膜内和视网膜下渗出密切相关。慢性修复期,阻塞的脉络膜动脉再管道化,此时,其上的 RPE 脱色素和变薄,有时显示反应性增强。慢性修复期脉络膜循环的重建,促使视网膜下液吸收,视网膜复位。

视网膜动脉也呈纤维蛋白样坏死,血-视网膜屏障破坏,视网膜缺血、缺氧,出现出血、水肿和棉絮斑。

视盘水肿的机理比较复杂,可能是颅内压增高或高血压脑病的表现,也可能是高血压血管收缩导致缺血,表现出来的高血压性视神经病变。总之,视盘水肿可能与缺血和机械因素有关。

### 三、眼部表现

早期,患者无自觉症状,往往在视力减退时来眼科就诊。主要症状包括头痛、复视、视物不清及闪光感[6]。尽管急进性高血压也会影响脉络膜、RPE 及视神经,但主要累及视网膜。眼底最主要的改变是视网膜水肿和视盘水肿,即高血压性视神经视网膜病变。急进性高血压的眼底改变可分为三个阶段,即高血压性视网膜病变、高血压性脉络膜病变和高血压性视神经病变。

1. 高血压性视网膜病变　常见的早期表现是局限性视网膜小动脉痉挛,以后发展为广泛的小动脉痉挛,因血-视网膜屏障受损,致血液里有形成分渗出,视网膜产生出血、水肿和渗出,变细的动脉和肿胀的静脉隐没在水肿的视网膜中。视网膜出血多位于神经纤维层,呈线状或火焰状。棉絮斑位于后极部,沿视盘周围放射状分布,当其被吸收时,变成颗粒状,有时,视网膜内脂质沉着引起黄斑部星芒状渗出。少数患者可发生渗出性视网膜脱离。晚期眼底动脉极细或因完全闭塞而呈血管白线,视网膜因缺血而导致视盘和(或)视网膜新生血管形成。

2. 高血压性脉络膜病变　当血压急剧升高时,脉络膜血管受损,早期眼底可见 PRE 平面的 Elshnig 斑,即视网膜下黄白色斑点状渗出,大小约为 3～4 个血管直径,FFA 上相当于脉络膜毛细血管低灌注区,随后这些病变呈弥漫性渗漏荧光。愈合后,病灶处 PRE 增生(图 10-4-1),周围有一圈低色素环,这时,FFA 不再渗漏荧光素,但可见周围透见荧光较少见,常见于慢性高血压患者,为赤道部沿脉络膜血管走形呈线状分布的高色素斑,位于硬化的脉络膜动脉上的视网膜色素上皮出现增殖,而该区域的脉络膜毛细血管变得细窄。

3. 高血压性视神经病变　典型的表现是双侧视盘水肿,视盘水肿始于鼻侧,以后扩展至整个视盘及其周围视网膜。

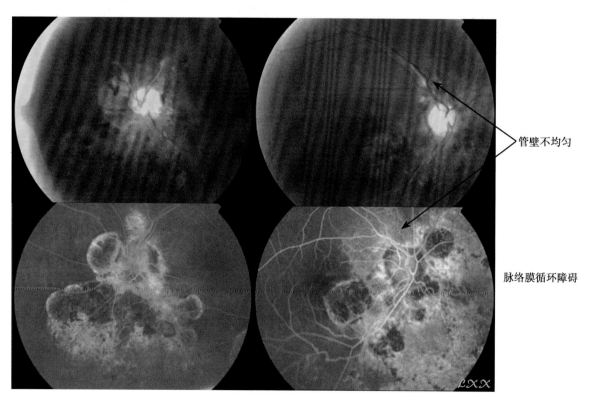

图 10-4-1　患者男,52 岁,30 年前因血压高,双眼视力突然下降,诊为肾上腺嗜铬细胞瘤行切除术,视力右 0.4,jr5,左 0.04,jr7,图中显示不规则片状脉络膜萎缩区合并色素增生,提示曾发生视盘水肿和渗出性视网膜脱离

### 四、诊断和辅助检查

**（一）诊断**

根据眼底表现,结合急性血压升高病史可作出诊断。

**（二）辅助检查**

常常是不必要的。事实上,耽搁了抗高血压的治疗是很危险的。子痫患者产后的 FFA 显示了正常的视网膜毛细血管充盈,仅存在局部血管收缩[7]。充盈延迟发生在伴有视网膜出血和水肿的更严重的病例[8]。Gitter[7-9]等依据 FFA,对浆液性视网膜脱离提出了进一步的解释,他们指出,从脉络膜毛细血管到视网膜下间隙的晚期渗漏引起了脉络膜充盈迟缓和充盈缺损。他们认为进入视网膜下间隙的渗漏可能是脉络膜血管压力增加使液体渗出所致。另外,脉络膜缺血引起 RPE 受损,也使得进入视网膜下间隙的渗漏增强。

### 五、鉴别诊断

**（一）视网膜中央静脉阻塞**

多为单眼发病,另一眼可于数年后发病,双眼同时发病极少见。视网膜中央静脉阻塞时,眼底可见大量火焰状出血,棉絮状渗出,静脉迂曲扩张,黄斑部弥漫性水肿。发病前可无急性血压升高病史。急性高血压视网膜病变动脉细,出血相对较少,黄斑部呈星芒样渗出,双眼同时出现病变。

**（二）糖尿病性视网膜病变**

有糖尿病病史,眼底可见大量微血管瘤和硬性渗出,当有大量出血斑和棉絮状渗出时,表明视网膜已处于严重缺氧缺血状态,常常已有视网膜新生血管形成,可根据 FFA 加以鉴别。

### 六、全身表现

在几乎所有的急进性高血压病例中,经过系统检查都可以发现全身性因素。潜在的因素包括肾脏疾病,如多囊肾或肾血管狭窄,嗜铬细胞瘤、妊娠。伴随急进性高血压的其他异常是终末器官的损害,包括急性左心室衰竭、急性心肌梗死、肺水肿、肾衰竭、层间大动脉瘤、中风、脑病和颅内出血。

### 七、治疗与预后

**（一）治疗**

急性高血压性视网膜病变,脉络膜病变和视神经病变的治疗主要是控制血压,没有特殊的眼部治疗使这些改变逆转。

急进性高血压的紧急治疗包括把血压降低到一定水平,将其对终末器官的损伤减低到最小,但是过快地将血压降至正常是十分危险的,也可引起器官损害。因为长期高血压患者小动脉已失去弹性和收缩力,只有在一定高的收缩压下才能维持器官的末梢循环,一旦血压突然降得过多,引起末梢供血不足,器官血管会发生闭塞现象[7]。紧急状态的高血压药物治疗包括利尿剂、β-受体阻滞剂、α-受体阻滞剂、钙通道拮抗剂、血管紧张素转换酶抑制剂等[8]。卧床休息,低盐饮食。妊娠高血压综合征患者,当出现高血压性视网膜病变表现时,为保全母子平安,更有效的治疗是终止妊娠,使得血压和全身病情得以缓解。眼部对症治疗,使用活血化瘀药促进渗出和出血的吸收[9]。

**（二）预后**

急性高血压危象是医疗急症,如果不及时治疗,2 个月的死亡率为 50%,1 年的死亡率为

90%[10,11]。病情缓解后,大部分患者可以恢复正常视力。极少数患者视力丧失,可能是由视网膜脱离所致的黄斑部视网膜色素改变引起,或由拖延的视盘水肿所致视神经萎缩引起[12]。大多数妊娠高血压综合征患者分娩后,眼部症状得到迅速改善,脱离的视网膜可以完全平复,仅有极少数患者因视网膜脱离,视神经萎缩而致视力丧失[6]。

(钱彤 黎晓新)

## 参 考 文 献

1. Green,WR. Systemic diseases with retinal involvement. //Spencer,WH,ed. Ophthalmic pathology:an atlas and textbook. Philadelphia,:WB Saunders,1985.

2. Wolf S,Arind O,Schulte K,et al. Quantification of retinal capillary density and flow velocity in patients with essential hypertension. Hypertension,1994,23(4):464-467.

3. Panton RW,Goldberg MF,Farber MD. Retinal arterial macroaneurysm:risk factors and natural history. Br J Ophthalmol, 1990,74(10):595-660.

4. Sheie HG. Evaluation of ophthalmoscopic changes of hypertension and arteriolar sclerosis. AMA Arch Ophthalmol,1953, 49(2):117-138.

5. Gass JD. A fluorescein angiographic study of macular dysfunction secondary to retinal vascular disease. III. Hypertensive retinopathy. Arch ophthalmol,1968,80(5):569-582.

6. Bosco JA. Spontaneous nontraumatic retinal detachment in pregnancy. Am J Obstet Gynecol,1961,82:208-212.

7. Gitter KA,Houser BP,Sarin LK,et al. Toxemia of pregnancy. An angiographic interpretation of fundus changes. Arch ophthalmol,1968,80(4):449-454.

8. Fastenberg DM,Fetkenhour CL,Choromolos E,et al. Choroidal vascular changes in toxemia of pregnancy. Am J Ophthalmol,1980,89(3):362-368.

9. Mandava N,Yannuzzi LA,Hypertensive retinopathy. RegilloCD,Brown GC,FlynnHW Jr:eds. Vitreoretinal Disease:The essentials. New York,1999,193-196.

10. Keith NM,Wagener HP,Barker NW. Some different types of essential hypertension:their course and prognosis. Am J Med Sci,1974,268(6):336-345.

11. Kincaid-Smith P,McMichael J,Murphy EA. The clinical course and pathology of hypertension with papilloedema (malignant hypertension). QJ Med,1958,27(105):117-153.

12. Kenny GS,Cerasoli JR. Color fundus angiography in toxemia of pregnancy. Arch ophthalmol,1972,87(4):383-388.

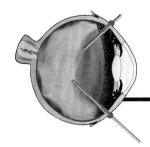

# 第十一章 全身病引起的视网膜血管病变

## 第一节 贫血性视网膜病变

贫血(anemia)是以红细胞数量减少和(或)每个红细胞内血红蛋白含量减少为特征的一类疾病,最常见的是缺铁性贫血,此外还有失血性贫血、恶性贫血等。贫血时常见到视网膜发生病变,但大多是无害的。

### 一、临床表现

贫血性视网膜病变的特征:①出血,②棉絮斑,③静脉迂曲。有时眼底有火焰状出血和棉絮斑,但血常规检查正常。病变与贫血的种类和严重程度无关。当贫血伴有血小板减少症时出血更加常见。一般认为与贫血的严重程度和红细胞比容减少相关。贫血严重时可以看到眼底呈现苍白色,视网膜血管颜色变浅。

贫血患者的眼底经常可以见到有白芯的出血,一般称之为 Roth 斑(Roth's spot)。但是有人查阅原始文献,发现 Moritz Roth 在 1872 年只是报道了脓毒性视网膜炎患者的眼底同时有红色斑和白色斑,但是并没有提到有白芯的出血斑,后者实际上是由 Litten 于 6 年后最先报道,因此建议称为 Litten 征。本文根据习惯,沿用 Roth 斑的称谓。中心白点的发病机制并不明确,争论较多。目前一般认为是由于全身稳态发生急性变化(如缺血,缺氧,血糖变化等),导致视网膜毛细血管破裂出现出血,而破裂的毛细血管处形成血小板-纤维蛋白凝集,出现白芯。Roth 斑也见于眼内炎(细菌栓子,也有人认为是非特异病变)、白血病视网膜病变(白血病细胞浸润)等(图 11-1-1)。

贫血时可以见到因血管通透性增加引起的视网膜水肿,有时可以见到视盘水肿。重度贫血性视网膜病变时眼底可以看到视网膜硬性渗出。

伴有中心暗点的视神经炎常发生于恶性贫血患者,若治疗不及时将发生永久视神经损害。恶性贫血还可导致痴呆、周围神经病变。

### 二、治疗

针对贫血原因进行病因治疗。

### 三、病程及预后

眼部病变一般随着贫血的改善而好转。

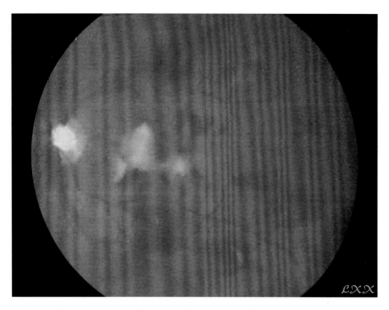

图 11-1-1 重度贫血患者眼底的出血,棉絮斑和 Roth 斑

（周　鹏）

# 第二节　白血病性眼底病变

> 定义
> 由白血病及其继发病变引起的视网膜与视网膜血管的病理性改变。
> 主要特征
> - 视网膜上灰白色结节,周围可伴有出血(原文请见文章最后)
> - 视网膜静脉扭曲扩张
> - 火焰状出血及 Roth 斑
> - 棉絮样斑
> - 周边视网膜新生血管
> - 豹斑样眼底
> 伴随特征
> - 虹膜炎与前房积脓
> - 弥漫或结节状的虹膜增厚
> - 自发性结膜下出血
> - 自发性前房积血
> - 眼眶病变
> - 视神经病变

　　白血病(leukemia)是一类造血干细胞的恶性克隆性疾病。其发病率大概为 8～10/100 000 人。白血病可以急性或慢性发病,侵犯淋巴系造血与髓系造血,所以白血病可以粗略地分为急性淋巴细胞白血病(ALL),急性髓性白血病(AML),慢性淋巴细胞性白血病(CLL),慢性髓性白血病(CML)。WHO 现行的分类方法按形态学把白血病分为髓系白血病与淋巴系白血病。髓系白血病又可分为髓性增生性疾病、骨髓异常增生综合征、急性髓性白血病、急性双表型白血病;淋巴系白血病又可分为前 B 细胞白血病、成熟 B 细胞白血病、前 T 细胞白血病、成熟 T 细胞白血病。白血病的大体表现为白血病细胞对组织的浸润,血液学异常(贫血、出血、高黏滞血症)和感染。

　　随着对白血病治疗方法的改进,患者生存时间的延长,出现了许多新的问题。比如放疗与化疗的副作用,骨髓移植后的移植物抗宿主排斥(GVHD),免疫抑制和广泛应用抗生素造成的机会感染,所有这些都可以造成对眼部的侵犯。所以白血病的眼部表现按病因可分为四组:①白血病细胞直接对眼部的浸润;②血液学异常(贫血、血小板减少、高黏滞血症)对眼部的损害;③机会感染眼部受累;④治疗过程对眼部的副作用。

在本节,我们将基于临床检查与病理解剖两部分介绍白血病眼部病变的患病率,并按病因分四组系统地总结白血病的眼部表现。

### 一、白血病眼部病变的患病率

尸体解剖的研究文献中有六篇重要的报告描述白血病眼部直接浸润与继发血液学异常的患病率(表11-2-1)。Allen、Robb、Kincaid 的研究包括了白血病直接浸润与血液学异常的眼部病变,报道的患病率为66%、73%与80%。Allen 的报告没有包括眼眶组织的解剖研究,Robb 等的报告没有包括眼附属器的解剖,这可能会低估眼部病变的患病率。Kincaid 与 Green 的研究跨越了57年,包括384双眼球及眶内容物,显示出尽管治疗方法显著改善,患病率几乎没有变化,但是他们没有指出不同类型临床表现患病率的变化。在他们的研究中,Green 报道了一部分病人白血病眼部浸润患病率为34.8%。Nelson 和 Leonardy 的研究只基于白血病眼部直接浸润的患病率,而且有些病例只有一只眼的解剖,有可能造成患病率的低估。Leonardy 研究显示了眼部白血病细胞浸润与濒死病人体内循环白细胞数量与疾病严重程度呈显著正相关,这也可以解释不同研究患病率的偏差。急性与慢性白血病眼部受累率在大部分研究中无显著性差异。

表 11-2-1 白血病眼部直接浸润与白血病眼部病变的患病率

| 研究者 | 研究年代 | 白血病直接浸润患病率 | 白血病眼部病变的总患病率 |
| --- | --- | --- | --- |
| Allen,Straatsma | 1959—1961 | | 33/50(66%) |
| Robb,et al | 1968—1977 | 30~31/60(50%) | 44/60(73%) |
| Kincaid,Green | 1923—1980 | | 284/357(80%) |
| Green,et al | 1976—1980 | 40/115(34.8%) | |
| Nelson,et al | 1973—1982 | 33/117(28%) | |
| Leonardy,et al | 1973—1987 | 42/135(31%) | |

关于临床检查的研究文献中,有两篇对于初发白血病治疗前眼部病变患病率较大规模的前瞻性文章,指出患病率为35%和42%,这低于尸体解剖的研究结果,这主要是因为许多白血病眼部浸润,特别是脉络膜、巩膜浸润临床上很难发现。儿童白血病眼部病变患病率更低,约为17%。临床表现对我们更加重要,我们可以通过眼部表现评估疾病预后,而且许多病例报告报导了白血病眼部表现可以作为白血病或白血病复发的首发症状。研究显示髓性白血病的眼部发病略高于淋巴系白血病。CLL 眼部患病率最低,在 Reddy 的研究中,未发现 CLL 眼部受累,另一项关于慢性淋巴细胞白血病眼部发病的研究调查了25名 CLL 患者,只有三人的结膜血管异常、双侧白内障、急性视网膜坏死认为与 CLL 引起的血液学异常相关,因此 Buchan 和 Singh 认为对于 CLL 患者眼部的常规筛查是不必要的。

白血病的眼底改变包括三方面:①白血病细胞对组织的浸润;②血液学异常(贫血、出血、高粘滞血症);③合并感染,如巨细胞病毒。

### 二、白血病细胞对组织的浸润

#### (一)视网膜浸润

白血病细胞对视网膜的直接浸润并不常见,浸润表现为视网膜上可伴有周围出血的灰白色结节,小的浸润灶易出现在血管旁,Robb 认为与高的白细胞水平与幼稚细胞比例增多有关。内界膜被认为是很好的屏障,使白血病细胞不易侵入玻璃体,但也有白血病玻璃体浸润的报道。Swartz 报道了一例白血病病人出现浓密的玻璃体混浊,玻璃体切除后病理证实为白血病细胞浸润。而大多数玻璃体积血的白血病病人玻璃体腔内的白血病细胞代表着外周血的肿瘤细胞。

　　白血病脉络膜浸润的临床表现非常少见,但在各种类型的白血病中均有报道。其浸润可表现为脉络膜肿物或小的浸润灶(图 11-2-1),也可表现为出血性脉络膜脱离,或弥漫性脉络膜增厚。脉络膜浸润多伴有渗出性视网膜脱离,推测与白血病对脉络膜的浸润减少脉络膜毛细血管的灌注,造成脉络膜毛细血管萎缩,进而影响视网膜色素上皮屏障功能或泵功能有关。FFA 显示出弥漫的针尖样高荧光伴随染料渗漏至视网膜下。脉络膜毛细血管缺血也可导致视网膜色素上皮增生和局簇,部分患者表现为豹斑状眼底(图 11-2-2)。脉络膜可以作为白血病髓外复发的唯一组织,不伴有全身其他部位的复发与骨髓相的异常,脉络膜浸润通过检查眼底难以发现,眼部 B 超与 MRI 对发现病变有重要作用,经巩膜或经玻璃体腔的脉络膜活检应作为确诊的首

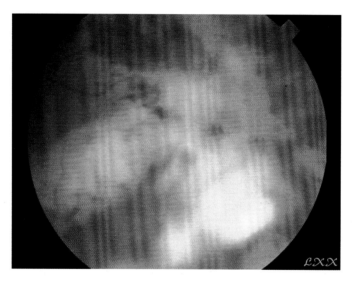

**图 11-2-1　白血病视网膜浸润**

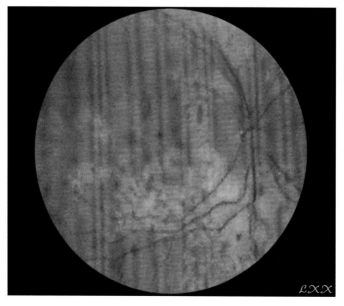

**图 11-2-2　豹斑样眼底**

选方法。

（二）白血病性视神经浸润

白血病视神经浸润常见于急性白血病患者中，并常作为中枢神经系统白血病的一部分，但也有视神经单独受浸润或合并眼眶浸润的报道。白血病视神经浸润都伴随着急剧的视力下降。白血病对视盘与球后视神经的浸润有着不同的表现形式（图11-2-3）。视乳头浸润表现为视盘灰白肿胀，周围可伴有出血、视网膜血管迂曲（图11-2-4）；B超可以显示出带有高回声的隆起的视乳头。而球后视神经浸润可无眼底异常表现或表现为视盘隆起水肿。MRI对于球后视神经浸润的诊断起到重要的作用，MRI典型表现为视神经管状增粗伴图像信号增强。也有个别视神经浸润的病例，视盘与MRI表现均无异常，严重的视力下降成为视神经浸润的唯一线索。白血病视神经浸润预后差，不及时治疗可导致视神经萎缩，及时的局部放疗可以挽救部分患者的视力。也有一篇报道认为全反式维甲酸对于急性白血病的视神经浸润治疗有效。

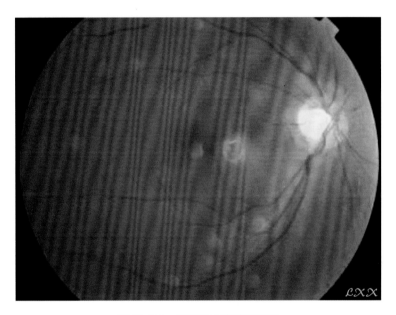

图 11-2-3 视网膜下真菌浸润灶

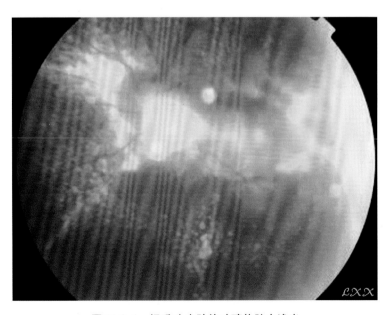

图 11-2-4 视乳头水肿伴玻璃体腔内渗出

**（三）白血病的其他眼部改变**

1. 结膜白血病　结膜浸润并不常见,根据文献报道,绝大多数结膜浸润的病例都发生在急性白血病的发病早期或复发早期,而且球结膜多受累。白血病结膜浸润可表现为弥漫或局限的结膜肿物。淋巴细胞白血病结膜浸润的特征表现为结膜较弥漫的"粉黄色斑(salmon patch)"(图11-2-5),急性髓性白血病结膜浸润的特征表现为眼球表面更加局限的粒细胞肉瘤。局部放疗对于白血病结膜浸润有比较好的治疗效果,但由于结膜浸润常伴随白血病急性发作,所以常提示预后不良。

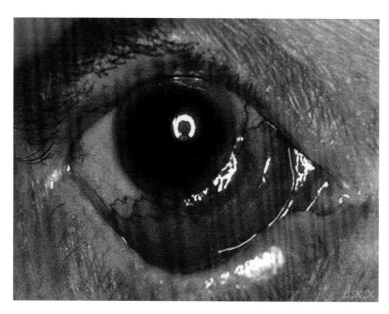

**图 11-2-5　淋巴细胞浸润结膜,称"Salmon patch"**

2. 角膜　由于角膜无血管结构,白血病的角膜浸润极为少见,文献中只有一例描述了毛细胞性白血病并发的角膜浸润。尽管少见,白血病人捐献的眼不能用于角膜移植。

3. 巩膜　尽管白血病巩膜浸润在尸检中常见,临床上却鲜有报道。文献中有一篇关于慢性淋巴细胞白血病巩膜浸润的报导,其临床表现与巩膜炎极为相似,通过放疗的方法使浸润完全消退。

4. 虹膜与前房白血病　虹膜浸润多发生在急性淋巴细胞白血病,并常为疾病复发的首发表现。其临床特点与前葡萄膜炎极为相似,可表现为睫状充血,角膜后沉着物,房水闪辉,弥漫或结节性虹膜增厚,甚至前房积脓,前房出血,虹膜异色。但是白血病虹膜浸润与葡萄膜炎存在着不同,虹膜水肿、虹膜异色、前房积脓更易出现在白血病浸润中,而虹膜后粘连更易出现在葡萄膜炎中。前房穿刺抽取房水行细胞学检查或虹膜活检对于确诊起着重要的作用。当前房的白血病细胞增多,阻塞小梁网或房水流出通道,即造成眼压升高继发性青光眼形成。

5. 眼眶白血病　眼眶浸润表现为眼眶的粒细胞肉瘤或称绿色瘤,多发生在患有急性髓性白血病的儿童,但在其他类型的白血病尤其是急性淋巴细胞白血病中也有报道。绿色瘤可以先于白血病发生,也可随着白血病同时发生或后于白血病发生。绿色瘤占据眼眶空间,造成眼球突出,双眼复视,甚至闭角型青光眼。而且眼眶粒细胞肉瘤可以同时侵及视神经与眼外肌,造成视力受损或眼肌麻痹。CT,MRI与活检对诊断起着重要的作用,CT典型表现为小的不增强或弱增强的结节状密度影,多与眶骨黏附(mold),但少有骨质破坏。MRI典型特点为T1相肿物与灰质和肌肉等强度,T2相肿物与白质和肌肉等强度。活检是在白血病系统诊断前确诊粒细胞肉瘤的唯一方法。

白血病对其他眼附属器的直接浸润极少有报道,但也不可忽视。Farzad报道了一例白血病对眼睑及泪阜的浸润,表现为眼睑及泪阜的多发硬性结节。而且在一些严重的病例中,不同的眼部结构可以同时被侵及。

### 三、白血病患者血液学异常所致的眼部表现

白血病所致的血液学异常主要累及视网膜,其次为结膜,而眼部其余结构少有表现。在此部分里我们重点介绍视网膜与结膜的血液学异常所致的临床表现。

白血病患者由血液学异常引起的视网膜病变占白血病眼部临床表现的90%左右。在此我们先分述这些不同的血液学异常引成的眼底改变。

（一）白血病患者血液异常

1. 贫血　贫血导致的视网膜病变的患病率随着贫血的加重而显著增加,在一项对贫血视网膜病变流行病学的大样本调查中发现,严重贫血的患者中(Hb<8.0g/dL)视网膜病变患病率可达69.7%,而轻度至中度贫血(Hb>8.0g/dL)视网膜病变患病率仅约为5%～6%。贫血所致的视网膜病变主要包括:①视网膜内出血;②棉絮样斑;③静脉迂曲;④中央带白芯的视网膜出血(Roth 斑)。其具体机制还不是十分清楚,可能的机制是贫血造成组织缺氧,通过神经体液调节使得供血重新分布,视网膜血管扩张,同时缺氧可以破坏毛细血管内皮细胞,使毛细血管通透性增加,组织渗漏增加,造成视网膜内出血;出血又加重视网膜缺氧,造成视神经纤维肿胀断裂形成棉絮样斑。中央具有白芯的视网膜出血(Roth 斑)中的白芯被认为是阻塞破裂毛细血管的纤维栓子(图 11-2-6)。视网膜新生血管仅在特殊类型的贫血中有报道。

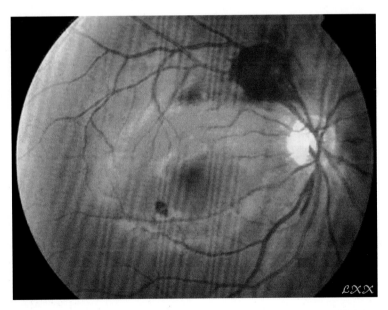

**图 11-2-6　患者急性髓性白血病(AML),眼底改变为贫血性视网膜病变,可见 Roth 斑**

2. 血小板减少　血小板作为凝血过程的重要因素,其缺乏可导致出血,在 Carraro 的研究中发现严重的血小板减少症中(PLT<50×10⁹)眼底病变为44.4%,而轻度血小板减少(PLT>50×10⁹)却未发现眼底病变。血小板减少眼底病变表现为视网膜内出血与玻璃体出血,血小板减少还可引起纤维蛋白代偿性增加,形成 Roth 斑,或阻塞脉络膜毛细血管,造成浆液性视网膜脱离。当血小板减少同时伴有贫血时,眼底病变发病率更高,严重贫血合并血小板减少的视网膜病变患病率可为100%。

3. 血细胞数量增加　血液中血细胞数量增高或血浆蛋白数量增多均会导致高黏滞血症,其眼

底改变主要包括视网膜静脉迂曲扩张、视网膜内出血、棉絮样斑、视网膜静脉阻塞、视盘水肿。其发病机制被认为是血浆黏滞度增高使动静脉通过时间延长(AVP),破坏了视网膜的微循环引起。高黏滞血症还可以破坏脉络膜的微循环造成浆液性视网膜脱离与RPE脱离。

（二）眼底改变特点

白血病视网膜病变综合了贫血、血小板减少、高黏滞血症引起的视网膜改变,主要表现为视网膜内出血、棉絮样斑、中央具有白芯的视网膜出血(Roth斑)、视网膜静脉迂曲扩张、视网膜微血管囊、中央静脉阻塞、视网膜新生血管。一些研究表明在急性白血病中,视网膜病变尤其是视网膜内出血、棉絮样斑代表了急性白血病患者预后的不良。

白血病视网膜病变和血液学参数之间的关系是存在争议的。大多数的研究都集中在急性白血病,James指出AML的视网膜病变与血小板减少相关,但其未能区分不同病变与血液学参数的关系。文献中有三个研究描述了不同的眼底改变与不同的血液学异常之间的关系,我们在下面将分别讨论。

1. 视网膜内出血　视网膜内出血是最常见的视网膜改变,可表现为视网膜浅层线状出血与深层的圆形出血,当出血量较大时可形成视网膜前舟状出血,当出血波及黄斑时视力严重受影响,而且有报道认为黄斑出血与颅内出血存在联系。有时视网膜出血中央可带有白芯,即Roth斑(图11-2-6),白芯可以是阻塞破裂毛细血管的纤维栓子,也可以是小的白血病细胞浸润灶。关于视网膜内出血(IRH),Guyer的研究发现,在急性淋巴细胞白血病中,其与血小板减少和低血红素存在联系,在急性髓性白血病中,只与血小板减少存在联系。Jackson等的研究显示在急性白血病中IRH与高的白细胞计数相关,在AML中与高的白细胞计数和血小板减少相关。Abu el-Asrar报告了急性淋巴细胞白血病中IRH与低红细胞计数相关。而对于中间带有白芯的视网膜出血,Guyer认为在急性髓性白血病中,其与贫血存在联系,Jackson等认为在急性白血病中其与高的白细胞计数相关,Abuel-Asrar认为在急性髓性白血病中,其与高的白细胞计数相关。

2. 棉絮样斑　棉絮样斑为视网膜缺血造成,在白血病中也很常见。Abu el-Asrar认为在急性淋巴细胞白血病中,棉絮样斑与低的血红蛋白水平相关,在急性髓性白血病中,其与低的白细胞和血小板减少相关。但Guyer与Jackson的研究未发现其与血液学参数的联系(表11-2-2)。

表11-2-2　血液学异常与视网膜病变的关系

|  | AML | ALL |
|---|---|---|
| IRH | 低血小板(Guyer's study) | 低血红素和血小板(Guyer's study) |
| cotton wool spot | 高白细胞(Jackson's study) | 高白细胞(Jackson's study) |
| Roth's spot | 低白细胞和血小板(Abuel-Asrar's study) | 低血红素(Abu el-Asrar's study) |
|  | 低血红素(Guyer's study) | 低血红素(Abu el-Asrar's study) |
|  | 高白细胞(Abuel-Asrar's study) |  |

3. 视网膜微血管囊　慢性白血病患者由于白细胞与血小板长时间增多引起的高粘滞血症可以造成周边视网膜毛细血管低灌注,形成视网膜微血管囊,严重者可引起视网膜新生血管形成(图11-2-7)。

4. 视盘水肿白血病　中枢神经系统浸润或者颅内感染造成颅内压增高是视盘水肿的常见原因,视盘水肿也可以发生在没有视神经浸润和CNS白血病的患者中,高黏滞血症造成的颅内压增高被认为可能是视盘水肿主要原因。图11-2-4是一白血病患者合并玻璃体混浊,左眼视盘水肿提示颅内病变,行头颅MRI,证明为左侧底结区异常信号影,确诊为脑脓肿。

5. 静脉阻塞　视网膜中央静脉阻塞或分支静脉阻塞可以由于病人白细胞增多和血小板增多引起的血黏滞度增高引起,也可以由白血病视盘浸润继发而来。

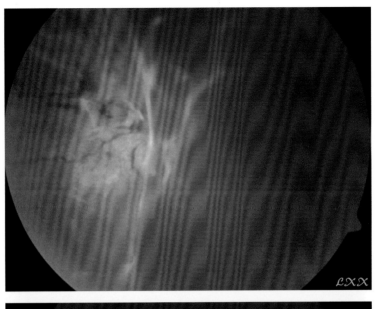

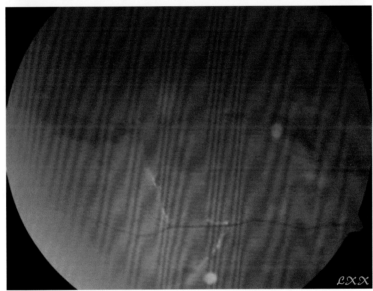

图 11-2-7　一 42 岁男性白血病(M₄ 型)患者合并视网膜病变,已行 6 次化疗,眼底像显示增殖性视网膜病变,合并纤维增生,视网膜前出血,玻璃体积血和视网膜血管闭锁

## 四、机会感染的眼部表现

白血病破坏病人的免疫系统,而且现行的白血病治疗方案(放疗、化疗、骨髓移植)广泛应用造成病人的免疫抑制,导致机会感染。机会感染为存在于皮肤和黏膜上的低毒力的正常菌群或者是通常为潜伏状态的病原体侵犯机体。机会感染的病原体主要为真菌、病毒、细菌、寄生虫。随着抗生素广泛和泛滥的应用,真菌和病毒成为机会感染的主要病原体。在这个部分里,我们将描述不同病原体引起的机会感染的不同的眼部表现(表 11-2-3)。

真菌是免疫抑制病人感染的主要机会致病菌,真菌感染的危险因素有严重的或长时间的粒细胞缺乏症,长时间住院治疗,应用广谱抗生素,化疗或放疗引起的粘膜损伤,激素应用。大多数的眼部真菌感染是作为全身真菌播散感染的一部分,典型的眼部真菌感染先侵犯后极部脉络膜,形成黄白色浸润灶,后波及至视网膜和玻璃体造成眼内炎。图 11-2-8 是我科一例双眼具有不同

表 11-2-3  机会感染的眼部表现

| | 主 要 特 征 | 伴 随 特 征 |
|---|---|---|
| 真菌 | 内源性眼内炎 | 真菌血症 |
| 巨细胞病毒 | 坏死性视网膜炎 | 葡萄膜炎,角膜内皮炎,眼外感染 |
| 带状疱疹病毒 | 进展性外层视网膜坏死角膜炎(儿童易见) | 结膜炎,表层巩膜炎,巩膜炎,虹睫炎,视神经炎,青光眼等 |
| 单纯疱疹病毒 | 坏死性视网膜炎 | 角膜炎,前葡萄膜炎,虹膜扇状萎缩 |
| 麻疹病毒 | 迟发性视网膜炎 | 亚急性进展性全脑炎 |
| 诺卡氏菌属 | 单侧视网膜下或脉络膜脓肿 | 肺部或皮下脓肿 |
| 假单孢菌 | 眼睑结膜炎,眶蜂窝织炎 | 眼外感染 |

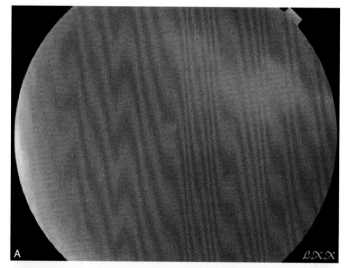

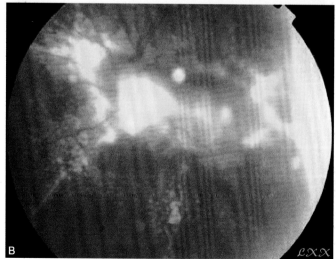

图 11-2-8  患者女,50 岁,髓性白血病,多轮化疗后突然视物模糊,A. 玻璃体混浊,眼底不能窥入,血培养酵母菌阳性;B. 静脉注射两性霉素 B 一个月后玻璃体混浊部分吸收,露出视网膜渗出和脉络膜浸润灶

特异表现的急性髓性白血病并发真菌感染的患者。该患者经过多轮化疗并且大量使用抗生素后白血病缓解期出现左眼视物模糊。眼底检查左眼表现为玻璃体混浊。结合血培养酵母菌（+），而且无白血病复发迹象，考虑诊断为左眼真菌性眼内炎。经过一个月静脉注射两性霉素 B 治疗后，左眼玻璃体混浊吸收，同时真菌血症治愈。这个病例显示了对于内源性真菌性眼内炎全身给予两性霉素 B 是有效的。

文献中也有关于巩膜与视神经的真菌浸润报道。白色念珠菌是内源性真菌性眼内炎最常见的致病菌，但随着抗真菌预防用药的开展，其它的致病菌比如曲霉菌和镰孢菌的感染逐年提高。一项对于骨髓移植后视网膜并发症的研究表明，白色念珠菌或曲霉菌感染大约发生在骨髓移植后的 120 天。两性霉素 B 被认为是治疗真菌感染的有效药物，对于眼部感染的给药途径还存在争议，玻璃体切除联合玻璃体腔注药被认为是治疗真菌性眼内炎的首选方法，对于视网膜或脉络膜的浸润灶静脉给药被认为有效。尽管局部和全身应用抗真菌治疗，视力一般预后差，疾病相关的死亡率高。

巨细胞病毒（CMV）感染在白血病患者尤其是骨髓移植后的患者中也很常见，CMV 侵犯眼部最常见的病变为 CMV 视网膜炎。有报道在白血病异体造血干细胞移植患者中，近年来 CMV 视网膜炎的累计患病率约为 2.2%，CMV 视网膜炎最多发生在移植后八、九个月，一般都在一年之内。骨髓移植患者发生 CMV 视网膜炎的主要危险因素有移植前受者血清 CMV 抗体为阳性，慢性移植物抗宿主排斥反应，移植后 100 天内出现 CMV 再激活，淋巴细胞延迟植入。眼部病变可以作为 CMV 感染的唯一表现，也可以伴随全身其他部位 CMV 感染。一项关于儿童 CMV 视网膜炎的研究显示大约一半的 CMV 视网膜炎伴随着有症状的眼外 CMV 感染。CMV 视网膜炎具有快速进展的特点，临床表现多种多样，可为无症状的视网膜浸润灶、视网膜坏死、脱离，常伴轻度玻璃体炎。其中最典型的特征为局限或多灶的视网膜坏死。儿童的 CMV 视网膜炎多侵犯眼底的后极部，常累及黄斑。前葡萄膜炎也可以作为 CMV 眼部病变的并发症，常伴高眼压。最近又出现与 CMV 感染相关的角膜内皮炎报道。CMV 视网膜炎常伴随着较高的死亡率，提示预后不良。静脉注射更昔洛韦认为是最有效的治疗方法。供体白细胞灌注（DLI）对 CMV 视网膜炎也有非常好的效果。我们曾会诊了一位急性髓性白血病并发 CMV 感染的病人，眼底检查见到视网膜上血管旁的油脂状渗出，认为是 CMV 早期浸润引起，通过静脉注射更昔洛韦一月浸润灶吸收（图 11-2-9）。

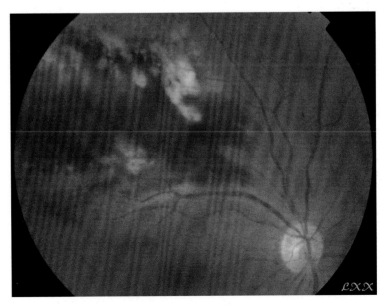

**图 11-2-9　急性髓性白血病合并 CMV 病毒感染**

带状疱疹病毒(VZV)感染也是骨髓移植后的常见并发症,VZV可潜伏在三叉神经的眼支,即带状疱疹眼病(HZO)可以导致严重的危及视力的眼病。VZV在儿童的感染率要比成人低,一项关于儿童骨髓移植后VZV感染发病率的调查显示VZV感染和HZO发病率分别是7.2%和1.2%,而且在儿童CMV感染的前节并发症尤其是角膜炎最为常见。HZO中受侵犯皮区可见红肿、局簇的水疱,眼部并发症包括眼外肌麻痹、眼睑瘢痕、结膜炎、表层巩膜炎、巩膜炎、角膜炎、虹睫炎、虹膜扇状萎缩、青光眼、视神经炎、视网膜炎、视网膜血管炎。其中进展性外层视网膜坏死(PORN)在VZV感染中最常见(图11-2-10),60%的HZO发生PORN。

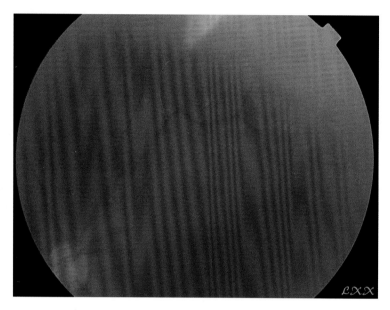

**图11-2-10 白血病合并VZV感染,白色区域为外层视网膜坏死**

其他病毒比如单纯疱疹病毒与带状疱疹相似,可以引起坏死性视网膜病变,角膜炎、前葡萄膜炎与虹膜扇状萎缩。麻疹病毒可以引起迟发性视网膜病变,主要侵犯黄斑,并与亚急性进展性全脑炎相关。

细菌作为机会致病菌感染免疫抑制的白血病患者也有很多报道,但是随着抗生素广泛的有时是预防性的应用,细菌感染率正在降低。诺卡氏菌属和假单孢菌是细菌机会感染的常见病原体。诺卡氏菌属感染常表现为单侧视网膜下或脉络膜的脓肿,同时伴有肺部或皮下脓肿。假单孢菌眼部感染的常见特征为睑结膜炎与眶蜂窝织炎。

## 五、治疗的副作用引起的眼部表现

### (一) 化疗与放疗的副作用

1. 化疗 化疗已广泛应用在所有类型的白血病中,所以我们应该警惕许多化疗药物的眼部副作用。

环孢素A(cyclosporine A)常规用于骨髓移植后预防GVHD的治疗,因为具有视网膜和视神经毒性可致盲,但检查眼底常无异常发现,眼科电生理(VEP,ERG)可显示出异常。环孢素A还可以导致视盘水肿,考虑与其神经毒性或引起脑性假瘤(PTC)有关。也有环孢素A导致眼球震颤的报道,考虑与其神经毒性有关。环孢素A引起的视网膜与神经毒性都可以在停用环孢素A后几个月内逐渐好转。

伊马替尼(imatinib)是最近用于CML的常用化疗药,一项大规模的调查显示伊马替尼主要的眼部副作用包括眶周水肿与溢泪,眼外肌麻痹,上睑下垂,睑结膜炎认为可能与其有关。近来也有其导致黄斑水肿与视神经炎报道,停药后症状迅速好转。

干扰素(IFN)易导致视网膜缺血性微血管病变,常见表现为视网膜出血、棉絮样斑,其他少见的病变包括黄斑水肿、视网膜动脉阻塞、前部缺血性视神经病变。

大剂量应用阿糖胞苷(cytarabine)可导致角膜结膜毒性,可表现为角膜点状混浊,应用人工泪液或含有激素的眼药水都可以降低角膜损害发生率。

还有一些药物眼部的副作用已被我们熟知,比如应用白消安(busulfan)可导致白内障的发生。应用长春新碱(vincristine)有导致视神经萎缩的报道。长时间系统应用激素可以导致白内障和高眼压。

2. 放疗　现今放疗已作为白血病外周浸润的常规治疗方法,全身放疗(TBI)也常被作为骨髓移植前的预处理。每个眼部组织都会被放疗所损害,但是放疗损害的阈值剂量不同(表11-2-4)。放疗最常见的眼部并发症为白内障与放射性视网膜病变,其他眼部损害包括睫毛缺损、眼睑炎、干眼症、结膜炎、角膜炎、角膜溃疡、视神经病变等。放射性视网膜病变可以导致视力不可逆的丧失,其临床特征为视网膜缺血性改变,包括微血管瘤、棉絮样斑、毛细血管扩张、毛细血管阻塞,甚至视网膜新生血管、玻璃体积血和视网膜脱离。后极部视网膜更易被累及,其病理特点为血管内皮细胞的损害。

**表 11-2-4　化疗与放疗的副作用的眼部表现**

| 治疗 | 副作用的眼部表现 |
| --- | --- |
| 化疗 | |
| 　白消安 | 白内障 |
| 　长春新碱 | 视神经萎缩 |
| 　阿糖胞苷 | 角膜毒性 |
| 　激素 | 白内障和高眼压 |
| 　干扰素 | 视网膜出血、棉絮样斑 |
| 　伊马替尼 | 黄斑水肿 |
| 放疗 | 白内障、视网膜病变、眼睑炎、干眼症、结膜炎、角膜炎、角膜溃疡、视神经病变、睫毛缺损等 |

### (二) 移植物抗宿主排斥(表11-2-5)

现今骨髓移植已广泛应用于治疗造血系统疾病,其大大改善了患者的生存率,同时也出现了很多新的问题。眼表与眼前段疾病(包括干眼症、结膜炎、角膜溃疡、白内障)为骨髓移植后眼部主要并发症,患病率可达75.8%,后节并发症(包括视网膜内出血、棉絮样斑、阻塞性微血管病变、视乳头水肿、视神经萎缩)在骨髓移植后也有所发生,患病率约为13%。骨髓移植后眼部并发症相关因素包括原发疾病、全身放疗、系统化疗、免疫抑制造成机会感染、移植物抗宿主排斥(GVHD)。在此我们主要探讨 GVHD 的眼部病变。

**表 11-2-5　移植物抗宿主排斥的眼部表现**

| | | | |
| --- | --- | --- | --- |
| 结膜 | 结膜炎,干眼症 | 晶状体 | 白内障 |
| 角膜 | 角膜溃疡,角膜新生血管 | 玻璃体 | 玻璃体炎 |
| 巩膜 | 巩膜炎,表层巩膜炎 | 视网膜 | 中心性浆液性视网膜病变 |

GVHD 为异源性骨髓移植的常见并发症,通常有较高的致死率。GVHD 病理过程为供体细胞与宿主组织抗原反应,可导致多个器官的包括皮肤、肝脏、胃肠道系统、肺、口腔与眼部的损害。GVHD 根据发生时间的不同可分为急性或慢性过程。急性 GVHD 常发生在骨髓移植后的第一个

月,慢性 GVHD 常发生在骨髓移植后的 3~4 个月,但没有严格的界限。眼部表现在慢性 GVHD 中比急性 GVHD 中常见,在慢性 GVHD 病人中眼部并发症患病率为 80%。

干眼症(keratoconjunctivitis sicca)是眼部 GVHD 的重要表现,发生率为 57%。干眼症在慢性 GVHD 的发生率高于急性 GVHD,且通常发生在骨髓移植后 6 个月。病理研究显示泪腺纤维化与导管旁间质 T 细胞浸润对迅速进展的干眼起到重要作用。抑制纤维化和泪腺免疫反应的特殊治疗比如自体免疫血清显示了好的治疗效果。

结膜疾病是眼部 GVHD 的常见表现,Jabs 把结膜表现分为四期:①充血;②充血合并水肿渗出;③假膜性结膜炎;④假膜性结膜炎合并角膜上皮缺损。Jabs 把这种分期作为 GVHD 严重程度的标志,认为结膜 GVHD 的严重程度与生存率相关。

角膜也经常被 GVHD 累及,免疫反应造成的角膜溃疡为特征表现。但是与 GVHD 相关的其他眼表疾病也可造成角膜损害。Miki Uchino 描述了一位 GVHD 的病人出现假膜性结膜炎伴随严重的角膜溃疡,角膜溃疡被认为是假膜中的炎症细胞释放细胞因子对角膜上皮的毒性作用造成的。GVHD 的病人角膜溃疡有造成穿孔的危险,易发生感染所致的眼内炎。角膜的其他病变一般是其他眼表疾病引起,Mohammadpour 报告了一例 GVHD 的病人由于干眼症造成进展性角膜血管化。

巩膜炎与表层巩膜炎是 GVHD 巩膜浸润的常见特点,有时巩膜炎是由于脉络膜来源的炎性细胞的浸润,会伴有脉络膜脱离。

研究发现严重的白内障也与 GVHD 相关,但是骨髓移植后的全身放疗(TBI)被认为是白内障发生的主要原因。

与 GVHD 相关的眼前节病变高发生率相反,GVHD 引起的眼后节病变却是少见。而且许多骨髓移植后视网膜的改变比如视网膜出血、棉絮样斑、微血管异常与患者的治疗和血液学参数相关,不代表 GVHD。还有一些骨髓移植后的视网膜改变比如视网膜前膜、脉络膜视网膜低色素病灶(chorioretinal hypopigmented lesions)可能与 GVHD 相关。在 GVHD 中脉络膜浸润较为常见,一项尸检研究发现 GVHD 中脉络膜浸润发生率为 80%,受累的脉络膜可见类似组织胞的大的嗜酸性细胞偶尔周边伴有慢性炎症细胞。脉络膜浸润使脉络膜血管失调,造成中心浆液性脉络膜视网膜病变。Strouthidis 描述了一位 GVHD 病人发生的眼后节综合征(视网膜下液、视盘灰白水肿周围放射状视网膜皱褶、中心凹旁视网膜下灰白病灶、后巩膜炎),这被认为与脉络膜浸润相关。Alvarez 也报道了多灶性脉络膜炎的一位 GVHD 病人。最近有一篇玻璃体炎与 GVHD 相关的报道,玻璃体细胞病理学检查证实了慢性炎症细胞(淋巴细胞与组织细胞)的存在。

## 六、少见眼部表现

还有一些与白血病继发血清学异常或自身免疫反应相关的少见报道。Aldave 报道了慢性淋巴细胞白血病相关的角膜铜沉积症,反映了 CLL 引起的高铜血症。Garibaldi 报道了 CLL 相关的病变蛋白血症引起的角膜蛋白结晶沉着。Seth 描述了一例慢性淋巴细胞患者结膜出现粘膜类天疱疮(MMP)作为眼部首发表现,被认为与自身免疫反应有关。角膜边缘溃疡可以作为急性或慢性白血病的表现,可能与自身免疫反应相关但具体病因不是特别清楚。

## 七、总结

由白血病细胞浸润、血液学异常(贫血、血小板减少、高黏滞血症)、机会感染、放化疗及骨髓移植引起的眼部病变表现多种多样,其中最常见的表现为血液学异常造成的眼底病变,包括视网膜内出血、棉絮样斑、Roth 斑等,我们对其的发病机制还缺乏认识,对视网膜病变与不同血液学异常之间的关系还缺乏共识。随着现代化疗、骨髓移植等治疗方法的开展,机会感染与治疗的副作用造成的眼部病变越来越多见,对其危险因素、发病率、发病机制、临床转归等也缺乏的大规模调查。

在白血病和其治疗过程中,眼部受累是很常见的。许多表现作为全身疾病的重要特征,这需要我们眼科医生不仅可以认知白血病及其相关病变的眼部表现,而且需要通过眼部检查配合内科医师评估疾病的程度。

(赵振儒 黎晓新)

# 第三节 红细胞增多症

红细胞增多症(polycythemia)是循环血中红细胞数量、血红蛋白、红细胞压积显著地超过正常水平的一类疾病。按病因可分为原发性和继发性两种。原发性红细胞增多症(primary polycythemia)又称真性红细胞增多症(polycythemia vera),较少见,病因不明,一般认为是一种骨髓干细胞单克隆增生所致,最终可能会发生骨髓发育不良。

继发性红细胞增多症(secondary polycythemia)主要由于组织缺氧,导致红细胞生成素的分泌代偿性增多;或由于发生可以产生红细胞生成素的良性或恶性肿瘤以及服用促使红细胞生成素产生增多的激素制剂,进而引起红细胞生成增多。常见原因有支气管扩张、肺心病、生活在高原地区、青紫型先天性心脏病、肾胚组织瘤等。

## 一、临床表现

原发性和继发性红细胞增多症的眼部表现相似,都是由高血黏度引起。红细胞比容大于50%后血黏度会迅速升高。视力大多不受影响。眼底检查可以发现视盘水肿,视网膜动脉颜色暗,与静脉颜色接近。静脉迂曲扩张,颜色变深。眼底颜色加深呈暗紫色(图11-3-1)。有时可见视网膜内出血、渗出,一般认为是由静脉血液淤滞引起。

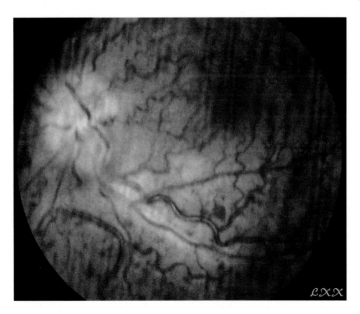

图 11-3-1 红细胞增多症

563

## 二、治疗

针对原发病治疗。

## 三、病程及预后

眼部病变一般随着红细胞增多症的改善而好转。

**（黎晓新）**

# 第四节　视网膜脂血症

高脂血症是脂蛋白代谢异常所致血中胆固醇或者甘油三酯异常升高。与高脂血症相关的眼部表现有眼睑脂黄瘤、角膜环、视网膜脂血症等。视网膜脂血症是一罕见病，由 Heyl 于 1880 年首次描述，他观察到的异常表现是：①视网膜血管颜色异常；②血管直径明显变大，两倍于正常值；并以"眼内脂血症"为题撰文，发表在 *American journal of Ophthalmology* 上。此后视网膜脂血症陆续有学者报道，但数量极为有限。此病多见于年轻、伴有严重酸中毒的糖尿病患者（继发性高脂血症），也可以见于原发性高脂血症患者。发生视网膜脂血症时，甘油三酯升高到 2000～2500mg/dL 以上，患者多无自觉症状，眼底异常表现多为一过性。

发病机制：现普遍认为视网膜脂血症由高甘油三酯血症造成。根据脂蛋白的密度可将其分为 6 类，其成分各有不同（表 11-4-1）。

**表 11-4-1　脂蛋白的分类**

| 脂蛋白类型 | 密度（g/mL） | 直径（nm） | 主要脂类成分 | 电场迁移率 |
|---|---|---|---|---|
| 乳糜微粒及其残留 | ≤1.006 | 500～800 | 饮食来源的甘油三酯 | 原地 |
| 极低密度脂蛋白（VLDL） | <1.006 | 80～300 | 内源性甘油三酯 | 前-β |
| 中间密度脂蛋白（IDL） | 1.006～1.019 | 35～25 | 胆固醇酯，甘油三酯 | 慢前-β |
| 低密度脂蛋白（LDL） | 1.019～1.063 | 25～18 | 胆固醇酯 | β |
| 高密度脂蛋白（HDL） | 1.063～1.210 | 5～12 | 胆固醇酯磷脂 | α |
| Lp(a) | 1.055～1.085 | 30 | 胆固醇酯 | 慢前-β |

\* 根据不同脂蛋白的表面电荷不同，在电场中具有不同的迁移率，按其移动的快慢，亦可将血浆脂蛋白分为 4 类：α 脂蛋白（α-lipoprotein）移动最快，其次为 β 脂蛋白（β-lipoprotein），再慢的是前 β 脂蛋白（pre-β-lipoprotein），乳糜微粒留在原点基本不移动

高甘油三酯血症可分为原发性和继发性。原发性包括脂蛋白脂酶缺乏及载脂蛋白（APO）C-Ⅱ缺乏、家族性高甘油三酯血症等。前者是常染色体隐性遗传，由于缺乏脂蛋白脂酶导致出生后即出现血甘油三酯异常升高，可表现为皮肤脂黄瘤及反复胰腺炎。APO C-Ⅱ是脂蛋白酯酶的激活物，故缺乏 APO C-Ⅱ也可造成类似表现，但发病年龄稍长。后者机制不明，可能与肝脏合成甘油三酯异常增多有关，属于常染色体显性遗传。引起继发性高甘油三酯血症的疾病有以下（表11-4-2）：

表 11-4-2　继发性高甘油三酯血症病因

| 继发性高甘油三酯血症的病因 | 继发性高甘油三酯血症的病因 |
| --- | --- |
| 糖尿病 | 系统性红斑狼疮 |
| 尿毒症 | 异常丙球蛋白血症 |
| 败血症 | Ⅰ型糖原储蓄疾病 |
| 肥胖 | 脂肪营养不良 |

其中,1 型糖尿病及未经控制的 2 型糖尿病患者尤易出现高甘油三酯血症。这些患者脂肪组织少,或者肌肉组织中脂蛋白脂酶活性低,导致 VLDL 清除不足。此类患者 LDL 并非必然升高到高甘油三酯的程度,但确实会比预期水平高。其机理可能是高糖血症导致 LDL 非酶作用的糖基化增加,同时胰岛素缺乏导致 LDL 受体下调。

眼部表现:患者多无不适主诉,视力多为正常。前节检查多无异常发现,偶见结膜及虹膜血管变为粉红色或者乳白色。视网膜血管颜色变为橙黄、黄色、黄白色以至乳白色(血管颜色变为黄白或乳白色时,血甘油三酯多升高到 2500mg/dL)。动静脉颜色难分,呈扁平带状,血管反光消失或弥散,血管旁常伴有黄白色浅条。视盘的颜色可变为浅黄褐色,巧克力色或者蜡样,但也可以是正常的。眼底背景颜色大致正常或脉络膜血管有类似改变而稍苍白。一般不会出现出血点、棉絮斑或者渗出(图 11-4-1,图 11-4-2)。值得注意的是,如果患者合并其他疾病则可导致。

出现较多的视网膜内出血、血管外的视网膜脂质沉积。少数病例的眼底类似外层渗出性视网膜病变,眼底后极部有广泛的硬性渗出,小的如点状,有的位于视网膜血管之上,有的密集在血管旁,呈白鞘状,有的融合呈大片斑块,位于视网膜血管之下。当血脂恢复正常后,硬性渗出可逐渐吸收。Blodi 报告一例,病理上视网膜各层均有粉染的物质沉着,内有脂肪,血管内外均有脂肪,Frayer 报告一例病理,色素膜及视网膜全层均有含脂质的泡沫状细胞浸润。

全身表现:通常当血甘油三酯升高到 1000mg/dL 以上时,患者可出现症状和体征,但血脂升高

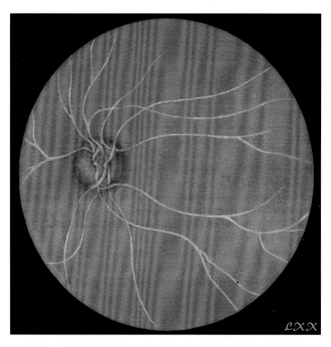

图 11-4-1　视网膜脂血症模式图

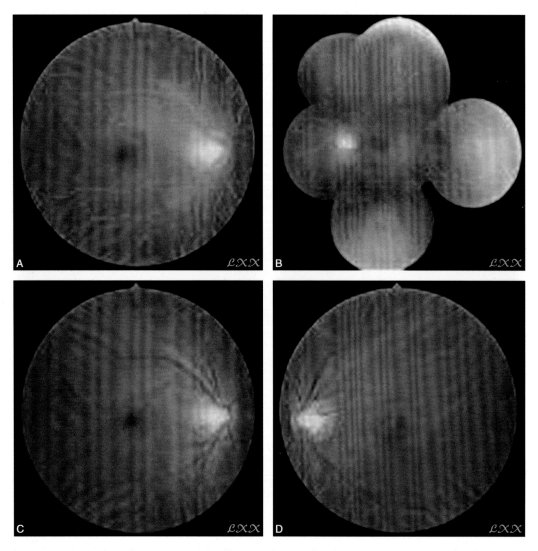

图 11-4-2　A、B. 视网膜脂血症,双眼后极部及周边部视网膜血管变为奶油白色。眼底呈橘红色外观。在视盘部较易区分静脉;C、D. 三次 LDL 滤过之后,视网膜血管外观恢复正常

程度与临床表现严重程度不成比例。患者可出现腹痛伴或不伴胰腺炎,面部红疹,躯体脂黄瘤,四肢末端感觉异常,对称性的关节疼痛而查体可能无异常,糖尿病患者则易伴有严重的胰岛素抵抗,血糖显著升高及酮症酸中毒。患者血浆呈乳糜色甚至奶油样,在低温下静置后试管上端出现典型的乳糜层(图 11-4-3)。

诊断及鉴别诊断:结合眼底改变及血脂异常升高可做出诊断,FFA 可见视网膜毛细血管扩张。诊断主要根据视网膜血管病变特征:①血管的颜色变浅,呈浅肉色、乳白色,银灰色不等;②血管直径变大,或血管变平呈带样;③动静脉之间难以区别;④血管旁黄白色浅条纹。根据血管颜色,血常规,血脂等检查可以与 Coats 病、白血病视网膜病变、红细胞增多症相鉴别。高脂血症患者易合并冠心病、外周血管疾病、胰腺炎等,应注意检查患者的全身情况。

治疗:主要治疗高脂血症。首要为控制脂类食物摄入,禁食脂类食物直至血脂降至正常,对胰腺炎患者严格禁止任何摄食,一般 2~3 天内血脂可下降 50%。此外,可应用氯贝丁酯类及苯氧乙酸类(贝特类)降脂药物,对顽固性高脂血症可以采用 LDL 滤过法(针对性滤过血浆中的 LDL),去除血浆中的低密度脂蛋白(图 11-4-2)。

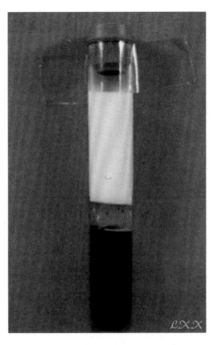

图 11-4-3　视网膜脂血症患者的血浆

（王瑜　黎晓新）

# 第五节　异常蛋白血症

## 一、异常蛋白血症

异常蛋白血症包含高蛋白血症和低蛋白血症,高蛋白血症以高脂蛋白血症为典型,是指血浆中胆固醇(TC)和(或)甘油三酯(TG)水平升高。低蛋白血症,以血浆蛋白减少、胶体渗透压降低、全身性水肿为特征。

## 二、高脂血症

高脂血症可分为原发性和继发性两类。原发性与先天性和遗传有关,是由于单基因缺陷或多基因缺陷,使参与脂蛋白转运和代谢的受体、酶或载脂蛋白异常所致,或由于环境因素(饮食、营养、药物)和通过未知的机制而致。继发性多发生于代谢性紊乱疾病(糖尿病、高血压、黏液性水肿、甲状腺功能低下、肥胖、肝肾疾病、肾上腺皮质功能亢进),或与其他因素年龄、性别、季节、饮酒、吸烟、饮食、体力活动、精神紧张、情绪活动等有关。

血中甘油三酯超过 4000mg/dl 时高脂血症可导致视网膜脂血症。视网膜血管呈现为奶油色,致使从颜色上难以区分动静脉。视网膜脂血症可伴有其他视网膜血管性病变,如分支静脉阻塞以及伴有视力下降的严重渗出(图 11-5-1)。

视网膜血管硬化分级:

1 级　小动脉轻度变细,光反射增宽,有轻度或无动静脉交叉压迫征。

2 级　小动脉光反射增宽,动静脉交叉压迫较显著。

3 级　小动脉铜丝状,动静脉交叉压迫征明显。

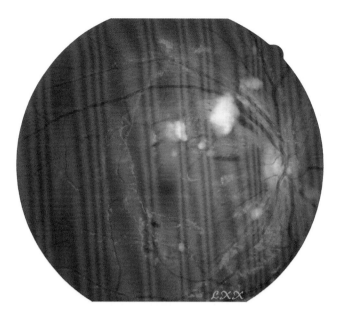

**图 11-5-1　视网膜脂血症患者眼底**

4级　小动脉银丝状,动静脉交叉压迫征更严重。

视网膜血管颜色变淡,沿血管有少量出血及软性渗出,视网膜血管硬化,动静脉交汇处可见压迫。视网膜脂血症可伴有静脉阻塞。

（程　涌）

### 三、镰状细胞性视网膜病变

分为增殖型和非增殖型2类。其主要病变为视网膜缺血及其并发症,这也是其他血管病如糖尿病性视网膜病变、视网膜静脉阻塞,早产儿视网膜病变最常见的特征。

1. 增殖性镰状视网膜病变(proliferative sickle retinopathy,PSR)共分为5期:

(1)　小动脉阻塞:病变位于视网膜周边部,小动脉阻塞呈银丝状或白线状,小静脉回流也受阻,形成周边无灌注区,该区视网膜呈灰棕色,组织模糊不清,与正常橘红色眼底呈明显对比。后极部小血管也有异常,特别是黄斑区和周围黄斑区血管受累,有微血管瘤样改变,小动脉节段性膨大,小静脉迂曲呈环状,黄斑中心无血管区扩大,可大于正常2倍。围绕无血管区尚可有病理性无血管区出现,表示毛细血管闭塞。

(2)　动静脉短路:在小动脉闭塞处,位于动脉侧的毛细血管膨大,并与静脉交通,形成动静脉交通支,常位于无灌注区和灌注区之间。荧光血管造影见这些动静脉短路管壁不渗漏。

(3)　新生血管增殖:新生血管最常发生在视网膜周边部颞上方,其次为颞下、鼻上和鼻下方视网膜,在动静脉短路附近从小动脉闭塞处长出新生血管,呈扇形或团扇状长入无灌注区,类似其他血管病的新生血管,早期新生血管较少,仅有1支小动脉供应,随时间推移可发展为多支小动脉供应,或附近又长出另一团新生血管,荧光血管造影有大量荧光素渗漏,从分型看,新生血管在SC病发病率最高,占59%~92%,其次为Sthal病,占33%其他类型为10%。

(4)　玻璃体积血:新生血管开始平行于视网膜面生长,以后穿破内界膜经玻璃体基部直达玻璃体中心,并有漏出液渗入视网膜。新生血管可反复发作玻璃体积血,常被误诊为Eales病,对黑色人种应想到有本病的可能。有时新生血管由于营养小动脉自发梗死而退缩,不发生玻璃体积血。自发梗死约占49%。

(5)　视网膜脱离:由于新生血管增殖,机化膜或条索的收缩和牵拉邻近血管膜的视网膜形成破孔,呈卵圆形或马蹄形,致视网膜脱离。大多数发生在SC的患者(图11-5-2)。

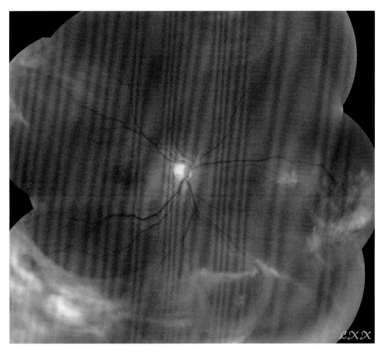

图 11-5-2　增殖性镰状细胞性病变。周边增殖膜牵拉，视网膜脱离

2. 非增殖镰状视网膜病变(non-proliferative sickle retinopathy)　非增殖病变包括以下几种：①周边部和(或)后极部视网膜静脉迂曲扩张；②黑旭日饰针斑(black sunbursts)，其特点是在视网膜赤道部有 0.5~2PD 大小的边界清楚的黑色斑，类似视网膜脉络膜瘢痕，但其边界不整齐呈星形或针形很像嵌有宝石的旭日形饰针；③闪光点状沉着物(refractile deposits)，在病变附近有闪亮的颗粒状小点沉着，类似胆固醇结晶，但并不是类脂质；④鲑斑出血(salmon-patch hemorrhage)，出血进入内界膜下或视网膜内，偶可进入视网膜色素上皮和光感受器之间呈卵圆形，0.75~1PD 的红色斑，颜色由粉红色变成橙红色，最后变成白色；⑤其他眼部症状，可有结膜血管呈节段状偶可合并有血管样条纹，或视网膜动脉或静脉阻塞。

（程　湧）

# 第六节　妊娠高血压性视网膜病变

妊娠高血压综合征，简称妊高征。通常发生在妊娠后 9 个月，如果孕妇原有高血压或有易栓性疾病如抗磷脂抗体综合征的患者，也可发生较早。患者会出现血压增高及其伴随症状，如水肿、蛋白尿和视网膜病变等。视网膜病变表现为血管痉挛、硬化、渗出、渗出性视网膜脱离、视盘水肿等改变。

## 一、发病机制

视网膜循环不受交感神经支配，主要为自主调节。当血压急性升高之初，正常视网膜自动调节表现出血管收缩，张力增强。视网膜动脉局限或普遍性狭窄属于功能性收缩。当全身情况好转，血压降低后，可以消失而不致永久性血管损伤。视网膜动脉功能性收缩持续 1 个月左右，还可完全恢复。但长期不缓解将逐渐发展为视网膜动脉硬化。高血压持续日久，自控调节失效，血-视网膜屏障破坏，视网膜缺血、缺氧，出现出血、水肿及棉絮斑。脉络膜毛细血管主要是受交感神经支配，脉络膜动脉收缩是对全身高血压的反应，高血压脉络膜病变中血管阻塞的机制尚不清楚，可能与交感

神经紊乱、纤维血小板内凝固，最后栓子形成有关。脉络膜毛细血管可有多处阻塞，其上视网膜色素上皮及外层视网膜缺血，晚期色素变动。

高血压视神经病理尚无定论。视盘的血供既有视网膜中央动脉分支，又有睫状后短动脉，其中主要为睫状后短动脉供应。此外视盘前面受眼压的影响，后面在蛛网膜下腔受颅内压的影响。恶性高血压的视盘水肿，不仅是颅内压增高或高血压脑病的表现，还可能是一种独立的疾病，即高血压性视神经病变，是一种前部缺血性视神经病变。当高血压血管收缩或阻塞时，释放出一种血管抑制因子，如血管紧张素Ⅱ，可能是导致缺血的因素之一。轴索缺血导致轴浆流阻滞及视盘轴性肿胀。

二、临床表现

（一）症状

所有患者均有血压增高，早期症状称为子痫前期，随症状加重发展为子痫。患者可有头痛、头晕、恶心、呕吐、全身水肿，特别是眼睑、下肢水肿蛋白尿、心悸、气短甚至抽搐昏迷、神志不清等症状。血压越高、眼底改变发生率也越高。

（二）体征

一般分为3期，即：①动脉痉挛期；②动脉硬化期；③视网膜病变期。有人认为分为痉挛期和视网膜病变期即可。因为本病患者动脉硬化发生率低，且终止妊娠后眼底很快恢复，不一定产生硬化。也有的患者不经过血管硬化期直接进入视网膜病变期。

妊高征最常见和最早发生的眼底改变为视网膜小动脉功能性痉挛和狭窄，可先侵犯1支或多支动脉，功能性收缩可局限于1支小动脉呈节段性痉挛，致管径不规则。均一性收缩可使1支或整个眼底动脉缩窄，动静脉管径比例可从正常2∶3变为1∶2甚至1∶4。由于血压持续升高，血管从功能性收缩进入到器质性硬化，需要多长时间各家报告不同，有人认为2周以上即不再为痉挛也有人认为数周或数月以上始发生硬化。患者妊娠前即有高血压动脉硬化时则更明显。此时动脉狭窄，反光增强，有的尚可见动静脉交叉压迫现象。由于动脉严重痉挛和缩窄，使血管屏障受损引起视网膜病变、视盘视网膜病变和（或）脉络膜病变。在血管旁视网膜有水肿、出血和渗出。渗出根据视网膜缺血程度而定，多围绕视盘以棉絮状斑为主（图11-6-1）。视网膜病变可从局部发展至整个眼底水肿和渗出。视网膜下可见有白色病损说明脉络膜毛细血管和视网膜色素上皮受损。严重者可产

图11-6-1　一位32岁妊高症患者双眼视力下降，眼底像可见双眼多发棉絮斑

生浆液性视网膜脱离,其发生率不高,为 0.6% ~2%。脱离常为双侧性,呈球形,多位于视网膜下方,渗出液可能来自视网膜和脉络膜,或单独来自脉络膜血管。视网膜脱离预后好,无需手术,分娩后数周内可自行复位。如果高血压持续时间久,也可产生黄斑星芒状渗出。严重病例尚可产生视盘水肿,大约有 50% 的患者视神经有某种程度的萎缩和(或)黄斑色素紊乱,有可能严重影响视力,视力下降程度根据眼底病变程度而定。

（三）诊断

根据患者病史症状、血压升高状况及眼底改变可以确诊。

（四）检查

荧光素眼底血管造影检查:可见视网膜动脉狭窄,毛细血管可有渗漏和组织染色。棉絮斑区可有局限性视网膜毛细血管无灌注区。有的患者后极部和视盘周围脉络膜血管充盈延迟。在有浆液性视网膜脱离的患者,可见斑点状荧光素渗漏,逐渐变粗大,提示脉络膜毛细血管和视网膜色素上皮屏障受损。渗出的荧光素使视网膜下液染色,视盘周围也有着染。当产后血压下降,视网膜脱离复位后再作荧光素眼底血管造影则无荧光素渗漏。

（五）治疗

妊高征是危及产妇和胎儿生命安全的危险病症。在动脉器质性改变之前,如果经过休息、禁盐、服用镇静和降压药等措施后,血压下降者可继续妊娠,但需继续监测血压稳定情况。如果视网膜病变有出血、水肿、渗出和(或)小动脉硬化,说明心脑、肾等全身血管系统均受损害,必须及时终止妊娠。据报告产后眼底恢复正常者占 86.8%。有视网膜病变的产妇病死率为 6%,而正常眼底产妇病死率为 1.5%,胎儿病死率在产妇有视网膜病变者为 56.8%,比产妇正常眼底组者高 3 倍多。终止妊娠必须及时,如果视网膜和全身小动脉已发生器质性损害,则可导致产后永久性高血压血管病变。本病有 25% ~50% 患者有永久性血管和肾脏损害,后遗高血压发病率为 41% ~42%。以舒张压计算后遗高血压在正常眼底组中的发病率为 32.8%,在视网膜动脉收缩组中为 44.1%,在视网膜动脉硬化视网膜病变组中为 100%。

（程　湧）

# 第七节　Terson 综合征

## 一、定义

眼内出血合并颅内出血伴急剧颅内压升高。

## 二、发病机制

蛛网膜下腔出血直接突破软脑膜进入视神经鞘膜下,再从视盘周围漏出进入玻璃体腔,有认为颅内压的突然升高,压力传递到视网膜血管,使视网膜静脉破裂而出血,导致内界膜与视网膜的分离劈裂。也有认为视神经鞘膜下积血可因压力增高进入玻璃体腔。如果出血量不多,血液积存于视网膜层间,如果出血量大,造成内界膜撕裂,积血大量涌入玻璃体腔内。慢性的 Terson 综合征玻璃体积血患者,由于玻璃体的血液积聚,提供了视网膜胶质细胞增殖的机会,促进其形成了机化膜,可造成视网膜脱离。

## 三、临床表现

患者多首诊于神经科,因为相关专业知识的缺乏,Terson 综合征经常被忽视。Terson 综合征

13.6%单侧眼内出血,5.8%双侧眼内出血,2.2%~5.1%玻璃体积血。根据眼内出血量的多少,可有不同程度的视力障碍,如仅有少量的视网膜层间的出血,则视力下降不明显。如出血位于黄斑区或大量出血进入玻璃体腔,则视力下降急剧,常为手动或光感。

### 四、诊断

1. 完整的病史采集。

2. 根据患者颅内出血的病史,排除导致眼本身的出血性疾病后,如患者突然视力下降,检查时有玻璃体或视网膜的出血。

3. 头颅 CT 血管造影(CTA)及磁共振血管造影(MRA)检查颅底动脉环(Willianm 环)有助于发现动脉瘤等病变,MRI 可以明确颅内其他部位出血、范围,并估计出血量,明确病因。

4. 脑脊液检测可以明确是否存在颅内压增高情况。

5. 眼科 B 超检查可以明确积血、后脱离情况,以及是否存在视网膜脱离。

### 五、治疗

玻璃体内的积血可慢慢地吸收,但通常需几周或几月,甚至达 1 年左右的时间。应积极治疗原发病和对症处理。必要时进行玻璃体手术。

### 六、预后

Terson 综合征患者中有玻璃体积血的其死亡率为 53.6%,而无玻璃体积血的其死亡率只有19.7%。颅内出血的患者如能存活,视网膜和视网膜前膜的出血一般能吸收而不留明显后遗症,但也有部分造成永久的视力损害。

(程 湧)

# 第八节 风 湿 病

风湿病包括风湿性关节炎、血清阴性脊柱关节病、幼年型风湿性关节炎(JRA),系统性红斑狼疮(SLE)、硬皮症、多发性肌炎和皮肌炎、复发性多发软骨炎、白塞病和各种血管炎,包括结节性多发性动脉炎,Churg-Strauss 脉管炎,Wegener 肉芽肿病及巨细胞性动脉炎。这些风湿病常累及眼部而出现各种不同的表现。风湿病在眼部的主要表现包括巩膜炎、Sjögren 综合征、葡萄膜炎,视网膜血管性疾病和眼神经的损伤。不同的风湿病眼部表现不同,巩膜炎常见于风湿性关节炎和血管炎,急性前葡萄膜炎常见于血清阴性脊柱关节病,而视网膜血管和神经的病变往往出现于血管阻塞性疾病(如系统性红斑狼疮)或是各种血管炎的组成部分。

### 一、血管炎

血管炎在表 11-8-1 中列出。结节性多动脉炎以中小型肌性动脉的坏死性脉管炎为特征。高敏感性脉管炎也叫变态反应性脉管炎或白细胞性血管炎,是以毛细血管后小静脉的多形核白细胞和白细胞浸润为特征。Wegener 肉芽肿和淋巴瘤样肉芽肿是以肉芽肿形成和血管炎为特征。淋巴瘤样肉芽肿病是血管中心性或破坏性肉芽肿性血管炎。颞动脉炎或巨细胞动脉炎是以大中型动脉的慢性炎症、巨细胞和内弹力层的破坏为特征。

表 11-8-1  血管炎

| | |
|---|---|
| 结节性多动脉炎 | Wegener 肉芽肿 |
| 过敏性肉芽肿病 | 淋巴瘤样肉芽肿 |
| 变态反应性脉管炎 | 巨细胞动脉炎 |
| Henochs 紫癜 | Takayasu 动脉炎 |
| 血管炎伴结缔组织病 | |

眼的表现在血管炎很常见,分两类:①巩膜炎;②血管炎造成的视网膜、视神经和其他脑神经的损害。眼部表现与血管炎类型及受累血管的类型相关。如在巨细胞动脉炎,缺血性视神经病变常见,而巩膜炎少见。反之,Wegener 肉芽肿则巩膜炎多见。

(何燕玲)

## 二、系统性红斑狼疮视网膜病变

系统性红斑狼疮(systemic lupus erythematosus,SLE)是影响多器官的自身免疫性疾病。多发于 20~40 岁女性,男女之比为 1:7~9,幼儿或老人也可发病。该病有自身抗体和免疫复合体,自身免疫系统错误地攻击皮肤、关节、心脑肺等器官,临床体征的变异大,在眼部主要表现为干燥性角结膜炎、包括血管炎和血管阻塞的视网膜血管疾病、脉络膜病变和视神经炎。SLE 视网膜病变主要表现为视网膜出血、棉絮斑、微血管病变和血管闭塞,均为血管损伤的结果。

(一)病因及发病机制

系统性红斑狼疮视网膜病变是一种可影响全身多个器官的慢性炎性疾病,病因尚不明确。其临床特征是以循环免疫复合体在血管壁的异常沉积为特点的自身免疫性疾病,循环免疫复合体的异常沉积可激活补体系统,从而引起组织损伤,主要影响关节、皮肤、肾脏和心肺系统,也可对肝脏、脾脏、脑和眼造成影响。由 B 细胞和 CD4+T 细胞协同制造的自身抗体是 SLE 的核心特征。

(二)临床表现

SLE 的眼部并发症主要为干燥性角结膜炎、包括血管炎和血管阻塞的视网膜血管疾病、脉络膜病变和视神经炎。SLE 视网膜病变患病率报道不一,有报道成年白种人为 7.1%~26%,白种儿童可达 35%。

SLE 视网膜病变早期改变主要包括视网膜出血、血管旁视网膜硬性渗出、视网膜棉絮斑、血管迂曲。组织学水平上棉絮斑为视网膜神经纤维层的盘状增厚。中期改变包括局灶或普遍小血管收缩和静脉迂曲。晚期改变为视网膜小动脉闭塞以及继发视网膜梗死,亦即血管阻塞性视网膜病变或视网膜血管炎。增殖性视网膜病变、玻璃体积血、视网膜牵拉和视网膜也较多发生。其他视网膜表现包括视网膜大血管阻塞[视网膜中央(分支)静脉(动脉)阻塞]、色素改变(类视网膜色素变性)、继发于脉络膜疾病的渗出性视网膜脱离。一般认为 SLE 视网膜病变与 SLE 病情活动有关,与病程长短无关。

SLE 视网膜病变晚期阶段,在组织病理学水平上,SLE 视网膜病变可表现为视网膜外层弥漫性萎缩,特征为光感受器的普遍损失和外丛状层的变薄,可累及黄斑区(图 11-8-1)。周边视网膜可见多量血管硬化和阻塞(图 11-8-2)以及视网膜圆石样变性(cobblestone degeneration)。在视网膜光感受器损失的区域可见明显巨噬细胞浸润(图 11-8-3)。在视网膜和脉络膜中,偶见散在 T 细胞,未见 B 细胞浸润。视神经显示轴突的损失、间隔增厚以及轻到中度巨噬细胞浸润。在节细胞层、内外核层可检测到自身免疫反应,显示了针对视网膜细胞核,特别是光感受器的自身抗体的存在(图 11-8-4)。

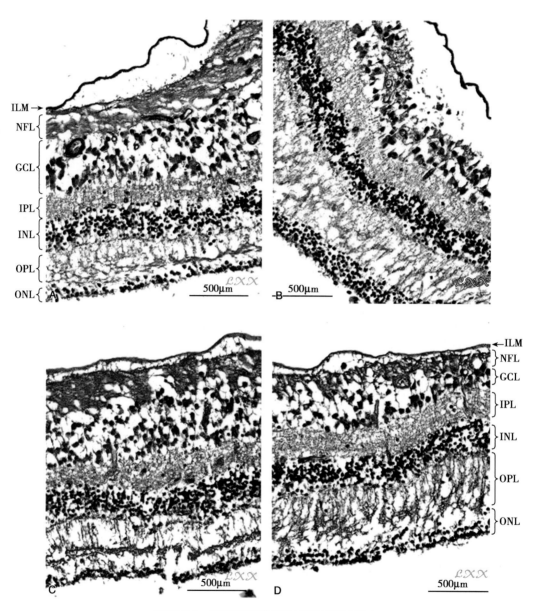

图 11-8-1  SLE 视网膜病变(组织病理切片)
视网膜外层弥漫性萎缩,特征为光感受器的普遍损失和外丛状层的变薄,可累及黄斑区。ILM,内界膜;NFL,神经纤维层;GCL,节细胞层;IPL,内丛状层;INL,内核层;OPL,外丛状层;ONL,外核层

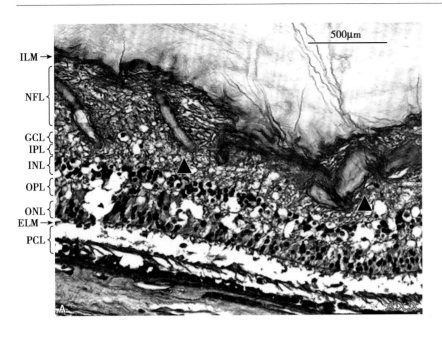

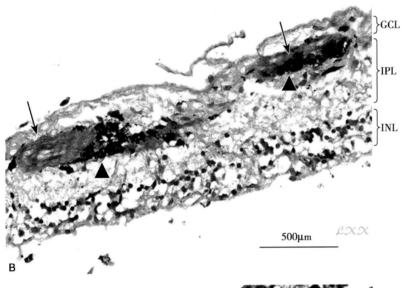

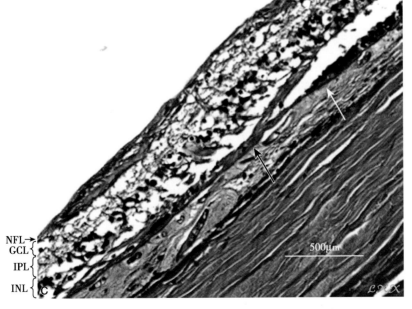

图 11-8-2 SLE 视网膜病变（组织病理切片）

A. 部分视网膜小血管硬化改变（三角形）；B. 一些被色素颗粒和迁移 RPE 细胞包围的闭塞血管（箭头）；C. 脉络膜毛细血管、RPE、光感受器和外丛状层的损失，残余内核层贴附于不规则的 Bruch's 膜（黑色箭头），病变边缘可见增厚的 RPE（白色箭头）。ILM，内界膜；NFL，神经纤维层；GCL，节细胞层；IPL，内丛状层；INL，内核层；OPL，外丛状层；ONL，外核层；ELM，外界膜；PCL，光感受器细胞层

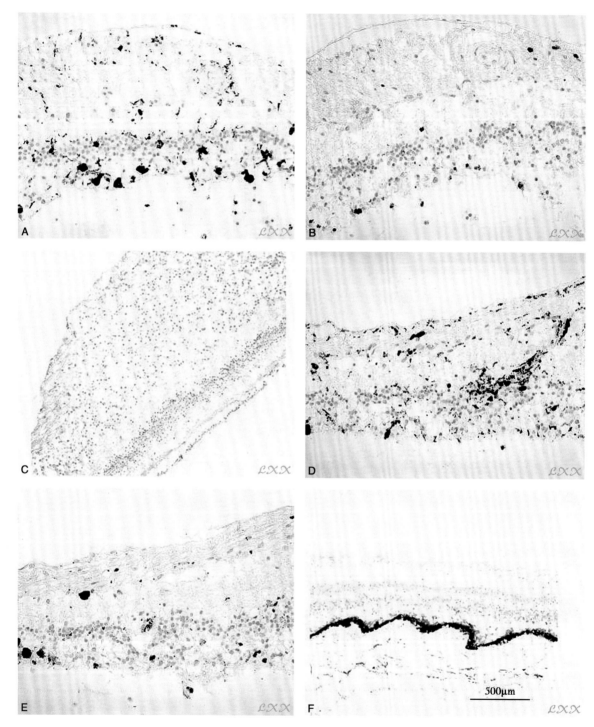

图 11-8-3　CD68,CD3 和 CD20 免疫组织化学染色

A、D. CD68;B、E. CD3;C、F. CD20。CD68 阳性细胞散在分布于视网膜,分布最多位于光感受器损失区域;
少量、散在 CD3 阳性细胞可见于视网膜;未见 CD20 阳性细胞(绿色=甲基绿复染色;棕色=免疫染色阳性)

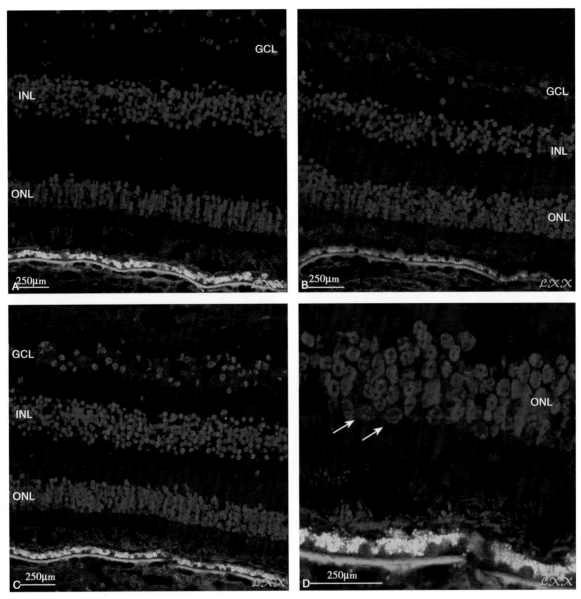

**图 11-8-4　正常视网膜切片上免疫荧光检测患者自身抗体**

A. 无血清孵育（对照）；B. 正常人类血清孵育（1：100，对照）；C. 患者血清孵育（1：100）；D. 为 C 高倍照片，在患者血清孵育的正常视网膜切片上可见，阳性荧光位于节细胞层、内核层和外核层（白色箭头）蓝色荧光＝核；DAPI 染色；绿色荧光＝自发荧光；红色荧光＝阳性染色；GCL，节细胞层；INL，内核层；ONL，外核层

（三）诊断与鉴别诊断

　　眼部病变均发生于 SLE 急性活动期，可伴有不同程度的全身脏器损害，因此 SLE 眼部改变提示了病变侵犯多系统和病情活动的情况，眼底检查可为治疗和预后提供客观依据。

（四）治疗

　　SLE 治疗应基于减轻血管炎症和改善自身免疫。严重 SLE 视网膜病变治疗为使用系统性免疫抑制剂，激光和抗凝治疗也可应用。

### 三、Behcet 病

#### (一) 概述

Behcet 病是一种慢性、反复发作的,致盲率高的病。Behcet 病给患者造成损害的主要还是眼科疾病。皮肤疾病反复发作也不易留后遗症。眼部病变反复发作,发作一次,间隔的时间就越短。开始的时候是几个月一次,以后可能是几周一次,越来越密,并且每发作一次,视力就损害一次。最终根据日本人的统计,一般不超过 5 年就会失明。但随着现代治疗方法的跟进、很好的患者随访,治疗措施的完善,可以使每一次的发作轻一些,视功能损害少一些,这样就可以使间歇期长一点,而不是越来越短。几年后,炎症不再复发,再根据具体情况,处理继发的青光眼、白内障,患者可保存一定的视力。

Behcet 病是由土耳其的一名叫 Behcet 的皮肤科医生最先发现的。他发现这种皮肤疾病发作呈周期性。Behcet 病是两个系统的疾病:皮肤系统和黏膜系统。本病可能和人种有关。目前已经确定,本病患者 HLA-B51 组织抗原升高。而发现此抗原的人群中有 40% ~80% 的人出现 Behcet 病。该病在土耳其的分布很高,发病者中 40% ~80% 有 HLA-B51 组织抗原。在北欧的正常人群中,只有 8%,亚洲可达到 24%。在土耳其 10 万人口中有 370 人有此抗原,而美国 10 万人口中,只有 0.4%。该病分布沿着土耳其,延伸到近东、中东、远东,沿着丝绸之路分布。男性发病比女性多两倍。

对 Behcet 病的诊断以前主要是依据口腔、皮肤、生殖系统损害,甚至包括其他神经系统和骨骼系统损害。对这个病的诊断涉及全身多个系统,但最主要的表现是口腔溃疡。Behcet 病的口腔溃疡最少一年发作 3 次,一次发作时间在 14 天以上,甚至有报道一个月发生 2 次。发病的部位不是在颊部黏膜、唇黏膜、舌苔等较柔软的部位,而是以颚部,即软硬颚交接的地方多见,是该病的特点。发作时比一般的口腔溃疡更疼痛。所以,询问患者口腔溃疡病史的时候,需要根据持续的时间、发病的部位等进行详细询问。

眼部特征性表现,一方面是反复性的、无菌性的前房积脓(图 11-8-5),另一方面是弥漫性视网膜血管炎。前房积脓发作后,给予治疗可好转,几天后又反复发生。积脓是无菌性的假性前房积脓,含有大量的纤维素,有自愈倾向。但是近 20 年来,国外学者,特别是欧洲学者认为前房积脓较少见于 Behcet 病的眼部表现中。在眼科中,多见弥漫性的视网膜血管炎,血管炎以葡萄膜炎合并视网膜血管炎为主,主要以静脉为主(图 11-8-6),还可以导致分支静脉阻塞(图 11-8-7)。有学者对患者做过皮肤检查,皮肤主要的病理改变是细小的微血管炎改变。眼科表现也符合此

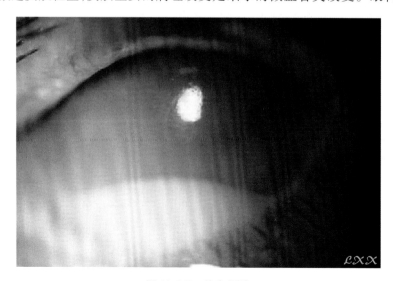

**图 11-8-5　前房积脓**

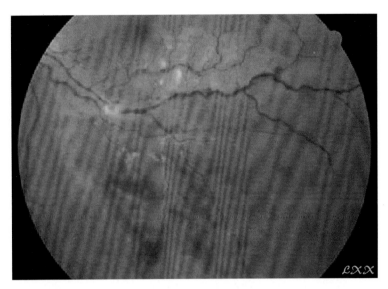

图 11-8-6　Bechet 病以累及静脉为主

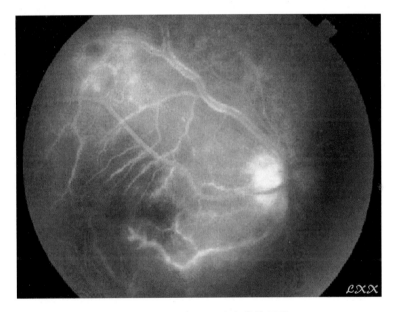

图 11-8-7　— Bechet 病患者的 FFA
视网膜动脉未侵犯,静脉管壁有荧光素着染,着染伴随渗漏。上述静脉没有走
到尽端,说明有静脉的阻塞

病理改变,葡萄膜是血管膜,所以葡萄膜也会出现炎症。而且,多为双眼发病,因此造成的损害
很大。

（二）视网膜血管炎

1. 视网膜静脉炎,伴有血管阻塞。

2. 荧光素眼底血管造影的特点是全眼底视网膜毛细血管弥漫性渗漏（图 11-8-8）,动静脉之间
的毛细血管网均渗漏,造成视网膜水肿、黄斑水肿。

3. 视网膜新生血管（图 11-8-9）,特点是新生血管往往是从视盘部位生长出来。有的患者会出
现玻璃体积血,必须行玻璃体切除手术治疗。

（三）全身病变

全身的皮肤病变包括:结节性红斑、假性脓疱病、痤疮。皮肤病变还可以累及口腔黏膜、生殖系
统。以往认为本病是眼科疾病、皮肤疾病、口腔疾病、泌尿生殖系统疾病。实质上这个口腔疾病、泌

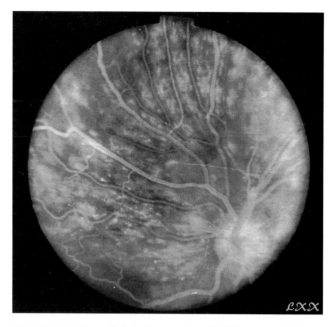

图 11-8-8　Behcet 病患者的 FFA 显示弥漫性毛细血管渗漏，但没有无灌注区

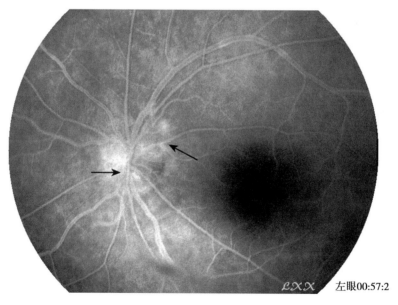

图 11-8-9　视盘旁可见新生血管渗漏（箭头）

尿生殖系统和皮肤疾病,比如口腔黏膜、生殖器黏膜的都是皮肤疾病,均属于全身皮肤黏膜系统的疾病。

　　Behcet 病患者的皮肤特别敏感。有时因为外科手术或者皮肤本身的问题,患者需做个小手术,皮肤切开即可引起 Behcet 病的复发。根据以上特点,设计了皮肤针刺试验检查。在临床上,怀疑Behcet 病的时候,可以把患者皮肤消毒后针刺一下,再用纱布遮盖起来,24～48 小时后掀开纱布观察,可以很明确地进行诊断。这与外科手术后的发现一致,皮肤切开会诱发本病发作。针刺试验应该是最有意义的诊断指标。有些患者针刺试验检查结果是阴性的,但也不能就此排除白塞病的可能,很有可能是检查的时机问题。以前有文献记载,针刺试验阳性率只有 60% 左右。欧洲也有关于针刺试验的报道,但假阴性的患者可能是在间歇期进行的检查,也有可能是在治疗阶段,所以检测并不敏感。笔者的经验是早期先做荧光素眼底血管造影,在未出眼底检查结果并怀疑是 Behcet 病时,可观察做荧光素眼底血管造影时的皮肤针眼。所以,不能完全否认针刺试验的意义。

神经系统和骨关节系统,目前认为与 Behcet 病无关。

（四）诊断依据

1. 弥漫性视网膜血管炎较多见。

2. 疾病临床特点是反复性发作,发作后,有自愈倾向,但不久又重新发作,发作的间歇期越来越短,发生的病变越来越重。

3. 皮肤针刺试验临床怀疑 Behcet 病的时候,可以在患者皮肤消毒后,针刺一下,再用纱布遮盖起来,24 ~ 48 小时后掀开纱布观察,可以明确诊断。

（五）治疗原则

1. 关于视网膜血管炎的激光治疗需要警惕的是,眼科手术往往会使 Behcet 病患者的炎症即刻发作。Behcet 病患者视网膜可有新生血管,但不建议做 PRP。因为激光主要是针对视网膜无血管灌注区,但是本病并无视网膜无血管灌注区。图 11-8-9 显示 FFA 视盘边缘有新生血管和渗漏（箭头所示）,但是没有无灌注区。缺血可以引起新生血管,炎症也可以引起新生血管,例如沙眼引起的角膜新生血管;又如虹膜结节性虹膜炎,如果一个结节破溃的话,会出现新生血管;结核引起的虹膜炎,也会在结节的地方出现新生血管。所以,炎症也会引起新生血管,但是这种新生血管没有无血管灌注区,因此,也不需用 PRP 治疗。该病血管炎周期性发作,每发作一次,眼底情况就恶化一次,所以多次发作以后最终会导致视神经视网膜萎缩。例如:一双眼视网膜血管炎患者,视盘上有新生血管,一只眼先进行 PRP,另一只眼只在黄斑区域进行激光治疗,次日患者出现了非常剧烈的急性发作,无法再行激光治疗,治疗周期长达一两个月,直到疾病稳定。几年后患者做了白内障手术。PRP 眼的视网膜出现视网膜色素细胞萎缩,视力急剧下降,最后仅存 0.02 的视力,而没有做完 PRP 的眼保留了 0.2 的视力。这个病例说明 Behcet 病不可激光治疗,没有无灌注区,激光治疗不会有任何作用。

2. 免疫抑制治疗本病不可根治,只能通过各种药物治疗,延缓发作和减轻炎症程度,最后控制不再复发,使其一直处于间歇期。每次发作的时候,糖皮质激素疗效不佳。治疗上,一种是用非甾体类抗炎药,但是长期使用此类药物治疗是有害的,会加重病情,只能在炎症剧烈的时候短期使用。因此,只能在急性期使用数次。第二种治疗方法是免疫抑制剂,这类药物属于细胞毒药物,表 11-8-2 是按毒性从轻到重列出主要药物的使用剂量和方法,在临床中选择用药的时候可依据这个表考虑药物的使用顺序。首先是秋水仙碱,然后是硫唑嘌呤,环磷酰胺,苯丁酸氮芥。应用这类药物需要特别注意的是,用药期间需定期查血常规,一旦发现血细胞降低,需立即停药,并使用叶酸、利血君 7 ~ 10 天,待血常规稳定,再继续使用。另外这些药物都有耐药性,因此需要循环使用,例如,秋水仙碱疗效下降了,就换成硫唑嘌呤,接着换环磷酰胺,再者换苯丁酸氮芥。另外,皮肤科对 Behcet 病的治疗是使用静脉滴注环磷酰胺的方法,药物的副作用大,如脱发等。现在眼科治疗普遍用口服药物治疗,效果也很好。

表 11-8-2　非甾体类免疫抑制剂

| 药物 | 用量 | 用法 | 方式 |
| --- | --- | --- | --- |
| 秋水仙碱 | 0.5mg | 每日 2 次 | 口服 |
| 硫唑嘌呤 | 100mg | 每日 2 ~ 3 次 | 口服 |
| 环磷酰胺 | 50mg | 每日 2 次 | 口服 |
| 苯丁酸氮芥 | 100 ~ 200μg/kg | 每日 2 次 | 口服 |

3. 生物制剂是目前较新的药物,干扰素-α 在国内国外均已使用,每天 300 万 ~ 600 万国际单位,4 ~ 8 周,然后改为 300 万单位,每周三次。需要强调的是,需要停止一切免疫抑制剂,皮质

类固醇也应该减少到 10mg,再使用干扰素-α 治疗。另一种药物是肿瘤坏死因子(TNF-α)的拮抗剂英利昔单抗(infliximab),3~5mg/kg 静脉注射,经国外的报道和国内其他医生的反馈,治疗效果佳。

4. 并发症的治疗　主要的并发症:①眼压升高,但这种眼压升高是暂时性的;②白内障,可考虑在合适的时候进行手术治疗;③玻璃体牵拉性视网膜脱离较为少见。Behcet 病最终是视网膜血管炎,如果发作一次就解决一次,等到炎症控制,就可以考虑并发症的治疗。很多医师不敢给 Behcet 病患者做手术,认为手术切口会使疾病发作。其实,病情稳定 6 个月的患者,在手术前一周使用免疫抑制剂,是可以考虑手术的。手术后免疫抑制剂治疗应至少持续一个月。需强调的是,患者炎症控制至少达 6 个月才可考虑手术,并可在术后接受长期的追踪观察。

(廖菊生教授　讲稿,黎晓新　整理)

## 四、结节性多动脉炎

以中小型肌性动脉的坏死性脉管炎为特征,病变为节段性的,随疾病的发展有不同的分期。中等动脉通常会膨胀成瘤状,可用荧光素眼底血管造影看出。视网膜常因血管炎或肾小球肾炎而受累,肾病引起高血压,内脏阻塞引起胃肠道疾病。神经系统病变可表现为多种单神经炎或中枢神经病变。

平均发病年龄 40~50 岁,大概 10% 的患者乙肝抗原阳性,乙肝可能是结节性多动脉炎病情发展的原因。Gocke 等发现疾病早期由乙肝抗原抗体形成的免疫复合物、免疫球蛋白、乙肝抗原在血管壁沉积,乙肝诱发结节性多动脉炎的表达是免疫复合物介导血管炎的最好例证。

不经治疗的患者生存率很低,确诊后的 5 年存活率只有 55%,常见死因是肾衰、胃肠感染或出血、中枢脉管炎。口服大剂量激素可延长生存期,使病情平稳。但是单用糖皮质激素长期疗效不好,一般用糖皮质激素和免疫抑制剂如环磷酰胺联合治疗,病情能得到控制,长期效果好。

眼部表现:约有 10%~20% 的结节性多动脉炎患者会出现眼部损害。老年人结节性多动脉炎伴发眼睛疾病的与结节性多动脉炎伴发其他形式的血管炎并没有区别。特别是 Wegener 肉芽肿常与结节性多动脉炎相混淆。最常见的结节性多动脉炎的眼部病变与血管炎相关,包括肾病高血压性视网膜病变、棉絮斑、视网膜动脉阻塞性疾病。中枢的损害会造成视力丧失(如同侧偏盲、幻视)、脑神经麻痹、巩膜炎和边缘性角膜溃疡。Kielar 报道了后巩膜炎和结节性多动脉炎,以及由脉络膜缺血导致的视网膜浆液性脱离。

(何燕玲)

## 五、Takayasu 动脉炎(无脉症)

Takayasu 动脉炎(无脉症)累及大动脉,特别是主动脉的分支。主要在小孩和年轻女性中发病。在西方罕见,而在远东常见,特别是日本。Takayasu 动脉炎也称作主动脉弓动脉炎、主动脉炎综合征和无脉症。

疾病可位于主动脉的任何节段,或它的分支,或整个主动脉。它具有特征的炎症过程是全身动脉炎伴肉芽肿性炎症,累及的血管最终狭窄闭塞,造成供血组织的局部缺血。累及的动脉壁可能会分层,形成动脉瘤。

全身症状常见疲劳、消瘦、低热。由大动脉狭窄固缩引起的血管功能不全可由无脉的脉象证实。此病最常用的诊断方法是动脉造影,可见动脉管壁光滑、逐渐变细的节段,及局灶或全身狭窄或区域性的扩张。治疗主要是全身使用激素,可迅速控制病情发展。

眼部表现:病变主要在视盘周围和视网膜中周部。视网膜出血点在赤道部,周边部视网膜毛细血管扩张,主要是由于颈内动脉和眼动脉狭窄引起眼部缺血所致,视网膜的改变用荧光素眼底血管造影能够很好地显示出来。臂-视网膜时间延长,早期的轻微病变为小血管扩张和小动脉瘤形成,更严重的缺血会导致周边大面积视网膜无灌注区,甚至出现视网膜新生血管形成和玻璃体积血,虹膜红变和新生血管性青光眼,不合并虹膜改变称低灌注视网膜病变,合并虹膜改变称眼缺血综合征。

(何燕玲　黎晓新)

## 六、幼年型风湿性关节炎

幼年型风湿性关节炎也被认为是青少年慢性关节炎,定义为发病年龄小于16周岁,关节炎症状持续三个月以上。传统的分类靠关节炎的表现类型,包括多关节炎、少关节炎和全身性疾病。多关节炎指多达5个以上的关节,少关节炎指4个及以下。全身性疾病起初被Still描述过,突出特点是变异性关节炎。

幼年型风湿性关节炎还有特殊亚型。青少年强直性脊柱炎在稍大一些的少年出现,平均发病年龄12岁。男女比例为5:1,骶髂关节炎很常见,随时间的推移进展为典型的强直性脊柱炎。90%的孩子为HLA-B27阳性。25%发展为急性复发性虹膜睫状体炎。它在临床上和免疫学上与血清阴性脊柱关节炎有相似之处,包括相同类型的关节炎和眼葡萄膜炎。

这个亚型中超过10岁的孩子会发展成血清阳性的(类风湿因子阳性的)、类似风湿性的多关节炎症,女孩易感。这种关节炎是累加的、全身性的。致畸的多关节炎与成人的风湿性关节炎类似。关节炎可能会变成持续性的,造成很高的死亡率。像成人的风湿性关节炎一样,患者的HLA-DR4阳性,眼的疾病在这一亚型中不常见。

全身性变异性幼年型风湿性关节炎也叫Still病,男女比例为1:1,主要在5岁以前的儿童发病。起病时关节炎是多样的,但是逐渐表现为多关节炎。以全身症状为主,包括发热、短暂的橙红色的斑丘疹、淋巴结病、肝炎、脾充血、浆膜炎、血沉变快和白细胞增多。眼的疾病通常不出现。

抗核抗体阳性的少关节病常见于五岁以下的女孩,男孩几乎不犯。通常是滑膜液减少的关节炎,累及下肢大关节,自发缓解,无明显的关节变形,80%的患者抗核抗体阳性。这个亚型与HLA-DR593-39和HLA-DR8相关。慢性虹膜睫状体炎是最严重的表现。眼葡萄膜炎治疗效果差,可能会导致失明。大于三分之一的患者可发展成带状角膜病和白内障。

青光眼的发病高达20%,预后极差。虹膜后粘连很常见。黄斑水肿的发生在8%~10%的病例中。肺结核为最终结局的达4%~10%。早期的实验表明慢性虹膜睫状体炎和抗核抗体阳性的多关节炎致盲率高达40%。但最近的实验表明预后较好,这可归功于早期发现,更好的治疗,更好的外科大夫处理并发症。Kanski认为最好的白内障手术为经睫状环晶状体切除及前部玻璃体切除术。

Amett定义了一个与HLA-B27相关的多关节炎亚群。这种关节炎是累加的、全身性的,致畸的多关节炎,与成人的风湿性关节炎类似,但患者的类风湿因子阴性。骶髂关节炎和脊椎炎很常见。特征性的表现是脊椎的C2和C3融合。小颌症发病率25%。急性的、复发性虹膜睫状体炎的发病率为25%,与其他的B27相关的虹膜睫状体炎无法区分。

眼部表现:幼年型风湿性关节炎的眼部表现通常是虹膜睫状体炎。急性虹膜睫状体炎见于B27相关的亚群,慢性虹膜睫状体炎见于抗核抗体阳性的少关节病。后段的损害除了由虹膜睫状体炎引起的黄斑水肿外,其他的不常见。有一例报告玻璃体积血伴虹膜睫状体炎和一例视神经乳头炎的报道。

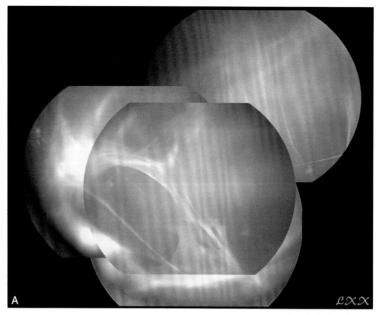

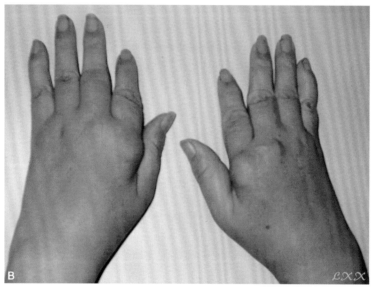

图 11-8-10　**A.** 一 4 岁半男孩患幼年型慢性关节炎的眼底像；**B.** 其母亲，多发关节变形

## 七、Wegener 肉芽肿

Wegener 肉芽肿开始被描述为上下呼吸道的肉芽肿、肾小球炎及局灶性溃疡三联征。随后，限制性的 Wegener 肉芽肿被描述为只有上下呼吸道的肉芽肿而没有肾脏疾病。最近研究发现即使在限制性 Wegener 肉芽肿，肾活检表明肾脏仍有亚临床损害。Wegener 肉芽肿的临床特征见表 11-8-3。

在用免疫抑制剂治疗前，Wegener 肉芽肿被认为是不治之症，患者只能存活 5 个月。第一年的死亡率为 82%。使用糖皮质激素治疗后，平均存活率增加到 12.5 个月，但是长期效果好的仅限于限制性的 Wegener 肉芽肿。用细胞毒性药物治疗后，疗效明显改善。治疗用量：环磷酰胺 1～2mg/(kg·d)，糖皮质激素 1mg/(kg·d)，之后逐渐减量，完全缓解后维持用量 1 年左右糖皮质激素停药，之后环磷酰胺才开始减量。经美国国立卫生研究院报道，最好结果是 93% 的患者完全缓解。尽管有的患者在环磷酰胺停药时会复发，再治疗时会再次缓解。治疗的副作用有白细胞减少、出血性膀胱炎、生殖腺机能障碍、脱发和肿瘤发生的危险率有 2.4 倍的增加。

表 11-8-3 **Wegener 肉芽肿的临床特征**

| 器官系统 | 发生率(%) | 器官系统 | 发生率(%) |
|---|---|---|---|
| 鼻旁窦 | 89 ~ 91 | 耳 | 60 |
| 肺 | 48 ~ 94 | 眼 | 29 ~ 58 |
| 肾 | 25 ~ 85 | 皮肤 | 45 ~ 46 |
| 关节 | 34 ~ 67 | 神经系统 | 22 ~ 29 |
| 鼻咽 | 65 | | |

抗中性粒细胞胞浆抗体(ANCA)的血清学检测能有效检查出 Wegener 肉芽肿。60% ~ 96% 的患者 ANCA 阳性。88% ~ 96% 的全身性 Wegener 肉芽肿患者 ANCA 阳性,比局域性的多(60% ~ 67%),而静止性的是 32% ~ 43%。关于 ANCA 在 Wegener 肉芽肿的特异度,文献报道各不一样,有报道可高达 98% ~ 99%。ANCA 阳性的疾病还包括自发性新月形肉芽肿、结节性多动脉炎,系统性红斑狼疮则少见。在一组研究中,ANCA 阳性的患者 53% 为 Wegener 肉芽肿,21% 为结节性多动脉炎,26% 为自发性新月形肉芽肿。

眼部表现:发病率为 29% ~ 58%,分三种类型,①巩膜炎,有或没有边缘性角膜炎;②眼眶疾病;③血管炎性介导的血管并发症。眼眶疾病可能是最常见的或第二常见病。肉芽肿性炎症从静脉窦蔓延到眼眶。可能会出现泪囊炎,累及鼻黏膜。巩膜炎是另一常见病。巩膜炎可以是任何类型的,特别是弥散性前端的巩膜炎或坏死性巩膜炎。后巩膜炎也被报道过。

眼后段疾病:视网膜血管和视神经的损害发生率为 10% ~ 18%,病很轻,只有棉絮斑伴或不伴视网膜内出血,或严重一些的血管阻塞。有报道过视网膜中央或分支动脉阻塞,视神经病比视网膜血管病更常见,包括缺血性视神经病和视盘血管炎。视盘或视网膜血管炎是严重的病变,可出现广泛的视网膜血管阻塞和血管周围鞘形成,可导致新生血管形成、玻璃体积血和虹膜红变性青光眼。

(何燕玲 黎晓新)

## 八、硬皮症和皮肌炎

### (一) 硬皮症

一般认为:硬皮症是病因不明的系统性结缔组织病,以皮肤和内脏的纤维化和变性改变为特征。除了皮肤的真皮变得肥厚和纤维化以外,还有血管功能不全和血管痉挛。硬皮症的特征是皮肤改变,包括变肥厚、发紧、硬结及最后灵活性消失和挛缩变形。疾病最特征的改变从外周开始,包括手指和手,之后向心性地传至手臂、脸和躯干。毛细血管扩张和钙质沉着很常见。超过 95% 的硬皮症患者有雷诺现象,有时会发展到指性溃疡。

内脏受累常见,其中 90% 的患者有胃食管反流的食管运动丧失,大小肠动力减少,吸收不良和憩室病。心肺疾病主要是由肺纤维化引起的,最后造成肺容积减少的限制性肺疾病。间质纤维化的后果是肺动脉高压和右心室衰竭。心脏纤维化引起传导功能异常和心律失常。肌与骨骼的特征包括多关节痛、腱摩擦音和偶见的肌炎。

肾病是主要致死疾病,常与恶性高血压和急性肾衰竭有关。这一病变有时会被命名为胶原沉着的肾危象,或硬皮肾。这一并发症直到二十世纪 70 年代还是致死的,但是,抗急进型高血压的治疗可能会逆转肾危象。这里有一个硬皮症的疾病谱。CREST 综合征:以它的特征性钙质沉着病而得名,有雷诺现象,食道运动功能障碍,指端硬化,毛细血管扩张。这一综合征较系统性硬化症更良性,病变过程更缓慢。系统性硬化症是进展很快的,有严重的内脏受累的皮肤疾病。重叠综合征在硬皮症和其他疾病之间出现。最常见的重叠综合征是混合性结缔组织病,具有系统性红斑狼疮、系统性硬化病和肌炎。它的特征是有核糖核酸酶抗体,一些临床特征与类固醇有关。长期随访研究表明,混合性结缔组织病不再归入系统性硬化症,一些专家不再认为混合性结缔组织病是一种单独存在的疾病。

眼部表现:眼科的研究表明眼前节最易受累。皮肤疾病会使眼睑紧缩,睑裂狭小和兔眼。30%～65%的患者眼睑受累。尽管眼睑受累很常见,但角膜暴露却不常见。结膜血管异常,包括毛细血管扩张和血管沉积会出现,而类似干燥综合征的干性角膜结膜炎也被报道过。小唾液腺的病理研究发现了两种不同的发病机制。一些患者有腺体的炎症,与干燥综合征相似,这一机理看起来与 CREST 综合征相关。另一机制是腺体纤维化,这在全身性硬皮症的患者中更多见。

眼后段损害:硬皮症最常见的视网膜病变是恶性高血压性视网膜病变,包括棉絮斑、视网膜内出血、视盘水肿。临床和组织学的研究表明这是一种原发性的恶性高血压。恶性高血压是由胶原沉着病肾危象引起的。病理学研究表明恶性高血压引起睫动脉透明化作用,神经纤维层多重细胞样体小梗死,视网膜下渗出,视盘水肿,脉络膜动脉和脉络膜毛细管层纤维蛋白栓子导致的纤维蛋白样改变。

Grennan 和 Forrester 报道系统性硬化病的脉络膜灌流是不规则的、补丁状的。荧光素眼底血管造影对十个系统性硬化症患者进行检查,他们都用检眼镜检查过。5 个人的脉络膜无灌注与高血压无关,一个有异常的视网膜血管和小动脉瘤。临床上这些病变是静止的。组织学研究可见广泛的脉络膜血管硬化缺血,血管通透性减小,内皮肥厚,脉络膜内层毛细血管闭塞,患者出现软性渗出和黄斑浆液性脱离。电镜下,脉络膜内层基底膜肥厚,是正常的 6～10 倍,伴内皮细胞肿胀和脉络膜毛细血管完全变性,大血管上皮细胞肿胀。这些改变与身体其他部位血管异常相似,可能与高血压相关。

有系统性硬化症的罕见眼科病例报告。Sarri 报道一个胶原沉着肺病的病例,继发性红细胞增多,双眼视网膜中央静脉阻塞。Gass 报道一例脑神经麻痹,视网膜内大出血。Horan 报道 22 个硬皮症病例中有一例视网膜出血,West 和 Barnett 报道 38 个硬皮症病例中 1 例视网膜分支静脉阻塞。

一般而言,硬皮症患者的视网膜顺应性不好,除非高血压的出现。偶见于视网膜血管病预示恶性高血压的出现,对患者而言是急症。脉络膜血管改变更常见,但在临床上是静止的。

**(二) 多肌炎和皮肌炎**

一般认为:多肌炎和皮肌炎是骨骼肌的炎性疾病,以肌群的疼痛无力为特征。在典型的病例中,无力开始得很隐蔽,累及中轴的肌群。特别是肩部和髋部。皮肌炎在皮肤的病变上有别于多肌炎。皮肌炎的皮肤病损是红斑到紫疹,可能会累及眼睑、颊部、鼻、胸部和伸肌面。手指关节会长 Gottron 丘疹,肌炎的诊断主要靠特异的临床特征,和实验室试验的异常。实验室的异常包括血沉加快,由骨骼肌损害引起的肌酶增高,肌电位异常,肌肉活检显示损伤和炎症。潜在的异常肌酶包括肌酐磷酸激酶、醛缩酶、谷草转氨酶、谷丙转氨酶、乳酸脱氢酶。

Bohan 和 Peter 将多肌炎和皮肌炎分成五类:①原发的特发性多肌炎;②原发的特发性皮肌炎;③与瘤形成有关的皮肌炎或多肌炎;④与血管炎相关的儿童皮肌炎或多肌炎;⑤胶原血管病相关性皮肌炎或多发性肌炎。与瘤形成有关的皮肌炎最常见于 50 岁以上患者,青少年罕见。儿童皮肌炎的患者血管炎常见。炎性肌炎与系统性红斑狼疮和硬皮病之类的结缔组织病明确相关。

眼部表现:除了皮肌炎引起的紫斑外,炎性肌炎引起的症状相对较少。肌炎引起的眼外肌麻痹偶有发生。

眼后段损害:棉絮斑在皮肌炎的病例中偶有报道。Liebman 和 Cook 报道的一患皮肌炎的儿童出现棉絮斑可能代表血管炎在这类患者中常见。但是,其他作者则报道偶见肌炎伴视网膜血管炎而没有全身血管炎的病例。补体复合物损伤肌炎患者微血管末端的发现也许可以解释血管炎与之的相关性,这一发现表明免疫因素导致血管的损害。

(何燕玲)

## 九、镰状细胞视网膜病变

镰状细胞病(sickle cell disease)是由于血红蛋白异常导致红细胞在低氧或酸性环境中出现变形的疾病,最早由 Herrick 于 1910 年报道。1930 年 Cook 描述了一例青年镰状细胞病患者发生视网膜出血,这是最早的关于该病的视网膜病变的报道。经过多年的研究发现该病可以引起结膜、虹膜、脉络膜、视网膜及视神经等处的病变。其机制是这些变形的红细胞在通过小血管时容易堆集、阻塞,导致组织缺血,局部酸性增加、缺氧,并进一步导致镰状红细胞增加。血红蛋白 S 和 C 突变导致的镰状细胞病由于其眼部表现而更加重要。异常血红蛋白形式:

1. 镰状细胞特性(sickle cell trait,基因型为 AS,其中 A 为正常血红蛋白,S 为突变的镰状血红蛋白)美国黑人患病率 8%。该类型最轻,正常情况下血液涂片无镰状细胞,只在严重缺氧时才出现镰状细胞。

2. 镰状细胞病(sickle cell disease),镰状细胞贫血(sickle cell anemia,基因型为 SS)美国黑人患病率 0.4%。能导致严重的系统并发症,例如疼痛危象和重度溶血性贫血。眼部并发症常较轻,无症状。

3. 镰状细胞 C 病(sickle cell C disease,简称 SC,其中 C 表示另一种突变的血红蛋白)美国黑人患病率 0.2%。

4. 镰状细胞地中海贫血(sickle cell thalassemia,SThal)SC 和 SThal 都表现为轻度贫血但重度眼部表现。

### (一)临床表现

镰状细胞病可以累及眼球各部分。在眼前节可以发现结膜毛细血管呈逗点状,是镰状红细胞在血管内淤积的表现。扇形虹膜萎缩是前葡萄膜局部缺血的表现,并会同时伴有虹膜前粘连或后粘连。如果伴发有持续的视网膜脱离或视网膜血管阻塞,会出现虹膜新生血管形成以及前房积血。

眼后节检查可以发现视盘表面有类似于结膜的毛细血管逗点状改变,黄斑小血管阻塞,视网膜血管迂曲、阻塞,视网膜出血,周边视网膜血管阻塞、"海扇"状新生血管形成("sea-fan" neovascularization)(图 11-8-11,图 11-8-12)、牵拉性视网膜脱离。Goldberg 将增殖性镰状细胞性视网膜病变

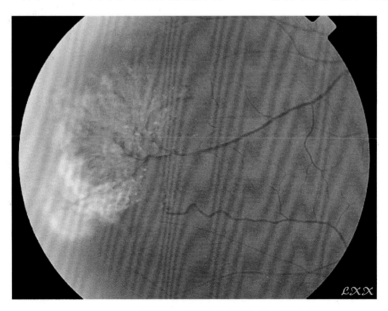

**图 11-8-11 周边视网膜"海扇"状新生血管形成**

（PSR）分为 5 期（图 11-8-13）：

　　1 期周边小动脉阻塞。

　　2 期周边小动脉-小静脉吻合。

　　3 期视网膜前新生血管形成。

　　4 期玻璃体积血。

　　5 期视网膜脱离。

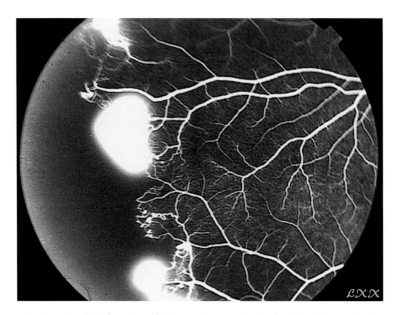

图 11-8-12　荧光素眼底血管造影显示了周边视网膜无灌注，视网膜出血以及周边视网膜"海扇"状新生血管形成

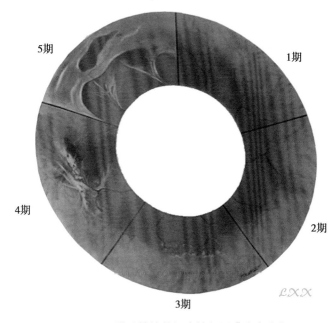

图 11-8-13　增殖性镰状细胞性视网膜病变分期

（二）治疗

　　在大多数早期 PSR 病例，周边无血管区光凝能有效地使病变消退。其他治疗方法包括冷凝、滋养血管光凝等。近来有报道贝伐单抗玻璃体腔注药能使 PSR 的新生血管消退。一旦发生牵拉性或孔源性视网膜脱离或持续性玻璃体积血，一般需要使用经睫状体扁平部玻璃体切除治疗。

（三）病程及预后

14%的镰状细胞病（SS）患者会在25岁左右时出现增殖性镰状细胞性视网膜病变（PSR），有8.7%的SS患者在30岁左右时出现不可逆PSR（Goldberg 3、4、5期）。43%镰状细胞C病（SC）患者会在25岁左右时出现PSR。如果不治疗，12%的PSR患者会失明。激光治疗后，只有4%的患者会出现反复的玻璃体积血，而不治疗组的反复出血发生率为66%。

（周　鹏）

## 参 考 文 献

1. Kanski JJ. Clinical Ophthalmology,5th ed. Oxyford：Butterworth Heinemann；2003：372-373.

2. Mishriki YY. Roth's spots：righting a historical wrong. Postgrad Med J,2003,79（934）：486.

3. Zaidi FH. Roth spots obscure the picture. Lancet,2003,361（9374）：2086.

4. Kincaid MC,Cunningham RD. Retinopathy of Blood Dyscrasias. In：Tasman W,Jaeger EA. CD-ROM Edition. Duane's Clinical Ophthalmology. Vol 3. Chapter 18. Philadephia：Lippincott-Raven,2002 CD-ROM Edition.

5. Kincaid MC,Cunningham RD. Retinopathy of Blood Dyscrasias. In：Tasman W,Jaeger EA. Duane's Clinical Ophthalmology. Vol 3. Chapter 18. Philadephia,CD-ROM Edition. ：Lippincott-Raven,2002 CD-ROM Edition.

6. 张承芬. 眼底病学. 北京：人民卫生出版社,2006.

7. S,H. McKee,I. M. Rabinowitch,Montreal,The Canadian Medical Association Journal Nov. 1931

8. Kumar J,Wierzbicki AS. Images in clinical medicine. Lipemia retinalis. N Eng J Med,2005,353（8）：823.

9. Yukio Sassa；Retina,The Journal of Retinal And Vitreous Diseases 2005,Vol 25：Num 6

10. Moreau PG,Pichon P,Rifle G.［Chorioretinal manifestations in hyperlipemia. Hyperlipemic retinopathy. 44 cases］. Sem Hop,1970,46（52）：3467-3475.

11. Moreau PG,Pichon P.［Hyperlipemia and diabetic retinopathy］. Arch Ophtalmol Rev Gen Ophtalmol,1970,30（11）：757-768.

12. Rasdi AR,Nik-Ahmad-Zuky NL,Bakiah S,et al. Hypertensive retinopathy and visual outcome in hypertensive disorders in pregnancy. Med J Malaysia,2011,66（1）：42-47.

13. Handor H,Daoudi R. Images in clinical medicine. Hypertensive retinopathy associated with preeclampsia. N Engl J Med,2014,370（8）：752.

14. Tadin I,Bojic L,Mimica M,et al. Hypertensive retinopathy and pre-eclampsia. Coll Antropol,2001,25 Suppl：77-81.

15. Mazurek M,Krzystolik K,Lachowicz E,et al.［Terson syndrome—a literature review］. Klin Oczna,2014,116（1）：59-63.

16. Czorlich P,Skevas C,Knospe V,et al. Terson syndrome in subarachnoid hemorrhage,intracerebral hemorrhage,and traumatic brain injury. Neurosurg Rev,2015,38（1）：129-136.

17. He T,Wu LN,Chen B,et al.［Incidence and relative factors of Terson syndrome in patients with aneurysmal subarachnoid hemorrhage］. Zhonghua Yan Ke Za Zhi,2011,47（12）：1096-1101.

18. Garweg JG,Koerner F. Outcome indicators for vitrectomy in Terson syndrome. Acta Ophthalmol,2009,87（2）：222-226.

19. Sarrafizadeh R,Hassan TS,Ruby AJ,et al. Incidence of retinal detachment and visual outcome in eyes presenting with posterior vitreous separation and dense fundus-obscuring vitreous hemorrhage. Ophthalmology, 2001, 108（12）：2273-2278.

20. Read RW. Clinical mini-review：systemic lupus erythematosus and the eye. Ocul Immunol Inflamm,2004,12（2）：87-99.

21. Chan DQ. Neurologic,ophthalmic,and neuropsychiatric manifestations of pediatric systemic lupus erythematosus. Optom Vis Sci,2000,77（8）：388-394.

22. Davies JB,Rao PK. Ocular manifestations of systemic lupus erythematosus. Curr Opin Ophthalmol,2008,19（6）：512-518.

23. Stafford-Brady FJ,Urowitz MB,Gladman DD,et al. Lupus retinopathy. Patterns, associations, and prognosis. Arthritis Rheum,1988,31（9）：1105-1110.

24. Ushiyama O,Ushiyama K,Koarada S,et al. Retinal disease in patients with systemic lupus erythematosus. Ann Rheum Dis,2000,59（9）：705-708.

25. Al-Mayouf SM,Al-Hemidan AI. Ocular manifestations of systemic lupus erythematosus in children. Saudi Med J,2003, 24(9):964-966.

26. Nag TC,Wadhwa S. Vascular changes of the retina and choroid in systemic lupus erythematosus:pathology and pathogenesis. Curr Neurovasc Res. 2006,3(2):159-168.

27. Sivaraj RR,Durrani OM,Denniston AK,et al. Ocular manifestations of systemic lupus erythematosus. Rheumatology(Oxford),2007,46(12):1757-1762.

28. Cao X, Bishop RJ, Forooghian F, et al. Autoimmune retinopathy in systemic lupus erythematosus: histopathologic features. Open Ophthalmol J,2009,3:20-25.

29. Conn DL,and Hunder GG:Vasculitis and related disorder. In∥Kelley WN,Harris ED,Ruddy S,and Sledge CB,eds: In∥Textbook of rheumatology,3rd Philadelphia:WB Saunders,1989.

30. Fauci AS,Haynes B,and Katz P. The spectrum of vasculitis:clinical,pathologic,immunologic,and therapeutic considerations. Ann Intern Med,1978,89(5 pt 1):660-676.

31. Lie JT lllustrated histopathologic classification criteria for selected vasculitis syndromes. American College of Rheumatology subcommittee on classification of vasculitis. Arthritis Rheum,1990,33(8):1074-1087.

32. Lightfoot RW Jr,Michel BA,Bloc DA,et al. The American College of Rheumatology 1990 criteria for the classification of polyarteritis nodosa. Arthritis Rheum,1990,33(8):1088-1093.

33. Gocke DJ, Hsu K, Morgan C, et al. Association between polyarteritis and Australia antigen. Lancet,1970,2(7684): 1149-1153.

34. Citron BP,Halpern M,McCarron M,et al. Necrotizing angiitis associated with drug abuse. N Engl J Med,1970,283 (19):1003-1011.

35. Duffy J, Lidsky MD, Sharp JT, et al. Polyarthritis, polyarteritis, and hepatitis B. Medicine(Baltimore),1976,55(1): 19-37.

36. Sergent JS,Lockshin MD,Christian CI,et al. Vasculitis with hepatitis B antigenemia:long-term observations in nine patients. Medicine(Baltimore),1976,55(1):1-18.

37. Treatment of polyarteritis nodosa with cortisone:results after three years:Report to the Medical Research Council by the council by the Collagen Diseases and Hypersensitivity Panel. Br Med J,1960,1(5183):1399-1400.

38. Cohen RD,Conn DL,and Ilstrup DM. Clinical features,prognosis,and response to treatment in polyarteritis. Mayo Clin Proc,1980,55(3):146-155.

39. Fauci AS,Doppmann JL,and Wolff SM. Cyclophosphamide-induced remissions in advanced polyarteritis nodosa. Am J Med,1978,64(5):890-894.

40. Blodi FC,Sullivan PB. Involvement of the eyes in periarteritis nodisa. Trans Am Acad Ophthalmol Otolaryngol,1959,63 (2):161-165.

41. Kielar RA. Exudative retinal detachment and scleritis in polyarteritis. Am J Ophthalmol,1976,82(5):694-698.

42. Stefani FH,Brandt F,pielsticker K. Periarteritis nodosa and thrombotic thrombocytopenic purpura with serous retinal detachment in siblings. Br J Ophthalmol,1978,62(6):402-407.

43. Wyble M,Schimek RA. The simultaneous occurrence of two collagen diseases in the same patient. Trans Am Ophthalmol Otolaryngol,1962,66:632-641.

44. Kinyoun JL,Kalina RE,Klein ML. Choroidal involvement in systemic necrotizing vasculitis. Arch Ophthalmol,1987,105 (7):939-942.

45. Arend WP,Michel BA,Bloch DA,et al. The American College of Rheumatology 1990 criteria for the classification of vasculitis. Patients and methods. Arthritis Rheum,1990,33(8):1068-1073.

46. Fraga A,Mintz G,Valle L,et al. Takayasu's arteritis:frequency of systemic manifestation(study of 22 patients)and favorable response to maintenance steroid therapy with adrenocorticosteroids(12 patients). Arthritis Rheum, 1972, 15 (6):617-624.

47. Lupi-Herrera E,Sanchez-Torres G,Marcushamer J,et al. Takayasu's arteritis. clinical study of 107 cases. Am Heart J, 1977,931:94-103.

48. Shelhamer JH,Volkman DJ,Parrillo JE,et al. Takayasu's arteritis and its therapy. Ann Intern Med,1985,103(1): 121-126.

49. Tanaka T,Shimizu K. Retinal arteriovenous shunts in Takayasu's disease. Ophthalmology,1987,94(11):1380-1388.

50. Ansell BM. Heberden Oration,1977. Chronic arthritis in childhood. Ann Rheum Dis,1978,37(2):107-120.

51. Arnett FC. Seronegative spondyloarthropathies. Bull Rheum Dis,1987,37(1):1-12.

52. Kanski JJ. Anterior uveitis in juvenile rheumatoid arthritis. Arch Ophthalmol,1977,95(10):1794-1797.

53. Schaller JG,Johnson GD,Holborow EJ,et al. The association of antinuclear antibodies with the chronic iridocyclitis of juvenile rheumatoid arthritis(Still's disease). Aethritis Rheum,1974,17(4):409-416.

54. Key SN III,Kimura SJ. Iridocyclitis associated with juvenile rheumatoid arthritis. Am J Ophthalmol,1975,80(3 pt 1):425-429.

55. Calabro JJ,Parrino GR,Atchoo PD,et al. Chronic iridocyclitis in juvenile rheumatoid arthritis. Arthritis Rheum,1970,13(4):406-413.

56. Cassidy JT,Sullivan DB,Petty RE. Clinical patterns of chronic iridocyclitis in children with juvenile rheumatoid arthritis. Arthritis Rheum,1977,20(2 suppl):224-227.

57. Chylack LT Jr,Bienfang DC,Bellows AR,et al. Ocular manifestations of junenile rheumatoid arthritis. Am J Ophthalmol,1975,79(6):1026-1033.

58. Merriam JC,Chylack LT jr,Albert DM. Early-onset pauciarticular juvenile rheumatoid arthritis:a histopathologic study. Arch Ophthalmol,1983,101(7):1085-1092.

59. Rosenberg AM,Oen KG. The relationship between ocular and articular disease activity in children with juvenile rheumatoid arthritis and associated uveitis. Arthritis Rheum,1986,29(6):797-800.

60. Schaller J,Kupfer C,Wedgewood RJ. Iridocyclitis in juvenile rheumatoid arthritis. Pediatrics,1969,44(1):92-100.

61. Arnett FC,Bias WB,Stevens MB. Juvenile-onset chronic arthritis. clinical and roentgenographic features of a unique HLA-B27 subset. Am J Med,1980,69(3):369-376.

62. Brandwein S,Esdaile J,Danoff D,et al. Wegener's granulomatosis:clinical features and outcome in 13 patients. Arch Intern Med,1983,143(3):476-479.

63. Wolff SM,Fauci AS,Horn RG,et al. Wegener's granulomatosis. Ann Intern Med,1974,81:513-525.

64. Hoffmann GS,Kerr GS,Leavitt RY,et al. Wegener granulomatosis:an analysis of 158 patients. Ann Intern Med,1992,116(6):488-498.

65. Finan MC,Winkelmann RK. The cutaneous extravascular necrotizing granuloma(Churg-Strauss granuloma)and systemic disease:a review of 27 cases. Medicine(Baltimore),1983,62(3):142-158.

66. Nolle B,Specks U,Ludemann J,et al. Anticytoplasmic autoantibodies:their immunodiagnostic value in Wegener granulomatosis. Ann Intern Med,1989,111(1):28-40.

67. Specks U,Wheatley CL,McDonald TJ,et al. Anticytoplasmic autoantibodies in the diagnosis and followup of Wegener's granulomatosis. Mayo Clin Proc,1989,64(1):28-36.

68. Falk RJ,Hogan S,Carey TS,et al. Clinical course of anti-neutrophil cytoplasmic autoantibody-associated glomerulonephritis and systemic vasculitis. The Glomerular Disease Collaborative Network. Ann Intern Med,1990,113(9):656-663.

69. Bullen CL,Liesegang TJ,McDonald TJ,et al. Ocular complications of Wegener's granulomatosis. Ophthalmology,1983,90(3):279-290.

70. Fauci AS,Haynes BF,Katz P,et al. Wegener's granulomatosis:prospective clinical and therapeutic experience with 85 patients for 21 years. Ann Intern Med,1983,98(1):76-85.

71. Haynes BF,Fishman ML,Fauci AS,et al. The ocular manifestations of Wegener's granulomatosis:fifteen years experience and review of the literature. Am J Med,1977,63(1):131-141.

72. Straatsma BR. Ocular manifestations of Wegener's granulomatosis. Am J Ophthalmol,1957,44(6):789-799.

73. Jaben SL,Norton EW. Exudative retinal detachment in Wegener's granulomatisis:case report. Ann Ophthalmol,1982,14(8):717-720.

74. Greenberger MH. Central retinal artery closure in Wegener's granulomatosis. Am J Ophthalmol,1967,63(3):515-516.

75. Seibold JR. Scleroderma. // Kelly WN,Harris Ed Jr,Ruddy S et al. Textbook of rheumatology,3rd,Philadelphia:WB Saunders,1989.

76. Lopez-Overjero JA,SaalSD,D'Angelo WA,et al. Reversal of vascular and renal crises of scleroderma by oral angioten-

sin-converting-enzyme blockade. N Engl J Med,1979,300(25):1417-1419.

77. Mitnick PD,Feig PU. Control of hypertension and reversal of renal failure in scleroderma. N Engl J Med,1978,299(16):871-872.

78. Sorensen LB,Paunicka K,harris M. Reversal of scleroderma renal crisis for more than two years in a patient treated with captopril. Arthritis Rheum,1983,26(6):797-801.

79. Thurm RH, Alexander JC. Captopril in the treatment of scleroderma renal crisis. Arch Intern Med,1984,144(4):733-735.

80. McCarty GA,Rice JR,Bembe ML,et al. Anticentromere antibody:clinical correlations and association with favorable prognosis in patients with scleroderma variants. Arthritis Rheum,1983,26(1):1-7.

81. Sharp GC,Irvin WS,Tan EM,et al. Mixed connective tissue disease-an apparently distinct rheumatic disease syndrome associated with a specific antibody to an extractable nuclear antigen(ENA). Am J Med,1972,52(2):148-159.

82. Nimelstein SH,Brody S,McShane D,et al. Mixed connective tissue disease:a subsequent evaluation of the original 25 patients. Medicine(Baltimore),1980,59(4):239-248.

83. West RH,Barnett AJ. Ocular involvement in scleroderma. Br J Ophthalmol,1979,63(12):845-847.

84. Horan EC. Ophthalmic manifestations of progressive systemic sclerosis. Br J Ophthalmol,1969,53(6):388-392.

85. Cipoletti JF,Buckingham RB,Barnes EL,et al. Sjögren's syndrome in progressive systemic sclerosis. Ann Intern Med,1977,87(5):535-541.

86. Ashton N,Coomes EN,Garner A,et al. Retinopathy due to progressive systeminc sclerosis. J Pathol Bacteriol,1968,96(2):259-268.

87. Maclean H,Guthrie W. Retinopathy in scleroderma. Trans Ophthalmol Soc UK,1970,89:209-220.

88. Manschot WA. Generalized scleroderma with ocular symptoms. Ophthalmologica,1965,149:131-137.

89. Pollack IP,Becker B. Cytoid bodies of the retina in a patient with scleroderma. Am J Ophthalmol,1962,54:655-660.

90. Grennan DM,Forrester J. Involvement of the eye in SLE and scleroderma. Astudy using fluorescein angiography in addition to ophthalmic assessment. Ann Rheum Dis,1977,36(2):152-156.

91. Farkas TG,Sylvester V,Archer D. The choroidopathy of progressive systemic sclerosis(scleroderma). Am J Ophthalmol,1972,74(5):875-886.

92. David R,Ivry M. Focal chorioretinitis and iridocyclitis associated with scleroderma. Ann Ophthalmol,1976,8(2):199-202.

93. Hesse RJ,Slagle DF II. Scleroderma choroidopathy:report of an unusual case. Ann Ophthalmol,1982,14(6):524-525.

94. Saari KM,Rudenberg HA,Laitinen O. Bilateral central retinal vein occlusion in a patient with scleroderma. Ophthalmologica,1981,182(1):7-12.

95. Bohan A,Peter JB. Polymyositis and dermatomyositis(first of two parts). N Engl J Med,1975,292(7):344-347.

96. Bohan A,Peter JB. Polymyositis and dermatomyositis(second of two parts). N Engl J Med,1975,292(8):403-407.

97. Bohan A,Peter JB,Pearson CM. computer-assisted analysis of 153 patients with polymyositis and dermatomyositis. Medicine(Baltimore),1977,56(4):255-286.

98. Bradley WG,Tandan R:Inflammatory diseases of muscle. Textbook of rheumatology,1263-1288

99. Zamora J,pariser K,Hedges T,et al. Retinal vascultitis in polymyositis-dermatomyositis. Arthritis Rheum,1987,30:S106,1987

100. Kanski JJ. Clinical Ophthalmology,5th ed. Oxford:Butterworth Heinemann;2003:370-372.

101. Siqueira RC,Costa RA,Scott IU,et al. Intravitreal bevacizumab(Avastin)injection associated with regression of retinal neovascularization caused by sickle cell retinopathy. Acta Ophthalmol Scand,2006,84(6):834-835.

102. Downes SM,Hambleton IR,Chuang EL,et al. Incidence and natural history of proliferative sickle cell retinopathy:observations from a cohort study. Ophthalmology,2005,112(11):1869-1875.

103. Powars DR,Chan LS,Hiti A,et al. Outcome of sickle cell anemia:a 4-decade observational study of 1056 patients. Medicine(Baltimore),2005,84(6):363-376.

104. Eliassi-Rad B,Albert DM,Green WR. Frequency of ocular metastases in patients dying of cancer in eye bank populations. Br J Ophthalmol,1996,80(2):125-128.

105. Allen RA,Straatsma BR:Ocular involvement in leukemia and allied disorders. Arch Ophthalmol,1961,66:490-508.

106. Specchia G，Albano F，Guerriero S，et al. Retinal abnormalities in newly diagnosed adult acute myeloid leukemia. Acta Haematol，2001，105（4）：197-203.

107. Robb RM，Ervin LD，Sallan SE. An autopsy study of eye involvement in acute leukemia in childhood. Med PadiatrOncol，1979，6（2）：171-177.

108. Kincaid MC，Green WR. Ocular and orbital involvement in leukemia. Surv Ophthalmol，1983，27（4）：211-232.

109. Nelson CC，Hertzberg BS，Klintworth GK. A histopathology study of 716 unselected eyes in patients with cancer at the time of death. AmJOphthalmol，1983，95（6）：788-793.

110. Leonardy NJ，Rupani M，Dent G，et al. Analysis of 135 autopsy eyes for ocular involvement in leukemia. Am J Ophthalmol，1990，109（4）：436-444.

111. Reddy SC，Jackson N，Menon BS. Ocular Involvement in Leukemia-A study of 288 Cases. Ophthalmologica，2003，217（6）：441-445.

112. Schachat AP，Markowitz JA，Guyer DR，et al. Ophthalmic Manifestations of Leukemia. Arch ophthalmol，107（5）：697-700.

113. Reddy SC，Menon BS. A prospective study of ocular manifestations in childhood acute leukaemia. Acta Ophthalmol Scand，1998，76（6）：700-703.

114. Ohkoshi K，Tsiaras WG. Prognostic importance of ophthalmic manifestations in childhood leukaemia. Br J Ophthalmol，1992，76（11）：651-655.

115. Reddy SC，Quah SH，Low HC，et al. Prognostic significance of retinopathy at presentation in adult acute leukemia. Ann Hematol，1988，76（1）：15-18.

116. Abu el-Asrar AM，al-Momen AK，Kangave D，et al. Prognostic importance of retinopathy in acute leukemia. Doc Ophthalmol，1995-1996，91（3）：273-281.

117. Buchnan J，McKibbin M，Burton T. The prevalence of ocular disease in chronic lymphocytic leukaemia. Eye（Lond），17（1）：27-30.

118. Singh AD. The prevalence of ocular disease in chronic lymphocytic leukaemia. Eye（Lond），17（1）：3-4.

119. Cook BE Jr，Bartley GB. Acute lymphoblastic leukemia manifesting in an adult as a conjunctival mass. Am J Ophthalmol，1997，124（1）：104-105.

120. Hon C，Law RW，Shek TW，et al. CNS manifestations of malignancies：case 1. Conjunctival relapse of acute lymphoblastic leukemia heralding pituitary and CNS disease. J Clin Oncol，2005，23（18）：4225-4226.

121. Rosenberg C，Finger PT，Furlan L，et al. Bilateral epibulbar granulocytic sarcomas：a case of an 8-year-old girl with acute myeloid leukaemia. Graefes Arch Clin Exp Ophthalmol，2007，245（1）：170-172.

122. Fleckenstein K，Geinitz H，Grosu A，et al. Irradiation for conjunctival granulocytic sarcoma. Strahlenther Onkol，2003，179（3）：187-190.

123. Zak P，Chrobak L，Podzimek K，et al. An unusual course in hairy-cell leukemia with marked abdominal lymphadenopathy，leukemic infiltration of the cornea and skin changes. Vnitr Lek，1996，42（7）：463-466.

124. Burton BJ，Cunningham ET jr，Cree IA，et al. Eye involvement mimicking scleritis in a patient with chronic lymphocytic leukaemia. Br J Ophthalmol，2005，89（6）：775-776.

125. Rosenthal AR. Ocular manifestations of leukemia. A review. Ophthalmology，1983，90（8）899-905.

126. Hejcmanová D，Jebavá R，Hak J，et al. Isolated leukemic infiltration of the iris. Cesk Oftalmol，1993，49（6）：374-379.

127. Buggage RR，Myers-Powell B，McManaway J 3rd，et al. Detection of the Philadelphia chromosome in the iris of a child with acute lymphoblastic leukaemia. Histopathology，46（3）：350-352.

128. Hurtado-Sarrio M，Duch-Samper A，Taboada-Esteve J，et al. Anterior chamber infiltration in a patient with Ph+ acute lymphoblastic leukemia in remission with imatinib. Am J Ophthalmol，2005，139（4）：723-724.

129. Schuman JS，Wang N，Eisenberg DL. Leukemic Glaucoma：the Effects on Outflow Facility of Chronic Lymphocytic Leukemia Lymphocytes. Exp Eye Res，1995，61（5）：609-617.

130. Robb RM，Ervin LD，Sallan SE：A pathological study of eye involvement in acute leukemia of childhood. Trans Am ophthalmol Soc，1978，76：90-101.

131. Shaikh A，Parulekar M，James B. Acute suprachoroidal haemorrhage with acute angle closure glaucoma as a presenting sign of chronic myelomonocytic leukemia. Eye（Lond），2002，16（5）：651-653.

132. Chng W J,Mow BM,Sundar G. Leukaemic infiltration of the choroid. Eur J Haematol,2005,74(1):91.

133. Paydas S,Soylu MB,Disel U,et al. Serous retinal detachment in a case with chronic lymphocytic leukemia:no response to systemic and local treatment. Leukemia Research,2003,27(6):557-579.

134. Schmiegelow,K,Scherfig E,Prause J U,et al. Isolated leukemic choroidal relapse in a child with acute lymphoblastic leukemia one year off therapy, diagnosed through transvitreal retino-choroidal biopsy. Acta Ophthalmol(Copenh), 1988,66(1):33-37.

135. Ghosh K,Mitra S,Hiwase D. Choroidal Infiltrates Simulating Fundal Changes of Acute Leukemia During Hematological Recovery Following High-Dose Chemotherapy in Acute Myelomonocytic Leukemia in Remission. Am. J. Hematol,2000, 63(1):42-45.

136. Wu L,Calderon M,Hernandez G,et al. Bilateral exudative retinal detachment as the first sign of relapsing acute my-elogenous leukaemia. Clin Experiment Ophthalmol,2006,34(6):623-625.

137. Chang GC,Moshfeghi DM,Alcorn DM. Choroidal infiltration in juvenile myelomonocytic leukaemia. Br J Ophthalmol, 2006,90(8):1067.

138. Uozumi K,Takatsuka Y,Ohno N,et al. Isolated Choroidal Leukemic Infiltration During Complete Remission. Am J Hematol,1997,55(3):164-165.

139. Miyamoto K,Kashii S,Honda Y. Serous retinal detachment caused by leukaemic choroidal infiltration during complete remission. Br J Ophthalmol,2000,84(11):1318-1319.

140. Stewart MW,Gitter KA,Cohen G. Acute leukemia presenting as a unilateral exudative retinal detachment. Retina, 1989,9(2):110-114.

141. Clayman HM,Flynn JT,Koch K,et al. Retinal pigment epithelial abnormalities in leukemic disease. Am J Ophthalmol, 1972,74(3):416-419.

142. Clayman HM,Flynn JT,Koch K,et al. Retinal pigment epithelial abnormalities in leukemic disease. Am J Ophthalmol, 1972,74(3):416-419.

143. Inkeles DM,Friedman AH. Retinal pigment epithelial degeneration,partial retinal atrophy and macular hole in acute lymphocytic leukemia. Albrecht Von Graefes Arch Klin Exp Ophthalmol,1975,194(4 Suppl):253-261.

144. Wheatcroft S,Watts P,McAllister J. Leopard spot retina,Eye(lond),1993,7(pt 1):189-190.

145. Abramson D H,Jereb B,Wollner N,et al. Leukemic ophthalmopathy detected by ultrasound. J Pediatr Ophthalmol Strabismus,1983,20(3):92-97.

146. Mateo J,Abarzuza R,Nunez E,et al. Bilateral optic nerve infiltration in acute lymphoblastic leukemia in remission. Arch Soc Esp Oftalmol,2007,82(3):167-170.

147. De Laey JJ,De Gersem R. Clinical aspects of leukemic infiltration of the choroid and the optic nerve. J Fr Ophtalmol, 1989,12(11):819-825.

148. Schocket LS,Massaro-Giordano M,Volpe NJ,et al. Bilateral Optic Nerve Infiltration in Central Nervous System Leukemia. Am J Ophthalmol,2003,135(1):94-96.

149. Wallace RT,Shields JA,Shields CL,et al. Leukemic infiltration of the optic nerve. Arch Ophthalmol,1991,109 (7):1027.

150. Costagliola C,Rinaldi M,Cotticelli L,et al. Isolated optic nerve involvement in chronic myeloid leukemia. Leuk Res, 1992,16(4):411-413.

151. Lin YC,Wang AG,Yen MY,et al. Leukemia infiltration of optic nerve as the initial manifestation of leukaemic relapse. Eye(lond),2004,18(5):546-550.

152. Sáenz-Francés F,Calvo-González C,Reche-Frutos J,et al. Bilateral papilledema secondary to chronic lymphocytic leukaemia. Arch Soc Esp Oftalmol,2007,82(5):303-306.

153. Afarine Madani,Catherine Christophe,Alice Ferster,et al. Peri-optic nerve infiltration during leukaemic relapse:MRI diagnosis. Pediatr Radiol,2000,30(1):30-32.

154. de Fatima Soares M,Braga FT,da Rocha AJ,et al. Optic nerve infiltration by acute lymphoblastic leukemia:MRI contribution. Pediatr Radiol,2005,35(8):799-802.

155. Nikaido H,Mishima H,Ono H,et al. Leukemic involvement of the optic nerve. Am J Ophthalmol,1988,105(3): 294-298.

156. Kaikov Y. Optic nerve head infiltration in acute leukemia in children: an indication for emergency optic nerve radiation therapy. Med Pediatr Oncol,1996,26(2):101-104.

157. Shibasaki H,Hayasaka S,Noda S,et al. Radiotherapy resolves leukemic involvement of the optic nerves. Ann Ophthalmol,1992,24(10):395-397.

158. Mayo GL,Carter JE,McKinnon SJ. Bilateral Optic Disk Edema and Blindness as Initial Presentation of Acute Lymphocytic Leukemia. Am J Ophthalmol,2002,134(1):141-142.

159. Pomeranz SJ,Hawkins HH,Towbin R,et al. Granulocytic sarcoma(chloroma):CT manifestations. Radiology,1985,155(1):167-170.

160. Stein-Wexler R, Wootton-Gorges SL, West DC. Orbital granulocytic sarcoma: an unusual presentation of acute myelocytic leukemia. Pediatr Radiol,2003,33(2):136-139.

161. Maziar Bidar, Matthew W Wilson, Steven J Laquis, et al. Clinical and Imaging Characteristics of Orbital Leukemic Tumors. Ophthalmic Plastic and Reconstructive Surgery,2007,23(2):87-93.

162. Ohta K,Kondoh T,Yasuo K,et al. Primary granulocytic sarcoma in the sphenoidal bone and orbit. Childs Nerv Syst,2003,19(9):674-679.

163. Vikram K. Bhat,Khaja Naseeruddin,Narayanaswamy GN. Sino-orbital chloroma presenting as unilateral proptosis in a boy. Int J Pediatri Otorhinolaryngol,2005,69(11):1595-1598.

164. Puri P,Grover AK. Granulocytic sarcoma of orbit preceding acute myeloid leukaemia: a case report. Eur J Cancer Care (Engl),1999,8(2):113-115.

165. Padillo D,Mencía E,Gutiérrez E,et al. Orbital granulocytic sarcoma in a myelodysplastic syndrome. Orbit,1999,18(4):287-290.

166. Lasudry J,Heimann P. Cytogenetic analysis of rare orbital tumors: further evidence for diagnostic implication. Orbit,2000,19(2):87-95.

167. Esmaeli B,Medeiros LJ,Myers J,et al. Orbital mass secondary to precursor T-cell acute lymphoblastic leukemia: a rare presentation. Arch Ophthalmol,2001,119(3):443-446.

168. Bulas RB,Laine FJ,Das Narla L. Bilateral orbital granulocytic sarcoma(chloroma)preceding the blast phase of acute myelogenous leukemia: CT findings. Pediatr Radiol,1995,25(6):488-489.

169. Kalmanti M,Anagnostou D,Liarikos S,et al. Ocular granulocytic sarcoma in childhood acute myelogenous leukemia. Acta Paediatr Jpn,1991,33(2):172-176.

170. Jackson N,Reddy SC,Harun MH,et al. Macular haemorrhage in adult acute leukaemia patients at presentation and the risk of subsequent intracranial haemorrhage. Br J Haematol,1997,98(1):204-209.

171. Frank RB,Ryan SJ jr. Peripheral retinal neovascularization with chronic myelogenous leukemia. Arch Ophthalmol,1972,87(5):585-589.

172. Delaney WV Jr,Kinsella G. Optic disk neovascularization in leukemia. Am J Ophthalmol,1985,99(2):212-213.

173. Stainsby D,Elleray E,Anderson J,et al. Papilloedema in chronic granulocytic leukaemia. Br J Haematol,1983,55(2):243-249.

174. Wechsler DZ,Tay TS,McKay DL. Life-threatening haematological disorders presenting with opthalmic manifestations. Clin Experiment Ophthalmol,2004,32(5):547-550.

175. Bhadresa,GN. Changes in the anterior segment as a presenting feature in leukemia. Br J Ophthalmol,1971,55(2):133-135.

176. Sainz de la Maza M,Foster CS. Peripheral ulcerative keratitis and malignancies. Cornea,1994,13(4):364-367.

177. Wood WJ,Nicholson DH. Corneal ring ulcer as the presenting manifestation of acute monocytic leukemia. Am J Ophthalmol,76(1):69-72.

178. Garibaldi DC,Gottsch J,de la Cruz Z,et al. Immunotactoid keratopathy: a clinicopathologic case report and a review of reports of corneal involvement in systemic paraproteinemias. Surv Ophthalmol,2005,50(1):61-80.

179. Hoerauf H,Bopp S,Laqua H. Proliferative retinopathy in chronic myeloid leukemia. Klin Monatsbl Augenheilkd,1994,205(4):226-230.

180. Guymer RH,Cairns JD,O'Day J. Benign intracranial hypertension in chronic myeloid leukemia. Aust N Z J Ophthalmol,1993,21(3):181-185.

181. Chan WM,Liu DT,Lam DS. Combined central retinal artery and vein occlusions as the presenting signs of ocular relapse in acute lymphoblastic leukaemia. Br J Haematol,2005,128(2):134.

182. Green WR,Chan CC,Hutchins GM,Terry JM. Central retinal vein occlusion:a prospective histopathologic study of 29 eyes in 28 cases. Trans Am Ophthalmol Soc,1981,79:371-422.

183. Greven CM,van Rens E,Slusher MM. Branch retinal artery occlusion after platelet transfusion. Am J Ophthalmol, 1990,109(1):105-106.

184. Cogan DG. Immunosuppression and eye disease. First Vail lecture. Am J Ophthalmol,1977,83(6):777-788.

185. Patel AS,Hemady RK,Rodrigues M,et al. Endogenous Fusarium endophthalmitis in a patient with acute lymphocytic leukemia. Am J Ophthalmol,1994,117(3):363-368.

186. Tiribelli M,Zaja F,Filì C,et al. Endogenous endophthalmitis following disseminated fungemia due to Fusarium solani in a patient with acute myeloid leukemia. Eur J Haematol,2002,68(5):314-317.

187. Nishio H,Sakakibara-Kawamura K,Suzuki T,et al. An autopsy case of Ph1—positive acute lymphoblastic leukemia with disseminated infection of Fusarium solani. Kansenshogaku Zasshi,2002,76(1):67-71.

188. Bowyer JD,Johnson EM,Horn EH,et al. Oochroconis gallopava endophthalmitis in fludarabine treated chronic lymphocytic leukaemia. Br J Ophthalmol,2000,84(1):117.

189. Follows GA,Hutchinson C,Martin A,et al. Aspergillus fumigatus endophthalmitis in a patient with acute myeloid leukaemia. Clin Lab Haematol,1999,21(2):143-144.

190. Song A,Dubovy SR,Berrocal AM,et al. Endogenous fungal retinitis in a patient with acute lymphocytic leukemia manifesting as uveitis and optic nerve lesion. Arch Ophthalmol,2002,120(12):1754-1756.

191. Kalina PH,Campbell RJ. Aspergillus terreus endophthalmitis in a patient with chronic lymphocytic leukemia. Arch Ophthalmol,1991,109(1):102-103.

192. Coskuncan NM,Jabs DA,Dunn JP,et al. The eye in bone marrow transplantation. VI. Retinal complications. Arch Ophthalmol,1994,112(3):372-379.

193. Gordon KB,Rugo HS,Duncan JL,et al. Ocular manifestations of leukemia:leukemic infiltration versus infectious process. Ophthalmology,2001,108(12):2293-2300.

194. McKelvie PA,Wong EY,Chow LP,et al. Scedosporium endophthalmitis:two fatal disseminated cases of Scedosporium infection presenting with endophthalmitis. Clin Experiment Ophthalmol,2001,29(5):330-334.

195. Rezai KA,Eliott D,Plous O,et al. Disseminated Fusarium Infection Presenting as Bilateral Endogenous Endophthalmitis in a Patient With Acute Myeloid Leukemia. Arch Ophthalmol,2005,123(5):702-703.

196. Xhaard A,Robin M,Scieux C,et al. Increased incidence of cytomegalovirus retinitis after allogeneic hematopoietic stem cell transplantation. Transplantation,2007,83(1):80-83.

197. Church J,Goyal S,Tyagi AK,et al. Cytomegalovirus retinitis in chronic lymphocytic leukaemia. Eye(lond),2007,21 (9):1230-1233.

198. Ghosh F,Hansson LJ,Bynke G,et al. Intravitreal sustained-release ganciclovir implants for severe bilateral cytomegalovirus retinitis after stem cell transplantation. Acta Ophthalmol Scand,2002,80(1):101-104.

199. Ohta H,Matsuda Y,Tokimasa S,et al. Foscarnet therapy for ganciclovir-resistant cytomegalovirus retinitis after stem cell transplantation:effective monitoring of CMV infection by quantitative analysis of CMV mRNA. Bone Marrow Transplant,2001,27(11):1141-1145.

200. Okamoto T,Okada M,Mori A,et al. Successful treatment of severe cytomegalovirus retinitis with foscarnet and intraocular injection of ganciclovir in a myelosuppressed unrelated bone marrow transplant patient. Bone Marrow Transplant, 1997,20(9):801-803.

201. de Schryver I,Rozenberg F,Cassoux N,et al. Diagnosis and treatment of cytomegalovirus iridocyclitis without retinal necrosis. Br J Ophthalmol,2006,90(7):852-855.

202. Chee SP,Bacsal K,Jap A,et al. Corneal endotheliitis associated with evidence of cytomegalovirus infection. Ophthalmology,2007,114(4):798-803.

203. Kawakami M,Nakata J,Ohguro N,et al. A case of immune recovery vitritis induced by donor leukocyte infusion for the treatment of cytomegalovirus retinitis. Eur J Haematol,2005,75(4):352-354.

204. Markomichelakis NN,Christina Canakis,Zafirakis P,et al. Cytomegalovirus as a Cause of Anterior Uveitis with Sectoral

Iris Atrophy. Ophthalmology,2002,109(5):879-882.

205. Crippa F,Corey L,Chuang EL,et al. Virological,clinical,and ophthalmologic features of cytomegalovirus retinitis after hematopoietic stem cell transplantation. Clin Infect Dis,2001,32(2):214-219.

206. Baumal CR,Levin AV,Read SE. Cytomegalovirus retinitis in immunosuppressed children. Am J Ophthalmol,1999,127(5):550-558.

207. Eid AJ,Bakri SJ,Kijpittayarit S,et al. Clinical features and outcomes of cytomegalovirus retinitis after transplantation. Transpl Infect Dis,2008,10(1):13-18.

208. Wren SM,Fielder AR,Bethell D. Cytomegalovirus Retinitis in infancy. Eye(lond),2004,18(4):389-392.

209. Walton RC,Reed KL. Herpes zoster ophthalmicus following bone marrow transplantation in children. Bone Marrow Transplantation,1999,23(12):1317-1320.

210. Santos C. Herpes simplex uveitis. Bol Asoc Med P R,2004,96(2):71-4,77-83.

211. Lakosha H,Pavlin CJ,Lipton J. Subretinal abscess due to Nocardia farcinica infection. Retina,2000,20(3):269-274.

212. Phillips WB,Shields CL,Shields JA,et al. Nocardia choroidal abscess. Br J Ophthalmol,1992,76(11):694-696.

213. Han CS,Miller W,Haake R,et al. Varicella zoster infection after bone marrow transplantation:incidence,risk factors and complications. Bone Marrow Transplant,1994,13(3):277-283.

214. Giagounidis AA,Meckenstock G,Flacke S,et al. Pseudamonas aeruginosa blepharoconjunctivitis during cytoreductive chemotherapy in a woman with acute lymphocytic leukaemia. Ann Hematol,1997,75(3):121-123.

215. Giagounidis AA,Giagounidis AS,Germing U,et al. Pseudomonas aeruginosa orbital phlegmon in a patient treated for myelodysplastic syndrome with concomitant Sjogren's syndrome. Eur J Med Res,1999,4(1):27-30.

216. Pauleikhoff D,Messmer E,Beelen DW,et al. Bone-marrow transplantation and toxoplasmic retinochoroiditis. Graefes Arch Clin Exp Ophthalmol,1987,225(3):239-243.

217. Perez Olivan S,Gonzalvo Ibanez F,Torron Fdez-Blanco C,et al. A case of primary toxoplasmosis in an immunocompetent patient. Arch Soc Esp Oftalmol,2002,77(2):107-110.

218. Peacock JE Jr,Greven CM,Cruz JM,et al. Reactivation toxoplasmic retinochoroiditis in patients undergoing bone marrow transplantation:is there a role for chemoprophylaxis? Bone Marrow Transplant,1995,15(6):983-987.

219. Honda A,Dake Y,Amemiya T. Cataracts in a patient treated with busulfan(Mablin powder)for eight years. Nippon Ganka Gakkai Zasshi,1993,97(10):1242-1245.

220. Shurin SB,Rekate HL,Annable W. Optic atrophy induced by vincristine. Pediatrics,1982,70(2):288-291.

221. Albert DM,Wong VG,Henderson ES. Ocular complications of vincristine therapy. Arch Ophthalmol,1967,78(6):709-713.

222. Hopen G,Mondino BJ,Johnson BL,et al. Corneal toxicity with systemic cytarabine. Am J Ophthalmol,1981,91(4):500-504.

223. Nootheti S,Bielory L. Risk of cataracts and glaucoma with inhaled steroid use in children. Compr Ophthalmol Update,2006,7(1):31-39.

224. Tham CC,Ng JS,Li RT. Intraocular pressure profile of a child on a systemic corticosteroid. Am J Ophthalmol,2004,137(1):198-201.

225. J Lo'pez-Jime'nez,A Sa'nchez,CS Ferna'ndez,et al. Cyclosporine-induced retinal toxic blindness. Bone Marrow Transplant,1997,20(3):243-245.

226. Apsner R,Schulenburg A,Steinhoff N,et al. Cyclosporin A-induced ocular flutter after marrow transplantation. Bone Marrow Transplant,1997,20(3):255-256.

227. Shimura M,Saito T,Yasuda K,et al. Clinical course of macular edema in two cases of interferon-associated retinopathy observed by optical coherence tomography. Jpn J Ophthalmol,2005,49(3):231-234.

228. Stoffelns BM. Interferon causes ischemic ocular diseases—case studies and review of the literature. Klin Monatsbl Augenheilkd,2006,223(5):367-371.

229. Kusumi E,Arakawa A,Kami M,et al. Visual disturbance due to retinal edema as a complication of imatinib. Leukemia,2004,18(6):1138-1139.

230. Govind Babu K,Attili VS,Bapsy PP,et al. Imatinib-induced optic neuritis in a patient of chronic myeloid leukemia. Int Ophthalmol,2007 27(1):43-44.

231. Fraunfelder FW, Solomon J, Druker BJ, et al. Ocular side-effects associated with imatinib mesylate(Gleevec). J Ocul Pharmacol Ther,2003,19(4):371-375.

232. Avery R, Jabs DA, Wingard JR, et al. Optic disc edema after bone marrow transplantation. Possible role of cyclosporine toxicity. Ophthalmology,1991,98(8):1294-1301.

233. RITCH PS, HANSEN RM, HEUER DK. Ocular Toxicity from High-Dose Cytosine Arabinoside. Cancer,1983,51(3): 430-432.

234. Higa GM, Gockerman JP, Hunt AL, et al. The use of prophylactic eye drops during high-dose cytosine arabinoside therapy. Cancer,1991,68(8):1691-1693.

235. Finger PT. Tumour location affects the incidence of cataract and retinopathy after ophthalmic plaque radiation therapy. Br J Ophthalmol,2000,84(9):1068-1070.

236. Barabino S, Raghavan A, Loeffler J, et al. Radiotherapy-Induced Ocular Surface Disease. Cornea, 2005, 24 (8): 909-914.

237. Gupta A, Dhawahir-Scalal F, Smithl A, et al. Radiation Retinopathy：Case report and review. BMC Ophthalmology, 2007,7:6.

238. Somech R, Doyle J. Pseudotumor Cerebri After Allogeneic Bone Marrow Transplant Associated With Cyclosporine A Use for Graft-Versus-Host Disease Prophylaxis. J Pediatr Hematol Oncol,2007,29(1):66-68.

239. Saito J, Kami M, Taniguchi F, et al. Unilateral papilledema after bone marrow transplantation. Bone Marrow Transplant, 1999,23(9):963-965.

240. Zamber RW, Kinyoun JL. Radiation Retinopathy. West J Med,1992,157(5):530-533.

241. Brown GC, Shields JA, Sanborn G, et al. Radiation Retinopathy. Ophthalmology,1982,89(12):1494-1501.

242. Finger PT. Radiation therapy for choroidal melanoma. Surv Ophthalmol,1997,42(3):215-232.

243. Long HM, Dick A. Presumed CMV associated necrotizing retinopathy in a non-HIV immunocompromised host. Clin Experiment Ophthalmol,2005,33(3):330-332.

244. Hirst LW, Jabs DA, Tutschka PJ, et al. The eye in bone marrow transplantation. I. Clinical study. Arch Ophthalmol, 1983,101(4):580-584.

245. Bautista Juanes JA, Theischen M, et al. Ocular complications of long-term survival of bone marrow transplantation. A prospective study with 21 patients. Klin Monatsbl Augenheilkd,1993,202(2):110-115.

246. Suh DW, Ruttum MS, Stuckenschneider BJ, et al. Ocular Findings after Bone Marrow Transplantation in a Pediatric Population. Ophthalmology,1999,106(8):1564-1570.

247. Ogawa Y, Kuwana M. Dry eye as a major complication associated with chronic graft-versus-host disease after hematopoietic stem cell transplantation. Cornea,2003,22(7 suppl):S 19-27.

248. Ogawa Y, Okamoto S, Mori T, et al. Autologous serum eye drops for the treatment of severe dry eye in patients with chronic graft-versus-host disease. Bone Marrow Transplant,2003,31(7):579-583.

249. Coskuncan NM, Jabs DA, Dunn JP, et al. The eye in bone marrow transplantation. VI. Retinal complications. Arch Ophthalmol,1994,112(3):372-379.

250. Cutler C, Antin JH. Chronic graft-versus-host disease. Curr Opin Oncol,2006,18(2):126-131.

251. Kim SK. Update on ocular graft versus host disease. Curr Opin Ophthalmol,2006,17(4):344-348.

252. Fei WL, Chen JQ, Du X, et al. Dry eye in graft-versus-host disease. Zhonghua Yan Ke Za Zhi,2003,39(11):686-690.

253. Calissendorff B, el Azazi M, Lönnqvist B. Dry eye syndrome in long-term follow-up of bone marrow transplanted patients. Bone Marrow Transplant,1989,4(6):675-678.

254. Takahide K, Parker PM, Wu M, et al. Use of fluid-ventilated, gas-permeable scleral lens for management of severe keratoconjunctivitis sicca secondary to chronic graft-versus-host disease. Biol Blood Marrow Transplant, 2007, 13 (9): 1016-1021.

255. Russo PA, Bouchard CS, Galasso JM. Extended-wear silicone hydrogel soft contact lenses in the management of moderate to severe dry eye signs and symptoms secondary to graft-versus-host disease. Eye Contact Lens, 2007, 33 (3): 144-147.

256. Chiang CC, Lin JM, Chen WL, et al. Allogeneic serum eye drops for the treatment of severe dry eye in patients with chronic graft-versus-host disease. Cornea,2007,26(7):861-863.

257. Hettinga YM, Verdonck LF, Fijnheer R, et al. Anterior uveitis: a manifestation of graft-versus-host disease. Ophthalmology, 2007, 114(4): 794-797.

258. Yoshida A, Kawano Y, Kato K, et al. Apoptosis in perforated cornea of a patient with graft-versus-host disease. Can J Ophthalmol, 2006, 41(4): 472-475.

259. Fahnehjelm KT, Törnquist AL, Olsson M, et al. Visual outcome and cataract development after allogeneic stem-cell transplantation in children. Acta Ophthalmol Scand, 2007, 85(7): 724-733.

260. Mohammadpour M. Progressive corneal vascularization caused by graft-versus-host disease. Cornea, 2007, 26(2): 225-226.

261. Kim RY, Anderlini P, Naderi AA, et al. Scleritis as the Initial Clinical Manifestation of Graft-versus-host Disease After Allogenic Bone Marrow Transplantation. Am J Ophthalmol, 2002, 133(6): 843-845.

262. Tichelli A. Late ocular complications after bone marrow transplantation. Nouv Rev Fr Hematol, 1994, 36 suppl 1: S79-82.

263. Jabs DA, Wingard J, Green WR, et al. The eye in bone marrow transplantation. Part III. Conjunctival graft-vs-host disease. Arch Ophthalmol, 1989, 107(9): 1343-1348.

264. Strouthidis NG, Francis PJ, Stanford MR, et al. Posterior segment complications of graft versus host disease after bone marrow transplantation. Br J Ophthalmol, 2003, 87(11): 1421-1423.

265. Moon SJ, Mieler WF. Retinal complications of bone marrow and solid organ transplantation. Curr Opin Ophthalmol, 2003, 14(6): 433-442.

266. Ng JS, Lam DS, Li CK, et al. Ocular complications of pediatric bone marrow transplantation. Ophthalmology, 1999, 106(1): 160-164.

267. Jabs DA, Hirst LW, Green WR, et al. The eye in bone marrow transplantation. II. Histopathology. Arch Ophthalmol, 1983, 101(4): 585-590.

268. FawziAA, Cunningham ET Jr: Central serous chorioretinopathy after bone marrow transplantation. Am J Ophthalmol, 2001, 131(6): 804-805.

269. Cheng LL, Kwok AK, Wat NM, et al. Graft-vs-host-disease-associated conjunctival chemosis and central serous chorioretinopathy after bone marrow transplant. Am J Ophthalmol, 2002, 134(2): 293-295.

270. Alvarez MT, Hernaez JM, Ciancas E, et al. Multifocal choroiditis after allogenic bone marrow transplantation. Eur J Ophthalmol, 2002, 12(2): 135-137.

271. Sheidow TG, Sexton B, Hooper PL, et al. Vitritis as the primary manifestation of graft-versus-host disease: a case report with vitreous cytopathology. Can J Ophthalmol, 2004, 39(6): 667-671.

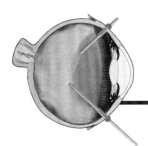

# 第十二章 视网膜血管瘤

## 第一节 视网膜毛细血管瘤和 von Hippel-Lindau 病

视网膜毛细血管瘤(capillary hemangioma of the retina)是发生于视网膜及视盘毛细血管的错构瘤,它可以是孤立的眼部血管性病变,亦可为常染色体显性遗传病 von Hippel-Lindau 病(VHL)诸多全身病变之一,可对视力造成严重影响甚至导致失明。

视网膜毛细血管瘤于 1903 年首先由 Eugen von Hippel 报道,当时称之为视网膜血管瘤(angiomatosis retinae),随后 Lindau 于 1926 年报道本病可伴随有小脑血管瘤,揭示其与全身其他病变有关[1]。目前认为,多发的视网膜毛细血管瘤属于 VHL 病(亦有称之为 VHL 综合征),该病是因位于第 3 对染色体短臂上的肿瘤抑制基因(位点:3p25-26)缺失而引起,常合并有全身其他部位的肿瘤如小脑血管瘤、脊髓血管瘤、肾上腺嗜铬细胞瘤、肾细胞癌、胰岛细胞癌、肾囊肿等;孤立的视网膜毛细血管瘤过去曾称为 von Hippel 病,患者亦可存在如同 VHL 病一样的基因突变[2-4],因此,对每一位视网膜毛细血管瘤的患者都要注意行全身检查,并对家族成员进行眼底筛查和全身检查。

视网膜毛细血管瘤可出现于各年龄段的人群,临床中就诊年龄一般在 20~30 岁左右,患者多因各种视功能异常来就诊。部分患者可无症状,在眼底检查中被发现。约三分之二的病例表现为多发肿瘤[5]。

组织病理学表现:视网膜毛细血管瘤由增生的血管内皮细胞和血管腔构成,光镜下可见到细小而壁薄的血管和空泡样、含有脂质的细胞。肿瘤可由视网膜向内长入玻璃体(内生型)或向外长到视网膜下(外生型)。血管瘤可位于视网膜各部位,而以视网膜周边部和内生型最常见;亦可见于视盘旁以及视神经内。

### 一、周边型

#### (一)临床表现

血管瘤位于眼底周边,起初呈红色或略带灰色,大小与糖尿病引起的微小动脉瘤相似,供养动脉和回流静脉形态上如同正常眼底血管或只轻微扩张;当肿瘤逐渐增大,可见到边界清楚的橘红色结节样瘤体,肿瘤的供养血管迂曲扩张如蚯蚓状,向后延伸至视盘(图 12-1-1);如肿瘤发生纤维化,则血管瘤变白,供养血管迂曲扩张程度减轻。

由于血管瘤的血管壁不完整,加之供养血管在瘤体内形成动静脉短路使之血流丰富,因此肿瘤常引起进行性的视网膜层间和视网膜下渗出,常见的继发病变有:黄斑部环形渗出、渗出性视网膜脱离、视网膜新生血管形成、玻璃体积血、玻璃体增殖形成以及牵拉性视网膜脱离、继发性青光眼等。

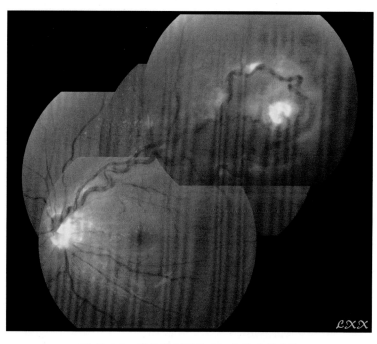

图 12-1-1　周边型视网膜毛细血管瘤眼底像

**（二）荧光素眼底血管造影**

FFA 可清楚显示血管瘤的位置、形状大小和供养血管，血管瘤体和供养动脉在动脉期几乎同时充盈（图 12-1-2）。对于检眼镜检查难以发现的周边部小血管瘤，FFA 亦可以准确显示。

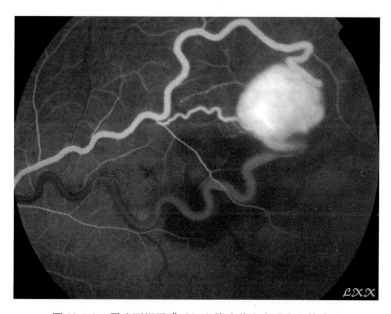

图 12-1-2　周边型视网膜毛细血管瘤荧光素眼底血管造影

**（三）诊断与鉴别诊断**

本病根据典型的眼底表现和 FFA 很容易确诊，但渗出、纤维增殖、玻璃体积血、视网膜脱离等继发病变有时会影响诊断。视网膜血管增生性肿瘤、Coats 病、视网膜大动脉瘤、家族性渗出性玻璃体视网膜病变、视网膜母细胞瘤、无色素的脉络膜黑色素瘤等可与本病混淆。

**（四）治疗和预后**

周边型视网膜毛细血管瘤的自然病程尚不十分清楚。小的血管瘤可以定期观察或采用激光光凝、冷凝治疗等方法治疗；较大的血管瘤可选择巩膜放射敷贴器进行局部放射治疗；如果合并有玻璃体积血、玻璃体增殖形成以及牵拉性视网膜脱离等则考虑玻璃体视网膜手术,同时依情况选择激光、冷冻、放射敷贴器或肿瘤切除等对血管瘤体进行治疗[5-7]。

患眼的视力预后取决于肿瘤的大小、生长部位和渗出程度。直径小于1PD的小肿瘤经治疗后视力预后较好;而较大的肿瘤治疗较困难且常合并有严重的继发病变,因此视力预后差。

## 二、近视乳头型

### (一) 临床表现

内生型血管瘤和外生型血管瘤的眼底表现不太一样。内生型肿瘤位于视盘表面并部分或全部遮挡视盘,病变呈结节样突向玻璃体腔,边界清晰,颜色鲜红(图12-1-3);外生型血管瘤眼底检查较难发现,肿瘤位于视盘旁,病变区域局部增厚隆起,边界相对不清,颜色淡红和眼底背景反差不大(图12-1-4)。

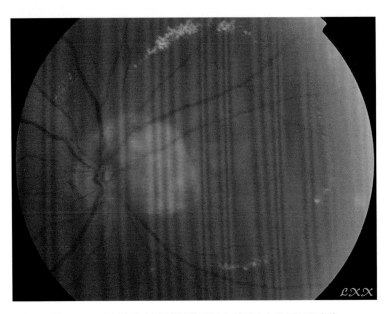

**图 12-1-3 近视乳头型视网膜毛细血管瘤(内生型)眼底像**

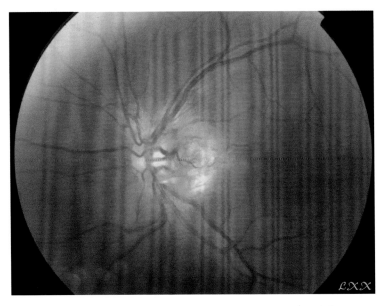

**图 12-1-4 近视乳头型视网膜毛细血管瘤(外生型)眼底像**

眼底的继发病变与周边型视网膜毛细血管瘤类似。

（二）荧光素眼底血管造影

对于内生型和外生型血管瘤,FFA 均可清楚显示其形状大小和病变范围,血管瘤在动脉期已完全充盈(图 12-1-5)。

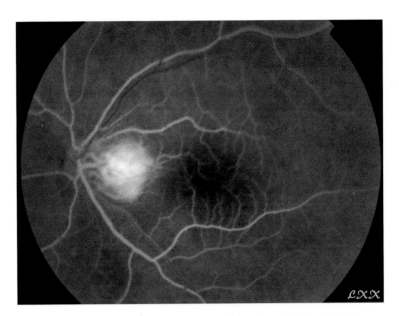

图 12-1-5　近视乳头型视网膜毛细血管瘤荧光素眼底血管造影

（三）诊断与鉴别诊断

内生型血管瘤眼底表现较明显,临床上发现和诊断较容易;外生型血管瘤表现较隐匿,容易被误诊和漏诊。最容易和本病混淆的是视盘水肿,特别是 VHL 病合并有颅内症状时,可同时出现视盘水肿。鉴别要点是该血管瘤一般是单眼发病,眼底渗出病变远较视盘水肿重。另外视盘炎、脉络膜炎、脉络膜新生血管、脉络膜血管瘤、脉络膜黑色素瘤等亦可误诊为本病。FFA 对本病的诊断和鉴别诊断非常有帮助。

（四）治疗和预后

一般该肿瘤可在相当一段时间内保持稳定,所以不主张积极治疗。对于渗出较明显、病情进展较快的病例可考虑选择激光或放射敷贴器治疗,但疗效不确切[7,8]。

（梁建宏）

# 第二节　海绵状血管瘤

视网膜海绵状血管瘤(cavernous hemangioma of the retina)是一种罕见的血管性错构瘤,可伴随有眼外病变如中枢神经系统、肝脏和皮肤的血管瘤,位于大脑的血管瘤可引起癫痫和颅内出血[9]。有学者认为本病为不完全外显的常染色体显性遗传病,与第 7 号染色体突变有关[10,11]。

（一）病理

血管瘤位于视网膜内层,由多数大小不一的壁薄的动脉瘤组成。超微结构显示血管瘤的内皮细胞结构正常,因此通常不伴有渗出病变。

（二）临床表现

通常只累及单眼。除非血管瘤位于黄斑区,否则不出现视力障碍。眼底检查可见视网膜内层有簇状或葡萄串样病变,由多数颜色暗红、大小不一的囊状动脉瘤组成,表面常见灰白色的纤维膜,没有供养血管(图 12-2-1)。

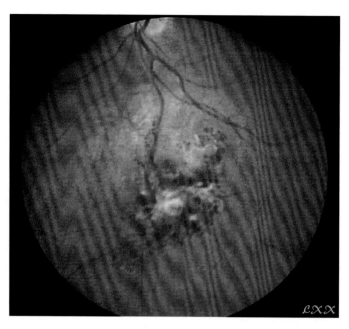

**图 12-2-1　视网膜海绵状血管瘤眼底像**[13]

眼底极少见到渗出性病变,这是本病和 Coats 病的重要区别。少数病例可见到视网膜出血和玻璃体积血。玻璃体积血多见于老年患者,一般较轻,能自行吸收。但如出现于年幼患者,可造成患眼弱视。

**(三) 荧光素眼底血管造影**

FFA 有特征性表现:血管瘤内各个小动脉瘤的荧光充盈出现较晚且不完全,在动脉瘤血管腔内,红细胞沉积在下方,上方由血浆填充,因此造影时染料聚集于瘤体上方,下方由于红细胞的遮挡而形成明显的界面。

**(四) 治疗**

本病进展缓慢且很少引起眼部其他继发病变,通常不需要治疗[11,12]。患者和近亲要注意中枢神经系统的检查。

(梁建宏)

## 第三节　蔓状血管瘤

视网膜蔓状血管瘤(racemose angioma of the retina)是视网膜血管畸形发育,病变特点是视网膜动脉和静脉出现吻合,因此亦称之为视网膜动静脉畸形(retinal arteriovenous malformation)。如果伴随有视路、眼眶和皮肤等其他部位的血管畸形,则称为 Wyburn-Mason 综合征[14]。本病临床罕见,不具遗传性,多见于成年人。

**(一) 临床表现**

一般单眼发病,多无症状,少数出现视力下降。眼底检查可见视网膜血管迂曲扩张如同蚯蚓状,见不到肿瘤瘤体(图 12-3-1)。可出现视网膜静脉阻塞和玻璃体积血。眼眶血管瘤可引起无搏动性的眼球突出。视路的病变可引起相应的视野缺损。颅内出血可引起头痛、呕吐、视盘水肿等症状。皮肤改变表现为与患眼同侧的沿三叉神经分布的皮肤血管痣和色素斑。

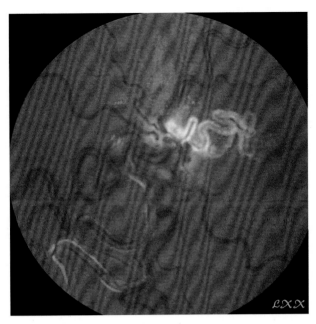

图 12-3-1　视网膜蔓状血管瘤

（二）治疗

一般不需要治疗,如出现严重的玻璃体积血可行玻璃体手术治疗[15-17]。

（梁建宏）

# 第四节　视网膜血管增生性肿瘤

视网膜血管增生性肿瘤(vasoproliferative tumor of the retina,VTR)是发生于视网膜上的以神经胶质和血管增生为特征的良性病变。本病临床上少见,好发于 40～60 岁年龄段。病因不详。部分肿瘤发病与视网膜和脉络膜的炎症、外伤以及一些变性性疾病有关,如葡萄膜炎、视网膜脉络膜炎、陈旧性视网膜脱离、镰状细胞视网膜病变、早产儿视网膜病变以及视网膜色素病变等;但大多数情况下患者在发病前无其他的眼部疾病[18,19]。

（一）病理

病变位于视网膜神经感觉层,表现为不同程度的血管组织和神经胶质细胞增生。在细小呈梭形的胶质细胞中有丰富的毛细血管网分布;另外,常见到扩张的血管,其血管壁有显著的玻璃纤维样变。

在以往的文献中,具有类似上述病理特性的眼底病变曾被以不同的病名报道[20,21]:老年性视网膜血管瘤(retinal angiomas in the aged)、视网膜血管瘤样病变(retinal angioma-like lesion)、新生血管性眼底病变(neovascular fundus abnormalities)、拟获得性视网膜血管瘤(presumed acquired retinal hemangiomas)、周边部视网膜毛细血管扩张(peripheral retinal teleangiectasis)、视网膜血管瘤肿块(retinal angiomatous mass)、周边部葡萄膜新生血管(peripheral uveal neovascularisation)、视网膜血管瘤样肿块(haemangioma-like masses of the retina)、获得性视网膜血管瘤(aquired retinal angiomas)、视网膜神经胶质结节(glial nodules)、视网膜团块样神经胶质增生(massive retinal gliosis)等。1995 年 Shields 建议,把这一类发生在视网膜的与血管和神经胶质细胞增生有关的肿瘤样病变统一命名为视网膜血管增生性肿瘤[20]。

（二）临床表现

本病早期无症状,一旦肿瘤引起渗出及继发性视网膜脱离会出现视力下降、视物变形等视力障碍。典型的 VTR 眼底表现为单发的黄色或粉红色的瘤样病变,肿瘤位于视网膜,富含血管,边界清楚,好发于下方赤道部或周边部(图 12-4-1)。常伴随有不同程度的视网膜渗出性病变、色素上皮增生、黄斑囊样水肿、渗出性视网膜脱离、视网膜内和视网膜下出血及玻璃体积血等。

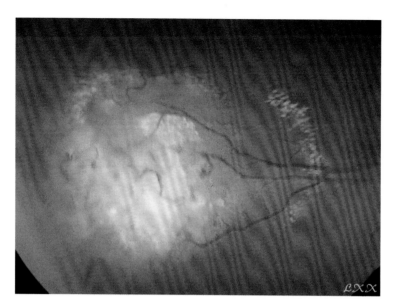

**图 12-4-1 视网膜血管增生性肿瘤眼底像**

（三）荧光素眼底血管造影

FFA 特征性改变为在造影早期瘤体迅速出现荧光素充盈,显示出瘤体内丰富的血管网,但见不到粗大迂曲的营养血管,晚期瘤体血管多出现明显的荧光渗漏(图 12-4-2)。

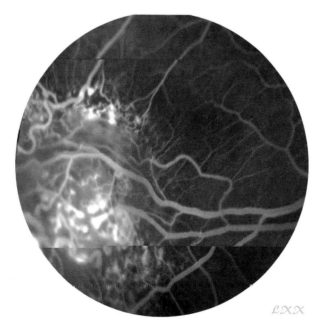

**图 12-4-2 视网膜血管增生性肿瘤荧光素眼底血管造影**

（四）诊断与鉴别诊断

病变区呈增生性改变以及高度血管化是 VTR 的主要病变特点,临床上一般通过眼底检查和 FFA 可以明确诊断。本病最常与视网膜毛细血管瘤混淆,鉴别要点是在眼底检查和 FFA 中后者瘤体有蚯蚓样的营养血管而本病无此血管。

（五）治疗

无症状小肿瘤可定期观察。出现视力症状的小肿瘤可选择激光光凝、TTT、冷凝等方法治疗；较大的肿瘤（高度大于3mm）可选择巩膜放射敷贴器作局部放射治疗；如合并有明显的玻璃体积血和渗出性视网膜脱离可联合玻璃体视网膜手术进行治疗。

（梁建宏）

## 参 考 文 献

1. Wessing, A. Benigne Tumoren der Retina und Papille. Ophthalmologis che Onkologie. Stuttgart : Enke,1999.

2. Gass,JDM. Retinal and optic disc capillary hemangiomas∥Gass,JDM. Stereoscopic atlas of macular diseases,ed 4,St louis : Mosby,1997.

3. Rikley M,Green J,Johnson G. Retinal angiomatosis : the ocular manifestations of von Hippel-Lindau disease. Can J Ophthalmol,1986,21(7) :276-283.

4. Latif F,Tory K,Gnarra J,et al. Identification of the von Hippel-Lindau disease tumor suppressor gene. Science,1993,260(5112) :1317-1320.

5. Annesley WH. Jr,Leonard BC,Shields JA,et al. Fifteen-year review of treated cases of retinal angiomatosis. Trans Sect Ophthalmol Am Acad Ophthalmol Otolaryngol,1977,83(3 pt 1) :op446-453.

6. Bornfeld N,Kreusel KM. Capillary hemangioma of the retina in cases of von Hippel-Lindau syndrome. New therapeutic directions. Ophthalmologe,2007,104(2) :114-118.

7. Singh, AD,Nouri M,Shields CL, at al. Treatment of retinal capillary hemangioma. Ophthalmology,2002,109(10) :1799-1806.

8. McCabe CM,Flynn HW Jr,Shields CL,et al. Juxtapapillary capillary hemangiomas. Clinical features and visual acuity outcomes. Ophthalmology,2000,107(12) :2240-2248.

9. Pancurak J,Goldberg MF,Frenkel M,et al. Cavernous hemangioma of the retina. Genetic and central nervous system involvement. Retina,1985,5(4) :215-220.

10. Marchuk DA,Gallione CJ,Morrison LA,et al. A locus for cerebral cavernous malformations maps to chromosome 7q in two families. Genomics,1995,28(2) :311-314.

11. Siegel AM,Bertalanffy H,Dichgans JJ,et al. Familial cavernous malformations of the central nervous system. A clinical and genetic study of 15 German families. Nervenarzt,2005,76(2) :175-180.

12. Messmer E,Laqua H,Wessing A,et al. Nine cases of cavernous hemangioma of the retina. Am J Ophthalmol,1983,95(3) :383-390.

13. Backhouse O,O'Neill D. Cavernous haemangioma of retina and skin. Eye( Lond ),1998,12(pt 6) :1027-1028.

14. Dayani PN,Sadun AA. A case report of Wyburn-Mason syndrome and review of the literature. Neuroradiology,2007,49(5) :445-456.

15. Pauleikhoff D,Wessing A. Arteriovenous communications of the retina during a 17-year follow-up. Retina,1991,11(4) :433-436.

16. Materin MA,Shields CL,Marr BP,et al. Retinal racemose hemangioma. Retina,2005,25(7) :936-937.

17. Meinhold JR. Arteriovenous communications of the retina. J Am Optom Assoc,1996,67(5) :279-282.

18. Windisch-Furrer R,Kurz-Levin MM,Sutter FK,et al. Vasoproliferative retinal tumors. Klin Monatsbl Augenheilkd,2007,224(4) :364-366.

19. Heimann H,Bornfeld N,Vij O,et al. Vasoproliferative tumours of the retina. Br J Ophthalmol,2000,84(10) :1162-1169.

20. Shields CL,Shields JA,Barrett J,et al. Vasoproliferative tumors of the ocular fundus. Classification and clinical manifestations in 103 patients. Arch Ophthalmol,1995,113(5) :615-623.

21. Irvine F,O'Donnell N,Kemp E,et al. Retinal vasoproliferative tumors : surgical management and histological findings. Arch Ophthalmol,2000,118(4) :563-569.

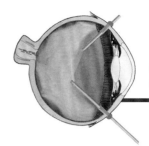

# 第十三章　创伤性血管性视网膜病变

　　无论是眼球局部受到直接损伤,还是远离眼球的身体其他部位受伤,均可影响到视网膜的正常血液供应而发生血管性视网膜病变。尤其是后者,容易被临床医生所忽视。本章所要介绍的几种疾病,共同点在于非直接性的外伤引起了视网膜血管压力变化或形成微小栓子造成视网膜血运障碍,但是每个病的具体病因尚未完全明确。

## 第一节　挫伤性视网膜微动脉阻塞(Purtscher 视网膜病变)

　　1910 年 Otmar Purtscher 首次报道了一名中年男子从树上掉落,摔伤头部后意识短暂不清,检查眼底发现双眼视网膜多处白色病灶和后极部出血[1]。1912 年 Otmar Purtscher 又报道了 5 例患者严重头部外伤后视力下降,他们的视盘表现正常,但在视盘周围视网膜有多处浅层的白色病灶和视网膜出血[2]。Purscher 视网膜病变在国内称远距离损伤性视网膜病变或远达性视网膜病变,是单眼或双眼有临床特征性眼底表现的视网膜病变综合征,既有周身的病变,又有眼底的病变。

### 一、病因

　　临床很多其他情况亦常伴发 Purtscher 视网膜病变,最多见于头颅和(或)胸部严重的挤压性外伤后,也可以见于胰腺炎或胰腺癌[3]、淋巴增殖病、胶原血管病(系统性红斑狼疮、硬皮病和皮肌炎)、血液病(贫血、溶血、血小板减少性紫斑症、弥散性血管内凝血等)[4]、妊娠、分娩、催产素引产和羊水栓塞病例、长骨骨折、骨髓移植、慢性肾衰竭和肾移植、高血压尤其是恶性高血压、周身病毒感染(感冒、HIV 感染等)[5,6]、视网膜中央动脉阻塞、眼眶周围激素注射、球后注射等[7,8]。

### 二、临床表现

　　临床症状常出现在外伤后 2 天内。典型病例双眼受累,但单侧受累的病例也有报道。患者视力下降,常为指数 ~0.1。眼底检查通常表现为许多视网膜白色斑点或融合的棉絮斑和浅层的视网膜出血围绕着视盘(图 13-1-1)。其他表现包括浆液性黄斑脱离,血管扩张迂曲,视盘水肿。周边视网膜常不受累。荧光素眼底血管造影显示动脉阻塞的局部病灶,斑片状毛细血管无灌注区,视盘水肿,视网膜小动脉、毛细血管和小静脉的荧光渗漏。凡有棉絮斑部位尤其是较大的棉絮斑均有相应部位较明显的视网膜毛细血管无灌注区(图 13-1-2)。这符合棉絮斑是毛细血管前小动脉阻塞的梗死斑。但深层视网膜呈镶嵌样灰黄色斑的荧光素眼底血管造影表现常常显示多样化,大部分病例表现正常,有的在造影早期有小的斑驳状充盈迟缓,少数是晚期斑驳状杂色,晚期充盈缺损者少见,伴发局限浆液视网膜脱离者更少见。这种深层镶嵌灰黄斑即 Purtscher-Flecken 斑,一般认为是位于视网膜内核层的深层毛细血管阻塞,深层毛细血管彼此十分紧密且呈多角形。但也可能是黄斑区脉络膜毛细血管和（或）前小动脉的阻塞引起的视网膜色素上皮水肿和（或）极少数坏死,只是由于脉络膜血流丰富、含氧量高,而且存在脉络膜静脉血液的倒流,所以脉络膜小范围的血管损伤可被代偿而不留下永久性的视网膜损伤。吲哚青绿脉络膜血管造影可以了解和发现这种深层病变,可以发现脉络膜毛细血管有弱荧光斑点,可以在黄斑中心凹下,亦可在视盘周围,甚至中等大的脉络膜血管变稀少,或略有扩张,说明 Purtscher 视网膜病变中存在脉络膜微循环的缺血性改变,且可影响预后视力。

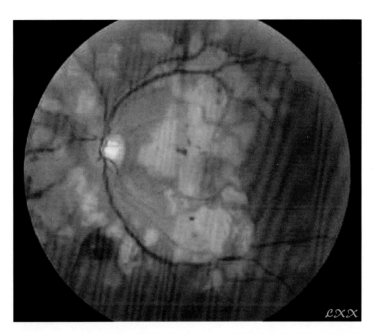

图 13-1-1　左眼急性胰腺炎继发 Purtscher 视网膜病变。可见浅层的视网膜白色病灶和视网膜出血[9]

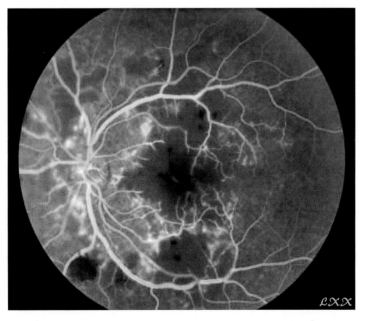

图 13-1-2　图 13-1-1 患者荧光素眼底血管造影。可见包括黄斑区在内的毛细血管无灌注区[9]

### 三、发病机理

本病的发生机制尚不完全清楚。有多种学说,包括:①淋巴漏说:Purtscher 最初曾推测白色视网膜病灶的产生来源为视网膜血管的淋巴渗出液,因为外伤后颅内压急剧升高[2]。②脂肪栓塞说:Urbanek 认为白色渗出物是渗透液的集聚将视网膜表层个别成分分离,并通过组织学观察认为是脂肪栓塞所致。③血管痉挛说:多数学说认为,认为头部钝伤后由于颅内压增高和血管内压增高,小静脉和周围循环淤滞,加之动脉放射性收缩以至小动脉闭塞,组织缺氧,毛细血管麻痹性扩张,浆液渗出,呈棉絮状白斑。④轴浆流阻断说等。

本病的发生与视网膜脉络膜的微小动脉栓塞有关,已为动物实验所证实。栓塞的发生与各种诱发因素相关,有的与头颅和(或)胸部挤压伤或长骨骨折等外伤相关;没有外伤史的病例即与体内伴发的某些可查知或未查知的病变相关,这些病变致使视网膜脉络膜微小动脉内栓塞形成。如外伤和(或)炎症等可以激活补体,使白细胞、血小板、纤维蛋白等聚集而阻塞小动脉;外伤后空气或脂肪栓子的形成;病毒感染或炎性栓子形成;某些药物如环孢素等致使血管内皮细胞中毒发生栓塞;还有血液流体力学的改变致使内皮细胞的损伤而发生栓塞等。

### 四、治疗与预后

治疗应包括两大方面:外伤及全身相关病变的治疗和眼底病变的治疗。其中糖皮质激素和微循环改善剂是不可缺少的。糖皮质激素起始用量一般是 50～80mg/d,有些文献认为高剂量皮质激素疗效较好[10]。微循环改善剂应包括溶栓通脉、扩张血管及神经营养剂等,如血栓通、活血化淤药物、维生素及细胞能量合剂等。糖皮质激素的应用主要是减轻局部组织水肿引起的继发性损伤,有利于预后。治疗有效的病例,主要是视网膜深/浅层病变不在黄斑中心凹部位或不位于视盘黄斑中心凹之间,视力预后较好。所以本病的视力预后与棉絮斑和深层灰黄梗死斑的部位和大小以及与是否伴发缺血性视神经损伤有关。

(姜燕荣)

## 第二节　眼球挤压伤引起的视网膜动脉阻塞

外伤窒息性综合征(Perthes 综合征)通常由于胸部的严重挤压而造成,标志性特征为瘀斑状面色和上胸部及面部蓝色改变。这是由于胸部受到严重挤压后,血液流向头颈部,而头颈部静脉瓣缺乏或不完整所致。暴力虐待、上吊自杀未果、癫痫发作、百日咳、呕吐、深海潜水、爆炸以及难产情况下的母子均可发生本病[11]。眼部受累较普遍,患者可以有眼睑瘀斑、结膜出血水肿(图13-2-1)、眼球突出、短暂的瞳孔缩小或散大、对光反应迟钝等;视网膜改变发生较少,但可有视网膜内出血、棉絮斑和视盘水肿[12],视盘水肿可以是双侧的[13](图 13-2-2)。视力可以正常至无光感[14],Baldwin 等报道儿童患者可以出现视网膜中央静脉血栓和视神经萎缩而最终致盲[15]。Ravin 等报道一例患者 FFA 表现为视网膜出血遮挡荧光,棉絮斑处脉络膜背景荧光模糊,以及视盘鼻侧缘出血处染色渗漏引起的强荧光;对侧眼 FFA 表现正常[16]。本病与 Purtscher 视网膜病变相近,很重要的一个区别在于本病的外部体征表现很明显,而 Purtscher 视网膜病变患者却没有。Ravin 和 Meyer 比较了这两种疾病(表 13-2-1)[16]。治疗上,外伤性窒息患者通常采用支持疗法。

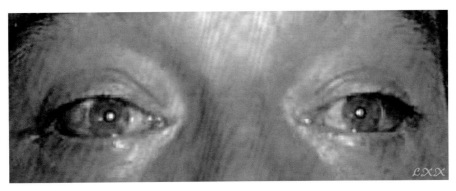

图 13-2-1　外伤性窒息患者出现双眼球结膜下出血[13]

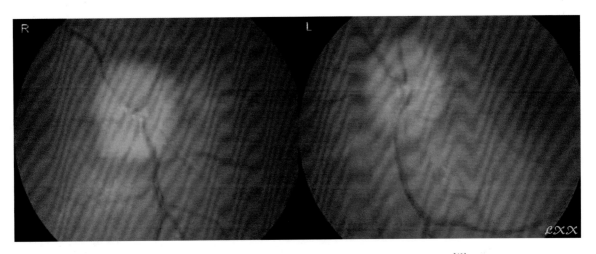

图 13-2-2　外伤性窒息患者出现双眼视盘水肿和视网膜静脉扩张[13]

表 13-2-1　**Purtscher 视网膜病变与外伤窒息性视网膜病变的比较**

|  | Purtscher 视网膜病变 | 外伤窒息性视网膜病变 |
| --- | --- | --- |
| 外伤类型 | 胸部挤压,头部外伤 | 胸部挤压 |
| 全身伴随征象 | 无 | 上半身立即呈现蓝黑色改变 |
| 初始视力 | 不定 | 无光感～正常 |
| 视力下降时期 | 数周 | 数周 |
| 最终视力 | 正常 | 无光感～正常 |
| 外眼表现 | 正常 | 结膜下出血 |
| 眼底像 | 渗出和出血 | 正常或出血,极少有渗出 |
| 眼底改变 | 1 或 2 天内 | 即刻或 1 至 2 天内 |

（姜燕荣）

# 第三节  Valsalva 视网膜病变

胸腔或腹腔内压力的突然升高,特别是在举重、排便、咳嗽或呕吐时声门紧闭(Valsalva 动作),可引起眼内静脉压的快速升高,从而导致视网膜表层毛细血管的破裂,诱发自发性视网膜出血,引起视力的突然减退,这种情况可见于正常眼,也可见于患有视网膜血管异常(糖尿病、高血压性视网膜血管病)或先天性视网膜血管疾病(视网膜毛细血管扩张或先天性视网膜动脉迂曲)的患者,多为单眼或双眼不对称发作,称之为 Valsalva 视网膜病变[17-21]。本病发病率低,最早报道见于 1972 年,国内外多为个案报道[22-25]。

## 一、病因和发病机制

各种原因引起眼内静脉压的快速升高,从而导致视网膜表层毛细血管的破裂,诱发自发性视网膜出血。

## 二、临床改变

突然的视力下降可由于内界膜出血性脱离、玻璃体积血或者黄斑区附近的出血。典型患者眼底可见圆形或哑铃形、鲜红色局限丘状出血,位于黄斑中央凹或其附近的内界膜下(图 13-3-1 ~ 图 13-3-3)。血肿表面可有明亮的反光和细纹,提示内界膜的皱褶。血液中有形成分的沉淀可在出血后很快形成液平,几天之后部分血液可变为黄色。偶尔会发生位于黄斑中心凹的圆形视网膜前小出血(小于一个视盘直径)[17,20],其表面可有许多黄白色小点,外观如草莓样,其出血表面一般没有提示内界膜存在的反光,可能是位于内界膜和玻璃体后界膜之间的少量出血,而且这些患者经常同时伴有黄斑旁的视网膜下薄层出血。随着出血的吸收,内界膜的浆液性脱离可持续几天到几周。内界膜脱离自发性复位后,黄斑的外观和视力一般可恢复至正常。

## 三、诊断

结合病史及临床表现可以诊断。

## 四、治疗及预后

患者视力预后良好,一般可自行恢复至正常。对于功能性独眼患者的视力丧失,有报告用 Nd:YAG 激光切开内界膜,使积血沉入下方玻璃体腔,可有助于中心视力的更快恢复[22,25,26],但多数学者主张观察。

## 五、病理

上述出血偶尔也见于无异常劳累或 Valsalva 动作病史的正常个体[27,28],其中一部分患者可能有视网膜血管疾病的表现,例如糖尿病或高血压,其余貌似正常的患者可有多次自发性视网膜出血造成的中心或旁中心视力丧失的病史,其家庭成员可能有相似的病史[29]。有家族史的患者可有或没有二级或三级视网膜动脉迂曲,可能是常染色体显性遗传,目前尚未发现特异性的血液学异常。

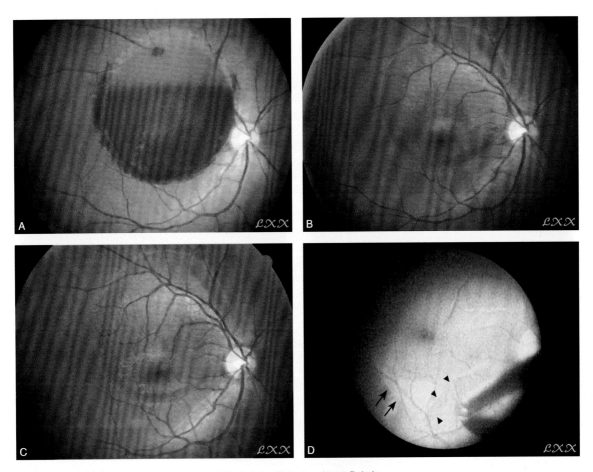

**图 13-3-1　Valsalva 视网膜病变**

A. 右眼位于一层透明膜下的巨大圆形黄斑前新鲜出血,直径为 5 个视盘大小,可见血液平,颞上血管弓可见红色的小棉絮斑,可能为出血的部位;B. 使用 Nd:YAG 激光将出血表面透明膜切开后 1 周,黄斑前出血基本恢复;C. 激光后 10 个月,可见黄斑中心凹前的放射状皱褶前膜,部分半透明前膜下可见散在粗糙橘红色颗粒状沉淀物;D. 术中吲哚青绿将内界膜染色后进行剥除[30]

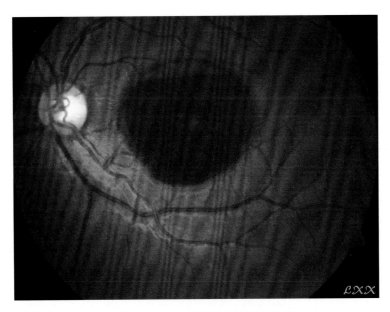

**图 13-3-2　Valsalva 视网膜病变眼底像**

一 18 岁男性患者,饮酒呕吐第二天视物模糊,眼底像显示黄斑部视网膜前积血

613

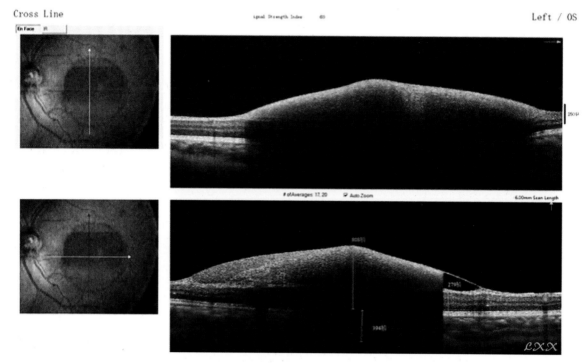

图 13-3-3　Valsalva 视网膜病变 OCT 像，为图 13-3-2 患者的 OCT

（曹晓光　黎晓新）

# 第四节　Terson 综合征

1900 年 Terson 报告了与急性蛛网膜下腔出血有关的玻璃体积血综合征[31]，后被定名为 Terson 综合征。Terson 综合征的定义为自发性或外伤性颅内出血后合并所有类型的眼内出血[32]。

## 一、流行病学和病因学

颅内出血的位置包括硬膜下、蛛网膜下腔、大脑内等，脑内动脉瘤是颅内出血最主要的潜在原因，最常见的是前部循环的动脉瘤，尤其是前交通支[33]。大约 20% 颅内出血的患者合并有眼内出血，其中只有少数患者有明显的玻璃体积血，占颅内出血患者的 3%～5%[32-34]。

Terson 综合征的病因已经争论了许多年。主要有两种学说：

早先有学者认为颅内血液可通过视神经鞘下的蛛网膜下腔直接进入眼内，但解剖上包绕视神经的蛛网膜下腔虽与脑的同名间隙相通，在正常情况下，两者之间尚有巩膜筛板，因此血液不可能直接进入眼内，而且 Terson 综合征患者的视网膜出血一般不与视盘出血相连续，Weingeist 等报道的病例中，一例有尸检材料，其视神经切片中，未见到蛛网膜下腔存在血液[35]。而 1997 年 Castano-Duque 报道 CT 显示 1 例 Terson 综合症患者蛛网膜下腔的血液沿视神经鞘进入视网膜下[36]。

大多数学者倾向于另一种学说，即当颅内出血造成颅压突然增高时，增高的压力可通过海绵窦或压迫眼静脉及其视网膜脉络膜交通支，从而传递到视神经鞘下的脑膜间隙，压迫穿越此间隙的视网膜中央静脉，使静脉压力骤然上升，进而引起视盘与视网膜的小静脉与毛细血管扩张并出血。当视网膜内或视网膜前积聚的血液穿破内界膜大量进入玻璃体时即发生玻璃体积血。

614

## 二、临床表现

脑动脉瘤在未破裂前,主要表现为动脉瘤的本身膨胀(局限性扩张)而出现的发作性头痛、脑神经或脑组织受损表现,有时可因动眼神经麻痹首诊于眼科,此时很容易误诊或漏诊。动脉瘤破裂后可产生蛛网膜下腔出血的表现,由于症状危急,严重损伤中枢神经系统,患者往往难以存活,因而眼部受累不易见到。另外有不少脑动脉瘤终生没有任何表现,直至尸检时才发现有动脉瘤,有少数人在作脑 CT 扫描或 MRI 时偶然发现有脑动脉瘤存在。因此动脉瘤的临床表现取决于发生的部位、大小和是否破裂出血。不管是在任何部位出现的脑动脉瘤,一旦出现压迫症状和体征,应积极进行检查确定诊断,并及时手术治疗,以防止脑动脉瘤破裂出血[37]。

硬脑膜下血肿为血液积留于硬脑膜及蛛网膜之间,血液来源于大脑表面小静脉或大脑至静脉窦的血管破裂。按病情缓急可将硬脑膜下血肿分为急性、亚急性及慢性。前两者在损伤后数小时或数日内症状达最高潮,血肿处无被膜,后者指伤后数周、数月甚至 1 年以上才出现症状,血肿周围已形成明显的被膜。慢性硬脑膜下血肿,症状发展缓慢,伤后初期可无明显症状,由于血肿逐渐增大,颅内压增高后才出现头疼、恶心呕吐等一系列临床表现。硬脑膜下血肿患者常见的眼部表现有患侧角膜反射消失;同侧瞳孔扩大,对光反应迟钝,展神经麻痹。

颅内压增高可引起视盘水肿。慢性血肿患者,尚可发生继发性视盘萎缩。大约有 20% ~ 40% 的自发或外伤后的蛛网膜下腔出血,伴有眼内出血,在儿童高达 70%。其中单侧眼内出血者占 13.6%,双侧者占 5.8%,而发生玻璃体积血者占 2.2% ~ 5.1%[38]。眼内出血可在蛛网膜下腔出血的同时发生,也可在其后发生,有的患者在发生蛛网膜下腔出血后数周发生玻璃体积血。这些患者由于发病危急,需急诊行颅脑手术。因此,一般在手术后数天或数周,患者开始诉说视力下降。视力损害往往是双眼的。

其眼内出血为多发的后极部视网膜出血(图 13-4-1,图 13-4-2),多为双眼发病[32,34]。根据眼内出血量的多少,可有不同程度的视力障碍。如仅有少量的视网膜层间出血,则视力下降不明显,如出血位于黄斑区或大量出血进入玻璃体腔,则视力下降急剧,常为手动或光感,但当合并神经系统损伤表现时多无法测量。出血一般局限于后极部视盘旁和黄斑区,多为视网膜表面出血,位于内界膜和浅层视网膜之间,也可见深层视网膜内或视网膜下出血,少数可出现于视网膜的任何一层。血液聚集于内界膜下呈圆顶形,导致内界膜完整性的破坏,可突破内界膜或玻璃体后表面从而进入

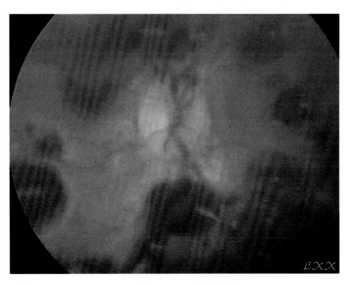

**图 13-4-1 Terson 综合征**
一位外伤后颅内出血患者,可见多发的视网膜内浅表出血和视网膜前出血

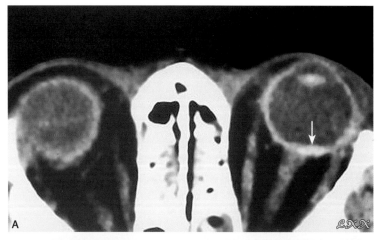

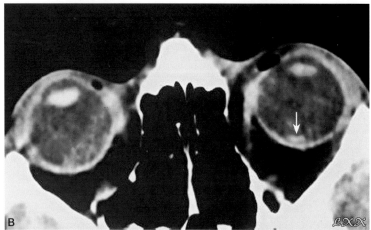

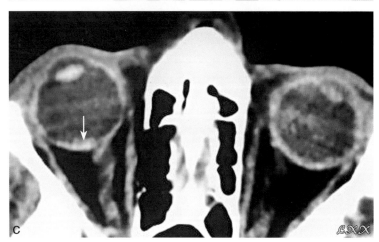

**图 13-4-2　Terson 综合征 CT 检查**

A. 35 岁女性因车祸致严重闭合性头部损伤,2 个月后随访时诉左眼视野缺损,
眼底检查示左眼颞侧后极部出血和陈旧玻璃体积血,车祸当天 CT 检查示左眼
颞侧视网膜表面与视神经相连致密新月形影,与眼底检查所见出血部位相符;
B. 29 岁女性产后 12 天出现巨大的中脑动脉瘤破裂,3 周后诉视野缺损,眼底
检查示后极部和玻璃体积血。颅内出血当天的 CT 检查示左眼中央部视网膜
表面高密度结节状影,与眼底检查出血部位相符;C. 动脉瘤破裂后的 42 岁男
性,眼底检查示右眼玻璃体及视网膜出血,1 周后 CT 检查示颅内出血和右眼颞
侧视网膜表面与视神经相连的高密度新月状影

玻璃体腔造成玻璃体积血。玻璃体积血首先是后极部不同程度的弥散性红色混浊,有的患者周边视网膜尚可看清,可发生于颅内再次出血后。神经胶质细胞增殖,通过内界膜破口到视网膜表面形成增殖膜或视网膜皱褶。晚期并发症为视网膜前膜形成,偶尔有牵拉性或孔源性视网膜脱离出现[39,40]。

Clarkson 等观察到本病常伴有玻璃体后脱离[41],Yokoi 等报告 22 眼中 13 眼有完全性玻璃体后脱离,8 眼有不完全性玻璃体后脱离[42],王文吉等也报告 5 眼均有完全性玻璃体后脱离或仅与视盘有粘连[43]。

### 三、诊断与鉴别诊断

诊断典型病例可根据:①颅内出血的病史;②突然视力下降,检查时有玻璃体或视网膜的出血;③排除导致眼本身出血的疾病即可诊断。

对非典型病例,如首先以视力下降到眼科就诊,发现眼内出血的患者,应仔细询问病史,通过颅脑 CT、脑血管造影等检查,以明确诊断。

鉴别诊断:Purtscher 视网膜病变、shaken baby 综合征、Valsalva 视网膜病变和血恶液质。

### 四、治疗与预后

出血常自行吸收,视力一般可恢复至正常[33,34],但婴幼儿患者预后较差,原因可能在于弱视或神经系统损伤。国内外大多数学者认为对于单眼玻璃体积血患者可保守治疗,但应定期行 B 超检查,一旦发现或怀疑有视网膜脱离、视网膜前膜或增殖性视网膜病变,应尽早手术治疗。对于玻璃体积血长期未吸收或者双眼患者,尤其是双眼出血致密浓厚的患者,可行玻璃体手术治疗[44]。

图 13-4-2 为 Terson 综合征 CT 检查[45]。

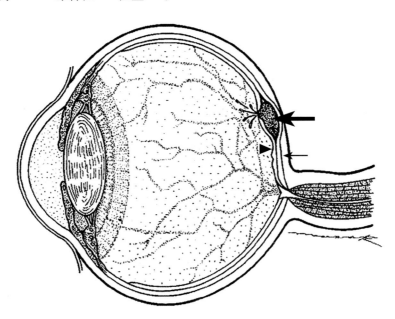

**图 13-4-3 眼内出血示意图**
粗箭头处为出血,细箭头处为视网膜,三角处为内界膜。可见内界膜下出血破入玻璃体腔[45]

(曹晓光 黎晓新)

## 第五节　shaken baby 综合征

20 世纪 70 年代,放射科医师 John Caffey 描述了儿童虐待的尾鞭,以解释对于缺乏直接头部外伤体征的患儿,其眼内出血和颅内出血的联系,现在则视为 shaken baby 综合征患儿的标志[46]。不幸的是,shaken baby 综合征是儿童虐待的常见形式,而且致残率和致死率极高。此病常见于 2 岁以下儿童,通常为 1 岁以下[47,48]。

### 一、病因与发病机制

普遍认为解剖特性是 2 岁以下儿童在摇晃之后易发生眼内和颅内出血的原因[46](图 13-5-3)。与较大儿童或成人相比较,2 岁以下儿童的头部较大而重,颈部肌肉尚未发育完全,而且由于其体重很轻,同样的力量作用于 2 岁以下儿童所产生的加速-减速力也明显大于更大年龄的儿童。在摇晃中,大脑在颅腔内不断地快速移位,从而造成大脑皮质与静脉窦之间细小交通支的破裂,继而引起颅内出血。

眼内出血的机制并不十分明确。虽然 Terson 综合征的机制可作为解释之一,但更为可能的机制是玻璃体在眼内移动所造成的对内界膜和视网膜表层血管的继发牵引。由于升高的静脉压传递到视网膜,类似 Valsalva 视网膜病变样的损伤也可发生,特别是在摇晃时施虐者手对患儿胸部的压力或气道的哽塞。

### 二、眼部表现

最常见的眼部表现是视网膜下、视网膜内、视网膜前和玻璃体等各种位置的眼内出血[48-50](图 13-5-1),视网膜内和视网膜前出血最常见,与 Terson 综合征类似,出血一般局限于后极部视盘旁和黄斑区,多为双眼发病。在多数病例,眼内出血的量与急性神经系统损伤的程度一致[51]。比较少见的有棉絮斑、中央白斑出血点、黄斑出血、视盘水肿和视网膜劈裂等[46,52]。出血和其他的急性改变可在虐待停止数月后消失,晚期并发症包括视网膜前膜皱褶、视网膜脉络膜萎缩或瘢痕、视神经萎缩和视网膜脱离等[47,53]。

### 三、诊断与辅助检查

眼部表现结合全身表现及被摇晃的虐待病史可诊断 shaken baby 综合征,由于不易引出虐待病史,临床医师对类似临床症状应高度怀疑。shaken baby 综合征患儿眼部以外的特征是颅内出血,与 Terson 综合征不同,出血一般位于硬脑膜下,多波及双侧大脑[46,48,54]。其他颅内表现包括蛛网膜下腔出血、颅内出血、脑水肿和脑萎缩。常有颅压升高,可出现一系列神经系统症状,包括易激惹、嗜睡,甚至癫痫发作、昏迷,乃至死亡。CT 和 MRI 有助于神经系统损伤的诊断,必要时可行脑脊液检查和硬膜下液抽吸检查,确定有无中枢神经系统出血(图 13-5-2)。

虐待所致的颅外损伤可有助于诊断,并作为证据。例如可见躯干和肢体骨折等,颈髓血肿高度提示尾鞭样损伤。

### 四、鉴别诊断

shaken baby 综合征患儿的眼内出血是非特异性的,直接头部外伤或突发颅内出血(例如 Terson 综合征)、视网膜中央静脉阻塞患儿也可见到类似出血,类似视网膜出血可见于阴道分娩或心肺复苏后和许多系统性疾病,包括动脉高血压病、血液病(例如白血病)、败血病、脑膜炎、血管炎等[47]。

## 五、治疗与预后

shaken baby 综合征患儿常有某种程度的视力障碍,治疗一般无效,可能的原因包括黄斑、视神经、枕叶等不可逆损伤[46,47,53]。良好的瞳孔对光反射、屈光间质清晰、局限于视网膜内的出血性视网膜病变、正常的视盘等提示相对较好的预后[46]。但即使视路相对完好,由于中枢神经系统的损伤,患儿视功能预后仍很差。对于玻璃体积血致密浓厚,以致遮挡黄斑的患儿,应行玻璃体手术清除积血,ERG 可用于术前评估[46]。

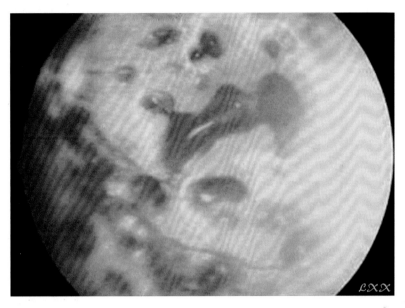

**图 13-5-1 shaken baby 综合征**
一个遭受摇晃虐待后的婴儿后极部眼底可见大量的浅表视网膜出血(许多出血具有白色的中心)

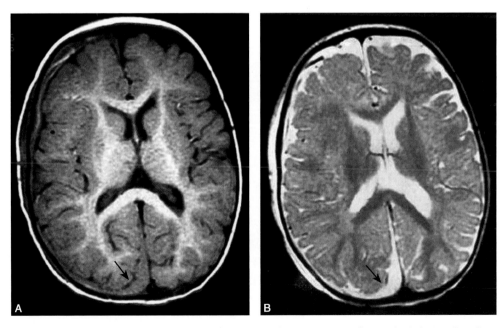

**图 13-5-2 MRI 轴位 MRI T1 加权像(A)和 T2 加权像(B)显示了硬膜下血肿,患者为一名 7 个月大患儿,头部外伤后,怀疑 shaken baby 综合征[55]**

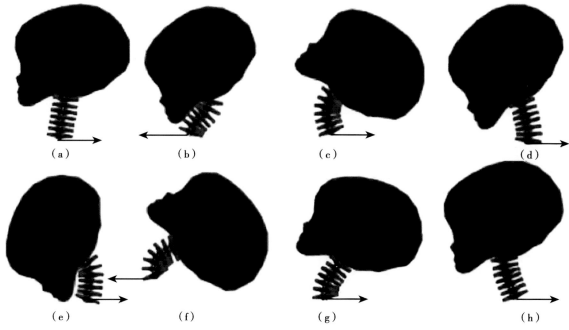

图 13-5-3 胸部摇晃时头颈的骤然运动[56]

（曹晓光　黎晓新）

# 参 考 文 献

1. Purtscher O. Noch unbekannte befunde nach schadeltrauma. Ber Dtsch Ophthalmol Ges,1910,36:294-301.

2. Purtscher O. Angiopathia retinae traumatica, Lymphorrhagien des Augengrundes. Graefes Arch Ophthalmol, 1912, 82:347.

3. Umlas JW,Hedges TR 3rd,Zbyszewski K. Purtscher's retinopathy in a patient with acute pancreatitis. Ophthalmic Surg Lasers,2001,32(3):263-264.

4. Patel MR,Bains AK,O'Hara JP,et al. Purtscher retinopathy as the initial sign of thrombotic thrombocytopenic purpura/ hemolytic uremic syndrome. Arch Ophthalmol,2001,119(9):1388-1389.

5. Yamani A,Myers-Powell BA,Whitcup SM,et al. Visual loss after renal transplantation. Retina,2001,21(5):553-559.

6. Bui SK,O'Brien JM,Cunningham ET Jr. Purtscher retinopathy following drug-induced pancreatitis in an HIV-positive patient. Retina,2001,21(5):542-545.

7. Blodi BA,Williams CA. Purtscher-like retinopathy after uncomplicated administration of retrobulbar anesthesia. Am J Ophthalmol,1997,124(5):702-703.

8. Lemagne JM,Michiels X,Van Causenbroeck S,et al. Purtscher-like retinopathy after retrobulbar anesthesia. Ophthalmology,1990,97(7):859-861.

9. Sharma AG,Kazim NA,Eliott D,et al. Purtscher's retinopathy that occurred 6 months before acute pancreatitis. Am J Ophthalmol,2006,141(1):205-207.

10. Atabay C,Kansu T,Nurlu G. Late visual recovery after intravenous methylprednisolone treatment of Purtscher's retinopathy. Ann Ophthalmol,1993,25(9):330-333.

11. Fred HL,Chandler FW. Traumatic asphyxia. Am J Med,1960,29:508-517.

12. Heuer GJ. Traumatic asphyxia with special references to ocular and visual disturbances. Surg Gynec Obstet,1923, 36:686.

13. Esme H,Solak O,Yurumez Y,et al. Perthes syndrome associated with bilateral optic disc edema. Can J Ophthalmol, 2006,41(6):780-782.

14. Marr WG,Marr EG. Some observations on Purtscher's disease:Traumatic retinal angiopathy. Am J Ophthalmol,1962, 54:693.

15. Baldwin GA, Macnab AJ, McCormick AQ. Visual loss following traumatic asphyxia in children. J Trauma, 1988, 28(4): 557-558.

16. Ravin JG, Meyer RF. Fluorescein angiographic findings in a case of traumaticasphyxia. Am J Ophthalmol, 1973, 75(4): 643-647.

17. Duane TD. Valsalva hemorrhagic retinopathy. Am J Ophthalmol, 1973, 75(4): 637-642.

18. Gass JD. Options in the treatment of macular diseases. Trans Ophthalmol Soc U K, 1972, 92: 449-468.

19. Gass JDM. Stereoscopic atlas of macular diseases: diagnosis and treatment, ed. 2, St Louis: CV Mosby, 1977.

20. Kassoff A, Catalano RA, Mehu M. Vitreous hemorrhage and the Valsalva maneuver in proliferative diabetic retinopathy. Retina, 1988, 8(3): 174-176.

21. Linde R, Record R, Ferguson J. Resolution of preretinal hemorrhage. Arch Ophthalmol, 1977, 95: 1466-1467.

22. Ladjimi A, Zaouali S, Messaoud R, et al. Valsalva retinopathy induced by labour. Eur J Ophthalmol, 2002, 12(4): 336-338.

23. Oboh AM, Weilke F, Sheindlin J. Valsalva retinopathy as a complication of colonoscopy. J Clin Gastroenterol, 2004, 38(9): 793-794.

24. Choi SW, Lee SJ, Rah SH. Valsalva retinopathy associated with fiberoptic gastroenteroscopy. Can J Ophthalmol, 2006, 41(4): 491-493.

25. Moshfeghi AA, Harrison SA, Reinstein DZ, et al. Valsalva-like retinopathy following hyperopic laser in situ keratomileusis. Ophthalmic Surg Lasers Imaging, 2006, 37(6): 486-488.

26. Gabel VP, Birngruber R, Gunther-Koszka H, et al. Nd: YAG laser photodisruption of hemorrhagic detachment of the internal limiting membrane. Am J Ophthalmol, 1989, 107(1): 33-37.

27. Pitta CG, Steinert RF, Gragoudas ES, et al. Small unilateral foveal hemorrhages in young adults. Am J Ophthalmol, 1980, 89(1): 96-102.

28. Pruett RC, Carvalho AC, Trempe CL. Microhemorrhagic maculopathy. Arch Ophthalmol, 1981, 99(3): 425-432.

29. Kalina RE, Kaiser M. Familial retinal hemorrhages. Am J Ophthalmol, 1972, 74(2): 252-255.

30. Kwok AK, Lai TY, Chan NR. Epiretinal membrane formation with internal limiting membrane wrinkling after nd: yag laser membranotomy in valsalva retinopathy. American Journal of Ophthalmology, 2003, 136(4): 763-766.

31. Terson A. De l'hemorrhagie dansle corps vitre au cours del'hemorrhagie cerebrale. Clin Ophthalmol, 1900; 6: 309.

32. Williams DF, Mieler WF, Williams GA. Posterior segment manifestations of ocular trauma. Retina, 1990, 10 Suppl 1: S35-S44.

33. Garfinkle AM, Danys IR, Nicolle DA, et al. Terson's syndrome: a reversible cause of blindness following subarachnoid hemorrhage. J Neurosurg, 1992, 76(5): 766-771.

34. Shaw HE Jr, Landers MB, Sydnor CF. The significance of intraocular hemorrhages due to subarachnoid hemorrhage. Ann Ophthalmol, 1977, 9(11): 1403-1405.

35. Weingeist TA, GoldmanEJ, Folk JC, et al. Terson's syndrome: clinicopathologic correlations. Ophthalmology, 1986, 93(11): 1435-1442.

36. Castano-Duque CH, Pons-Irazazabal LC, Lopez-Moreno JL. [Subarachnoid hemorrhage associated to subhyaloid hemorrhage: "Terson syndrome"]. Rev Neurol, 1997, 25(143): 1081-1083.

37. Biousse V, Mendicino ME, Simon DJ, et al. The ophthalmology of intracranial vascular abnormalities. Am J Ophthalmol, 1998, 125(4): 527-544.

38. Shaw HE Jr, Landers MB, Sydnor CF. The significance of intraocular hemorrhages due to subarachnoid hemorrhage. Ann Ophthalmolog, 1977, 9(11): 1403-1405.

39. Schultz PN, Sobol WM, Weingiest TA. Long-term visual outcome in Terson syndrome. Ophthalmology, 1991, 98(12): 1814-1819.

40. Velikay M, Datlinger P, Stolba U, et al. Retinal detachment with severe proliferative vitreoretinopathy in Terson syndrome. Ophthalmology, 1994, 101(1): 35-37.

41. Clarkson JG, Flynn HW Jr, Daily MJ. Vitrectomy in Terson's syndrome. Am J Ophthalmol, 1980, 90(4): 549-552.

42. Yoko iM, KaseM, Hyodo T, et al. Epiretinal membrane formation in Terson syndrome. Jpn J Ophthalmol, 1997, 41(3): 168-173.

43. 王文吉,陈钦元.玻璃体切除术治疗 Terson 综合征并发玻璃体出血三例.中华眼科杂志,1996,(5):391-392.

44. Clarkson JG,Flynn HW jr,Daily MJ. Vitrectomy in Terson's syndrome. Am J Ophthalmol,1980,90(4):549-552.

45. Swallow CE,JTsuruda JS,Digre KB,et al. Terson Syndrome:CT Evaluation in 12 Patients. AJNR Am J Neuroradiol, 1998,19(4):743-747.

46. Spaide RF,Swengel RM,Scharre DW,et al. Shaken baby syndrome. Am Fam Physician,1990,41(4):1145-1152.

47. Harley RD. Ocular manifestations of child abuse. J Pediatr Ophthalmol Strabismus,1980,17(1):5-13.

48. Spaide RF,Svengel RM,Scharre DW,et al. Shaken baby syndrome. Am Fam Physician. 1990,41(4):1145-1152.

49. Munger CE,Peiffer RL,Bouldin TW,et al. Ocular and associated neuropathologic observations in suspected whiplash shaken infants syndromes:a retrospective study of 12 cases. Am J Forensic Med Pathol,1993,14(3):193-200.

50. Riffenburgh RS,Sathyavagiswaran L. Ocular findings at autopsy of child abuse victims. Ophthalmology,1991,98(10): 1519-1524.

51. Wilkinson WS,Han DP,Rappley MD,et al. Retinal hemorrhage predicts neurologic injury in the shaken baby syndrome. Arch Ophthalmol,1989,107(10):1472-1474.

52. Williams DF,Mieler WF,Williams GA. Posterior segment manifestations of ocular trauma. Retina,1990,10 suppl 1: S35-44.

53. Han DP,Wilkinson WS. Late ophthalmic manifestations of the shaken baby syndrome. J Pediatr Ophthalmol Strabisms, 1990,27(6):299-303.

54. Hadley MN,Sonntag VK,Rekate HL,et al. The infant whiplash-shake injury syndrome:clinical and pathologic study. Neurosurgery,1989,24(4):536-540.

55. Biousse V,Suh DY,Newman NJ,et al. Diffusion-weighted Magnetic Resonance Imaging in Shaken Baby Syndrome. Am J Ophthalmol,2002,133(2):249-255.

56. BandakFA. Shaken baby syndrome:A biomechanics analysis of injury mechanisms. Forensic Sci Int,2005,151(1): 71-79.

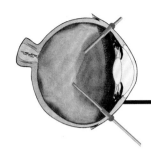

# 第十四章　中毒及放射性视网膜病变和脉络膜病变

## 第一节　一氧化碳中毒

含碳物质燃烧不完全,就会产生一氧化碳,吸入过量的一氧化碳可发生急性一氧化碳中毒。日常生活中,每天吸烟一包,可使血液中碳氧血红蛋白浓度升高5%～6%。

### 一、致病机制

CO中毒主要引起组织缺氧。CO与Hb的亲和力是氧与Hb亲和力的240倍,吸入CO后,85%与血液中红细胞的血红蛋白结合,形成稳定的COHb。即使吸入较低浓度的CO,也可产生大量的COHb。COHb不能携带氧,且不易解离,是氧合血红蛋白解离速度的1/3600。同时COHb还能使血红蛋白氧解离曲线左移,使血氧不易释放而造成组织细胞缺氧。此外,CO还可影响细胞呼吸和氧化功能,阻碍对氧的利用。

### 二、症状

1. 全身症状　轻度CO中毒者出现头痛头晕,失眠乏力,记忆力减退。急性重度CO中毒者表现为皮肤、口唇黏膜、甲床樱桃红色,呼吸心率加快,四肢张力增加,意识障碍达深昏迷或去大脑皮层状态,最终因呼吸衰竭而死亡。3%～30%重度中毒患者抢救苏醒后经过2～60天的假愈期,出现迟发性脑病,表现为痴呆木僵、震颤麻痹、偏瘫、癫痫、感觉运动障碍或周围神经疾患。

2. 眼部症状　视物不清、视力急剧下降,可有视野缺损。

### 三、体征

1. 全身　轻者有呼吸、血压、脉搏改变、意识障碍;重者有呼吸衰竭、心律失常、肌张力增强、腱反射消失、深昏迷、休克等。

2. 眼部　角膜清,角膜反射迟钝,瞳孔散大,直接对光反射迟钝或消失,屈光间质正常。眼底视盘充血水肿,视网膜动脉闭塞,静脉迂曲扩张,可见小出血点。视网膜弥漫性水肿,黄斑区色素紊乱,中心凹反射不清。视野检查可见生理盲点扩大及视野缩小。

(黎晓新)

## 第二节　药物中毒性视网膜病

有多种全身药物可导致视网膜毒性,多与药物每日剂量或累积剂量相关,多数情况下,其对视功能的损害轻微或停药后可逆。但是,仍有一些药物可存在永久的或进行性的视力损伤。常见的药物视网膜毒性表现为:视网膜和视网膜色素上皮的损伤、血管损伤、囊样黄斑水肿、视网膜皱褶、结晶样视网膜病变、葡萄膜炎等(表14-2-1)。本章节根据导致的视网膜异常类型分类讲述明确可导致视网膜异常的药物。

表14-2-1　常见引起视网膜异常的药物种类

| 视网膜异常类型 | 药　　　物 |
| --- | --- |
| 破坏视网膜和RPE | 吩噻嗪类、硫利达嗪、氯氮平、阿立哌唑、硫酸奎宁、氯法齐明、氯丙嗪、去铁胺、氯喹及氯喹衍生物、羟氯喹、皮质类固醇制剂、顺铂和卡莫司汀 |
| 血管损伤 | 硫酸奎宁、氨基苷类抗生素、顺铂和卡莫司汀、干扰素、滑石粉、麦角生物碱、苯丙胺 |
| 囊样黄斑水肿 | 肾上腺素、拉坦前列素、烟酸、利培酮 |
| 视网膜皱褶 | 磺胺类抗生素、氢氯噻嗪、乙酰唑胺、氨苯蝶啶、依索唑胺、甲硝唑、氯噻酮 |
| 结晶样视网膜病变 | 他莫昔芬、滑石粉、呋喃妥因、斑蝥黄质、甲氧氟烷 |
| 葡萄膜炎 | 利福布汀、西多福韦 |
| 其他 | 地高辛、甲醇 |

## 一、破坏视网膜和视网膜色素上皮

### (一) 抗精神病药物

吩噻嗪类(pshenothiazines)药物是传统的抗精神病药物,可引起色素性视网膜病变;其中以硫利达嗪最为常见,氯丙嗪、氟奋乃静次之,其他则极为少见[1]。最近,非典型抗精神病药物如氯氮平、阿立哌唑等也被报道可引起视网膜毒性。

1. 硫利达嗪(thioridazine)　硫利达嗪每日剂量对视网膜毒性的影响比累积总量更大[2]。每日剂量越高,视网膜毒性发生越早,甚至可出现在用药后2周[3]。剂量少于800mg/d时极少出现视网膜毒性。但是,也有一些低剂量用药持续数年后出现视网膜毒性的病例报道[4-8]。因此,对于服用硫利达嗪的患者,无论每日剂量多少,都应该监测视力和眼底的改变。

(1) 临床表现:急性硫利达嗪中毒多表现为视物模糊、视物变色征(红视或褐视)和夜盲[9]。早期眼底表现可以是正常的,或是只有轻微的颗粒样色素沉着("椒盐样")。中期的特征性表现为后极部至中周部视网膜局限性钱币形RPE丢失[10]。荧光素眼底血管造影(FFA)上表现为色素稀疏区域的脉络膜血管损伤。晚期表现为广泛的脱色素区域与色素沉着斑块相间,血管变细和视神经萎缩[11],类似原发性视网膜色素变性。

(2) 发病机制:硫利达嗪介导的视网膜毒性的具体机制尚不明确。早期研究认为可能是药物与黑色素结合,引起的视网膜毒性,但许多吩噻嗪类药物可与RPE及葡萄膜组织的黑色素颗粒结合,并不都引起视网膜毒性[12-14]。复合物NP-207(哌啶基-盐酸氯代吩噻嗪)与硫利达嗪有着非常相似的化学结构,有相同的哌啶基侧链。由于它在早期临床试验中就发现色素性视网膜病变而没有上市[15]。其他吩噻嗪类药物如氯丙嗪没有哌啶基侧链,也很少出现视网膜毒性。实验室研究表明,吩噻嗪类能通过改变酶动力学和抑制氧化磷酸化引起视紫红质合成异常[16,17]。还有假说认为,氧化应激是主要的机制[18]。最近研究提出,多巴胺及其受体参与调控褪黑激素,而褪黑激素对视网膜的正常生理过程有重要作用,能上调光感受器细胞对光损伤的敏感性,而硫利达嗪可能通过影响多巴胺及其受体引起视网膜毒性[19]。组织学研究表明,光感受器细胞外层的萎缩和瓦解最早出现,随后出现 RPE 和脉络膜血管的继发损害[11]。

（3）辅助检查:在视网膜毒性的初始阶段,视野检查表现为轻度的视野缩小、旁中心暗点或环形暗点。视网膜电图(ERG)可以是正常或表现为震荡电位降低。晚期阶段,ERG 示视锥和视杆细胞功能明显异常,眼电图(EOG)也可明显异常[20]。如果及早停药,ERG 的异常在 1 年后可有改善[21]。

（4）治疗及预后:一旦发现药物中毒表现,应立刻停用硫利达嗪;尚无特效解药。硫利达嗪引起的早期眼底改变常常在停药后持续进展[10],甚至发生在停药 30 年后[22]。目前尚不明确这些进展是由于药物毒性的持续存在造成,还是之前存在的亚临床损伤导致的迟发性脉络膜视网膜瘢痕扩展[21]。与眼底表现相反,视功能损伤一般在毒性反应一年后加速进展;不过,确实有一些病例出现晚期的、缓慢的功能下降和解剖结构受损表现。如果硫利达嗪导致的毒性反应持续存在,视功能改善毫无疑问不会发生。

对于服用硫利达嗪的患者,回顾药物的每日剂量及累积剂量是必要的。基线的眼底像和 ERG 检查对监测病情的发展是有用的。一旦出现药物早期中毒表现,考虑到现在有许多精神病药物可选择,可与精神科医师讨论换药。

2. 氯丙嗪(chlorpromazine)　氯丙嗪是一种与硫利达嗪类似,但缺少哌啶基侧链的吩噻嗪类药。氯丙嗪引起的视网膜毒性很少见。它的常规用量在 40~75mg/d,但剂量用至 800mg/d 也不少见。与硫利达嗪类似,氯丙嗪所致的视网膜毒性的发生及程度与每日剂量的相关性较累积剂量更大。

（1）临床表现:氯丙嗪引起的视网膜毒性很少见,当大剂量用药后(如 2400mg/d 持续使用 12 个月后),眼底主要表现为色素性视网膜病变,包括黄斑区有点状或簇状棕色色素,视网膜血管变少、视盘苍白[23]。多双眼发病,损害为不可逆性。

色素沉着还可发生在皮肤、结膜、角膜和晶状体[23-27]。当 300mg/d 使用氯丙嗪 3 年及以上时,可在晶状体前囊视轴区或角膜深层出现白色或黄白色颗粒样沉着物。其他眼部副作用包括动眼神经危象、瞳孔缩小和调节麻痹引起的视物模糊。

（2）发病机制:尚不明确,可能与硫利达嗪类似,参见"硫利达嗪"部分。

（3）临床预后:一般来说,很少引起视力或视功能的损伤。由于使用氯丙嗪的患者常常会合并使用其他可能引起视网膜毒性的药物,所以很难判断视网膜毒性的具体原因。

3. 其他药物　有 2 例氟奋乃静(fluphenazine)引起黄斑病变的报道[28,29]。氯氮平(clozapine)引起的眼部副作用与氯丙嗪的临床表现类似[30]。最近有 1 例患者使用阿立哌唑(aripiprazole)8 年后引起视网膜脉络膜病变的报道[31]。临床表现为双眼视力下降,眼底可见视网膜脉络膜萎缩,浆液性视网膜脱离。ERG 示视锥细胞和视杆细胞反应的下降和延迟;EOG 示波峰消失。停药后,浆液性视网膜脱离好转。此外,阿立哌唑还可引起一过性近视[32,33]。

### （二）氯喹衍生物(chloroquine derivatives)

氯喹及羟氯喹(chloroquine & hydroxychloroquine)　氯喹是从第二次世界大战开始使用的一种抗疟疾药物。现在主要用于治疗阿米巴病、风湿性关节炎、系统性红斑狼疮,以及预防疟疾。长期使用氯喹后引起的视网膜毒性反应主要表现为 RPE 和视网膜神经上皮的退行性病变。由于氯喹的视网膜毒性作用,内科医生倾向于用羟氯喹来治疗风湿性关节炎、系统性红斑狼疮。多个研究表明,羟氯喹导致的视网膜毒性发病率远小于氯喹[34-36]。

大部分出现视网膜病变的患者氯喹的日剂量超过 250mg/d,累积剂量在 100~300g[37]。一项研究表明,氯喹平均日剂量为 329mg 的患者中,19% 的患者出现视网膜毒性反应[34]。多个研究表明,羟氯喹导致的视网膜毒性发病率远小于氯喹[34-36]。羟氯喹日剂量≤400mg 或<6.5mg/kg,极少

出现视网膜毒性反应,能耐受较大的累积剂量(如3923g)。但是,也有低日剂量[38]及低累积剂量即出现视网膜病变的报道。有一例患者羟氯喹的日剂量为400mg/d,累积总剂量至2920g时出现了视网膜病变[39],甚至有一例患者在接受总剂量146g羟氯喹后,出现旁中心视野丢失迅速发展和早期牛眼征黄斑病变。

1. 临床表现 氯喹/羟氯喹相关性视网膜病变的典型表现是双眼"牛眼征"黄斑病变,黄斑中心色素沉着区外围绕一环形色素丢失区,视力可正常或下降。旁中心暗点可能是视网膜毒性的最早期表现,可早于检眼镜和ERG检查发现的异常改变,眼底检查可表现为黄斑少量色素沉着及黄斑中心凹反射消失。RPE脱色素区域通常与视野缺损相对应,累及黄斑时,会出现中心视力下降。除了后极部的改变外,持续使用药物可能引起RPE和视网膜周边的广泛改变。周边视网膜的色素斑、视网膜血管变窄与视盘苍白类似原发性视网膜色素变性。最终可能出现严重的视力丧失甚至致盲。氯喹引起的其他眼部表现包括睫毛变白、螺纹样角膜上皮下沉着物、角膜敏感性下降和眼外肌麻痹。

2. 辅助检查 2011年美国眼科学会建议氯喹/羟氯喹相关性视网膜病变的检查包括多焦ERG、自发荧光(FAF)、相干光断层扫描(OCT)、视野和眼底检查[40]。Amsler表有助于患者自身检测早期视野缺损。采用静态视野计和红色视标,经子午线检测,是发现早期旁中心暗点最敏感的方法。早期RPE病变出现在黄斑旁区域,特征性的视野表现为旁中心暗点或小的视野缺损,甚至可以没有视野缺损。RPE脱色素区域,通常与视野缺损相对应。荧光素眼底血管造影对于早期显示微弱的牛眼征是有用的,往往早于检眼镜观察,尤其是在白人的眼底。而在黑色素沉积的眼底,检眼镜检查可能优于造影。RPE脱色素区域在FFA上极少有脉络膜血管损伤的证据。OCT显示黄斑旁区域视网膜厚度变薄。眼底自发荧光显示轻微的RPE缺损,有病例报道,FAF的异常可早于视野缺损。早期ERG和EOG可能是正常的。EOG在最开始可能是超常的(200%~350%)。多焦ERG可反映黄斑局部的ERG反应,研究发现它检测早期氯喹/羟氯喹中毒的敏感性较高[41]。

3. 发病机制 氯喹及羟氯喹对视网膜毒性的具体机制尚不清楚。氯喹/羟氯喹对视网膜细胞的代谢有急性作用,但目前不清楚这种短期的代谢影响是否会引起长期的、慢性的毒性反应。同吩噻嗪类药物一样,氯喹与羟氯喹可与RPE的黑色素结合,可能通过抑制关键酶的活性、干扰RPE和光感受器细胞的代谢功能导致视网膜毒性。Weiter认为,在各种原因导致的牛眼征黄斑病变中,黄斑中心凹处叶黄素可能发挥了光感受器保护作用。

组织病理学上表现为RPE脱色素、视杆细胞和视锥细胞损伤和减少,及黄斑区视网膜下色素细胞聚集。电镜研究显示视网膜存在广泛的改变,以神经节细胞最严重,尽管它们在光镜下看起来形态正常。实验室证据表明,氯喹集中在RPE中,并且在停止用药后仍能存留很长时间。玻璃体荧光光度测量显示,接受氯喹治疗患者的血-视网膜屏障破坏,而羟氯喹的则没有。

4. 临床预后 尽管有证据表明,早期的电生理改变是可逆的,但在多数病例中,一旦出现视野丢失,就不可逆了,并且可在停药后很长一段时间内持续进展。氯喹从体内排泄很慢,患者在停药5年后仍能从血浆、红细胞及尿液中检测到氯喹。这也许能解释有的患者在停用氯喹10年后出现视网膜病变[42]。而有些患者出现迟发或进展的氯喹相关性视网膜病变可能是遗传病导致的与氯喹相似的眼底病变(如视锥细胞萎缩,视杆-视锥细胞营养不良、蜡样质脂褐质沉积症、stargardt病)。

最近研究发现,氯喹/羟氯喹对视网膜的毒性反应与累积剂量的相关性较日剂量更大。羟氯喹剂量高于6.5mg/(kg·d),氯喹高于3mg/(kg·d),肥胖、肝肾功能不全、伴随有黄斑疾病或年龄大于60岁,是氯喹/羟氯喹相关视网膜毒性反应的高危因素,建议每年至少筛查一次。如果发现视网膜毒性反应,应尽可能与内科医师沟通进行药物调整,一般建议停止服用该药。

（三）硫酸奎宁(quinine sulfate)

硫酸奎宁也曾用于治疗疟疾,但目前用来治疗夜间肌痉挛或"下肢不宁综合征"。该药的推荐日剂量低于2g,日剂量高于4g则出现药物全身毒性反应,8g为口服致死剂量。无意摄入或有意用于流产或自杀而过量服用奎宁后,可出现眼部毒性反应,而在慢性低剂量摄入人群中罕见[43]。

1. 临床表现　过量服用后,立刻表现出金鸡纳反应,包括恶心、呕吐、头痛、震颤,有时出现低血压、意识丧失。当患者醒来时他们经常完全失明,瞳孔散大,对光反射迟钝[44]。在毒性反应急性期,眼底检查显示轻微的静脉扩张,伴轻微的视网膜水肿,动脉管径正常。FFA 显示轻微的异常。ERG 检查显示突然变缓的 a 波,深度加深,震荡电位消失,b 波降低。EOG 和视觉诱发电位(VEP)检查也出现异常表现。数日后视力恢复,但患者只存在很少的中心视野。之后的数周至数月内,视网膜动脉逐渐变细变弱,视盘进行性苍白。ERG 的 a 波恢复到正常,b 波恢复正常后又逐渐降低。VEP 持续异常,暗适应显示几乎没有视杆细胞功能。在中毒急性期,OCT 显示双眼内层视网膜增厚;远期 OCT 表现为内层视网膜萎缩变薄[45]。

2. 发病机制　由于观察到患者后期的动脉明显变细和视盘苍白,早期研究者认为奎宁的视网膜毒性源于其对血管的损伤。而最近的实验研究和临床研究发现奎宁毒性的早期阶段很少涉及视网膜动脉系统。此外,ERG 和组织学研究表明该药毒性可能主要作用于神经节细胞、双极细胞和光感受器细胞;最早可在摄入奎宁后 10 小时观察到神经节细胞和神经纤维层的异常,随后观察到血管管壁的增厚及管腔阻塞[46]。虽然奎宁导致的视网膜毒性的具体机制尚不明确,但有证据表明可能与它作为乙酰胆碱拮抗剂阻碍视网膜类胆碱能的传递有关。

3. 临床预后　目前对于奎宁所致的视网膜中毒没有特效的解药,有学者采用9-顺式 β 胡萝卜素进行试验性治疗,但效果不佳[47];有学者报道 2 例用高压氧治疗后效果良好[48]。没有解药逆转视网膜损失。大部分患者在停药后的数周至数月,中心视力有所恢复,视野稍有改善,但周边视野的恢复程度各有差异。夜盲和色觉异常可持续存在。在一个纳入 30 例奎宁中毒患者持续 3 年的研究中,20%的患者有永久的视力损失,16%的患者部分或全盲[49]。

**(四) 去铁胺(deferoxamine,DFO)**

静脉注射和皮下注射去铁胺用来治疗需要反复输血者及继发性铁负荷过高引起的各种并发症。

1. 临床表现　静脉使用甲磺酸去铁胺(3 ~ 12g/24h)可迅速引起视力下降、色觉异常、夜盲、环形暗点或外周视野丧失,及中到高频听力受损。多是双眼受累。视觉症状通常在末次治疗后的 7 ~ 10 天出现。黄斑病变可在皮下注射去铁胺后发生。色素性改变通常在几周之内出现。DFO 引起视网膜毒性的发病率介于 1.2% ~ 5.6% 之间[50,51]。近期,一个包括 197 例连续性病例的研究发现,其中 9% 患者的眼底自发荧光有异常[52]。

2. 辅助检查　早期眼底可正常或仅是黄斑区轻微发灰。视觉症状出现后,即使检眼镜下眼底正常,荧光素眼底血管造影很快能显示出黄斑区 RPE 的进行性着染,有的病例还能观察到染料从视盘血管渗出。ERG 振幅降低、EOG 比值降低、暗适应和视觉诱发电位下降。根据眼底自发荧光,可将病变分为轻微、局灶、斑片和斑点型。

3. 发病机制　尚不清楚。去铁胺除了螯合铁离子外,还螯合许多其他金属离子如铜离子等。因此,De Virgiliis 等[53]认为 DFO 可能与血清或眼内铜、锌缺乏有关,锌复合物被认为能增强 RPE 的抗氧化能力[54,55]。Pall 等[56]认为过多的去铁胺可能通过螯合 RPE 上的铜离子引起自身氧化损伤。组织病理学改变主要发生在 RPE 层,包括斑片样脱色素和变薄、细胞表面微绒毛丢失、细胞质空泡形成、线粒体的肿胀和钙化、细胞膜瓦解和 Bruch 膜增厚[57]。

4. 治疗及预后　目前除了停药或降低剂量外,没有其他治疗方式。停止治疗后,视功能常在 3 ~ 4 个月恢复,大约 70% 患者能恢复到正常。

**(五) 氯法齐明(clofazimine)**

氯法齐明与氨苯砜、利福平一起,目前主要用于治疗瘤型麻风,对耐砜类药麻风杆菌感染、AIDS 患者合并鸟型结核分枝杆菌感染也有效。在治疗几个月后,氯法齐明结晶可沉积在眼组织中。可逆性的副作用包括:表浅的螺纹样角膜色素沉着、结膜和泪阜的棕色变、虹膜和巩膜结晶。有 2 例[58,59]患者出现牛眼征样黄斑病变伴色素上皮萎缩,用药剂量分别 200mg/d(总剂量 48g)和 300mg/d(总剂量 40g);视觉轻微受累,ERG 检查 b 波下降、全视野 ERG 明适应及暗适应闪光 ERG

振幅降低。停止治疗后可以清除氯法齐明引起的角膜沉积物,但视网膜病变一般不会改变。

### (六) 去羟肌苷(didanosine,DDI)

曾报道3位AIDS儿童在服用高剂量的抗病毒药物去羟肌苷后出现中周部色素性视网膜病变[60],同时伴有ERG和EOG的改变。停药后,视网膜毒性作用稳定。

### (七) 银质沉着症(argyria)

银质沉着症通常发生于皮肤、黏膜和多个身体器官如眼睛、肾脏、肝脏及脑。是由于口服银离子复合物(胶银)或者暴露于银离子环境中而产生的银颗粒沉积。在眼部通常是由于局部使用含银化合物,银离子沉着于结膜和角膜的基底膜、后弹力层,导致结膜和角膜呈蓝灰色色素沉着。也可以对眼底产生影响,荧光素眼底血管造影脉络膜呈"黑色",看不到脉络膜循环,无赤光下观察眼底呈豹纹样杂色。OCT显示脉络膜明显变薄,沉着物主要位于内节的椭圆体带[61],光镜下可观察到RPE和Bruch膜上银质沉着[62]。

### (八) 皮质类固醇制剂(corticosteroid preparations)

皮质类固醇本身对视网膜的毒性作用比较轻[63]。可用于眼内注射治疗黄斑水肿等疾病。但长期大剂量应用皮质类固醇可导致黄斑区色素上皮屏障功能障碍,从而出现中心性浆液性脉络膜视网膜病变,甚至泡状视网膜脱离。

此外,已有报道眼内无意中注射一些常见的皮质类固醇制剂赋形剂,可引起视网膜坏死[64,65]。与其他类固醇药物相比,实验研究发现倍他米松磷酸酯钠和赋形剂苯扎氯铵,甲泼尼龙(美卓乐)和赋形剂十四烷基吡啶铵可造成广泛的视网膜损害。如果这些药物中的任何一种被无意注入眼内需立刻手术取出。

### (九) 顺铂(cisplatin)和卡莫司汀(carmustine,BCNU)

顺铂和氯化亚硝脲用于恶性神经胶质瘤和转移性乳腺癌的治疗。目前研究发现,它可引起3种类型的视网膜毒性反应。第一种为伴有急剧视力减退和频繁电生理异常的黄斑部色素病变。联合静脉用顺铂和卡莫司汀或单独用顺铂治疗恶性神经胶质瘤可以引起视网膜色素改变[66,67],可能是铂对视网膜的毒性反应所致。据报道,一位淋巴瘤患者接受4倍的预期剂量静脉内注射顺铂,导致严重的双眼视力损伤[68]。随后组织学检查表现为视网膜外丛状层轻微劈裂。第二种视网膜病变表现为视网膜棉絮状渗出、视网膜内出血、黄斑渗出、视神经病变伴随视盘水肿。据报道在高剂量顺铂、环磷酰胺、卡莫司汀和转移性乳腺癌的自体骨髓移植之后将引起这种视网膜改变[69]。第三种病变为血管性视网膜病变和视神经病变,包括动脉阻塞、血管炎和视盘炎。在单独接受动脉内卡莫司汀或者联合顺铂治疗恶性淋巴瘤的病例中,近65%的患者可出现这种病变[66]。这些眼底改变与严重的视力丢失有关,一般在治疗6个月后出现。其他表现包括眼眶疼痛、球结膜水肿、继发性青光眼、眼内肌麻痹和静脉窦综合征。在眼动脉上注射药物同样可引起毒性反应[70]。这种视力丢失是进行性的,目前没有治疗方法。

### (十) 碘酸钾(potassium iodate)

碘酸钾是一种用于治疗甲状腺肿的碘盐,过量可引起严重视力丧失和眼底广泛的色素异常[71]。FFA显示RPE窗样缺损,ERG和VEP检查表现出明显的视网膜功能损害。但几个月后视力可能慢慢有所改善。

## 二、血管损伤

### (一) 硫酸奎宁(quinine sulfate)

参见前面。

### (二) 顺铂和卡莫司汀(BCNU)

参见前面"顺铂和卡莫司汀(BCNU)"。

**（三）滑石粉（talc）**

1. 临床表现　静脉滥用成瘾性药物的患者后极部视网膜终末小动脉出现特征性的小的、白的、闪亮的结晶样物质沉着[72-74]。当大量的滑石粉颗粒进入视网膜循环的小动脉，就会出现典型的缺血性视网膜病变的表现：毛细血管无灌注、微血管瘤、棉絮斑、视网膜静脉扩张、视网膜出血[75]，在严重的病例中还可观察到视盘及周围的新生血管形成、玻璃体积血[76,77]。

2. 发病机制　成瘾者粉碎口服药物如盐酸哌甲酯（利他林）或盐酸美沙酮，经过加水和加热后混合形成悬浊液。偶尔尝试用棉花纤维、纱布或香烟过滤器进行过滤后，溶液吸进注射器中静脉给药。这些口服药物含有用滑石粉作为填充剂的材料，滑石粉颗粒栓塞到肺血管中，大的颗粒被过滤。经年累月的重复注射后，肺血管建立侧支循环，颗粒由此进入体循环而栓塞到其他器官，包括眼。甚至在侧支循环建立之前，直径小于 $7\mu m$ 的颗粒可直接经过肺毛细血管床进入视网膜血液循环[78]。

在猴的模拟滑石粉相关性视网膜病变的动物模型中，通过光学和电子显微镜技术证实其诱导的血管变化和人类视网膜发生的其他缺血性视网膜病变很相似，如人类镰刀状细胞病和高血压性视网膜病变[79-81]。

3. 治疗及预后　滑石粉引起的视网膜病变一旦确诊，需要向患者讲明病因。治疗上，主要通过激光光凝和玻璃体切除术治疗视网膜新生血管形成和玻璃体积血。

**（四）口服避孕药（oral contraceptives）**

1. 临床表现　长期口服避孕药可致视网膜血液循环障碍，引起视网膜动脉、静脉阻塞[82-86]，从而引起视网膜出血、视网膜水肿、玻璃体积血等。此外，也可引起视盘水肿、眼睑水肿、眼肌麻痹、眼球突出、偏头痛等，病史的询问对诊断很有帮助。因此，生育年龄的妇女出现不明原因的眼部病变时，应注意有无口服避孕药史。

视网膜上有大量灰白或灰黄色小点，境界清楚，位于视网膜血管深层组织，呈"水磨石地"样隐约可见的斑点，在后极部至赤道部分布较密，相应部位的视网膜血管可有白鞘，视网膜上可见散在的色素斑块及色素沉着。

2. 发病机制　避孕药中的雌激素及黄体酮类合成物可通过激活血中的凝血因子使血液处于高凝状态，从而引起血栓，产生并发症。口服避孕药所致的眼部并发症报道多数见于 20 世纪 60 ~ 70 年代，当时避孕药中雌激素水平较高，但最近的研究没有证实应用避孕药增加眼部并发症的发生率[87]。

**（五）氨基苷类抗生素（aminoglycoside antibiotics）**

1. 临床表现　有报道显示无意中眼内注射大剂量氨基苷类抗生素、玻璃体腔注射氨基苷类药物治疗细菌性眼内炎、玻璃体切除术后的预防性治疗、常规眼部手术后球结膜下的预防性注射及白内障取出术时小剂量灌注均可引起视网膜毒性反应[88-92]。庆大霉素是氨基苷类抗生素中毒性最大的，其次是妥布霉素和阿米卡星[93]。大剂量的使用会导致早期视网膜浅层和内层出血、视网膜水肿、棉絮状渗出斑、动脉变细和静脉串珠样改变[91]。急性期 FFA 表现为血管无灌注。视力严重丧失，伴虹膜红变，新生血管性青光眼，色素性视网膜病变和视神经萎缩。小剂量（100 ~ 400μg）玻璃体腔注射被认为是安全的，但仍然可引起不严重的眼底毒性改变[89-91]。庆大霉素本身被认为是导致视网膜毒性的主要原因，而药物中所含的防腐剂（对羟基苯甲酸甲酯、对羟基苯甲酸丙酯、亚硫酸氢钠和依地酸二钠）也被认为有一定的视网膜毒性作用。

通过对类似剂量的氨基苷类药物的观察，发现很多因素都可以影响其对视网膜的毒性程度。Payman 发现当注射器针头斜面对着视网膜进行玻璃体腔注射时，视网膜毒性会增强[94]；Zachary 和 Forster 发现增加玻璃体腔注射次数，视网膜毒性也可增加[95]。有玻璃体切除手术史的患者，视网膜毒性也会增加。但是对单纯白内障摘除术和那些同时做晶状体切除和玻璃体切除术的动物研究表明，药物对手术后视网膜毒性没有区别[92,96]。最后，增加眼内色素可保护兔眼的视网膜免受氨基苷类药物的毒性损害，这也许可以解释人眼在内暴露状态下所引起的多样性变化[97,98]。

2. 发病机制　虽然临床上氨基苷类的毒性主要表现为血管损伤,但是病理学研究表明小剂量庆大霉素可引起 RPE 层状的溶酶体包涵体形成,大剂量可引起视网膜坏死,由视网膜外层发展到内层[99-102]。组织学上表现为因粒细胞的堵塞而引起的血管闭塞。

3. 预防与治疗　为了预防氨基苷类药物对眼内的毒性,建议取消其作为常规内眼术后的预防感染药,不将其作为玻璃体切除术和白内障手术的灌注液添加药,选择其他替代药治疗细菌性眼内炎。动物实验证明没有穿孔的、薄的巩膜可以显著提高结膜下注释庆大霉素后的眼内药物浓度[103]。如果不慎眼内注射已经发生,须立即行玻璃体切除术联合后极部灌洗抢救[104,105]。由于一些证据表明重力的因素倾向于在庆大霉素引起的黄斑毒性中发挥作用,所以当患者手术后应尽快让其保持直立姿势[106]。

### (六) 干扰素(interferon)

α-干扰素是一种治疗 Kaposi 肉瘤、婴儿期血管瘤、慢性丙型肝炎、黑色素瘤和肾细胞癌的药物,并参与白血病、淋巴瘤、血管瘤病的化学治疗,也作为脉络膜新生血管膜的实验性治疗。

1. 临床表现　干扰素疗法被认为和多发的棉絮状渗出及视网膜出血有关[107-109]。接受大剂量干扰素治疗的患者眼底可见视盘水肿,分支动脉闭塞,严重者可发生视网膜中央静脉阻塞和CME[110-112]。如果眼底的损害只局限为棉絮状渗出及视网膜内出血,一般情况下视力不会受到影响。在开始治疗的 4~8 周内可出现眼底改变,这种变化在糖尿病和高血压患者中更多见[113]。在兔眼玻璃体腔注射干扰素 α-2b,发现兔眼可以产生很好的耐受,直到 1 百万单位时才开始发生变化;2 百万单位可以导致玻璃体混浊和视网膜内出血[114]。

2. 发病机制　干扰素的毒性作用也许是因为免疫复合物的沉积以及伴随白细胞浸润而导致的有活性的补体 C5a 不断增加导致的。

### (七) 其他类药物

据报道大于推荐剂量的麦角生物碱类可引起视网膜血管收缩[115,116],用于抑制食欲和减轻充血的非处方药苯丙醇胺与一例视网膜中央静脉阻塞有关[117]。

## 三、囊样黄斑水肿

### (一) 肾上腺素(epinephrine)

随着多种有效的抗青光眼药物上市,肾上腺素类药的使用已逐步减少。局部使用肾上腺素类药物可引起无晶状体眼黄斑囊样水肿(CME,cystoid macular edema),与无晶状体眼术后的 CME 在荧光素眼底血管造影上及临床上均难以区别。在大型对照研究中发现,肾上腺素类药治疗的无晶状体眼患者中 28% 发生 CME,而未经肾上腺素类药物治疗的只有 13% 发病,两者在统计学上有显著差异[118]。大多数情况下,停止使用肾上腺素类药后 CME 可缓解。肾上腺素类药应避免用于无晶状体眼的青光眼和人工晶体眼的治疗。

### (二) 烟酸(nicotinic acid)

高剂量的烟酸曾用于降低血清脂质及胆固醇水平,现已被耐受性更好的 HMG-CoA 还原酶抑制剂替代,使用量大大地减少。当烟酸剂量大于 1.5g/d 时,少数患者(有研究报道 0.67%)出现中心视物模糊、旁中心暗点或视物变形[119,121]。尽管有 CME 的典型临床表现,但在 FFA 下没有血管渗漏。

1. 发病机制　有研究者认为烟酸可能对 Müller 细胞有直接的毒性作用,导致细胞内水肿[121]。OCT 显示视网膜内核层和外丛状层有囊样间隙[122]。有研究报道,OCT 示外丛状层囊样腔隙大而居中,而内核层的囊样腔隙则小而分布广泛[123]。

2. 临床预后　停药后 CME 消退,视力逐渐恢复正常。近期报道一例患者的弥漫性囊样黄斑水肿在烟酸减量后消退[124],提示烟酸所致视网膜毒性有阈值。一般只对服用高剂量烟酸和有症状的患者进行评估。

### （三）　拉坦前列素（latanoprost）

拉坦前列素是一种用于控制多种青光眼的前列腺素衍生物。尽管在最初的人与动物的研究中没有观察到拉坦前列素与 CME 有关联，但近期的病例报道及一些研究观察到大约 2%～5% 的青光眼易感者可能出现 CME 和前葡萄膜炎，在停药后可缓解[125-131]。除了 CME 外，近期有研究者报道拉坦前列素还可导致浆液性黄斑脱离[132]。

发病机制尚不完全清楚，可能是由于药物的防腐剂成分引起。总之，CME 患者同时使用拉坦前列素时，应该在开始其他针对水肿的治疗前先试验性停药。对于可疑拉坦前列素引起的 CME，应该采用其他药物控制青光眼。

## 四、视网膜皱褶

磺胺类抗生素（sulfa antibiotics）、乙酰唑胺（acetazolamide）、依索唑胺（ethoxyzolamide）、氯噻酮（chlorthalidone）、氢氯噻嗪（hydrochlorothiazide）、氨苯蝶啶（triamterene）、甲硝唑（metron-idazole）

一些与磺胺结构类似的药物可以导致一过性急性近视、前房变浅，如上述几种药物。这可能是由于睫状体水肿和（或）充血而引起晶状体虹膜隔前旋而造成。在年轻人可观察到黄斑区视网膜皱褶，但 FFA 下无渗漏表现。推测视网膜皱褶是由于虹膜和晶状体前移导致玻璃体牵拉黄斑引起。

## 五、结晶样视网膜病变

### （一）　他莫昔芬（tamoxifen）

1. 临床表现　他莫昔芬是一种抗雌激素药物，用于治疗晚期乳腺癌及早期乳腺癌手术后的辅助治疗。早期的报道患者使用剂量大（60～100mg/d，总剂量>100g），出现的视网膜毒性包括视力下降、由于视网膜内白色结晶沉着引起的色觉异常、黄斑水肿、点状的视网膜色素改变[133]。其视网膜内沉着物可能位于内层视网膜，并且在黄斑旁数量最多。随着剂量调整至 20mg/d，近期报道发现长期低剂量[134-137]（10～20mg/d，总剂量少至 7.7g）用药也可引起眼部毒性反应，主要表现为黄斑区的假囊腔[138]。甚至无症状的患者也可能出现视网膜内结晶形成[139]。停药后视功能和黄斑水肿改善，但结晶样沉积物仍残留。

2. 辅助检查　荧光素眼底血管造影显示黄斑区晚期局灶着染提示 CME。ERG 检查显示明适应和暗适应下 a 波、b 波振幅均降低[140]。OCT 可显示视网膜内层的高反射沉积物[141,142]。光镜检查显示病变局限在神经纤维和内丛状层，黏粘多糖染色阳性。电镜下可观察到细胞内小病变（3～10μm）和细胞外轴突内大病变（30～35μm）[143]。这些病变与淀粉样小体类似，可能是轴突退行性病变的产物。

有病例报道一位患者在开始用药 3 周后出现视力减退、双侧视盘水肿和视网膜出血，停药后这些症状完全缓解[144]。该患者的表现与他莫昔芬的常见毒性反应是否相关目前尚不明确。目前他莫昔芬低剂量治疗视网膜病变少见；一项包括 135 例无眼部症状的他莫昔芬服用患者的研究，筛查出 1.5% 的患者有结晶样视网膜病变，因此作者建议无症状患者无需常规检查[139]。如果使用他莫昔芬的患者视网膜内有结晶，应该行 FFA 检查，以除外黄斑旁毛细血管扩张症，因后者也可有类似表现。如果明确他莫昔芬引起了视网膜毒性，应该停止使用药物。

### （二）　班蝥黄/斑蝥黄质/角黄素（canthaxanthine）

1. 临床表现　角黄素是一种天然的类胡萝卜素。它被用作食用色素、用于治疗白癜风皮肤色素沉着及光敏感性疾病如红细胞生成性原卟啉病、银屑病、光敏性湿疹。大剂量的角黄素曾被用于非处方口服皮肤增黑剂。许多病例报道高剂量（通常口服剂量大于 19g 超过 2 年）使用角黄素后可在表浅视网膜出现特征性的环形黄橘色结晶样沉着物[145-147]。患者通常是无症状的，只是在眼底检查中发现异常。在既往有视网膜病或同时使用 β 胡萝卜素的患者中,结晶物更明显。结晶样视网膜病变的发病率与累积总剂量呈正相关,Harnois 等的研究发现,累积总剂量 37g 的患者 50% 眼底出现结晶样外观,而在累积剂量超过 60g 时则全部表现为眼底结晶样改变[148]。

2. 辅助检查　在已发表的病例中,患者的 FFA、ERG、EOG、暗适应、视野检查可正常或异常。尽管临床上只观察到黄斑区受累的证据,但病理上,这种脂溶性结晶在整个内层视网膜都可观察到[149]。正如预期的一样,这些结晶在黄斑区更大、数量更多。斑蝥黄结晶物一般局限于神经纤维层内层的海绵状变性区,其发生与 Müller 细胞的萎缩相关。一例斑蝥黄导致的视网膜病变模型也证明了 RPE 细胞空泡形成和吞噬体的破坏。

3. 治疗及预后　当发现视网膜结晶后,即使患者无症状也建议停药。当停药后这种沉积物将在数年内被慢慢清除[148,150]。这种缓慢恢复与停药数月后测定出血浆内高水平的斑蝥黄相关。偶尔发现有未摄入过斑蝥黄的患者其眼底像与斑蝥黄性黄斑病变相同。在已有视网膜病变的同时,大量食用这类药物可导致这种现象的发生。大部分患者预后良好。Hueber 等观察了 5 例患者 16～24 年,FFA 可恢复正常,而结晶样沉积物难以清除,甚至 20 年后还有[151]。

### (三) 甲氧氟烷(methoxyflurane)

甲氧氟烷是一种吸入性麻醉剂,长期使用可因钙盐结晶沉积在肾脏而造成不可逆的肾衰竭。钙盐结晶也可沉积在视网膜,眼底检查可发现后极部和动脉周围大量黄白色的小斑点状病变[152,153],组织学检查显示沉积物位于 RPE 和视网膜内层。

### (四) 滑石粉(talc)

参照"血管损伤"。

### (五) 呋喃妥因(nitrofurantoin)

有一例口服呋喃妥因 19 年后导致结晶样视网膜病变的报道[154]。

## 六、葡萄膜炎

### (一) 利福布汀(rifabutin)

利福布汀是一种半合成利福霉素类抗生素,用于治疗和预防 AIDS 患者的播散性鸟分枝杆菌复合体(mycobacteriumavium-intracellulare complex,MAC)感染[155-157]。一小部分患者经过大剂量利福布汀治疗全身性 MAC 感染或小剂量预防 MAC 时,可出现葡萄膜炎。葡萄膜炎通常为双侧,严重的可发展为前房积脓,同感染性眼内炎症状很相似。这些一般发生在开始用药的 2 周到 14 个月期间。尤其是低剂量服用利福布汀合并克拉霉素和(或)氟康唑,可以明显增加葡萄膜炎发生率。全身使用克拉霉素和氟康唑通过抑制肝脏内微粒体的细胞色素 P-450 代谢从而提高利福布汀的药物浓度。尽管绝大多数病例报道是引起前葡萄膜炎,但也有报道可引起后玻璃体炎和视网膜血管炎。

利福布汀相关的葡萄膜炎可通过使用局部皮质类固醇或减量甚至停服利福布汀来治疗。长期服用可导致 ERG 的异常改变。对于那些服用利福布汀来预防 MAC 感染并同时服用克拉霉素或氟康唑的患者,应警告其有出现葡萄膜炎的风险并告知相关症状和体征。

### (二) 西多福韦(cidofovir)

西多福韦是一种用于治疗巨细胞病毒引起的视网膜炎的核苷酸类似物,其机制是抑制 DNA 聚合酶。静脉或玻璃体腔(20μg)常规用药,与前葡萄膜炎、低眼压及视力损害有关。这些并发症是可以治疗和预防的,可采用局部皮质类固醇、乙酰丙嗪、丙磺舒等。

实验室和临床研究表明,西多福韦对睫状体产生直接的毒性作用导致虹膜炎和低眼压。尽管 10μg 的西多福韦玻璃体腔注射的副作用较少,但该剂量对巨细胞病毒性视网膜炎的疗效较差。目前还在研究西多福韦的最佳给药剂量及途径。

### (三) 甲醇(methanol)

误服甲醇可在 18 小时内出现视物模糊、视野缺损。早期眼底检查有视盘充血及视网膜水肿的表现,晚期则出现视神经萎缩。

神经毒性是由甲醇的代谢产物甲酸引起,直接影响视神经及视网膜内层。

视功能障碍程度与全身的酸中毒程度相一致。早期的血液透析可以有效地清除体内的甲醇,但如果视力在 6 天内不能明显恢复,往往就会永久性地降低。

（四）氨己烯酸(vigabatrin)

本品用于抗癫痫治疗,可引起视神经萎缩、视野缺损。

（五）洋地黄(cardiac glycosides)

少数患者服用洋地黄后可引起视物模糊及视物变色,占 10% ~ 25%。视物多黄色,少数有暗点、视力减退和弱视,可能与视网膜感光细胞的直接受累或中枢受抑制有关。

（六）乙胺丁醇(ethambutol)

该药对眼部的主要毒性反应是对视神经的损害,特别是视神经的球后段,临床上常见的中毒剂量为每日超过 25mg/kg。临床上可见 3 种类型:①轴性视神经炎:视力减退,哑铃状暗点,色觉障碍多为红绿色盲,眼底正常或轻度水肿,视网膜静脉充盈、迂曲等;②轴旁性视神经炎:视神经外周纤维受损,视力、色觉与眼底正常,视野周边缺损及象限性缺损;③视网膜炎:中心视力下降,深层视网膜出血点、色素紊乱,黄斑中心凹反光不清或消失。尚可伴下肢末梢神经炎。停药后视力可逐渐恢复。晚期患者可遗留视神经萎缩,以视盘颞侧苍白为主。因此,服用乙胺丁醇的患者应定期(1 ~ 3个月)进行视力、视野、色觉和眼底检查,控制剂量[15mg/(kg·d)]可预防及减轻眼部并发症,早期发现、及时停药最重要。

尽管有数千种全身应用的药物,但只有很小的一部分可造成视网膜的改变。有些药物在标准治疗量范围内服用及非推荐剂量服用都可产生视网膜毒性。产生视网膜毒性的机理有的尚不明确。随着新药的不断上市,眼科医生应该保持高度警惕,患者的一些症状和体征可能与他服用的一种或多种药物有关。

（朱雪梅）

# 第三节 放射性视网膜和脉络膜病变

放射性视网膜病变(radiation retinopathy)是放射线引起的一种迟发的以进行性视网膜血管闭塞为基础的视网膜疾患,可对视功能造成严重损害[158]。临床上常继发于视网膜母细胞瘤、葡萄膜黑色素瘤等眼内肿瘤的放射性治疗或头颅肿瘤、鼻咽癌、眼眶肿瘤等眼外肿瘤的放射性治疗。年轻患者、糖尿病患者、眼内肿瘤距离视盘近的患者更易患本病。

## 一、病因和病理

成熟的视网膜神经细胞对放射线不敏感,放射线主要通过对视网膜和脉络膜血管的慢性损伤而间接损害视网膜。目前尚难确定引起视网膜病变的放射剂量绝对阈值,有研究认为头部接受放射剂量大于 30 ~ 35Gy,才会发生视网膜病变。病变从血管内皮细胞的损害和缺失开始,血管内皮不连续造成管腔内凝血和毛细血管闭锁。视网膜毛细血管无灌注区形成、大血管闭塞和新生血管生成是该病的病变发展过程和主要病理特征。

## 二、临床特点

患者有眼部受到放射线照射病史,一般在 2 ~ 3 年开始出现临床体征,较早的数月即可出现,病程缓慢进行。早期表现主要有视网膜毛细血管充盈扩张、毛细血管无灌注区形成、微小动脉瘤、一过性棉絮斑、视网膜渗出、黄斑水肿、视网膜出血、视网膜血管白鞘、视盘水肿、视盘出血等；晚期出现视网膜色素上皮萎缩、视网膜及视盘新生血管生成、玻璃体积血、增殖性视网膜病变、视网膜脱离、新生血管性青光眼等（图 14-3-1）。

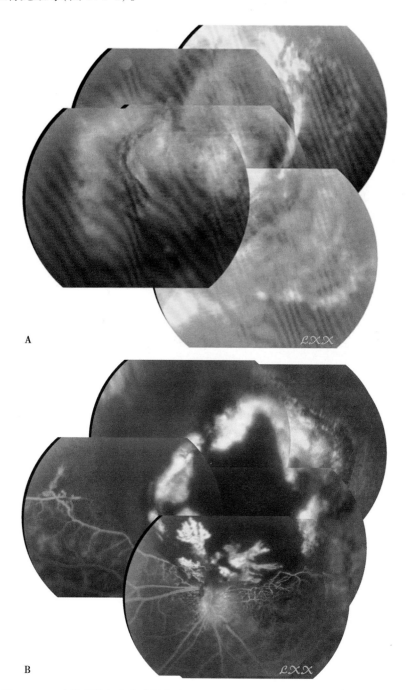

**图 14-3-1 脉络膜黑色素瘤放射敷贴器治疗后 2 年发生放射性视网膜和视盘病变**
A. 彩色眼底像；B. 荧光素眼底血管造影

## 三、诊断和鉴别诊断

本病临床诊断不难。FFA 可协助诊断，通常可见到视网膜血管闭塞和无灌注区形成，若无此改变诊断须慎重[159]。糖尿病视网膜病变、视网膜动脉阻塞、视网膜静脉阻塞、其他原因引起的视网膜毛细血管扩张症等常常和放射性视网膜病变具有相似的眼底改变，因此，诊断时要详细询问患者有无头部的放射性治疗病史[160]。

## 四、治疗

基本同糖尿病视网膜病变的治疗。可利用激光光凝、玻璃体腔注射抗血管内皮生长因子药物、玻璃体视网膜手术等对黄斑水肿、视网膜无灌注区及新生血管、玻璃体积血、增殖性视网膜病变及视网膜脱离、新生血管性青光眼等作相应的治疗[161-163]。

## 五、自然病程和预后

放射性视网膜病变会缓慢而不可逆转地逐渐进展，并导致视力下降并最终丧失。非增殖期放射性视网膜病变总体预后较好，但发展到增殖期即使得到成功治疗，视力预后仍很差[164,165]。

（梁建宏）

## 参 考 文 献

1. Richa S,Yazbek JC. Ocular adverse effects of common psychotropic agents：a review. CNS Drugs,2010,24(6)：501-526.

2. Connell MM,Poley BJ,McFarlane JR. Chorioretinopathy Associated with Thioridazine Therapy. Arch Ophthalmol,1964,71：816-821.

3. Hagopian V,Stratton DB,Busiek RD. Five cases of pigmentary retinopathy associated with thioridazine administration. Am J Psychiatry,1966,123(1)：97-100.

4. Hamilton JD. Thioridazine retinopathy within the upper dosage limit. Psychosomatics,1985,26(10)：823-824.

5. Lam RW,Remick RA. Pigmentary retinopathy associated with low-dose thioridazine treatment. Can Med Assoc J,1985,132(7)：737.

6. Heshe J,Engelstoft FH,Kirk L.［Retinal injury developing under thioridazine treatment］. Nord Psykiatr Tidsskr,1961,15：442-447.

7. Neves MS,Jordon K,Dragt H. Extensive chorioretinopathy associated with very low dose thioridazine. Eye(Lond),1990,4(Pt 5)：767-770.

8. Tekell JL,Silva JA,Maas JA,et al. Thioridazine-induced retinopathy. Am J Psychiatry,1996,153(9)：1234-1235.

9. Weekley RD,Potts AM,Reboton J,et al. Pigmentary retinopathy in patients receiving high doses of a new phenothiazine. Arch Ophthalmol,1960,64：65-76.

10. Meredith TA,Aaberg TM,Willerson WD. Progressive chorioretinopathy after receiving thioridazine. Arch Ophthalmol,1978,96(7)：1172-1176.

11. Miller FS 3rd,Bunt-Milam AH,Kalina RE. Clinical-ultrastructural study of thioridazine retinopathy. Ophthalmology,1982,89(12)：1478-1488.

12. Potts AM. Further Studies Concerning the Accumulation of Polycyclic Compounds on Uveal Melanin. Invest Ophthalmol,1964,3：399-404.

13. Potts AM. The concentration of phenothiazines in the eye of experimental animals. Invest Ophthalmol,1962,1：522-530.

14. Potts AM. The Reaction of Uveal Pigment in Vitro with Polycyclic Compounds. Invest Ophthalmol,1964,3：405-416.

15. Kinross-Wright V. Clinical trial of a new phenothiazine compound：NP-207. Psychiatr Res Rep Am Psychiatr Assoc,1956,(4)：89-94.

16. Bonting SL,Caravaggio LL,Canady MR. Studies onSodium-Potassium-Activated Adenosine Triphosphatase. X. Occurrence in Retinal Rods and Relation to Rhodopsin. Exp Eye Res,1964,3：47-56.

17. Muirhead JF. Drug effects on retinol oxidation：retinal alcohol：NAD+ oxidoreductase. Invest Ophthalmol,1967,6(6)：635-641.

18. Toler SM. Oxidative stress plays an important role in the pathogenesis of drug-induced retinopathy. Exp Biol Med(Maywood),2004,229(7)：607-615.

19. Fornaro P,Calabria G,Corallo G,et al. Pathogenesis of degenerative retinopathies induced by thioridazine and other anti-

psychotics: a dopamine hypothesis. Doc Ophthalmol,2002,105(1):41-49.

20. Miyata M,Imai H,Ishikawa S,et al. Change in human electroretinography associated with thioridazine administration. Ophthalmologica,1980,181(3-4):175-180.

21. Marmor MF. Is thioridazine retinopathy progressive? Relationship of pigmentary changes to visual function. Br J Ophthalmol,1990,74(12):739-742.

22. Chaudhry IA,Shamsi FA,Weitzman ML. Progressive severe visual loss after long-term withdrawal from thioridazine treatment. Eur J Ophthalmol,2006,16(4):651-653.

23. Siddall JR. The ocular toxic findings with prolonged and high dosage chlorpromazine intake. Arch Ophthalmol,1965,74(4):460-464.

24. Delong SL,Poley BJ,McFarlane JR Jr. Ocular Changes Associated with Long-Term Chlorpromazine Therapy. Arch Ophthalmol,1965,73:611-617.

25. Mathalone MB. Eye and skin changes in psychiatric patients treated with chlorpromazine. Br J Ophthalmol,1967,51(2):86-93.

26. Oshika T. Ocular adverse effects of neuropsychiatric agents. Incidence and management. Drug Saf,1995,12(4):256-263.

27. Wolf ME,Richer S,Berk MA,et al. Cutaneous and ocular changes associated with the use of chlorpromazine. Int J Clin Pharmacol Ther Toxicol,1993,31(8):365-367.

28. Lee MS,Fern AI. Fluphenazine and its toxic maculopathy. Ophthalmic Res,2004,36(4):237-239.

29. Power WJ,Travers SP,Mooney DJ. Welding arc maculopathy and fluphenazine. Br J Ophthalmol,1991,75(7):433-435.

30. Borovik AM,Bosch MM,Watson SL. Ocular pigmentation associated with clozapine. Med J Aust,2009,190(4):210-211.

31. Faure C,Audo I,Zeitz C,Letessier JB,et al. Aripiprazole-inducedchorioretinopathy: multimodal imaging and electrophysiological features. Doc Ophthalmol,2015,131(1):35-41.

32. Karadag H,Acar M,Ozdel K. Aripiprazole Induced Acute Transient Bilateral Myopia: A Case Report. Balkan Med J,2015,32(2):230-232.

33. Nair AG,Nair AG,George RJ,et al. Aripiprazole induced transient myopia: a case report and review of literature. Cutan Ocul Toxicol,2012,31(1):74-76.

34. Finbloom DS,Silver K,Newsome DA,et al. Comparison of hydroxychloroquine and chloroquine use and the development of retinal toxicity. J Rheumatol,1985,12(4):692-694.

35. Grierson DJ. Hydroxychloroquine and visual screening in a rheumatology outpatient clinic. Ann Rheum Dis,1997,56(3):188-190.

36. Levy GD,Munz SJ,Paschal J,et al. Incidence of hydroxychloroquine retinopathy in 1,207 patients in a large multicenter outpatient practice. Arthritis Rheum,1997,40(8):1482-1486.

37. Hobbs HE,Sorsby A,Freedman A. Retinopathy following chloroquine therapy. Lancet,1959,2(7101):478-480.

38. Falcone PM,Paolini L,Lou PL. Hydroxychloroquine toxicity despite normal dose therapy. Ann Ophthalmol,1993,25(10):385-388.

39. Weiner A,Sandberg MA,Gaudio AR,et al. Hydroxychloroquine retinopathy. Am J Ophthalmol,1991,112(5):528-534.

40. Marmor MF,Kellner U,Lai TY,et al. Revised recommendations on screening for chloroquine and hydroxychloroquine retinopathy. Ophthalmology,2011,118(2):415-422.

41. Tsang AC,Ahmadi Pirshahid S,Virgili G,et al. Hydroxychloroquine and chloroquine retinopathy: a systematic review evaluating the multifocal electroretinogram as a screening test. Ophthalmology,2015,122(6):1239-1251.

42. Kazi MS,Saurabh K,Rishi P,et al. Delayed onset chloroquine retinopathy presenting 10 years after long-term usage of chloroquine. Middle East Afr J Ophthalmol,2013,20(1):89-91.

43. Horgan SE,Williams RW. Chronic retinal toxicity due to quinine in Indian tonic water. Eye(Lond),1995,9(Pt 5):637-638.

44. Brinton GS,Norton EW,Zahn JR,et al. Ocular quinine toxicity. Am J Ophthalmol. 1980,90(3):403-410.

45. Christoforidis J,Ricketts R,Loizos T,et al. Optical coherence tomography findings of quinine poisoning. Clin

Ophthalmol,2011,5:75-80.

46. McKinna AJ. Quinine induced hypoplasia of the optic nerve. Can J Ophthalmol,1966,1(4):261-266.

47. Meshi A,Belkin A,Koval T,et al. An experimental treatment of ocular quinine toxicity with high-dose 9-cis Beta-carotene. Retin Cases Brief Rep,2015,9(2):157-161.

48. Wolff RS,Wirtschafter D,Adkinson C. Ocular quinine toxicity treated with hyperbaric oxygen. Undersea Hyperb Med, 1997,24(2):131-134.

49. Mackie MA,Davidson J. Prescribing of quinine and cramp inducing drugs in general practice. BMJ,1995,311 (7019):1541.

50. Olivieri NF,Buncic JR,Chew E,et al. Visual and auditory neurotoxicity in patients receiving subcutaneous deferoxamine infusions. N Engl J Med,1986,314(14):869-873.

51. Baath JS,Lam WC,Kirby M,et al. Deferoxamine-related ocular toxicity:incidence and outcome in a pediatric population. Retina,2008,28(6):894-899.

52. Viola F,Barteselli G,Dell'arti L,et al. Abnormal fundus autofluorescence results of patients in long-term treatment with deferoxamine. Ophthalmology,2012,119(8):1693-1700.

53. De Virgiliis S,Congia M,Turco MP,et al. Depletion of trace elements and acute ocular toxicity induced by desferrioxamine in patients with thalassaemia. Arch Dis Child,1988,63(3):250-255.

54. Leure-duPree AE,McClain CJ. The effect of severe zinc deficiency on the morphology of the rat retinal pigment epithelium. Invest Ophthalmol Vis Sci,1982,23(4):425-434.

55. Tate DJ,Newsome DA. A novel zinc compound(zinc monocysteine)enhances the antioxidant capacity of human retinal pigment epithelial cells. Curr Eye Res,2006,31(7-8):675-683.

56. Pall H,Blake DR,Winyard P,et al. Ocular toxicity of desferrioxamine—an example of copper promoted auto-oxidative damage? Br J Ophthalmol,1989,73(1):42-47.

57. Rahi AH,Hungerford JL,Ahmed AI. Ocular toxicity of desferrioxamine:light microscopic histochemical and ultrastructural findings. Br J Ophthalmol,1986,70(5):373-381.

58. Cunningham CA,Friedberg DN,Carr RE. Clofazamine-induced generalized retinal degeneration. Retina,1990,10(2): 131-134.

59. Craythorn JM,Swartz M,Creel DJ. Clofazimine-induced bull's-eye retinopathy. Retina,1986,6(1):50-52.

60. Whitcup SM,Butler KM,Caruso R,et al. Retinal toxicity in human immunodeficiency virus-infected children treated with 2',3'-dideoxyinosine. Am J Ophthalmol,1992,113(1):1-7.

61. Rahimy E,Beardsley R,Ferrucci S,et al. Optical coherence tomography findings in ocular argyrosis. Ophthalmic Surg Lasers Imaging Retina,2013,44 Online:E20-22.

62. Cohen SY,Quentel G,Egasse D,et al. The dark choroid in systemic argyrosis. Retina,1993,13(4):312-316.

63. McCuen BW 2nd,Bessler M,Tano Y,et al. The lack of toxicity of intravitreally administered triamcinolone acetonide. Am J Ophthalmol,1981,91(6):785-788.

64. Hida T,Chandler D,Arena JE,et al. Experimental and clinical observations of the intraocular toxicity of commercial corticosteroid preparations. Am J Ophthalmol,1986,101(2):190-195.

65. Pendergast SD,Eliott D,Machemer R. Retinal toxic effects following inadvertent intraocular injection of Celestone Soluspan. Arch Ophthalmol,1995,113(10):1230-1231.

66. Miller DF,Bay JW,Lederman RJ,et al. Ocular and orbital toxicity following intracarotid injection of BCNU(carmustine) and cisplatinum for malignant gliomas. Ophthalmology,1985,92(3):402-406.

67. Kupersmith MJ,Seiple WH,Holopigian K,et al. Maculopathy caused by intra-arterially administered cisplatin and intravenously administered carmustine. Am J Ophthalmol,1992,113(4):435-438.

68. Katz BJ,Ward JH,Digre KB,et al. Persistent severe visual and electroretinographic abnormalities after intravenous Cisplatin therapy. J Neuroophthalmol,2003,23(2):132-135.

69. Khawly JA,Rubin P,Petros W,et al. Retinopathy and optic neuropathy in bone marrow transplantation for breast cancer. Ophthalmology,1996,103(1):87-95.

70. Margo CE,Murtagh FR. Ocular and orbital toxicity after intracarotid cisplatin therapy. Am J Ophthalmol,1993,116(4): 508-509.

71. Singalavanija A, Ruangvaravate N, Dulayajinda D. Potassium iodate toxic retinopathy: a report of five cases. Retina, 2000, 20(4): 378-383.

72. AtLee WE, Jr. Talc and cornstarch emboli in eyes of drug abusers. JAMA, 1972, 219(1): 49-51.

73. Murphy SB, Jackson WB, Pare JA. Talc retinopathy. Can J Ophthalmol, 1978, 13(3): 152-156.

74. Tse DT, Ober RR. Talc retinopathy. Am J Ophthalmol, 1980, 90(5): 624-640.

75. Friberg TR, Gragoudas ES, Regan CD. Talc emboli and macular ischemia in intravenous drug abuse. Arch Ophthalmol, 1979, 97(6): 1089-1091.

76. Brucker AJ. Disk and peripheral retinal neovascularization secondary to talc and cornstarch emboli. Am J Ophthalmol, 1979, 88(5): 864-867.

77. Kresca LJ, Goldberg MF, Jampol LM. Talc emboli and retinal neovascularization in a drug abuser. Am J Ophthalmol, 1979, 87(3): 334-339.

78. Schatz H, Drake M. Self-injected retinal emboli. Ophthalmology, 1979, 86(3): 468-483.

79. Jampol LM, Setogawa T, Rednam KR, et al. Talc retinopathy in primates. A model of ischemic retinopathy: I. Clinical studies. Arch Ophthalmol, 1981, 99(7): 1273-1280.

80. Kaga N, Tso MO, Jampol LM. Talc retinopathy in primates: a model of ischemic retinopathy. III. An electron microscopic study. Arch Ophthalmol, 1982, 100(10): 1649-1657.

81. Kaga N, Tso MO, Jampol LM, et al. Talc retinopathy in primates: a model of ischemic retinopathy. II. A histopathologic study. Arch Ophthalmol, 1982, 100(10): 1644-1648.

82. Stowe GC 3rd, Zakov ZN, Albert DM. Central retinal vascular occlusion associated with oral contraceptives. Am J Ophthalmol, 1978, 86(6): 798-801.

83. Perry HD, Mallen FJ. Cilioretinal artery occlusion associated with oral contraceptives. Am J Ophthalmol, 1977, 84(1): 56-58.

84. Varga M. Recent experiences on the ophthalmologic complications of oral contraceptives. Ann Ophthalmol, 1976, 8(8): 925-934.

85. Lyle TK, Wybar K. Retinal Vasculitis. Br J Ophthalmol, 1961, 45(12): 778-788.

86. Goren SB. Retinal edema secondary to oral contraceptives. Am J Ophthalmol, 1967, 64(3): 447-449.

87. Garg SK, Chase HP, Marshall G, et al. Oral contraceptives and renal and retinal complications in young women with insulin-dependent diabetes mellitus. JAMA, 1994, 271(14): 1099-1102.

88. Balian JV. Accidental intraocular tobramycin injection: a case report. Ophthalmic Surg, 1983, 14(4): 353-354.

89. Campochiaro PA, Conway BP. Aminoglycoside toxicity—a survey of retinal specialists. Implications for ocular use. Arch Ophthalmol, 1991, 109(7): 946-950.

90. Campochiaro PA, Lim JI. Aminoglycoside toxicity in the treatment of endophthalmitis. The Aminoglycoside Toxicity Study Group. Arch Ophthalmol, 1994, 112(1): 48-53.

91. McDonald HR, Schatz H, Allen AW, et al. Retinal toxicity secondary to intraocular gentamicin injection. Ophthalmology, 1986, 93(7): 871-877.

92. Rosenbaum JD, Krumholz DM, Metz DM. Gentamicin retinal toxicity after cataract surgery in an eye that underwent vitrectomy. Ophthalmic Surg Lasers, 1997, 28(3): 236-238.

93. D'Amico DJ, Caspers-Velu L, Libert J, et al. Comparative toxicity of intravitreal aminoglycoside antibiotics. Am J Ophthalmol. 1985, 100(2): 264-275.

94. Peyman GA, Vastine DW, Meisels HI. The experimental and clinical use of intravitreal antibiotics to treat bacterial and fungal endophthalmitis. Doc Ophthalmol, 1975, 39(1): 183-201.

95. Zachary IG, Forster RK. Experimental intravitreal gentamicin. Am J Ophthalmol, 1976, 82(4): 604-611.

96. Talamo JH, D'Amico DJ, Hanninen LA, et al. The influence of aphakia and vitrectomy on experimental retinal toxicity of aminoglycoside antibiotics. Am J Ophthalmol, 1985, 100(6): 840-847.

97. Kane A, Barza M, Baum J. Intravitreal injection of gentamicin in rabbits. Effect of inflammation and pigmentation on half-life and ocular distribution. Invest Ophthalmol Vis Sci, 1981, 20(5): 593-597.

98. Zemel E, Loewenstein A, Lei B, et al. Ocular pigmentation protects the rabbit retina from gentamicin-induced toxicity. Invest Ophthalmol Vis Sci, 1995, 36(9): 1875-1884.

99. Brown GC,Eagle RC,Shakin EP,et al. Retinal toxicity of intravitreal gentamicin. Arch Ophthalmol,1990,108(12): 1740-1744.

100. Conway BP,Tabatabay CA,Campochiaro PA,et al. Gentamicin toxicity in the primate retina. Arch Ophthalmol,1989, 107(1):107-112.

101. D'Amico DJ,Libert J,Kenyon KR,et al. Retinal toxicity of intravitreal gentamicin. An electron microscopic study. Invest Ophthalmol Vis Sci,1984,25(5):564-572.

102. Hines J,Vinores SA,Campochiaro PA. Evolution of morphologic changes afterintravitreous injection of gentamicin. Curr Eye Res,1993,12(6):521-529.

103. Loewenstein A,Zemel E,Vered Y,et al. Retinal toxicity of gentamicin after subconjunctival injection performed adjacent to thinned sclera. Ophthalmology,2001,108(4):759-764.

104. Burgansky Z,Rock T,Bartov E. Inadvertent intravitreal gentamicin injection. Eur J Ophthalmol,2002,12(2):138-140.

105. Chu TG,Ferreira M,Ober RR. Immediate pars plana vitrectomy in the management of inadvertent intracameral injection of gentamicin. A rabbit experimental model. Retina,1994,14(1):59-64.

106. Lim JI,Anderson CT,Hutchinson A,et al. The role of gravity in gentamicin-induced toxic effects in a rabbit model. Arch Ophthalmol,1994,112(10):1363-1367.

107. Guyer DR,Tiedeman J,Yannuzzi LA,et al. Interferon-associated retinopathy. Arch Ophthalmol,1993,111(3): 350-356.

108. Kawano T,Shigehira M,Uto H,et al. Retinal complications during interferon therapy for chronic hepatitis C. Am J Gastroenterol,1996,91(2):309-313.

109. Schulman JA,Liang C,Kooragayala LM,et al. Posterior segment complications in patients with hepatitis C treated with interferon and ribavirin. Ophthalmology,2003,110(2):437-442.

110. Hejny C,Sternberg P,Lawson DH,et al. Retinopathy associated with high-dose interferon alfa-2b therapy. Am J Ophthalmol,2001,131(6):782-787.

111. Kiratli H,Irkec M. Presumed interferon-associated bilateral macular arterial branch obstruction. Eye(Lond),2000,14 (pt6):920-922.

112. Tokai R,Ikeda T,Miyaura T,et al. Interferon-associated retinopathy and cystoid macular edema. Arch Ophthalmol, 2001,119(7):1077-1079.

113. Willson RL,Ross RD,Willson LM,et al. Interferon-associated retinopathy in a young,insulin-dependent diabetic patient. Retina,2000,20(4):413-415.

114. Kertes PJ,Britton WA Jr.,Addison DJ,et al. Toxicity of intravitreal interferon alpha-2b in the rabbit. Can J Ophthalmol,1995,30(7):355-359.

115. Gupta DR,Strobos RJ. Bilateral papillitis associated with Cafergot therapy. Neurology,1972,22(8):793-797.

116. Mindel JS,Rubenstein AE,Franklin B. Ocular ergotamine tartrate toxicity during treatment of Vacor-induced orthostatic hypotension. Am J Ophthalmol,1981,92(4):492-496.

117. Gilmer G,Swartz M,Teske M,et al. Over-the-counter phenylpropanolamine:apossible cause of central retinal vein occlusion. Arch Ophthalmol,1986,104(5):642.

118. Thomas JV,Gragoudas ES,Blair NP,et al. Correlation of epinephrine use and macular edema in aphakic glaucomatous eyes. Arch Ophthalmol,1978,96(4):625-628.

119. Fraunfelder FW,Fraunfelder FT,Illingworth DR. Adverse ocular effects associated with niacin therapy. Br J Ophthalmol,1995,79(1):54-56.

120. Gass JD. Nicotinic acid maculopathy. Am J Ophthalmol,1973,76(4):500-510.

121. Millay RH,Klein ML,Illingworth DR. Niacin maculopathy. Ophthalmology,1988,95(7):930-936.

122. Spirn MJ,Warren FA,Guyer DR,et al. Optical coherence tomography findings in nicotinic acid maculopathy. Am J Ophthalmol,2003,135(6):913-914.

123. Dajani HM,Lauer AK. Optical coherence tomography findings in niacin maculopathy. Can J Ophthalmol,2006,41(2): 197-200.

124. Freisberg L,Rolle TJ,Ip MS. Diffuse macular edema in niacin-induced maculopathy may resolve with dosage decrease. Retin Cases Brief Rep,2011,5(3):227-228.

125. Furuichi M,Chiba T,Abe K,et al. Cystoid macular edema associated with topical latanoprost in glaucomatous eyes with a normally functioning blood-ocular barrier. J Glaucoma,2001,10(3):233-236.

126. Panteleontidis V,Detorakis ET,Pallikaris IG,et al. Latanoprost-Dependent Cystoid Macular Edema Following Uncomplicated Cataract Surgery in Pseudoexfoliative Eyes. Ophthalmic Surg Lasers Imaging,2010,9:1-5.

127. Wand M,Gaudio AR,Shields MB. Latanoprost and cystoid macular edema in high-risk aphakic or pseudophakic eyes. J Cataract Refract Surg,2001,27(9):1397-1401.

128. Schumer RA,Camras CB,Mandahl AK. Latanoprost and cystoid macular edema:is there a causal relation? Curr Opin Ophthalmol,2000,11(2):94-100.

129. Warwar RE,Bullock JD,Ballal D. Cystoid macular edema and anterior uveitis associated with latanoprost use. Experience and incidence in a retrospective review of 94 patients. Ophthalmology,1998,105(2):263-268.

130. Heier JS,Steinert RF,Frederick AR,Jr. Cystoid macular edema associated with latanoprost use. Arch Ophthalmol,1998,116(5):680-682.

131. Ayyala RS,Cruz DA,Margo CE,et al. Cystoid macular edema associated with latanoprost in aphakic and pseudophakic eyes. Am J Ophthalmol,1998,126(4):602-604.

132. Ozdemir H,Karacorlu M,Karacorlu SA. Serous detachment of macula in cystoid macular edema associated with latanoprost. Eur J Ophthalmol,2008,18(6):1014-1016.

133. Alwitry A,Gardner I. Tamoxifen maculopathy. Arch Ophthalmol,2002,120(10):1402.

134. Griffiths MF. Tamoxifen retinopathy at low dosage. Am J Ophthalmol,1987,104(2):185-186.

135. Chern S,Danis RP. Retinopathy associated with low-dose tamoxifen. Am J Ophthalmol,1993,116(3):372-373.

136. Chung H,Kim D,Ahn SH,et al. Early Detection of Tamoxifen-induced Maculopathy in Patients With Low Cumulative Doses of Tamoxifen. Ophthalmic Surg Lasers Imaging,2010,9:1-5.

137. Flach AJ. Clear evidence that long-term,low-dose tamoxifen treatment can induce ocular toxicity:a prospective study of 63 patients. Surv Ophthalmol,1994,38(4):392-393.

138. Doshi RR,Fortun JA,Kim BT,et al. Pseudocystic foveal cavitation in tamoxifen retinopathy. Am J Ophthalmol,2014,157(6):1291-1298.

139. Heier JS,Dragoo RA,Enzenauer RW,et al. Screening for ocular toxicity in asymptomatic patients treated with tamoxifen. Am J Ophthalmol,1994,117(6):772-775.

140. McKeown CA,Swartz M,Blom J,et al. Tamoxifen retinopathy. Br J Ophthalmol,1981,65(3):177-179.

141. Nair SN,Anantharaman G,Gopalakrishnan M,et al. Spectral domain optical coherence tomography findings in tamoxifen retinopathy—a case report. Retin Cases Brief Rep,2013,7(2):128-130.

142. Neuville J,Yevseyenkov V. Spectral Domain OCT Imaging Techniques in Tamoxifen Retinopathy. Optom Vis Sci,2015,92(2):e55-59.

143. Kaiser-Kupfer MI,Kupfer C,Rodrigues MM. Tamoxifen retinopathy. A clinicopathologic report. Ophthalmology,1981,88(1):89-93.

144. Ashford AR,Donev I,Tiwari RP,et al. Reversible ocular toxicity related to tamoxifen therapy. Cancer,1988,61(1):33-35.

145. Boudreault G,Cortin P,Corriveau LA,et al. [Canthaxanthine retinopathy:1. Clinical study in 51 consumers]. Can J Ophthalmol,1983,18(7):325-328.

146. Bloomenstein MR,Pinkert RB. Canthaxanthine retinopathy. J Am OptomAssoc,1996,67(11):690-692.

147. Saraux H,Laroche L. [Gold-dust maculopathy after absorption of canthaxanthine]. Bull Soc Ophtalmol Fr,1983,83(11):1273-1274.

148. Harnois C,Samson J,Malenfant M,et al. Canthaxanthin retinopathy. Anatomic and functional reversibility. Arch Ophthalmol,1989,107(4):538-540.

149. Daicker B,Schiedt K,Adnet JJ,et al. Canthaxanthin retinopathy. An investigation by light and electron microscopy and physicochemical analysis. Graefes Arch Clin Exp Ophthalmol,1987,225(3):189-197.

150. Leyon H,Ros AM,Nyberg S,et al. Reversibility of canthaxanthin deposits within the retina. Acta Ophthalmol (Copenh),1990,68(5):607-611.

151. Hueber A,Rosentreter A,Severin M. Canthaxanthin retinopathy:long-term observations. Ophthalmic Res,2011,46

（2）：103-106.

152. Bullock JD，Albert DM. Flecked retina. Appearance secondary to oxalate crystals from methoxyflurane anesthesia. Arch Ophthalmol，1975，93（1）：26-31.

153. Novak MA，Roth AS，Levine MR. Calcium oxalate retinopathy associated with methoxyflurane abuse. Retina，1988，8（4）：230-236.

154. Ibanez HE，Williams DF，Boniuk I. Crystalline retinopathy associated with long-term nitrofurantoin therapy. Arch Ophthalmol，1994，112（3）：304-305.

155. Pochat-Cotilloux C，De Bats F，Nguyen AM，et al.［Rifabutin-associated bilateral uveitis：a case report］. J Fr Ophtalmol，2014，37（8）：e115-117.

156. Smith WM，Reddy MG，Hutcheson KA，et al. Bishop RJ，Sen HN（2012）Rifabutin-associated hypopyon uveitis and retinal vasculitis with a history of acute myeloid leukemia. J Ophthalmic Inflamm Infect，2012，2（3）：149-152.

157. Jetton J，Gaviria JG，Patterson TF et al. Rifabutin-associated uveitis in an immunocompetent individual with Mycobacterium simiae. Can J Ophthalmol，2009，44（4）：468-469.

158. Archer DB，Amoaku WM，Gardiner TA. Radiation retinopathy：clinical，histopathological，ultrastructural and experimental correlations. Eye（Lond），1991，5（Pt 2）：239-251.

159. Amoaku WM，Archer DB. Fluorescein angiographic features，natural course and treatment of radiation retinopathy. Eye（Lond），1990，4（Pt 5）：657-667.

160. Kinyoun JL，Lawrence BS，Barlow WE. Proliferative radiation retinopathy. Arch Ophthalmol，1996，114（9）：1097-1100.

161. Giuliari GP，Sadaka A，Hinkle DM，et al. Current treatments for radiation retinopathy. Acta Oncol.，2011，50（1）：6-13.

162. Horgan N，Shields CL，Mashayekhi A，et al. Classification and treatment of radiation maculopathy. Curr Opin Ophthalmol. 2010，21（3）：233-238.

163. Bianciotto C，Shields CL，Pirondini C et al. Proliferative radiation retinopathy after plaque radiotherapy for uveal melanoma. Ophthalmology. 2010，117（5）：1005-1012.

164. Kinyoun JL. Long-term visual acuity results of treated and untreated radiation retinopathy（an AOS thesis）. Trans Am Ophthalmol Soc，2008，106：325-335.

165. Reichstein D. Current treatments and preventive strategies for radiation retinopathy. Curr Opin Ophthalmol，2015，26（3）：157-166.

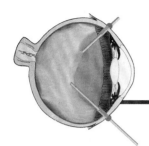

# 第十五章　脉络膜血管瘤

脉络膜血管瘤(choroidal haemangioma)是一种较少见的良性肿瘤,因脉络膜血管发育异常引起。发病年龄多在10~40岁之间。该肿瘤常引起渗出性视网膜脱离、色素上皮损害、黄斑水肿、继发性青光眼等并发症,对视功能损害较大。临床上分:孤立型脉络膜血管瘤(circumscribed choroidal haemangioma)和弥散型脉络膜血管瘤(diffuse choroidal haemangioma)。结节型肿瘤一般发病较晚,多见于成年人,不伴随有全身其他病变;弥散型肿瘤发病早,青少年较多见,常合并其他部位的病变,如脑部肿瘤、眼周颜面皮肤血管瘤等,称为Sturge-Weber综合征[1-4]。

## 一、病理

脉络膜血管瘤属血管错构瘤,瘤体主要由海绵状的毛细血管腔隙构成,可见纤维组织增生,瘤体表面的RPE发生变性,常见有脂褐质色素聚集[4,5]。

## 二、症状

患者常因视力下降、视物变形、眼前黑影遮挡等症状来就诊。晚期因继发青光眼而有眼痛症状。也有不少患者无自觉症状,在做眼部检查时被发现。

## 三、体征

### (一) 孤立型脉络膜血管瘤

肿瘤颜色多为红色或粉红色,可间杂有白色条网状的视网膜下纤维增生和黑色簇状的色素上皮增生;肿瘤一般较小,表面光滑,圆形或椭圆形,边界欠清,多位于后极部,常靠近黄斑和视盘部(图15-0-1)。

### (二) 弥散型脉络膜血管瘤

肿瘤呈橘红色,表现为脉络膜弥漫性增厚,边界不清,可累及整个眼底。肿瘤表面视网膜血管迂曲扩张,可出现广泛的骨细胞样色素细胞增殖(图15-0-2)。Sturge-Weber综合征的其他体征包括:与患眼同侧的眼周颜面部血管瘤(图15-0-3);软脑膜瘤引起的癫痫、智力缺陷、视野缺损;前房角发育异常引起的青光眼;虹膜异色,表现为同侧眼虹膜色素增多;结膜以及巩膜表面毛细血管扩张。

脉络膜血管瘤常引起黄斑部渗出和皱褶、渗出性视网膜脱离、新生血管性青光眼以及继发性白内障等并发症。

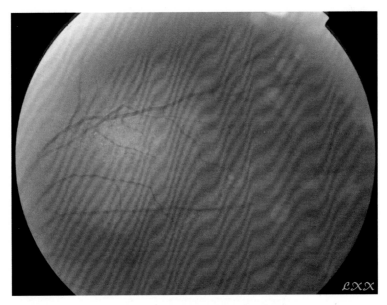

图 15-0-1 孤立型脉络膜血管瘤眼底像

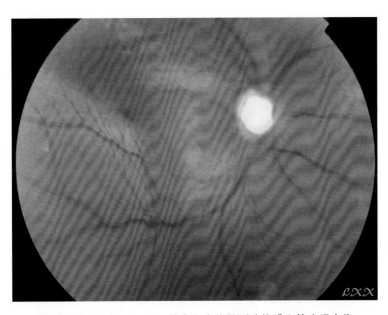

图 15-0-2 Sturge-Weber 综合征中弥散型脉络膜血管瘤眼底像

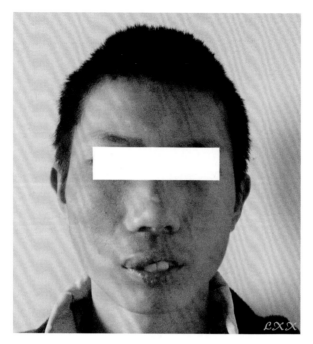

图 15-0-3　Sturge-Weber 综合征中颜面部皮肤血管瘤

## 四、诊断与鉴别诊断

　　早期肿瘤为脉络膜轻度隆起的病变,肿瘤颜色呈现出特有的橘红色,诊断较容易。随着病情的发展,肿瘤常合并有渗出性视网膜脱离、色素上皮损害、肿瘤表面纤维组织形成等,使诊断变得较难,在临床上较易与脉络膜转移癌、脉络膜黑色素瘤、脉络膜骨瘤、后极部巩膜炎,色素上皮脱离等混淆,常需借助辅助检查进行鉴别诊断。在荧光素眼底血管造影检查中,本病早期迅速出现斑驳状强荧光,晚期有弥漫性荧光渗漏(图 15-0-4,图 15-0-5),据此可与脉络膜转移瘤鉴别;色素上皮脱离则表现为均匀一致的强荧光。超声检查中脉络膜血管瘤表现为强回声,而脉络膜黑色素瘤多为中低回声且常出现"挖空"现象。在 CT 和 MRI 检查中后极部巩膜炎可见到增厚的巩膜,脉络膜骨瘤

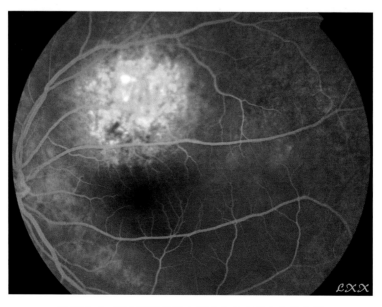

图 15-0-4　孤立型脉络膜血管瘤荧光素眼底血管造影

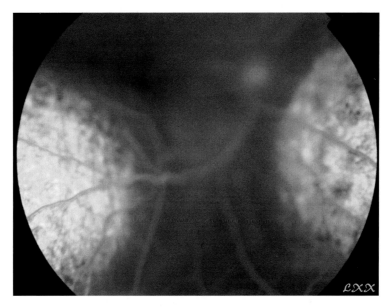

图 15-0-5　Sturge-Weber 综合征中弥散型脉络膜血管瘤荧光素眼底血管造影

则见到典型的因骨化引起的脉络膜高密度影像。

## 五、治疗

小肿瘤且无视力异常可定期观察，如果肿瘤生长，出现视力下降则需治疗。对于中小肿瘤，可选用 PDT、放射敷贴器局部放射治疗、TTT、激光光凝等治疗方法；大肿瘤合并严重的渗出性视网膜脱离可行放射敷贴器局部放射治疗[6-10]。脉络膜血管瘤对放射性治疗比较敏感，治疗效果较好[9]。

（梁建宏）

## 参 考 文 献

1. Singh AD, Kaiser PK, Sears JE. Choroidal hemangioma. Ophthalmol Clin North Am, 2005, 18 (1): 151-161.

2. Mashayekhi A, Shields CL. Circumscribed choroidal hemangioma. Curr Opin Ophthalmol, 2003, 14 (3): 142-149.

3. Shields CL, Honavar SG, Shields JA, et al. Circumscribed choroidal hemangioma: clinical manifestations and factors predictive of visual outcome in 200 consecutive cases. Ophthalmology, 2001, 108 (12): 2237-2248.

4. Comi AM. Pathophysiology of Sturge-Weber syndrome. J Child Neurol, 2003, 18 (8): 509-516.

5. Witschel H, Font RL. Hemangioma of the choroid. A clinicopathologic study of 71 cases and a review of the literature. Surv Ophthalmol, 1976, 20 (6): 415-431.

6. Comi AM. Advances in Sturge-Weber syndrome. Curr Opin Neurol, 2006, 19 (2): 124-128.

7. Gündüz K. Transpupillary thermotherapy in the management of circumscribed choroidal hemangioma. Surv Ophthalmol, 2004, 49 (3): 316 327.

8. Kong DS, Lee JI, Kang SW. Gamma knife radiosurgery for choroidal hemangioma. Am J Ophthalmol, 2007, 144 (2): 319-322.

9. Schilling H, Sauerwein W, Lommatzsch A, et al. Long-term results after low dose ocular irradiation for choroidal haemangiomas. Br J Ophthalmol, 1997, 81 (4): 267-273.

10. Sanborn GE, Augsburger JJ, Shields JA. Treatment of circumscribed choroidal hemangiomas. Ophthalmology, 1982, 89 (12): 1374-1380.

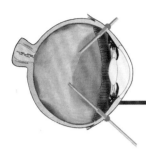

# 第十六章　视网膜下新生血管

## 第一节　概　述

视网膜下新生血管膜(subretinal neovascular membrane,SRNVM)是指新生血管生长在神经视网膜下,可能位于神经视网膜与视网膜色素上皮(retinal pigment epithelium,RPE)之间,或位于RPE与脉络膜之间。目前,多称脉络膜血管膜或脉络膜新生血管形成(choroidal neovascularization,CNV),强调新生血管来自脉络膜。新生血管穿过Bruch膜进入视网膜色素上皮或在神经视网膜下生长,导致反复出血、渗出、机化以及瘢痕形成。由于CNV多发生于黄斑区,因此严重影响患者的中心视力,是常见的致盲性眼病之一。有关CNV发生发展的确切机制尚不清楚,一般认为,新生血管生成因子和抑制因子动态平衡的失调是产生新生血管的关键。在某些病理性因素(如缺氧)作用下,新生血管因子的合成和释放大大超过抑制因子的作用,这种动态平衡被打破,就导致了新生血管的生长。

### 一、病因

CNV在许多视网膜疾病与疾病过程中可以出现,其病因分类如下:

**(一) 变性类疾病**

包括年龄相关性黄斑变性(age-related macular degeneration,AMD)、病理性近视、眼底血管样条纹,其他如卵黄状黄斑变性、Stargardt病、遗传性视网膜变性如网状变性、蝶形变性、回旋样变性、视网膜色素变性等也可发生CNV。

**(二) 炎症**

各种脉络膜视网膜炎,包括弓形体病、眼拟组织胞浆菌病综合征、结核性脉络膜炎、地图状脉络膜炎、慢性葡萄膜炎,其他如类肉瘤病、急性后极部多灶性鳞状色素上皮病变、鸟枪弹样脉络膜视网膜病变、多灶性脉络膜炎、交感性眼炎、真菌性脉络膜视网膜炎、结节病等。

**(三) 外伤或医源性**

外伤:如脉络膜破裂、眼内异物等;

医源性:可发生于眼部激光治疗或手术后。

**(四) 肿瘤**

常见于脉络膜肿瘤如:脉络膜骨瘤、脉络膜痣、脉络膜转移癌、脉络膜恶性黑色素瘤、脉络膜血管瘤等。

**(五) 其他**

如病因不明的特发性CNV、特发性黄斑裂孔合并CNV、玻璃体黄斑牵引合并视网膜色素上皮撕裂、息肉状脉络膜血管病变(polypoidal choroidal vasculopathy,PCV)、慢性中心性浆液性脉络膜视网膜病变、慢性视网膜脱离、视网膜毛细血管扩张等都可以合并CNV。

## 二、病理和发病机制

自荧光素眼底血管造影广泛应用以来,人们认识到 CNV 是眼底血管性疾病,尤其是黄斑区眼底病中多见的重要病理现象。CNV 来自脉络膜毛细血管,经 Bruch 膜入侵 RPE 下。Bruch 膜(玻璃膜)的损害(增厚、变性、破裂)是产生脉络膜来源的新生血管的先决条件。

### (一) RPE 细胞的变化

包含视黄醛、维生素 A 的视色素虽然在视细胞外节的含量最多,但由于外节盘膜脱落后被 RPE 细胞吞噬,它们亦可存在于 RPE 细胞中。实验证明视色素对光线有吸收作用,以保护视网膜免受辐射损伤。RPE 中的黑色素和脂褐质也有吸收光子的作用,其作用随光能增加而增强。老年人的视网膜中黑色素进行性减少,而脂褐质增多,这种脂褐质的增加最初只发生在 RPE 的基底膜侧,随年龄增加逐渐扩展至全部细胞质,而使 RPE 细胞的代谢受影响。RPE 细胞这样的变化导致相比邻的 Bruch 膜的种种形态学异常。

### (二) Bruch 膜的变化

1. 多形性物质的蓄积　随着年龄增长 Bruch 膜增厚,发生透明样变性,这种变性在黄斑附近很容易使 Bruch 膜发生破裂,其机制是由于年龄增加而有小泡状、颗粒状、管状、线状等的多形性物质的存留,Bruch 膜局限性陷入,陷入的 RPE 细胞变性、崩毁,并发生内外胶原层的胶原增生[1]。

2. 玻璃膜疣的形成　玻璃膜疣(drusen)的发生机制已有多种学说,目前 RPE 细胞自体变性、崩毁的学说最受推崇。即随着年龄增加,Bruch 膜表面玻璃膜疣聚集。病理组织学上玻璃膜疣是嗜酸性均质性物质的集聚,限于 RPE 基底膜与 Bruch 膜胶原、弹力纤维之间。玻璃膜疣上方的 RPE 细胞变形,细胞间的连接处由顶端向基底侧移位,并可使 RPE 增殖、排列紊乱,并有不同程度的变薄和褪色。玻璃膜疣区的视细胞外节多有变性改变,其下的 Bruch 膜有不规则增厚,变薄或并发胶原组织钙化[2]。由于位于 RPE 层和 Bruch 膜之间的玻璃膜疣可以阻断氧气和营养物质从脉络膜毛细血管向 RPE 层及光感受器细胞的输送[3],细胞缺氧可以导致 VEGF 等生长因子的表达,从而诱发脉络膜血管长出新生血管[4,5]。

3. 光的毒害作用　光损害有累积效应,可使 RPE 基底膜增生,形成一些梭形斑,位于 Bruch 膜与 RPE 之间,从脉络膜来的新生血管伸入斑内。光损害还可以刺激视网膜产生活性氧和自由基,后者是不稳定的,可引起一系列脂质过氧化反应,使感光细胞外节受损,感光细胞外节损伤使脂褐质在 RPE 中积聚,RPE 进行性肿胀伴有残留的分子降解,久之形成 RPE 细胞的变性和功能减退。

### (三) 脉络膜血管的变化

脉络膜血管随着年龄增加出现血管硬化和血管床的减少。脉络膜动脉硬化时,血管萎缩,血管壁的上下纤维增生代替血管基质,发生进行性纤维化增厚,随之视网膜营养不良,RPE 萎缩而变薄。这是玻璃膜疣发生的原因之一。

### (四) CNV 的形成和转归

Sarks[6] 仅强调 Bruch 膜早先存在的裂孔,用来解释新生血管膜的发展是不够的。Archer[7] 等用强光凝制成新生血管入侵 RPE 的地方,有时没有 Bruch 膜破裂孔,而有 Bruch 膜缺损的地方没有新生血管入侵,故而对脉络膜新生血管膜形成的早期阶段有待进一步研究。Herriot[8] 等用照相闪光灯照射大鼠产生光损伤的动物模型。发现在 RPE 光损伤区内的脉络膜毛细血管发生内皮细胞芽,消化其邻近的基底膜,显示了新生血管形成的最初步骤。内皮细胞膜上联结的金属蛋白酶可以消化Ⅳ型和Ⅴ型基底膜胶原。内皮细胞还产生两种特殊的蛋白酶——胞浆素激活剂和潜胶原酶,使入侵结缔组织成为可能。这样,脉络膜毛细血管内皮细胞芽发出伪足,穿过 Bruch 膜进入 RPE 下。继之,RPE 光损伤区内出现新生血管。新生血管在损伤区时,其内皮细胞释放出吸引 RPE 细胞的物质,使邻近健康的 RPE 移行覆盖入侵的新生血管,一旦新生血管被 RPE 细胞包围,即停止渗出和发展。这体现出 RPE 细胞对血管内皮有增殖作用的一方面,而血管内皮细胞又有调整 RPE 细胞行为的另一方面,形成了临床上多种病情的发展和转归。

### 三、临床表现

患者常以视力减退,视物变形及中心或旁中心暗点为主诉就诊,眼底检查可见黄斑部中心凹或中心凹旁某一象限内有一不规则的类圆形病灶,呈灰白色或黄白色,位于神经上皮下。病灶周围或表面有出血及反光晕。裂隙灯前置镜下,灰白色膜外光带前移,前后两条切线分离,其间有积液存在,表明神经上皮下浆液性脱离。出血可位于色素上皮下,神经上皮下或神经上皮内等不同层次,呈点状、片状,位于灰白色病灶表面或围绕其周围。部分患者有不同程度的色素变动(增殖或脱失)及硬性渗出。病灶周围有神经上皮的囊样变性及机化膜增殖产生的黄斑部皱缩性瘢痕。偶尔,CNV 在视盘边沿出现。双眼立体镜下观察,可见神经上皮隆起,其下为视网膜下浆液蓄积。

（一） CNV 的分型与诊断

1. 根据 CNV 与 RPE 的解剖位置关系分型　Gass[9] 指出 CNV 的生长方式有两种基本类型,Ⅰ型和Ⅱ型(图 16-1-1)。Ⅰ型 CNV 是指 CNV 在 RPE 下生长,尚未突破 RPE 层;Ⅱ型 CNV 指 CNV 穿

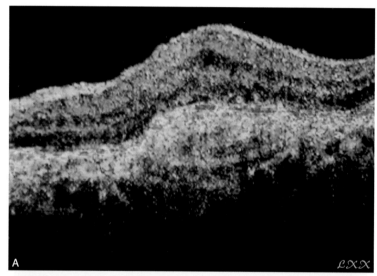

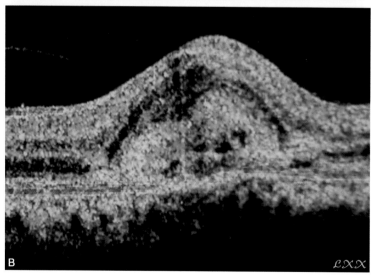

**图 16-1-1　CNV 分型图**
A. OCT 检查,CNV 位于视网膜色素上皮下(Ⅰ型);B. OCT 检查,CNV 位于视网膜色素上皮上、神经上皮下(Ⅱ型)

过 RPE 层在视网膜神经上皮下生长。了解 CNV 生长的解剖位置对于判断手术取黄斑下膜有指导意义。当 CNV 生长在神经上皮下(Ⅱ型)时手术取出,由于脉络膜和 RPE 之间保留了相对正常的生理和解剖关系,手术创伤相对较小;而当 CNV 位于 RPE 下(Ⅰ型)时,由于没有一个潜在的空间使手术时能够不损伤 RPE 而取出 CNV,经神经视网膜造孔取出 CNV 时对 RPE 损伤较重。特发性 CNV、眼拟组织胞浆菌病综合征(POHS)、弓形体性脉络膜视网膜炎、脉络膜破裂等疾病常为Ⅱ型 CNV;而在 AMD,常为Ⅰ型 CNV。目前,临床上可以通过高分辨频域 OCT 检查判断 CNV 为Ⅰ型还是Ⅱ型,直观、准确。

2. 根据 CNV 的位置分型　黄斑光凝研究组(MPS)根据 CNV 距离中心凹位置将 CNV 分为 3 型:

1) 中心凹外型(extrafoveal):CNV 距离中心凹边缘 200μm 以上。

2) 近中心凹型(juxtafoveal):CNV 距中心凹无血管区边缘 1~199μm,或距离中心凹无血管区中央达 200μm,但出血或遮蔽荧光波及无血管区 200μm 范围内。

3) 中心凹下型(subfoveal):CNV 正位于黄斑无血管区中心下。在 AMD 患者,此型为最常见。

了解 CNV 的位置,对于指导 CNV 激光治疗有重要意义。如果 CNV 位于中心凹外,可采用激光光凝治疗;如果 CNV 位于邻近中心凹区域,则选用常规激光治疗需要非常慎重,以免激光伤及黄斑敏感区域;如果 CNV 位于中心凹下,则常规激光治疗不能进行,因为已经有其他治疗方法,既不伤及黄斑,又能发挥作用。

3. 根据 FFA 分类　根据大量进行激光光凝病例的 FFA 表现,黄斑光凝研究(MPSG)组将 CNV 分为两种基本类型:经典型和隐匿型[10]。FFA 分型的意义在于判断与指导激光光凝以及光动力治疗(photodynamic therapy,PDT)。

1) 经典型 CNV(classic CNV)特点为在荧光素造影早期有边界清晰的强荧光,晚期逐渐荧光素渗漏,积存于 RPE 下或神经视网膜下,形成局限性强荧光。在湿性 AMD 的患者中,经典型 CNV 约占 20% 左右。

2) 隐匿型 CNV(occult CNV)根据隐匿型 CNV 的不同表现,又分为以下两类:①纤维血管性色素上皮脱离(fibrovascular pigment epithelial detachment,FVPED);②不明来源的晚期渗漏(late-phase leakage of an undermined source,LLUS)。隐匿型 CNV 缺乏典型 CNV 的荧光表现,在 FFA 检查中,可能由于 CNV 的边界欠清使其精确范围难以确定,或由于染料渗漏来源难以确认,或因出血、色素或视网膜色素上皮脱离掩盖了部分 CNV 性荧光素渗漏。在湿性 AMD 的患者中,隐匿型 CNV 约占 80% 左右。

3) 此外,还有部分病例同时存经典为主型和隐匿型 CNV,被称之为混合型 CNV(mixed CNV)可再分为两型:①经典型为主型,指典型成分占病变区域的 50% 以上;②轻微经典型,指典型成分占病变区域的 50% 以下。[11]

4. 吲哚青绿眼底血管造影(ICGA)　在 CNV 诊治中的价值由于 ICGA 的良好穿透性,弥补了 FFA 穿透性不足。因此,那些 FFA 诊断为隐匿型 CNV 的病例,可以通过 ICGA,确定其 CNV 位置和大小,扩大了激光光凝的适应证。也能鉴别是隐匿Ⅰ型 CNV,还是单纯浆液性色素上皮脱离(serous pigment epithelial detachment,serous PED),这样对伴有浆液性 PED 的隐匿型 CNV,可以避免不必要的激光光凝治疗[12]。随着 ICGA 造影技术与对疾病认识的进步,很多先前由 FFA 诊断的隐匿型 CNV 如今已被细分诊断为 PCV。而 AMD 与 PCV 的确切关系,目前尚未明确。

(二) OCT 及 Angio OCT 检查

OCT 可以直接对 CNV 进行横断面的结构性观察,并且可以反映 CNV 相关病变的表现。OCT 可以确定 CNV 与黄斑中心凹的位置关系;透过薄的积血或积液看到边界模糊的 CNV,从而判断其边界,以及与 RPE 的位置关系;另外,对监测视网膜下积液(SRF)或视网膜层间积液(IRF)和微小的神经感觉层脱离或 PED,OCT 比眼底检查更敏感。对于视网膜厚度或 SRF 的积聚,OCT 检测具有客观,定量,可重复的特点;并可观察积液是否累及黄斑;对视网膜内新生血管(RAP)的分期有重要的诊断价值。而且,OCT 检查将观察到的结构变化关联到视功能的改变,可以阐述视力丧失的机制,预测不同治疗的优缺点,并监测治疗的反应,如 RPE 撕裂,术后视网膜下出血以及脱离等都有其特征性的表现。对多次 PDT 治疗后 FFA 检查仍有可疑荧光素渗漏时,OCT 可鉴别持续性水肿,SRF 或纤维化的改变,并指导治疗。

前文已经阐述,通过 FFA 可以将 CNV 分为经典为主型和隐匿型两种类型。CNV 在 OCT 中的表现与 FFA 的表现相关联。通常经典为主型 CNV 在 OCT 中多表现为边界清晰的 CNV,隐匿性 CNV 则表现为边界不清的 CNV 和纤维血管性 PED。但也有少数经典为主型 CNV 在 OCT 中也表现为纤维血管性 PED。另外,有一部分隐匿型 CNV 也可表现为边界清晰的 CNV,可能由于 FFA 中荧光素被血遮挡而不能显影,而 OCT 在近红外光可穿透这些薄的出血,探测到下方的 CNV。隐匿型 CNV 如果在 OCT 中表现为纤维血管性 PED,有可能与 FFA 中纤维血管性 PED 相同。边界不清的 CNV 在 OCT 上常表现为弥漫性脉络膜反射增强,常伴有 SRF 和 IRF,或视网膜内囊肿形成;在 FFA 表现为造影晚期荧光素渗漏。经典为主型 CNV 多位于 RPE 前(Ⅱ型),隐匿型 CNV 多位于 RPE 下(Ⅰ型)。临床中,通过 OCT 可以较好地显示 CNV 及其相关病变,联合 FFA 和 ICGA 检查则更有助于 CNV 的诊断。

最新的技术,OCT 血管成像(OCT angiography)是近年来出现的新技术,由于利用了分频幅去相干血管成像技术(split-spectrum amplitude decorrelation angiography,SSADA)的核心演算技术,又被称为 SSADA OCT。SSADA OCT 除具备 OCT 的实时,快速,无创及高分辨率等优点外,还能清晰显示眼底血管形态,尤其是黄斑拱环区及视盘区的微血管结构,OCT 血管成像不会发生"渗漏",使其对异常血管的观察较传统血管造影清晰,分辨率也比传统的眼底血管造影更高,且能如切片般分层观察不同层面的视网膜。有传统血管造影禁忌证的眼底病患者有了新的补充,替代检查手段[13]。

OCT 血管成像能够显示不同层面的视网膜血管和脉络膜血管,通过计算机自动分层,其默认显示黄斑区和视盘四个层面的血管形态,并且能够手动调整观察的层面和切面厚度。临床疾病的观察发现,OCT 血管成像尤其适用于视网膜,脉络膜血管性疾病,如脉络膜新生血管,视网膜静脉阻塞,糖尿病性视网膜病变,黄斑毛细血管异常扩张症等[10]。

OCT 血管成像能够清晰地显示 CNV 的血管形态,并且能够很好地将 CNV 和周围的外层视网膜组织、出血、RPE、Bruch 膜、RPE 层脱离下的静止物质区分开。除此之外,与荧光素眼底血管造影相比,OCT 血管成像能够更清楚地显示 CNV 的血管结构[14]。

作为一种无创,三维,高分辨的血流成像技术,OCT 血管成像目前应用多为定性的形态学描述,未来应用它进行定量分析可能具有更大的临床和研究意义。

(徐琼 赵明威)

## 第二节 新生血管性年龄相关性黄斑变性

年龄相关性黄斑变性(AMD)是发达国家中心视力不可逆丧失的首位原因[15],我国的患病率在不断升高且随着年龄增长患病率不断增加,是我国 65 岁以上人群中不可逆视力损伤的首要原因。2002 年 9 月至 2003 年 6 月间,上海市静安区曹家渡街道≥50 岁人群中 AMD 患病率为 15.5%(图 16-2-1),其中湿性 AMD 占 11.9%;AMD 的患病率随着年龄的升高而增加,在 50~59 岁、60~69 岁、70~79 岁、80 岁以上各年龄段中,AMD 的检出率分别为 5.7%(12/212 例)、13.5%(42/311 例)、20.2%(77/381 例)及 23.5%(28/119 例)($X^2 = 27.97$,$P<0.01$)[16]。1998 年广东斗门县 50 岁以上人群 AMD 的患病率为 8.4%,在 50~59 岁、60~69 岁、70 岁以上 AMD 的检出率分别为 2.9%、7.8% 和 12.9%[17]。中国部分发达地区 AMD 的患病率[18-21]已接近西方发达国家的水平[22-29]。

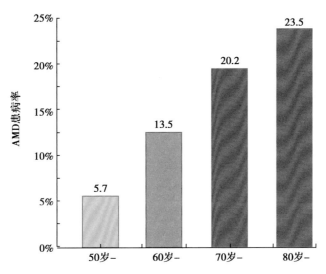

图 16-2-1 我国上海北新泾街道老年黄斑变性患病率的调查

## 一、AMD 的分期和分型

### （一）AMD 的分期

该病的早期改变主要为黄斑区的软性玻璃膜疣(drusen),玻璃膜疣存在于视网膜 RPE 和 Bruch 膜之间,呈黄或白色的细胞外物质的沉积,正常人 40 岁后出现小的玻璃膜疣是正常的。但是大的和数量较密集的玻璃膜疣常常是 AMD 的早期改变。中等大小(65 ~ 125μm 之间)和大的(≥125μm)玻璃膜疣(中期 AMD),大约 18% 在 5 年内发展为进展型(晚期)AMD。表 16-2-1 显示玻璃膜疣的范围和色素异常对 5 年后发展为进展型 AMD 的影响,任何色素异常,无论色素高或色素低伴有中等程度的玻璃膜疣,5 年内发展为进展型的可能性很低(表 16-2-1),约 50% ~ 60% 进展型 AMD 患者发生严重视力下降[30]。

表 16-2-1 玻璃膜疣的范围和色素异常对 5 年后发展为进展型 AMD 的影响[30]

| 玻璃膜疣大小 | 色素异常 无 | 色素异常 单眼 | 色素异常 双眼 |
| --- | --- | --- | --- |
| 无或小玻璃膜疣 | 0.4%(4/1017) | 0%(0/64) | 12.5(1/8) |
| 中等大小玻璃膜疣 一眼无大玻璃膜疣 | 0.5%(2/449) | 5.0%(5/101) | 12.9%(4/31) |
| 中等大小玻璃膜疣 双眼无大玻璃膜疣 | 2.1%(4/187) | 12%(6/50) | 20%(7/35) |
| 单眼大玻璃膜疣 | 3.9%(11/283) | 10.1%(17/168) | 25.6%(30/117) |
| 双眼大玻璃膜疣 | 13%(27/208) | 27.3%(48/176) | 47.3%(150/317) |
| 年龄相关性黄斑变性;年龄相关性眼病研究 | | | |

2013 年的国际黄斑病专家组对 AMD 分期的玻璃膜疣直径做了分析[30],对出现在黄斑区 2 个视盘直径(disc diameter,DD)内的病变推荐了下述新的分期：

（1）无年龄性改变：无玻璃膜疣、无 RPE 异常。

（2）正常年龄性改变：仅有小的玻璃膜疣(≤65μm)。

（3）早期 AMD:玻璃膜疣 65 ~ 125μm,无 RPE 异常。

（4）中期 AMD：任何 ≥125μm 的玻璃膜疣（图 16-2-2），任何中心凹 2 个视盘直径内的 RPE 异常（图 16-2-2）。

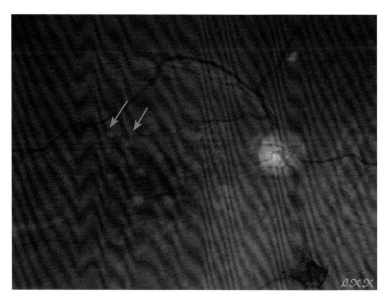

**图 16-2-2　中期 AMD，玻璃膜疣 >125μm（蓝色箭头）**

（5）晚期 AMD：包括新生血管性 AMD 和（或）任何地图样萎缩。新生血管性 AMD 包括各种类型的新生血管膜、渗出性或出血性神经上皮/色素上皮脱离，纤维血管性盘状瘢痕。

**表 16-2-2　新的 AMD 分期标准[30]**

| 分类 | 定义（任意一眼黄斑中心凹病变估计在 2 个视盘直径内） |
| --- | --- |
| 无明显年龄性变化 | 无玻璃膜疣并且无 AMD 色素异常* |
| 正常年龄性变化 | 仅小的玻璃膜疣簇（小玻璃膜疣 <65μm）并且无 AMD 色素异常* |
| 早期 AMD | 中等大小玻璃膜疣并且无 AMD 色素异常*，65～125μm |
| 中期 AMD | 大玻璃膜疣 >125μm 和/或 AMD 色素异常* |
| 晚期 AMD | 新生血管性 AMD 和/或任何地图状萎缩 |
| 年龄相关性黄斑变性 | |
| *色素异常=任何异常的色素增殖或减少合并中等或大的玻璃膜疣，并不包括已知的独立疾病 | |

专家组在分类中提到根据较新的测量技术，视盘直径应为 1800μm 而不是以往的 1500μm，以此为标准原来（AREDS）[31-33] 早期小的玻璃膜疣以 65μm 计算改为 75μm 更合适，同样可以将中等程度玻璃膜疣由 125μm 调整为 150μm。中国 AMD 的临床路径将 AMD 的分期路径表述如下[34]（图 16-2-3）：

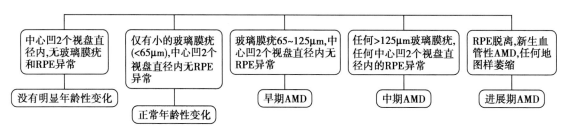

**图 16-2-3　年龄相关性黄斑变性的分期**

上述分期指导了 AMD 的早期干预(见下述)。

玻璃膜疣在 FFA 的动静脉期比检眼镜下容易看到,Gass 认为基底膜玻璃膜疣(basal laminar drusen)是 RPE 基底膜的增厚,不同分布、大小一致的小的圆形、稍隆起的玻璃膜疣,通常 25 ~ 75μm,可见于成年人常常数量较多,基底膜玻璃膜疣的 FFA 染色差。50 岁后基底膜玻璃膜疣可以发展为大小不一的、渗出性玻璃膜疣,累及中心凹部,有的可看到单眼或双眼黄斑部黄色渗出性脱离,常导致中心视力下降,脱离区玻璃膜疣消失,液体吸收后 RPE 地图样萎缩,有些患者发生脉络膜新生血管膜[35]。

**(二) AMD 的分型**

非渗出性 AMD 与渗出性 AMD(干性与湿性 AMD)AMD 是由脉络膜血管、视网膜色素上皮细胞(RPE)和神经上皮退行性变引起的不可逆性视力下降或视力丧失。以往将有玻璃膜疣、色素异常和地图样萎缩的 AMD 称作干性 AMD(dry AMD)或非渗出性 AMD(non-exudative AMD),而将有脉络膜新生血管、RPE 脱离或盘状纤维化的 AMD 称为湿性(wet AMD)或新生血管性 AMD(neovascular AMD)或渗出性 AMD(exudative AMD)(图 16-2-4)。2014 年的 AMD 分类经过全球专家讨论,调整了干性 AMD 的定义,将大于 65μm 的玻璃膜疣定为早期改变,干性和湿性均为进展期 AMD(晚期 AMD)改变。"干性"特指地图样萎缩(geographic atrophy,GA),"湿性"特指新生血管性 AMD。湿性 AMD 包括视网膜色素上皮脱离(retinal pigment epithelial detachment,PED)和脉络膜新生血管膜的各种亚型,而新生血管性 AMD 常常指脉络膜新生血管膜,包括经典为主型、隐匿型、微小经典型,不包括 PED。

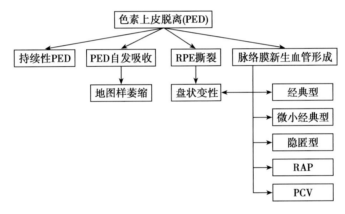

**图 16-2-4　渗出性 AMD(新生血管性 AMD)**

**(三) 脉络膜新生血管膜的类型**

脉络膜新生血管膜(choroidal neovascularization,CNV)病变可以出现在 RPE 上方(Gass 分级 2 型病变),黄斑区新生血管膜出现的部位视网膜模糊,可有局部小片出血,常常伴有较大的玻璃膜疣(又称软性玻璃膜疣),可以有色素堆积,反复发作者新生血管膜纤维成分较多,呈现瘢痕或部分瘢痕状外观。依据黄斑光凝研究组的研究[36],以荧光素眼底血管造影分类将 AMD 中脉络膜新生血管膜分为经典型和隐匿型:

1. 经典型和经典为主型(classic and/or predominantly classic CNV)　经典型 CNV 特点是在荧光素眼底血管造影(FFA)早期(1~2 秒)以脉络膜边界清楚的强荧光为特点,显示边界清楚的新生血管膜病灶,围绕一个花边状的荧光阻滞,为边界清楚的强荧光,病灶边缘可以辨认纤细的血管网;造影后期视网膜下荧光渗漏呈池状不断增强,且边界稍稍模糊,这种改变称为"经典型"。经典为主型:经典成分≥50% 的 CNV 病变区,微小经典型(minimal classic):经典成分占全部 CNV 病变区不足 50%。脉络膜新生血管膜的渗漏不像视网膜新生血管渗漏那样弥散,病程长者往往合并纤维化(图 16-2-5,图 16-2-6)。

2. 微小经典型和隐匿型(minimally classic and occult CNV)　湿性黄斑病变的区域内经典成分

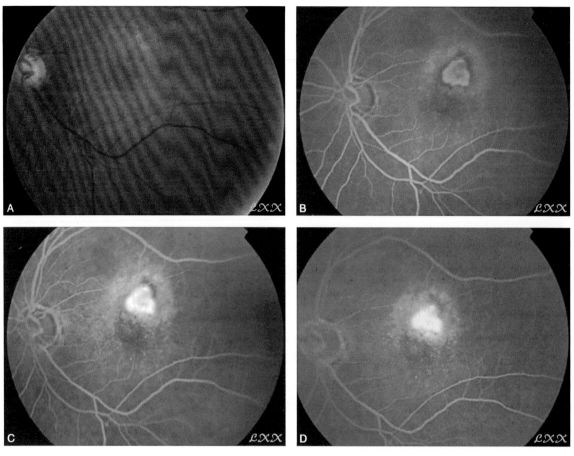

**图 16-2-5　经典型 CNV**

患者男性,68 岁,A. 眼底像;B. FFA 早期像;C. FFA 中期像;D. FFA 造影时间长于 C,荧光强度不断增加,由于纤维成分多荧光素的渗漏不着,下方的小片状出血显示 CNV 仍有活动性

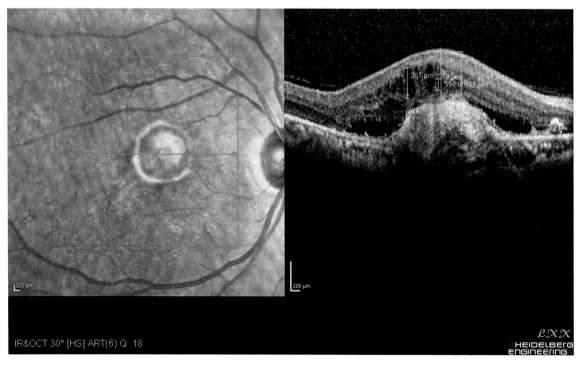

**图 16-2-6　与图 16-2-5 患者同一患眼的 OCT**

小于50%称微小经典型,看不到经典成分称为隐匿型(occult type),这种分型是服务于光动力激光治疗,因为经典型和经典为主型的光动力治疗效果优于微小经典型,更优于隐匿型。

(1) 微小经典型:

1) 眼底改变:黄斑区色泽暗,可有灰白色视网膜下膜性赘生物,有较少的视网膜下液体,黄斑区色素不规则,常常合并玻璃膜疣。

2) FFA:早期:小的明确的新生血管病变(经典成分),周围不规则的强荧光(隐匿成分),中期:经典成分的强荧光持续增强,来自于隐匿成分的不规则强荧光不增强,晚期:经典成分:荧光渗漏增强超过早期的渗漏区;隐匿成分:荧光渗漏区不变化,不伴有强荧光的增强(图16-2-7)。

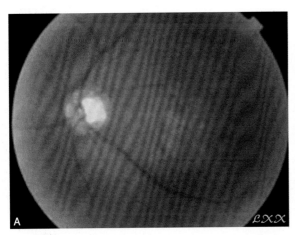
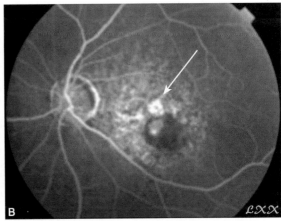

图16-2-7　微小经典型 CNV,左图为彩色眼底像,右图白色箭头提示经典型 CNV,不足全部 CNV 的 50%

(2) 隐匿型:隐匿型的眼底 FFA 有两种表现:①纤维血管性色素上皮脱离(fibrovascular PED);②起源不确定的晚期渗漏(late-phase leakage of undetermined source)。

这两种表现在立体镜下观察较好。纤维血管性色素上皮脱离的 FFA 早期:病变中央部不规则的点状强荧光区,而周围有弱荧光区;病变区的边界清楚或不清楚;造影中期:强荧光区明显的突出于均匀一致的背景荧光;晚期:病变荧光强度不变,不再继续增强,也不超越 CNV 边界,呈现视网膜下的持续染色。荧光素眼底造影持续渗漏或染色的部位被认为是 CNV 的部位。PED 区域在 FFA下呈现强荧光的池状蓄积,PED 的边缘不够清楚,和玻璃膜疣融合形成的 PED 比较,纤维血管性PED 的脱离区往往不是圆形而是肾型(图16-2-8)。

起源不定的晚期渗漏在立体镜下 RPE 隆起,FFA 早期:在 RPE 平面出现斑点状的强荧光伴随视网膜下液。早期像不能识别渗漏源。在造影 2~5 分钟时逐渐弥散的渗漏明显,但边界难于识别(图16-2-9)。5~10 分钟时染料进入视网膜下腔隙。

相干光断层扫描(optical coherence tomography,OCT):可以显示脉络膜新生血管膜的位置,经典为主型的脉络膜新生血管膜的主要病变位于 RPE 上方(Gass 分级为Ⅱ级),活动性病变周围可以有视网膜内的液体或者视网膜下的液体或者 RPE 下方的液体(见图16-2-6),OCT 使得新生血管性AMD 的诊断、分型和随诊都变得容易了。

3. 视网膜内血管瘤样增生(3 型新生血管)　视网膜内血管瘤样增生(retinal angiomatous prolif-eration,RAP)是新生血管性 AMD 的一种变异,大约占到新生血管性 AMD 的 10%~12%[35-37],曾命名过"深层视网膜血管异常复合体"(deep retinal vascular anomalous complex)[22]和视网膜脉络膜吻合(retinal-choroidal anastomosis)[38,39],Don Gass 曾建议以新生血管与 RPE 的关系分层,纤维血管组织在 RPE 后定为 1 型,在 RPE 前定为 2 型[40]。Freund 建议修改 Gass 的分型,增加第 3 型,即"视网膜内新生血管",推测 3 型是 RAP 病变[41]。Yannuzzi. 等[42]引入"视网膜内血管瘤样增生"的名称,描述了病变过程,相信其生长规律与 AMD 的 CNV 相反,早期病变起源于深部视网膜毛细血管,形成视网膜内的新生血管和视网膜-视网膜吻合(Retinal-retinal anastomoses,RRA);然后向更深

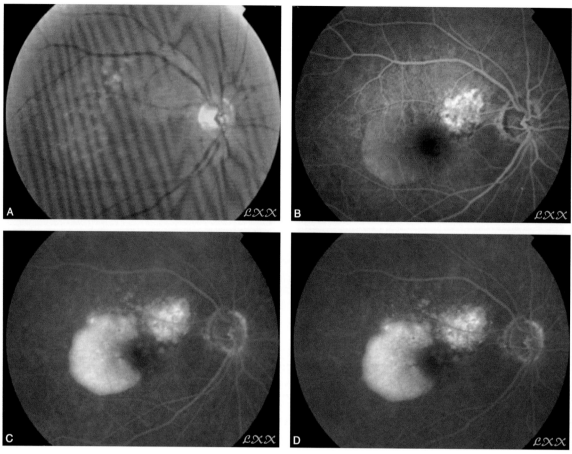

**图 16-2-8　隐匿型 CNV 的纤维血管性色素上皮脱离**

男，70 岁，可见不规则的 PED。A、B. 治疗前眼底缘及 FFA 图像；C、D. 治疗后眼底 FFA 图像

AMD:隐匿型CNV

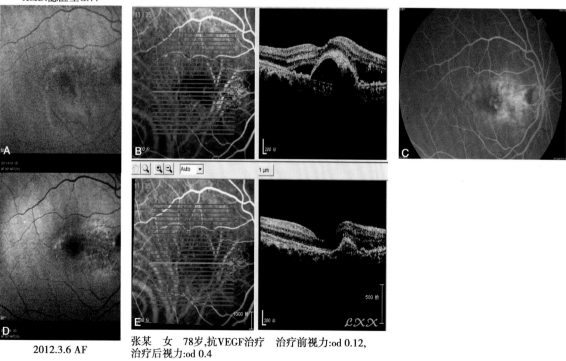

2012.3.6 AF

张某　女　78岁,抗VEGF治疗　治疗前视力:od 0.12,
治疗后视力:od 0.4

**图 16-2-9　隐匿型 CNV 的无源性渗漏型**

A ~ C. 治疗前 OCT 及 FFA 图像；D、E. 治疗后 OCT 图像

部或侧方蔓延,发展为视网膜下新生血管(SRN),合并少量视网膜内出血和视网膜内水肿;视网膜下新生血管进入 RPE 下,和脉络膜血管吻合,形成视网膜-脉络膜吻合(retinal-choroidal anastomosis,RCA)。关于 RAP 血管的发生目前仍有争议,Gass 提出的脉络膜新生血管即使表现为 RAP,也应是脉络膜血管事件,而不应是视网膜血管事件,这个病变最初应是不合并经典成分的隐匿型 CNV,视网膜血管向后跃入与 CNV 吻合,因此认为是合并视网膜血管吻合的病变(retinal anastomosis to the lesion,RAL)。Yannuzzi 在近期的视网膜图像集里将该病变称为"Retinal Angiomatous Proliferation,Type 3 Neovascularization"[43]。目前被广泛接受的提法是 RAP 是新生血管性 AMD 的亚型。

为简化对病变过程的认识,病变发展过程按照 Yannuzi 分期分为 4 期[44]:

Ⅰ期:视网膜内血管瘤样增殖期(retinal angiomatous lesion),病变起源深部视网膜,FFA 下早期病变部可见视网膜内毛细血管扩张、毛细血管丛和局部染色(图 16-2-10),ICGA 晚期可在视网膜血管增殖部位出现染色,称"热点"("hot spot"),是视网膜内血管瘤样增生的部位,合并视网膜前出血或视网膜内出血。其中 11% 分类到经典型 CNV,61% 分类到隐匿型合并微小经典型 CNV,30% 的患者有 RRA。

Ⅱ期:视网膜下增殖期,RRA 更容易见到,少量视网膜内出血和视网膜内水肿,还可见视网膜下出血,可以看到视网膜-视网膜吻合(RRA)成发夹环(hairpin loop)样交通,合并视网膜视网膜内出血时看不到发卡环,FFA 表现为隐匿型 CNV,因视网膜内出血和视网膜下渗出,48% 诊为微小经典型,39% 合并视网膜视网膜内血管间的吻合(RRA),94% 发生 PED(图 16-2-11)。

Ⅲ期:CNV 形成,FFA 常常看到视网膜血管瘤样强荧光,ICGA 上显示纤维血管膜的染色(图 16-2-12)。OCT 能够更好地显示 CNV 的存在。

Ⅳ期:以视网膜脉络膜吻合(RCA)为特点(图 16-2-13)。

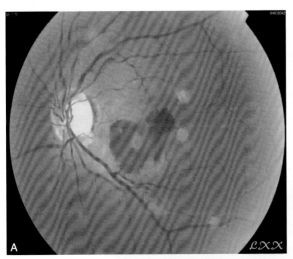

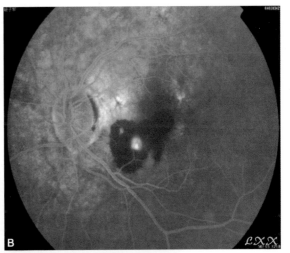

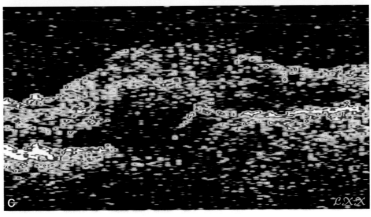

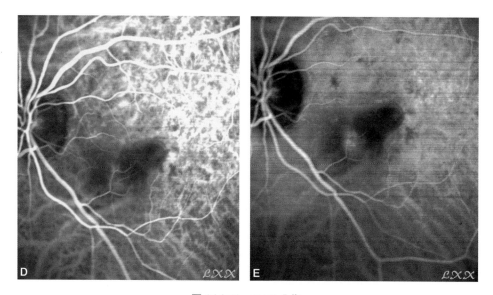

**图 16-2-10　RAP Ⅰ 期**

73 岁男性患者,左眼 RAP1 期,可见视网膜内出血,邻近出血部的视网膜血管 ICG 晚期染色。
FFA 晚期像可以看到"热点"("Hot Spot")

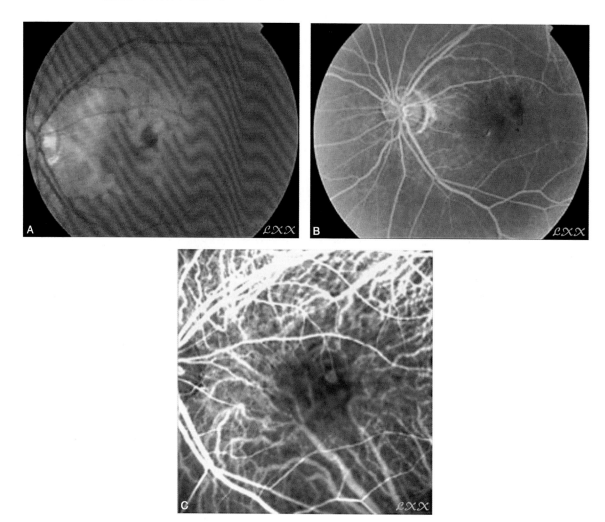

**图 16-2-11　RAP Ⅱ 期**

A. B. C. ICGA 造影显示视网膜-视网膜吻合(RRA)成发夹环

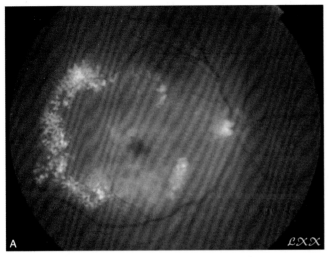
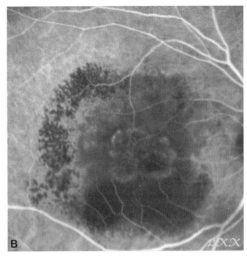

**图 16-2-12　RAP Ⅲ期**
患者,男,70 岁,视力 0.1,A. 彩色眼底像;B. ICGA 造影显示视网膜血管与脉络膜新生血管膜相连

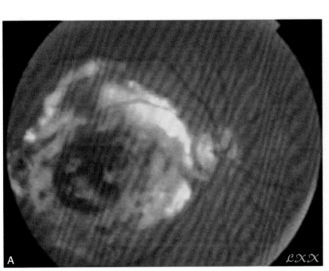
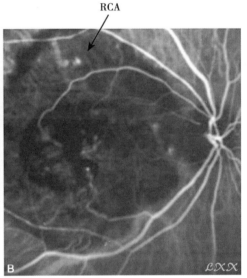

**图 16-2-13　RAP Ⅳ期**
74 岁男性患者,A. 眼底像显示黄斑盘变,色素增生;B. ICGA 显示视网膜脉络膜血管吻合(RCA)

4. 息肉样脉络膜血管病变　息肉状脉络膜血管病变(polypoidal choroidal vasculopathy,PCV)是以出血,色素上皮脱离(PED)和神经上皮脱离为特征的渗出性黄斑病变。发病机制不清,常见于亚洲人和有色人种。多数认为是新生血管性老年黄斑变性的一种亚型。

临床上,PCV 以隆起的橙红色病变为特征,往往伴随 RPE 结节状隆起,该隆起用检眼镜和接触镜裂隙灯生物显微镜检查法进行常规眼底检查时可以看到。通过相干光断层扫描(OCT)可以很容易的显示 RPE 结节状隆起。PCV 还有一个特点是只有 ICGA 检查才能发现的息肉状病变。病变可以表现为息肉状或成串呈葡萄状的脉络膜毛细血管扩张(图 16-2-14,图 16-2-15)。结节状病变可以导致浆液性/出血性渗出以及 RPE 脱离,有时还有神经上皮层的脱离,还可伴有反复的视网膜下出血或玻璃体积血。

PCV 在 ICGA 比 FFA 上表现更直观,因为吲哚青绿吸收并发射近红外光,很容易穿透 RPE,增强对脉络膜病变的观察。而且吲哚青绿对血浆蛋白的亲和力意味着它不会像荧光素那样从脉络膜血管中泄漏,因此会对脉络膜病变展现的更多。PCV 的 ICGA 特点包括:脉络膜内层分支血管网(BVN),结节样息肉状动脉瘤(polyps 或 polypoidal lesion)或异常分支血管网末端膨大,对应眼底的视网膜下

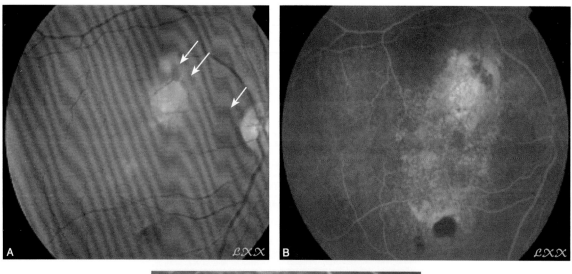

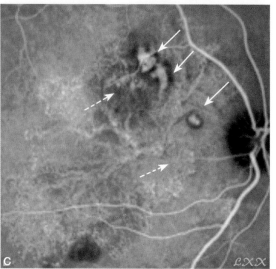

**图 16-2-14　PCV 患者**
A. 彩色眼底像;B. FFA;C. ICGA,实线箭头显示息肉样强荧光斑点(polyp),虚线箭头显示异常血管网(BVN)

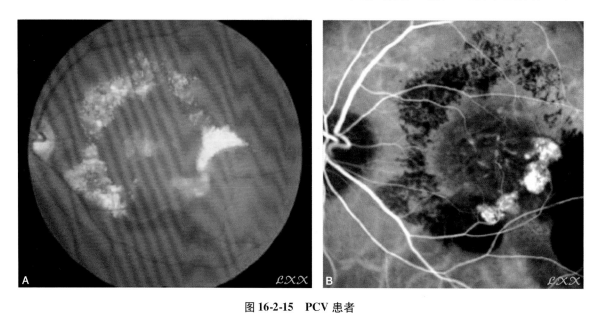

**图 16-2-15　PCV 患者**
A. 彩色眼底像显示中心凹下方出血性 PED 和中心凹颞下渗出性 PED;B. 黄斑区橘黄色病灶对应 ICGA 上的息肉样扩张(强荧光),视网膜上环形渗出

660

橘红色结节、ICGA 早期 6 分钟内脉络膜循环来源的单个或多个结节状强荧光区,如果周围出现液体可合并低荧光晕。息肉状病变和/或相关血管搏动的报告较少,且只有使用视频 ICGA 才能观察到。

## 二、新生血管性 AMD 的干预

### (一) 光凝治疗 CNV

八十年代到九十年代中期黄斑光凝研究组(Macular Photocoagulation Study Group)分别对中心凹下、中心凹旁(<200μm)和中心凹外(≤200μm)边界清楚的 CNV 进行多中心随机对照的激光治疗研究,选择 FFA 造影下位于距中心凹 200 ~ 2500μm 的 CNV 和最初要求最佳矫正视力在 0.2 以上且有合并症状的患者,入组视力标准为 20/40 ~ 20/320,病变区<6MPS 视盘面积(1MPS = 1.77mm²)[45,57]。

治疗效果追踪如下:

1. 中心凹外 CNV　60% 非治疗和 25% 治疗眼发生严重视力丧失(18 个月观察期),54% 治疗眼一年后复发,三年后视力下降到 20/250,这是使用氪激光治疗设备的数据。

2. 中心凹旁 CNV　58% 非治疗眼和 49% 治疗眼 3 年后视力丧失 6 行以上,治疗后复发率达47% ;5 年脉络膜新生血管膜的存在和复发达 60% ~80%(氪红激光数据)。

3. 中心凹下 CNV　激光组入组平均视力 20/125,激光后 3 个月视力下降为 20/250。3 年后膜的存在和复发少于 50%,激光造成视力立即下降。

光凝研究对边界不清楚的 CNV 和中心凹下的 CNV 建议观察。研究中的视力观察标准是使用最佳矫正视力,视力测量使用 Bailey-Lovie 视力表,三行视力丧失相当于双倍最小视角分辨率。符合适应证的光凝治疗对比自然病程的进展还是有益的,但即使选择好适应证,采用合适的激光,也只能减缓视力下降的速度。在进入抗 VEGF 治疗的时代,激光治疗已很少使用,中国指南建议对中心凹外 CNV 仍可使用光凝。

### (二) 光动力疗法

光动力学疗法(photodynamic therapy,PDT)可以选择性地治疗病变区而不伤及邻近的正常组织,因而提供了潜在的治疗 CNV 的可能,特别是中心凹下 CNV。其治疗原理如(图 16-2-16)所示:

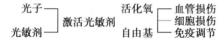

图 16-2-16　PDT 作用机理

Raab[14]1990 年首先报告了使用光激发化学药物在生物系统中的作用,Meyer-Betz 1913 年发现了光敏剂血卟啉衍生物[58](hematoporphyrin derivative,HPD),Dougherty 等人在 50 年代报告 HPD 的合成物具有进入肿瘤特定位置的特性,启动了现代光动力治疗。1978 年 Dougherty[59]等人首先做了较大系列的使用血卟啉和光动力疗法治疗皮肤恶性肿瘤的实验,并显示出部分或完全的作用,以后光敏剂不断改进。

光敏剂可以定位在 CNV 上是通过荧光显微镜证实的。于是开始选择在猴眼上针对试验性CNV 选择各种光敏剂,试验性 CNV 是使用高强度激光破坏 Bruch 膜,导致 2 ~4 周内的 CNV 形成。1987 年 Thomas 和 Langhofer[60]证明双血卟啉(De hematoporphyrin)成功栓塞了猴眼 CNV 不合并脉络膜毛细血管栓塞,Miller 和 Miller B 研究了孟加拉玫瑰红(rose Bengal)的作用[61],同样导致 CNV的破坏而不损伤其他血管。选择光敏剂苯卟啉诱导酸(benzoporphyrin derivative acid,BPD)进入实验室,其血清半衰期降至 30 分钟,大部分在 24 小时内被清除,减少了光敏剂的全身副作用,首先用于皮肤肿瘤的临床试验。试验性 CNV 的治疗选择了联合脂蛋白的 BPD,增强染料稳定性,接着进入各种放射量的试验。

使用脂质的 BPD 波长为 689nm,剂量研究从 0.25~1mg/kg,发现 0.375mg/kg 可以有效闭合 CNV,光斑 1250μm,照射 20~50 分钟,这时的辐照度为 600mW/cm 和 150J/cm 的流量。试验过程设置了组织损伤分级系统:所有 PDT 治疗眼均发现 RPE 和脉络膜毛细血管损伤,偶尔出现外核层细胞密度改变为Ⅰ度损伤,少于 20% 为Ⅱ度,少于 50% 为Ⅲ度,超过 50% 为Ⅳ度,在Ⅳ度损伤基础上看到大的脉络膜血管或视网膜血管损伤为Ⅴ度。用 1mg/kg 脂质的 BPD 进行 PDT 将导致视网膜和脉络膜的Ⅴ度损伤,而 0.25mg/kg,0.375mg/kg,或 0.5mg/kg 则对视网膜保护得很好且 CNV 的血管可以闭锁。在多次试验动物模型成功后,在 QLT 和 CibaVision 公司的支持下 1995 年进入Ⅰ/Ⅱ期临床试验,次年进入Ⅲ期临床试验。

Ⅲ期临床试验结果:12 个月观察期时,治疗组优于不治疗组,以视力下降 <15 个字母作标准,治疗组与不治疗组分别为 67% 和 39%,但复发率高,再次治疗仍然有效。其中 52%~100% 的经典型 CNV 渗漏 1 周后消失,4 周后部分恢复,12 周部分 CNV 扩大,增加剂量亦不能阻止。平均视力 4 周 0.2+,12 周 0.5-,经典为主型 CNV 的治疗效果相对较好,特别在不合并隐匿型病变时[62-64]。随着抗 VEGF 时代的到来,PDT 治疗退居后位。

**（三）视网膜下手术和视网膜转位手术**

在激光治疗老年黄斑变性引起的 CNV 时,中心凹下的 CNV 激光后导致了视力的立即下降,作为一种探索性治疗出现了视网膜下的各种手术方法,最初常用的手术方法是视网膜下 CNV 取出术,以后手术方法有了创新,如黄斑转位术联合组织纤溶酶原激活剂（γ-TPA）治疗视网膜下出血等,近年联合 RPE 移植/RPE 复合体移植的手术干预为彻底解决黄斑区 AMD 作出新的尝试。

1. 视网膜下 CNV 膜取出术（surgery with subretinal neovascularization removal） 1988 年 Juan 和 Macheme 首先发表了视网膜下纤维血管膜和视网膜下血块取出术[65],手术清除玻璃体后在黄斑区内避开中心凹接近 CNV 膜的部位作一切口,分离膜与视网膜的粘连后,用视网膜镊取出视网膜下的纤维血管膜。视网膜下膜取出时常常连带 RPE 取出,病灶部术后表现为 RPE 萎缩,视力随着时间延长逐渐下降,验证了视细胞、RPE 和 Bruch 膜是复合体,共同完成视功能。为了确定手术能否稳定或改善视力,一项多中心随机对照研究（submacular surgery in the treatment of choroidal neovascularization led to the Submacular Surgery Trials,SSTs）[66]对部分经典型 AMD 实施了视网膜下手术,术前视力 0.025~0.2,结果显示术后 24 个月观察组下降 2.1 行,手术组下降 2.0 行,结论:24 个月手术组未改善视力或保存视力。

2. 完全性黄斑转位术（full macular translocation） 完全性黄斑转位术又称 360° 黄斑转位术,Machemer 和 Steinhorst 于 1993 年在兔眼完成了方法学的摸索后,首先在人眼证明了此方法的可行性[67,68]。手术步骤包括:晶状体切除、人工视网膜全脱离、从远周边部（近锯齿缘）360° 解离视网膜,取出视网膜下膜或视网膜下血块,以视盘为中心转位视网膜,用氟化碳液固定视网膜,对解离部的视网膜边缘行激光光凝,硅油填充固定视网膜。视网膜转位术后引起物像的转位,一些专家作了进一步的技术改进[69-71],K. Eckard 对眼外肌进行了逆转位手术[69],使黄斑回到相对正常的位置,减少了物像的偏移。Pertile 和 Claes[62]报告了 50 例患者,平均观察 21 个月（12~36 个月）,66% 视力改善 ≥2 行 Snellen 视力,其中 28% 稳定（±1 行）,6% 视力下降 ≥2 行。术后视网膜脱离和增殖性玻璃体视网膜病变是主要的并发症,可达 19%~25%[72]。

3. 限定性黄斑转位术（limited macular translocation） 为克服大的视网膜切开造成的视网膜脱离、PVR 等并发症,de Juan 于 1998 年开始了限定性黄斑转位术的临床研究[73-75]。手术先在颞上和颞下巩膜部作前后两排缝线,再切除全部玻璃体,然后在黄斑区内作一小的视网膜切开,制造局部的视网膜脱离,再拉紧结扎缝线,致颞侧赤道部巩膜缩短,行气液交换,复位视网膜,这种方法使得黄斑部视网膜发生易位,中心凹下的 CNV 偏离中心凹,视网膜复位后接着接受 PDT 或激光治疗。一项回顾性病例序列报告涉及 101 名患者 102 只眼,术后一年 39.5% 的病例维持 2 行以上视力改善,29% 视力无变化,31.3% 视力下降 2 行以上。CNV 的复发率达 34.6%,65% 复发部位在中心凹下[71,75]。

4. 黄斑视网膜下出血易位术 黄斑中心凹下大量出血后的视力常因血块纤维化导致视力的严重破坏,这部分患者无法实施 PDT,抗 VEGF 也不能阻止纤维化,因此常常是手术干预的适应证。以往是用视网膜下手术取出,取出过程常导致新的大量出血。Lewis 首先报告了用组织纤溶酶原激活剂(γ-TPA)进行纤维蛋白溶解[76],使得血块的清除变得容易。Herriot 在 1997 年报告了手术方法[77]:术中玻璃体腔注入(γ-TPA),联合注入膨胀气体,术后保持俯卧位。也有作者报告单纯玻璃体切除不注入 γ-TPA 也可获取相同比例的视力改善。目前多数采用的方法是清除玻璃体,39G 针头视网膜下注入 γ-TPA(12.5μg/0.1mL),气液交换后注入膨胀气体,术后俯卧位。

5. 自体 RPE 移植 Bruch 膜-RPE 植片的视网膜色素上皮移植手术科学的发展和进步往往不是按照人们预设的方案顺序前进,对顽固疾病的攻克也是如此。脉络膜新生血管型老年黄斑变性,或称湿性老年黄斑变性(wet age related macular degeneration,wAMD),因为它对视觉功能的危害性严重,自然最早成为临床学家的攻克目标。首先吹响进军号角的恰恰是视网膜外科医生们。在抗血管内皮生长因子(抗 VEGF)药物走向前台之前,视网膜外科医生们就已经设计黄斑转位,有限的黄斑移位,单纯切除 CNV(choroidal neo-vasculature)复合体等外科手段挽救残余的视力。

但是这些早期发展的技术遇到的最大问题是术后严重的 PVR,视网膜褶皱等严重并发症[78-80]。同时人们更发现,切除了 CNV 以后黄斑下的 RPE 缺失依然不能恢复视力。于是后来的技术发展又转向黄斑下 RPE 缺失修复的方式和方法。Stanga PE[80],Van Meurs[81],Joussen AM[82],TreumerF[83],Maclaren RE[84]在欧洲兴起了全厚脉络膜片带 RPE 的组织植片转移到黄斑下修复 RPE 的缺失。

这些作者采取的基本方法是通过近黄斑区的视网膜切开,摘除 CNV 复合体以后,将周边区的 RPE 组织片连同全厚的脉络膜以及 Bruch 膜一同移到黄斑下,来修复 RPE 在黄斑下的缺失区。但是后来发现有些植片发生了纤维化[85]。特别有意义的是 Maclaren 等[86]经过 4 年多的观察发现植片失去了活力。

在我国,马志中等在眼球破裂伤眼内发现,脉络膜组织在偶然遭受外伤打击时,于毛细血管层与中血管层之间可以发生规整的层间分离,于是他们想到脉络膜可能通过手术找到这个解剖层次(图16-2-17),并可能用到 RPE 移植片的制作治疗 wAMD。他们从离体眼的解剖研究得到证实。他们又在动物模型眼观察到刮除 RPE 细胞后给神经视网膜带来的组织学损害;又证实了去 RPE 细胞眼一周后移植 RPE 细胞对视细胞的拯救作用[87]。胡运韬等在动物眼实施 RPE 细胞移植的技术可行性[88],在动物研究的基础上,于无望挽救的破裂伤眼球,决定行眼球摘除之前取得患者知情同意后,在体眼内验证获得 Bruch 膜-RPE 植片的技术可行性。实施了不同于欧洲眼科医生采用的全厚脉络膜带 RPE 的植片:Bruch 膜-RPE 植片。

(1) Bruch 膜-RPE 植片的基本手术方式:扁平部巩膜 4 切口玻璃体手术设计。通过水分离技术完成人工视网膜脱离后行颞侧锯齿缘后视网膜180°切开。边掀起网膜瓣,边行网膜下出血清除。到达黄斑下暴露 CNV 膜复合体。当 CNV 与黄斑中心凹有粘连发生时,则在直视下进行分离,避免黄斑孔形成。将游离的颞侧视网膜反转到鼻侧。用自制纯金属条弯成"L"型,压住反转网膜瓣,起固定作用(图16 2 18)[89]。创建黄斑下稳定清晰的操作环境。同时也防止网膜瓣在液流作用下漂浮摆动引起的副损伤。因为是在直视下行 CNV 复合体的摘除,因此可以尽可能地保存 CNV 周围 RPE 的资源。摘除的 CNV 是病理学观察分析的重要资源。

(2) 手术适应证:是否实施自体 RPE 移植,则取决于 CNV 摘除后黄斑中心凹下有无 RPE 的存留。如果中心凹下有 RPE 存留,则不必作移植。清除出血和 CNV 膜后,复位网膜即可结束手术。倘若中心凹下随着 CNV 的摘除,其上的 RPE 也一并丧失(这是最常见的情况);或者历时较久的 CNV,实际上其上的 RPE 已经遭到破坏,CNV 膜表面 RPE 不完整或已消失。另外一种情况是 Gass 2 型的 CNV,CNV 在病变早期就是在黄斑神经视网膜下生成,于 CNV 和视网膜之间本来就没有 RPE 细胞存在,RPE 细胞层被 CNV 病变淹没破坏消失(有时只在生物显微镜下方能看到残缺不全、零乱散在 RPE 组织)。在这些情况下,需要实行 RPE 的移植,修复中心凹下 RPE 细胞层的缺失。

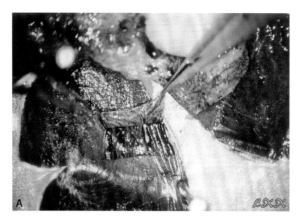
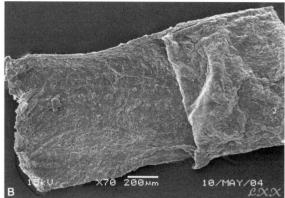
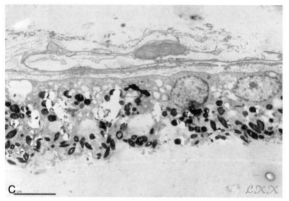

**图 16-2-17 脉络膜组织成分**

A. 在尸眼有一疏松解剖界面可被两把镊子撕开；B. 扫描电镜下见界面光滑；C. 透射电镜下撕下的组织包括 RPE,Bruch 膜和毛细血管成分

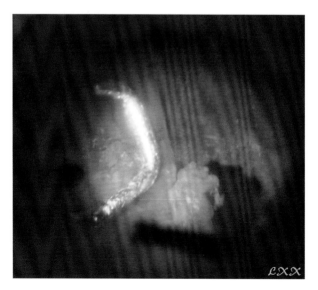

**图 16-2-18 自制 20G 纯金属条压住反折网膜创建稳定网膜下操作环境**

这种手术的手术适应证,最初设计为针对那些 CNV 切除后,中心凹下 RPE 完全缺失的病例。在这种手术开展的早期,当时抗 VEGF 药物尚未成为一线治疗药物,因此这种手术也曾用于渗出性 AMD 的治疗,但后来由于抗 VEGF 药物作为首选治疗,所以这种手术主要用于那些出血性 AMD。它们主要表现为视网膜下出血超出上下血管弓甚至到达锯齿缘,在 B 超下能显著看到视网膜下出血的厚度;或者漏斗状出血性视网膜脱离,常常合并浓厚的玻璃体积血,眼底评价困难。它们常常在接受抗-VEGF 治疗过程中发生,也常常是在行光动力学治疗后的短期内发生,也许是因为经常服用抗凝药物如阿司匹林、波立维和华法林。总之这类患者用抗 VEGF 药物眼内注射无效、或者不能再实施光动力治疗。有少数病例眼内大量出血的同时合并了无光感,如果它们发生在独眼,或者对侧眼视力在生活盲以下的患者,为了挽救视力也会成为这种手术的适应证。

(3) Bruch 膜-RPE 植片的制作方法:在视网膜下出血(可能是新鲜出血,也可能是陈旧出血,更可能是"饼干"样的成形物)和 CNV 膜复合体被摘除后,存留 RPE 的总体状况就会暴露在手术视野下。一旦决定实施自体(同眼)RPE 移植,(如果术者右手为优势手)需要选择中周区颞上(右眼)或鼻上(左眼)区作为移植片供区。原因是这两个区域最便于操作。同时太靠周边区,脉络膜很薄,取植片的边缘区电凝后脉络膜变的更薄,很难找到毛细血管与中血管层之间的解剖层次,以致使植片分离失败。

制作植片第一个重要的步骤是电凝。在 4mm×4mm 方形,或直径为 4mm 的圆形植片制作区周围实行适度电凝是以后几个关键步骤的保障。所谓适度是指把毛细血管层的血管凝固闭塞,而不能能量过大将大中血管也完全闭锁,那样会使植片区的血流停止,而迅速变薄失去组织弹性。失去组织弹性的脉络膜进行板层分离几乎是不可能的。

寻找毛细血管层与中血管层间的组织层次。也就是植片制作的起始部分。操作到这步,必须采用双手操作,也就是助手经第四切口进入光导辅助照明,并不是植片周围的任何部位都容易找到层次,需要用尖端锋利的 MVR 刀(尖端呈刃状的 MVR 刀不适于这个操作)刀尖轻划开 Bruch 膜,这里注意是用刀尖划的力,而不是切的力!划开的 Bruch 膜的切口是齿状的,不是整齐的切痕。单纯划开 Bruch 膜的切口下面会发现一个疏松的组织层面,特点是不出血,如果是出血了,就一定是深了,需要在别处重新开始。

找到这个层面后,尽可能将其延长达到植片边缘全周。实际工作中很难做到,因为有些部位这个层面并不显著。通常将这个层次找到 1/2 周长以上,就可以使用一种自己设计的剥离子,被弯成"S"形,用锐度适度前端伸进(图 16-2-19)那个疏松的层面进行轻轻分离。只要层次最初找得正确,分离很容易(图 16-2-20)。如果在分离过程中发现"袋口"有出血的"烟雾"说明剥离子误入了深层碰到了较大血管,应该终止在此处前进,另选它处进入。

一旦分离面积足以拉起一个被镊子拉住的组织瓣,则另手持镊将组织瓣轻轻掀起,右手持锐利剪刀,边锐性分离前行(图 16-2-20B),边剪开植片边缘。只要直视看到植片分离的界面,准确性显著提高,效率显著提高。直到将植片完全游离。

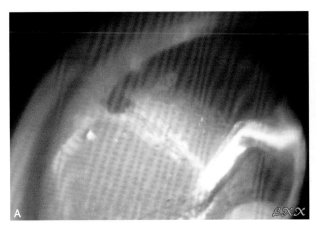

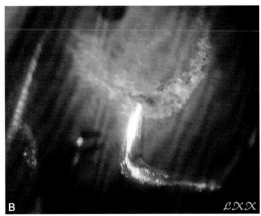

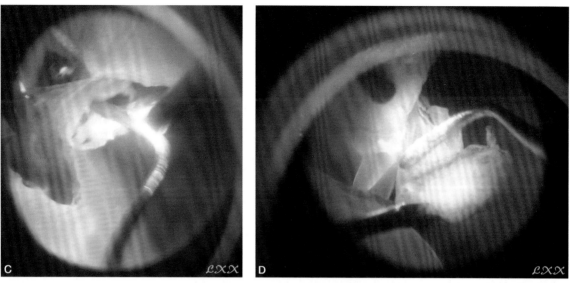

**图 16-2-19　自制钛合金剥离子**

A. 镰韧内撇；B. 镰韧内撇；C、D. 尖端直前的剥离子

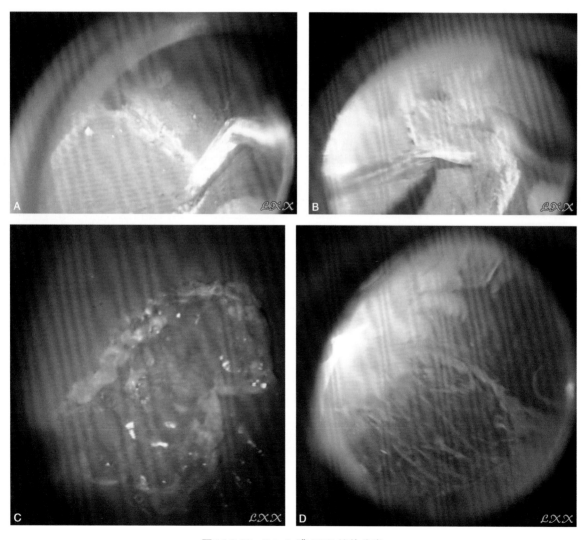

**图 16-2-20　Bruch 膜-RPE 植片分离**

A. 剥离子沿 Bruch 膜下疏松层的分离；B. 镊子夹起撬起的边缘，用剪刀行锐性分离；C. 做好的植片；D. 分离下植片后剩余脉络膜组织表面观

（4）植片的固定、展平和位置调整：植片一旦游离后,需要始终保持镊子的夹持状态,撤出右手的剪刀,换成氟碳液注射器,针头对准植片,缓缓推注氟碳液成一"液球",将植片压在氟碳液下。在这个环节中需要注意一个细节。当"液球"形成以后,不能立即放开持有植片的镊子,同时不可中断氟碳液体的推注,逐渐扩大"液球",令氟碳液面完全淹没夹持植片的镊子尖端,确认植片完全被氟碳液压住后再缓缓松开镊子。如果"液球"不足够大时,由于氟碳液体的表面张力大的原因,它与Bruch膜表面接触面积很小,倘若此时中止继续推注,"液球"容易在凹面眼底发生滚动。滚动的"液球"很容易将脱离镊子的植片粘在球体表面。而且由于氟碳液体比重显著大于植片比重,所以迅速上移到球体表面。此时如果巩膜切口不够严密而漏液时,漂在氟碳液表面的小小的植片会迅速被液流的漩涡卷走,卷走的植片一旦飞走便难以找寻。

压在氟碳液下的植片通常会有边缘的向上卷折或向下卷折,需要在氟碳液下用剥离子进行展平,同时注意保护RPE细胞层不被损伤。展平后再行合适位置的调整。为了避免这个不必要的操作,在用氟碳液固定植片时,即将植片的一部分搭在已经反转的中心凹的背面,这样一旦将植片固定在这个位置以后,不必再做植片操作,只需用器械轻轻拨动反折处的视网膜,植片会借助氟碳液的下沉力,将植片自然掖进中心凹与视盘中间的网膜下间隙。而当视网膜反折回位以后植片的中心区域也正好位于中心凹下。

（5）"双氟碳液"操作技术之网膜复位：植片被氟碳液体固定在Bruch膜之上,即网膜下间隙。在使反转到鼻侧的视网膜瓣重新复位时需要移除网膜下的氟碳液。但是吸除氟碳液又不致使植片移位成为技术的难点。解决的办法是在反转的网膜"兜袋"中（即视网膜的正面）注入适当量的氟碳液,使视网膜上面和下面都充盈着氟碳液。这样当缓缓将网膜下氟碳液吸除时,视网膜上的重液跟随着网膜下的后退而前进,不给予植片被浮起的机会,于是解决了植片移位问题。因此将其称为"双氟碳液"操作技术。后极部视网膜完全复位后,可以透过透明的网膜观察到植片的位置。彻底移除网膜下氟碳液,并向玻璃体腔添加氟碳液体使全网膜复位。

视网膜光凝和充填物：全部网膜复位后,需检查复位网膜的切开缘是否存在反折、褶皱,展平后需在切开边缘实行3~4排光凝,一般行360°光凝。如果合并有白内障摘除,光凝完成后需要人工晶体植入。气-液交换后填充物以硅油为优,一般情况3个月时移除硅油。如果需要在移除硅油手术时,可行后囊的中心部切除。

（6）术后评价大体可以分成四个方面：

1）组织、解剖和结构的评价。这包括植片的组织学观察分析（图16-2-21）,眼底视网膜复位状况,并发症的发生状况,比如PVR的发生状况等。而植片的活力是评价的核心问题。植片的表观性状是最基本和一般的指征。成活良好的植片,眼底观察或者眼底彩像应保持RPE层的均匀棕色外观（图16-2-22）。退行或失活的植片首先是脱去色素并被纤维样组织替代。荧光素眼底血管造影棕色素分布均匀的植片应当能像通常那样具备遮挡背景荧光的功能（图16-2-23A）。植片下的脉络膜血管建立再灌注（图16-2-23B）。OCT在评价植片本身与其上的感觉层视网膜复位状况和结构状况提供重要信息,同时对植片下脉络膜组织的大体情况及原发病变的稳定情况提供有价值的信息（图16-2-24）。

2）视力是术后视功能恢复状况最基本的指标,也是与行为指标相互印证的重要参照指标。ETDRS评分在行统计学意义的评价固然能提供较为客观的数据,但是ETDRS视力表直接换算出的LogMar视力和Snellen视力会为医生和患者提供更为直观的概念。

3）多焦视网膜电图能提供有限的感觉层视网膜功能在统计学意义上的数据,但可靠性较差,常与行为学的评价不相一致。尤其是人为的区域性单位划分与眼底的部位没有一致的对应关系,因此不可能为植片区域的感觉层视网膜功能评价提供帮助。

4）在术后评价中,比较有客观价值的特殊检查方法是微视野（图16-2-25）。因为这种视野检查方法能提供每个视网膜区域对光刺激的反应值,并且能对应相应部位,植片所在部位的视网膜功能状况有了客观参考。与此同时又给出程度的数值,还有一个重要的作用是提供中心固视的状况。因此这项检查是视功能评估较为有力的工具。

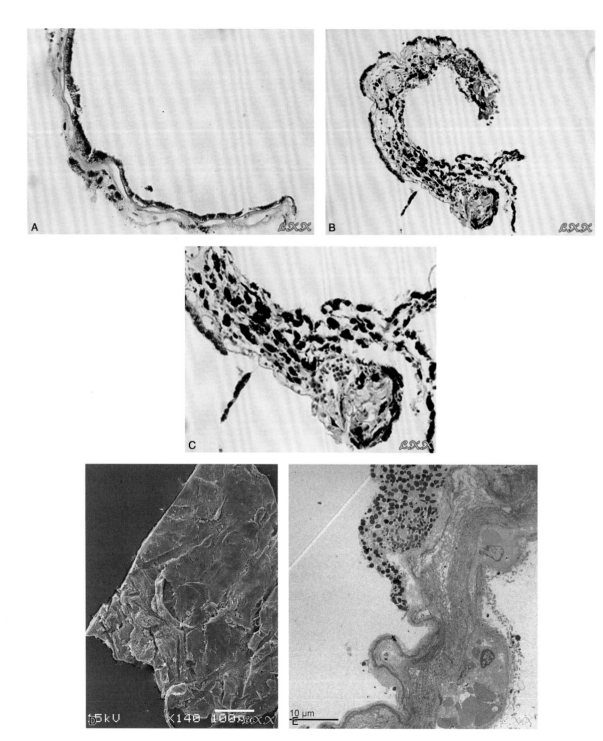

**图 16-2-21　手术制作植片与外伤脉络膜劈裂活检组织的比较**

A. 手术制作植片只包含毛细血管层、Bruch 膜及 RPE 细胞；B、C. 外伤所致脉络膜劈裂组织毛细血管充血、含有脉络膜组织和较大血管，血管内含有多量炎性细胞；D. 植片的手术剥离界面扫描电镜显示界面光滑并见大血管压迹；E. 透射电镜下植片包括 RPE，Bruch 膜和毛细血管成分

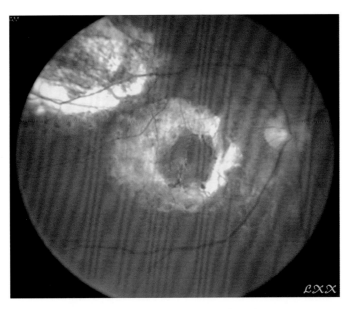

图 16-2-22 有活力移植片的棕色(2 年后)

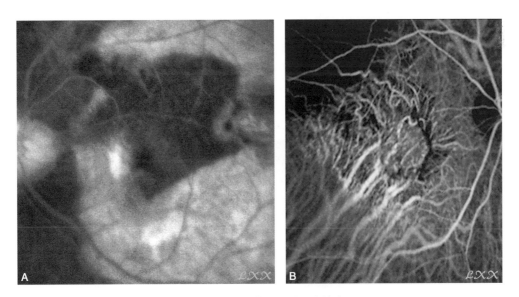

图 16-2-23 植片植入后眼底检查
A. FFA 示植片遮挡背景荧光作用;B. ICGA 示植片下脉络膜血管的再建(移植后 2 年)

669

**STRATUS OCT**
**Proportional Process Report - 4.0.5 (0076)**

Li, ju-ren 060678

DOB: 12/14/1943, ID: NA, Male

Scan Type: Fast Macular Thickness Map  OS

Scan Date: 7/10/2006

Scan Length: 6.0 mm

## OCT Image

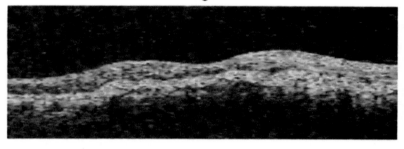

## Fundus Image

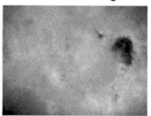

| Signal Strength (Max 10) | 6 |
|---|---|

## Scanned Image

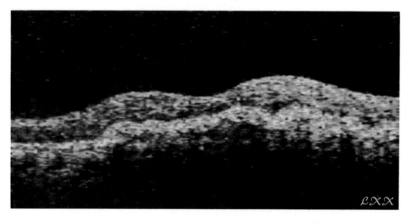

图 16-2-24　OCT 对植片状况的评价

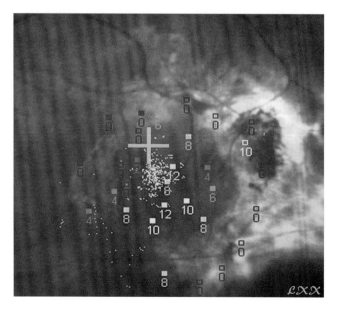

图 16-2-25　微视野计对植片区域视
网膜功能的评价

（7）Bruch 膜-RPE 植片手术与全厚脉络膜带 RPE 植片手术的比较:Bruch 膜-RPE 植片手术概括起来有以下不同:

1）手术设计一致:采用周边颞侧 180°视网膜切开,全厚脉络膜植片手术采用近黄斑的视网膜切口,前者避免了黄斑区的损伤(图 16-2-19)。可能是 PVR 较少发生的原因[90]。

2）黄斑下的手术操作在直视下进行,CNV 膜摘除操作更准确,处理脉络膜出血主动,可有效保存 RPE 组织资源。放置植片操作准确可靠,可以准确剥离中心凹下的粘连,避免黄斑孔发生。后者是隔着视网膜操作。

3）采用视网膜瓣的固定器械,克服了操作中视网膜飘动,避免了网膜损伤,使术野暴露充分,手术环境稳定为黄斑下难度大的手术操作创造了条件。

4）植片更薄,更符合植片的原则要求,更容易重建植片的血运。

5）手术规模比全厚脉络膜植片手术更大,制造植片操作难度大,学习曲线长。

（8）Bruch 膜-RPE 复合移植片的拓展技术——单层 RPE 植片移植

在 Bruch 膜-RPE 复合移植片在临床应用过程中,发现这种植片的手术制作技术难度较大,耗时、学习曲线长,临床应用普及起来存在一定障碍。与此同时抗 VEGF 药物也在临床上广泛得到应用。因此这种手术技术的主要对象也逐渐集中在那些在光动力治疗和抗-VEGF 治疗过程中突发广泛出血的病例,或者以广泛出血为临床表现得息肉样脉络膜血管病变(PCV)的病例。在这些病例中,清理完网膜下广泛出血以后,大多能发现广泛的 RPE 脱离。当摘除 CNV 复合体的时候,因为它常与 CNV 相连,同时又已经与 Bruch 膜完全分离,因此常常与 CNV 一同被撕下。

这些来自经历缓慢过程发生 PED 的组织片,与通过手术器械急性刮除下的 RPE 组织(通常是如"蚁类"状的碎渣,连不成片)完全不同。它们形成一个完整的 RPE 组织片(图 16-2-26A),其韧度在水下完全可以承受手术器械的操作。是什么使 PED 上的 RPE 组织连成片状? 自然引起进一步研究的兴趣。组织学观察看到在 RPE 细胞底部有一层连续的、均匀一致的膜样组织(图 16-2-26B)。在扫描电镜及透射电镜下观察证实,这层组织是 Bruch 膜的最内层,即 RPE 的基底膜从内胶原层分离了下来(图 16-2-27)。这便解释了 PED 的 RPE 组织连续的原因。

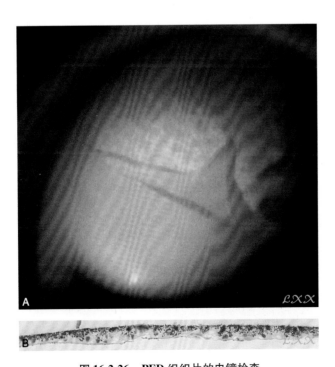

**图 16-2-26　PED 组织片的电镜检查**
A. 色素上皮脱离区的 RPE 成完整的组织片;B. 连续的 RPE 下可见一层薄的膜样组织

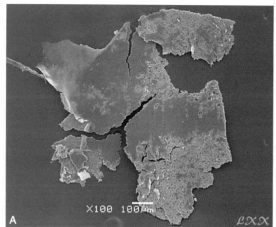

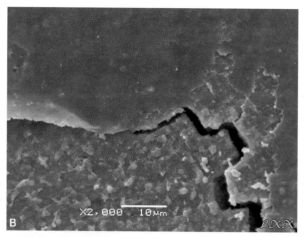

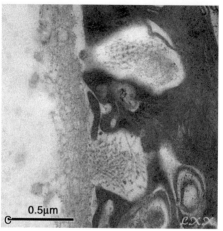

**图 16-2-27**

A. 在 RPE 底面扫描电镜下为光滑的膜样组织;B. 在膜的缺损处可见 RPE 的底;C. 扫描电镜下膜的细纤维伸入到 RPE 细胞实质,证实此膜为 RPE 基底膜(Bruch 膜的最内层)

接下来的问题是,这种容易获得的组织资源能否作为移植物呢?如此一来,不仅能把这些将被抛弃的组织有效利用,同时又达到了修复中心凹下 RPE 缺失的目的。可是这些 PED 上的 RPE 细胞还有活力吗?将手术中获取的 PED 上面的 RPE 组织即时作共聚焦显微镜观察证实它们依然具有活力(图 16-2-28)。进一步透射电镜观察看到:这些细胞的紧密连接存在,线粒体存在,空泡化明

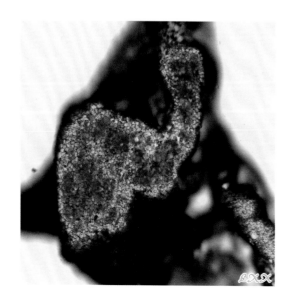

**图 16-2-28** 色素上皮脱离区 RPE 手术中收集后立即行共焦显微镜观察看到的自发荧光

显,但证实它们的细胞基本结构没有受到破坏。同时它们依然有吞噬外节的功能,但是脂褐质成分增加,说明细胞的功能存在,但功能下降(图16-2-29)。将这些细胞送去体外培养,它们依然可以生长和传代,传三代后的细胞依然生长良好(图16-2-30)。

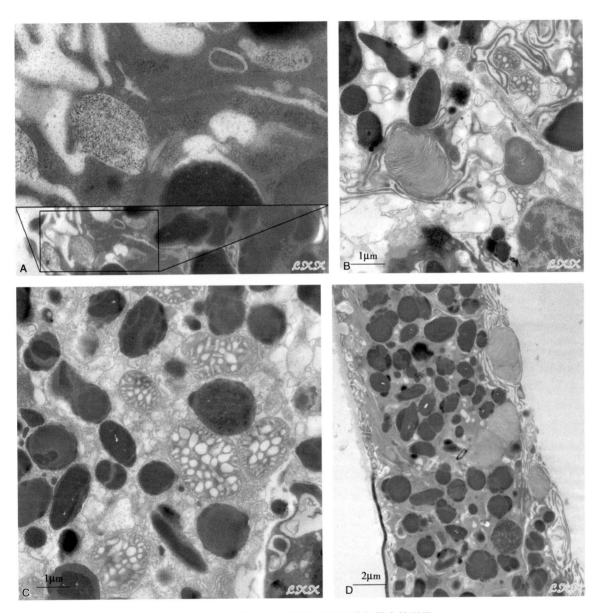

**图16-2-29　来源 PED 区域 RPE 细胞扫描电镜所见**
A. 细胞紧密连接存在;B. 可见被吞噬的外节;C. 线粒体结构存在但多空泡;D. 脂褐质积聚增多

这些研究有力地支持了这些来自 PED 的组织片可以作为组织移植物。从而在以后此类手术中,只要这种组织资源可得,这种手术植片被越来越多地采用。临床评价表明,它们的临床效果可与 Bruch 膜-RPE 复合植片比拟[91]。

由于这种植片的被采用,简化了制作复合植片的复杂手术程序,使整体手术时间缩短,减少了手术并发症的风险,手术趋于更加简单,普及可能性更大,适用范围更广。

**(四)　新生血管性 AMD 的药物治疗**

AMD 的药物治疗主要聚焦于2个领域:一是阻止玻璃膜疣的形成或促进玻璃膜疣的吸收,是一种对病变进展的预防性治疗;二是"血管生成"(angiogenesis)抑制剂,抑制渗出性 AMD 的新生血管形成,因为急性视力下降是由于活动性病变所导致。

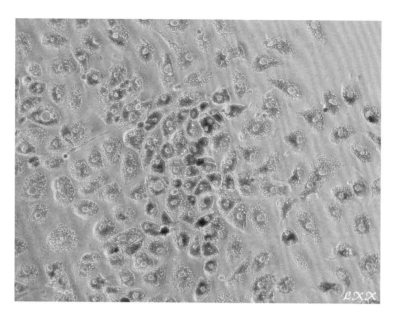

图 16-2-30　来源于色素上皮脱离区的 RPE 细胞体外培养的生长状况

由于 AMD 的发病机制不清楚,被手术切除的标本上有血管内皮生长因子(VEGF)、成纤维细胞生长因子(bFGF)等,但由于没有新生血管性 AMD 的动物模型,仍不能很好地理解致病环节。这种情况下最好选择覆盖广的非特异性的血管生成抑制剂。特定的抗血管生成制剂有:

1. 抗炎症药物(antiinflammatory drugs)　CNV 的组织标本中有炎症反应,糖皮质激素(steroids)和非甾体抗炎药(nonsteroidal anti-inflammatory agents,NSAIDs)如吲哚美辛[92](indomethacin)和舒林酸(sulindac)[93]在一些动物模型中显示可以抑制炎症,同时有直接抗血管生成的作用。如血管静止性激素(angiostatic steroids)显示有抗血管生成作用[94],但没有糖皮质激素的副作用。

2. 干扰素(Interferon)　1991 年 Fung 在实验室发现干扰素-α 能够抑制内皮细胞移植,以后对几个患者进行试验未显示疗效,在 Ⅱ 期和 Ⅲ 期均未获得成功[95,96]。

3. 白细胞介素(interleukin 12,IL-12)　IL-12 被观察到在体内有潜在的抗肿瘤活性,但在试管内不能杀伤瘤细胞,在角膜血管生成的模型中被 VEGF 或 bFGF 启动后有很强的抗血管生成活性。但由于眼内新生血管试验中显示明显的毒性,终止了进一步的尝试[97]。

4. 抗血管内皮生长因子(anti-vascular endothelial growth factor,anti-VEGF)　1948 年 Isaac Michelson 首次提出视网膜能够合成血管因子,1970 年 Folkman 证实肿瘤生长关联到肿瘤的血管化,1989 年包括 Ferrara 等人确定了肿瘤血管通透因子(tumour vascular permeability factor,VPF)造成血管的高通透性,后来在牛体内找到了这个蛋白,命名为 VEGF[98]。VEGF 在新生血管性 AMD (nAMD)和糖尿病眼内发现过表达,发现的主要是 VEGFA,它是 VEGF 家族中的一部分(图 16-2-31),家族中还有 VEGF-B,C 和 D,以及病毒类似的 VEGF-E,此外还有胎盘生长因子(placental growth factor,PIGF)。人类 VEGFA 有 4 个不同的异构体:VEGF121、VEGF 165、VEGF 189 和 VEGF 206。VEGF 主要与两种酪氨酸激酶受体(receptor tyrosine kinases,RTKs)受体结合,分别为 VEGFR-1(Flt-1)与 VEGFR-2(KDR,Flk-1)。VEGFA 是一个重要的诱导通透性发生的因子(图 16-2-32),比组胺强 50 000 倍。VEGF 的识别扭转了新生血管性 AMD 的治疗,大量的基础实验聚焦在 VEGF 信号通道的不同环节,力求找到高效的药物[98]。

(1)贝伐单抗和雷珠单抗:目前用于新生血管性 AMD 临床治疗的抗 VEGF 药物称结合 VEGF 类药品(VEGF binding agents),主要有 VEGF165 的适体 pegaptanib 商品名 macugen),由于临床作用不能稳定视力,逐渐退出临床应用;贝伐单抗 bevacizumab(商品名 avastin)和雷珠单抗(商品名 lu-

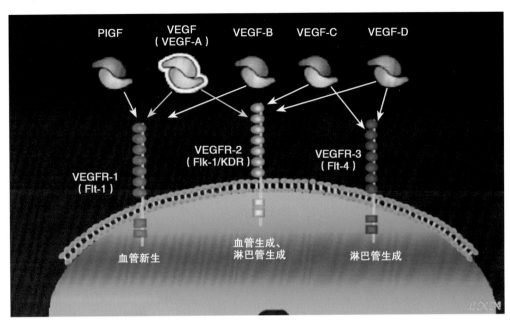

图 16-2-31　VEGF 家族

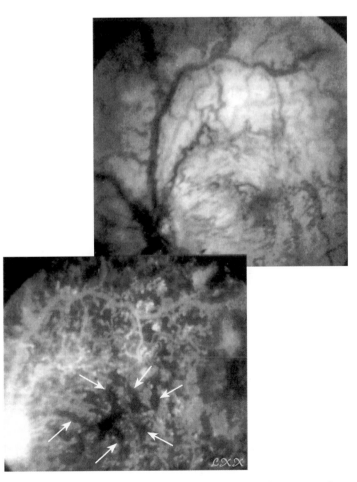

图 16-2-32　**VEGFA** 是一个重要的诱导通透性发生的因子,图取自灵长类视网膜,上图作为对照,下图眼内注入 VEGF,导致弥漫性血管渗漏

centis)作用在 VEGF 的受体,抑制 VEGF 受体的活性,贝伐单抗 bevacizumab 是 VEGF 的人源化全长单克隆抗体,可结合所有的 VEGF 异构体。贝伐单抗(avastin)在 2004 年美国 FDA 批准上市治疗结直肠肿瘤的药物,后来在短尾猴眼用激光诱导的 CNV 经全身给药证明有效后,P. Rosenfeld 启动了全身用药治疗新生血管性 AMD 的临床试验(SANA)[99],证明了贝伐单抗的安全性和有效性。之后开始了贝伐单抗玻璃体腔注药的研究和临床使用,不断的个案和病例序列报告贝伐单抗治疗 nAMD 是有效的。近年来也被广泛用于眼内新生血管性疾病的治疗,2010 年获得我国药监局批准上市。雷珠单抗 ranibizumab(商品名 lucentis)是第二代人源化抗 VEGF 重组鼠单克隆抗体片段,与 VEGFA 具有高度亲和性,分子量小于贝伐单抗,与 VEGF 结合仅有一个位点。其结合部位位于第 88~89 个氨基酸。雷珠单抗与所有亚型的 VEGF 结合并使其失活,包括可溶性 VEGF110、121、165 亚型和组织结合型 189 和 206 亚型。尽管只有一个与 VEGF 结合的片段,单该药物与 VEGF 的亲和力通过对 5 个氨基酸的修饰而得到加强,使其结合力是贝伐单抗的 3~6 倍。雷珠单抗的半衰期较贝伐单抗短,其玻璃体腔内半衰期仅为 2~4 天。在动物模型中,玻璃体腔注射有效地减少了视网膜和脉络膜新生血管的生长,以及血管的渗漏。雷珠单抗的分子量是 76kDa,玻璃体腔注射后能够很好地穿透视网膜[99,100]。雷珠单抗有 2 个Ⅲ期临床,一是针对经典为主型 CNV 的多中心前瞻随机 PDT 对照的Ⅲ期临床试验(ANCOH study)[101],另一是针对隐匿型和微小经典型 CNV 的多中心前瞻随机对照Ⅲ期临床试验(MARINA study)[102],两项研究确定了雷珠单抗在 nAMD 的经典为主型、隐匿型/微小经典型 CNV 治疗中的优势(图 16-2-33,图 16-2-34),药物的眼部和全身安全情况良好,标志着新生血管性 AMD 治疗的新时代开始。

雷珠单抗(商品名:诺适得 lucentis)于 2006 年 7 月被 FDA 批准在美国用于治疗所有类型的新生血管性 AMD。欧洲药物管理局(EMA)于 2007 年 1 月批准其在欧洲国家使用。雷珠单抗的批准剂量为 0.5mg。严格每月应用 OCT 监测进行按需治疗,一旦发现积液即进行注射,可保证取得最佳视力效果。欧洲的官方产品标签推荐每月玻璃体腔注射直到连续 3 个月复查获得最佳视力。因此,患者应该每月检查视力。当监测到湿性 AMD 引起视力下降时,需要继续进行治疗。

由于雷珠单抗的月治疗尚未得到医疗保险的全部偿付,贝伐单抗作为非适应证(off-label)在广泛地使用,从 2005 年起,很多非对照的和回顾性的病例序列研究显示,贝伐单抗在治疗新生血管性 AMD 中具有良好效果[103-106]。贝伐单抗可由原始包装分装为 0.05ml 含有 1.25mg 的单次剂量。眼内应用偶有非感染性轻度至重度的眼内炎(153 例报道,无严重后遗症)和单个群体的感染性眼内炎(12 名患者),与不恰当的药物分装有关[107,108]。无菌条件下准备单次剂量,并及时使用,可以避免可能导致眼内炎症反应的污染扩散和聚合物形成[107]。贝伐单抗的有效和价格的低廉使得药物普遍使用,由于缺少眼内用药安全性的评估和与雷珠单抗有效性的对比,美国开展了雷珠单抗和贝伐单抗的多中心、随机、对照研究,即 CATT 研究[109]。CATT 研究是一项单盲的实验,1208 名新生血管性 AMD 患者随机按月或按需玻璃体腔注射雷珠单抗或贝伐单抗,并每月进行评估。1 年时,按月注射贝伐单抗和雷珠单抗的效果相同,二者有 0.5 个字母的差异,视力分别提高 8.0 和 8.5 个字母。按需注射贝伐单抗和雷珠单抗效果相同,视力分别提高 5.9 和 6.8 个字母。然而,按需注射和按月注射贝伐单抗的比较结果并不明确。按月注射雷珠单抗组的中央视网膜厚度(CRT)平均下降幅度(196μm)比其他组大(152~168μm)。接受贝伐单抗或雷珠单抗治疗的患者的死亡率、心肌梗死、中风的发生率相近(P>0.20)。尽管数据显示贝伐单抗治疗组具有严重全身不良事件(主要是住院治疗)的患者比例高于雷珠单抗治疗组(24.1% 和 19.0%;危险比 1.29;95% CI 1.01~1.66)但试验并未针对全身不良反应设计,故数据不能完全说明问题。2 年后,两种药物治疗组死亡率和动脉血栓事件的发生率相似(P>0.60),但贝伐单抗组发生一种或多种全身严重不良事件的患者比例高于雷珠单抗组(39.9% 比 31.7%;矫正的危险比 1.30;95% CI 1.07~1.57;P=0.009)。不论是入组时即进行按需治疗,还是按月治疗 1 年以后改为按需治疗,按需治疗者总体视力提高较少。

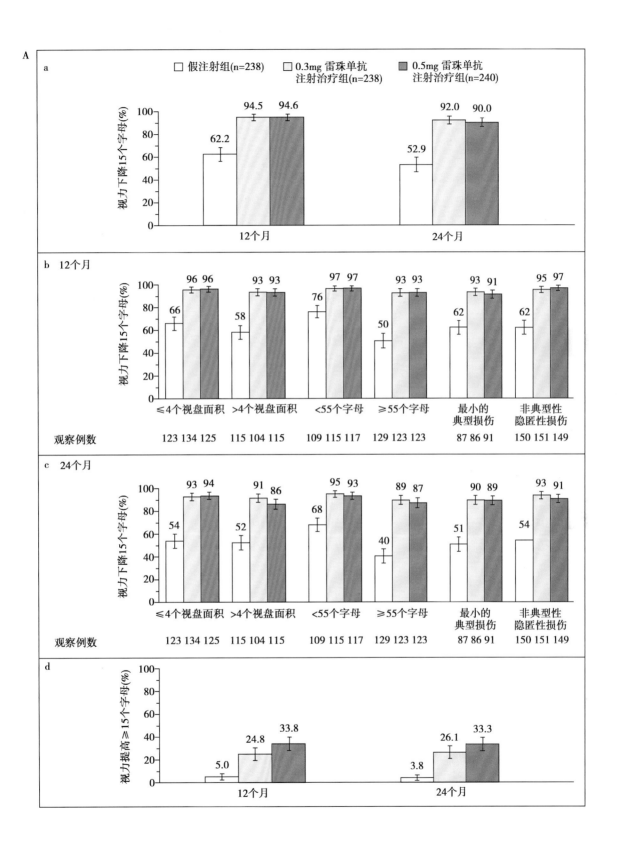

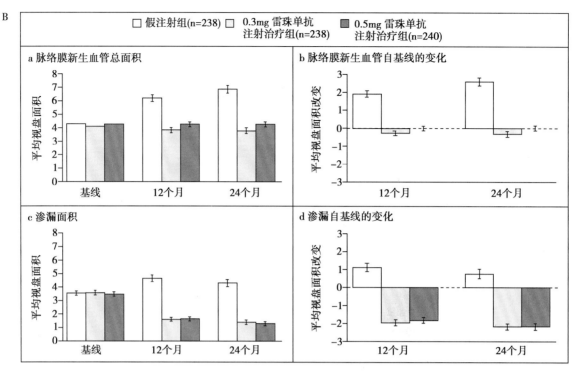

**图 16-2-33　MARINA 研究**

A. 与假注射组相比,12 个月和 24 个月时,雷珠单抗相关的视力下降或提高的比例。在 12 个月时,0.3mg组视力平均提高 6.5 个字母,0.5mg 组提高 7.2 个字母,假注射组下降 10.4 个字母(各组比较 P<0.001)。24 个月时视力的提高仍可保持。12 个月时,各剂量雷珠单抗组比假注射组平均视力提高约 17 个字母,24个月时 20~21 个字母;B. 脉络膜新生血管和渗漏的平均(±SE)改变。在 12 个月和 24 个月时,与基线时相比,每个雷珠单抗治疗组和假治疗组的平均改变均有显著差异(各组比较 P<0.001),雷珠单抗治疗较优

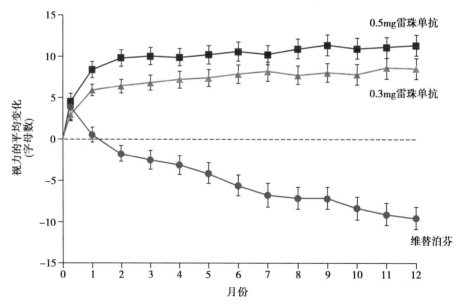

| 对比基线的平均变化 | (day 7) | | | | | | | | | | | | |
|---|---|---|---|---|---|---|---|---|---|---|---|---|---|
| 0.5mg雷珠单抗 | +4.6 | +8.4 | +9.8 | +10.0 | +9.9 | +10.2 | +10.6 | +10.2 | +10.9 | +11.4 | +10.9 | +11.1 | +11.3 |
| 0.3mg雷珠单抗 | +2.9 | +5.9 | +6.4 | +6.8 | +7.2 | +7.4 | +7.9 | +8.2 | +7.7 | +8.1 | +7.8 | +8.6 | +8.5 |
| 维替泊芬 | +3.9 | +0.5 | −1.8 | −2.5 | −3.1 | −4.1 | −5.6 | −6.8 | −7.1 | −7.1 | −8.3 | −9.1 | −9.5 |

**图 16-2-34　ANCHOR 研究**

自基线至第 12 个月时视力的平均(±SE)改变。视力得分在不同时间的平均改变,显示在第一年,每个月每个雷珠单抗治疗组的数值都显著高于维替泊芬组(P<0.001),首次治疗后 1 个月,0.3mg 雷珠单抗治疗者平均视力提高 5.9 个字母,0.5mg 组提高 8.4 个字母,并随时间增加;到 12 个月时,0.3mg 组平均提高 8.5 个字母,0.5mg 组提高 11.3 个字母。相反地,维替泊芬组在第一个月后,视力逐月下降,到 12个月时平均下降 9.5 个字母

2 年时 BCVA 的差异与治疗 1 年时相比有所增加,按月注射雷珠单抗者得分最高,而按需注射贝伐单抗者得分最低。重复治疗指征依据 BCVA 的下降或 OCT 显示黄斑积液的形态学证据,目前没有依据积液类型和积液部位行再治疗的数据(图 16-2-35)。

第二个影响力较大的比较雷珠单抗和贝伐单抗的临床试验是英国完成的 IVAN 研究[111],研究中 610 名患者随机接受雷珠单抗或贝伐单抗治疗,按月(连续)注射或按需(不连续)注射,连续注射 3 次,并每月进行观察。随机治疗后 1 年,贝伐单抗和雷珠单抗的差异不明显,(贝伐单抗减去雷珠单抗−1. 99 个字母,95% CI:4. 04 ~ 0. 06)。不连续治疗和连续治疗效果一样(不连续治疗减去连续治疗−0. 35 个字母;95% CI:2. 40 ~ 1. 70)。使用 2 种药物的患者发生严重全身不良事件的比例没有差异(OR:1. 35;95% CI 0. 80 ~ 2. 27;P = 0. 25)。贝伐单抗组血清 VEGF 浓度较低(几何平均比 0. 47;95% CI 0. 41 ~ 0. 54;P<0. 0001),不连续治疗组较高(几何平均比 1. 23;95% CI 1. 07 ~ 1. 42;P = 0. 004)。2 年后,贝伐单抗仍然不能达到 NI(平均差异−1. 37 个字母,95% CI:3. 75 ~ 1. 01;P = 0. 26)[112]。此外,不连续治疗也没有达到 NI 水平(−1. 63 个字母,−4. 01 ~ 0. 75;P = 0. 18),即不论使用何种药物,减少重复治疗的次数都会导致治疗效果的轻度下降。动脉血栓事件或因心脏衰竭住院的频率在雷珠单抗组[314 名患者中有 20 例(6%)]和贝伐单抗组[296 名患者中 12 例(4%);OR:1. 69,95% CI 0. 80 ~ 3. 57;P = 0. 16]之间,以及连续治疗[308 名患者中 12 例(4%)]和不连续治疗组[302 名患者中 20 例(7%);OR:0. 56,0. 27 ~ 1. 19;P = 0. 13]之间都没

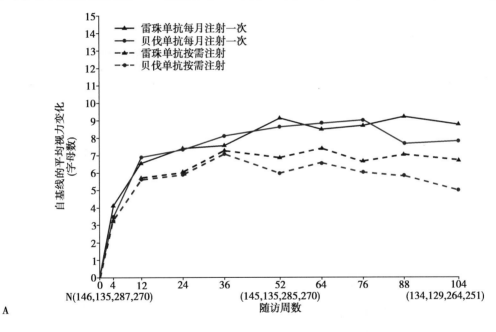

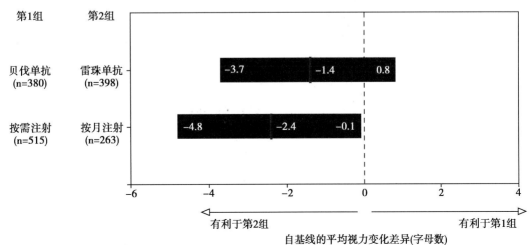

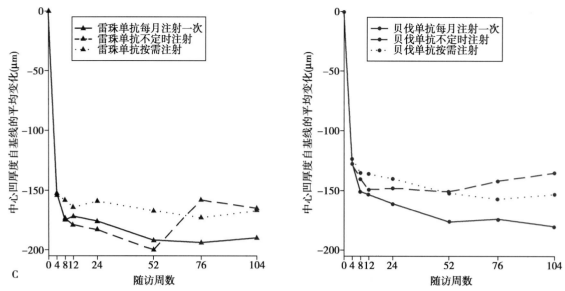

**图 16-2-35　CATT Study**

A. 从实验开始相同剂量治疗方案患者 2 年视力的平均变化。雷珠单抗按月、贝伐单抗按月和雷珠单抗按需都符合非劣效标准,而贝伐单抗按需导致不确定的结果,其非劣效未被证明。2 年时从基线视力平均增加字母数雷珠单抗按月组为+8.8,贝伐单抗按月组为+7.8,雷珠单抗按需组为+6.7,贝伐单抗按需组为+5.0。平均视力提高方面按月治疗组要高于按需治疗组。由按月治疗转为按需治疗导致 2 年时视力平均下降 2.2 个字母;B. 相同剂量治疗方案治疗 2 年,患者 2 年时视力平均变化的差别和95%置信区间。贝伐单抗治疗患者和雷珠单抗治疗患者平均提高的差别是-1.4 个字母。按需治疗患者和按月治疗患者平均提高的差别是-2.4 个字母;C. 药物组内不同剂量从实验开始中心凹厚度的平均变化:雷珠单抗和贝伐单抗。按月治疗平均提高优于按需治疗。液体消失的比例在贝伐单抗按需治疗组的 13.9% 到雷珠单抗按月治疗组的 45.5% 之间[103]

有差异。连续治疗组的死亡率低于不连续治疗组(OR:0.47,95% CI 0.22 ~ 1.03;P = 0.05),但不同药物组间没有差异(OR:0.96,0.46 ~ 2.02;P = 0.91)。安全性方面,CATT 和 IVAN 研究的汇集分析显示雷珠单抗的死亡率较低,药物之间没有任何具有统计学差异的结果(P = -0.34 和 P = -0.55)。CATT 发现的贝伐单抗出现严重不良事件比例增加的情况也存在于 Meta 分析之中(P = -0.016)。但是 CATT 和 IVAN 研究设计并不是用于验证两种药物之间这种很小差异的系统不良反应,所以得不出结论。

GEFAL 研究是在 38 家法国眼科中心进行的一个多中心、前瞻性、NI、双盲、随机临床试验[113]。患者随机安排接受玻璃体腔贝伐单抗(1.25mg)或雷珠单抗(0.50mg)注射。医院药房负责准备设盲和分发治疗药物。患者按照最初每月一次共 3 次玻璃体腔注射负载治疗,随后 9 个月每月随访,按需治疗(如有活动性疾病这是 1 次)的方案随访 1 年。501 例患者进行了随机化。在完成方案分析中贝伐单抗并不低于雷珠单抗(贝伐单抗减雷珠单抗:+1.89 个字母;95% CI -1.16 ~ +4.93,P < 0.0001)。平均注射次数贝伐单抗组为 6.8 次,雷珠单抗组为 6.5 次(P = 0.39)。两种药物均降低黄斑中心厚度,贝伐单抗平均 95μm,雷珠单抗 107μm(P = 0.27)。最后一次随访视网膜下或视网膜内液体、荧光素眼底血管造影检查造影剂渗漏或脉络膜新生血管面积变化方面没有统计学差异,但是雷珠单抗可能解剖结构恢复更好。严重不良事件患者的比例贝伐单抗组为 12.6%,雷珠单抗组为 12.1%(P = 0.88)。两组严重全身或眼部不良事件患者的比例相似。

(2) 阿柏西普和康柏西普:除了 VEGF 受体结合药还有模拟 VEGF 的抗体结合药,这类药是一种融合蛋白,如阿柏西普(aflibercept),商品名 eylea 和康柏西普(conbercept),商品名朗沐。阿柏西普含有 VEGF 受体 1、2 片段,以及人源化 IgG 的 Fc 片段,可以结合 VEGF 所有异构体(VEGF-A,-B,-C,-D 和 PlGF-1,PlGF-2),阿柏西普 115kDa 的分子量导致玻璃体腔内的半衰期为 7.1 天[114]。康柏西普也是一种完全由人类蛋白组成的融合蛋白,含有 VEGF 受体 1、2 片段,以及人源化 IgG 的

Fc 片段,比阿柏西普的 VEGF 受体 2 上多一个结合点(图 16-2-36),结合 VEGF 所有异构体,玻璃体腔内的半衰期为 6.25~6.8 天。Eylea 于 2011 年 11 月 18 日在美国被 FDA 批准上市,用于新生血管性 AMD 的治疗,目前尚未进入我国市场,康柏西普在中国制造,于 2013 年首先通过我国 SFDA 审核上市。批准上市的主要临床试验数据来源于 AUROLA 临床试验[115],该临床试验旨在评估康柏西普治疗中国新生血管性年龄相关性黄斑变性者。试验采取不同的给药方案多次注射 0.5mg 和 2.0mg,评估康柏西普的疗效和安全性。实验设计为随机、双盲、多中心、对照剂量、剂量范围 2 期临床研究,包括负荷剂量期(为期 3 个月)和维持剂量期。病变面积≤12 个视盘面积,最佳矫正视力(BCVA)为 73~24 个字母。按照 1:1 的比例随机分配患者接受 0.5mg 或 2.0mg 玻璃体腔内康柏西普注射治疗连续 3 个月(每月 1 次)。待患者接受第 3 次康柏西普治疗后,再二次随机分配患者接受康柏西普每月 1 次(q1m)或按需治疗(PRN),未调整药物剂量。该研究共纳入 122 例患者。结果显示治疗 3 个月时,接受 0.5mg 或 2.0mg 玻璃体内康柏西普注射治疗患者的 BCVA 分别较基线提高 8.97 和 10.43 个字母。治疗 12 个月时,在接受 0.5mg PRN、0.5mg q1m、2.0mg PRN、2.0mg q1m 玻璃体内康柏西普注射治疗患者中,BCVA 分别较基线提高 14.31、9.31、12.42 和 15.43 个字母;中央视网膜厚度(CRT)较基线分别减小 119.8μm、129.7μm、152.1μm 和 170.8μm。对所有研究组间进行配对比较,各转归之间无显著差异(图 16-2-37)。康柏西普治疗的安全性评估未显示超出其他药物的严重全身不良事件[116]。

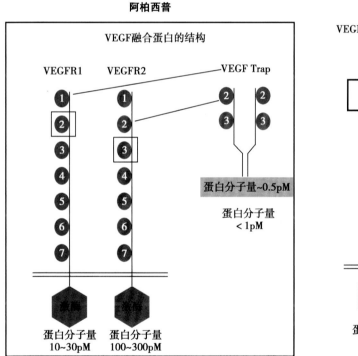
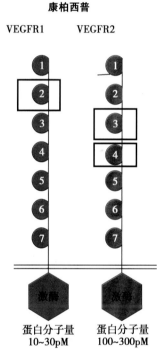

图 16-2-36　阿柏西晋和康柏西普的结构区别

阿柏西普批准用于新生血管性 AMD 治疗的基础是两个非常重要的平行Ⅲ期试验,VIEW 1 和 VIEW 2[114]。这些双盲、多中心、平行组、主动控制的随机试验共纳入了 2419 例未治疗的新生血管性 AMD 患者,面积超过总体病变 50% 的新发病的中心凹下或旁中心凹下 CNV 并且 BCVA 在相当于 Snelle 视力 20/40 和 20/320 的患眼以 1:1:1:1 的比例随机分入阿柏西普的两个剂量(0.5mg 和 2.0mg)和两个治疗方案(按月和 2.0mg 8 周)试验组中。设置对照组接受按月的雷珠单抗(0.5mg)治疗共 52 周。主要的终止点设定为保持 BCVA 那部分患者中的 NI。次要结果是 BCVA 的变化和 OCT 上 CRT 的减少情况。52 周时,无论剂量和方案,所有阿柏西普组都不低于相当于对照组中 95% 眼视力保持的结果。与对照组比平均提高 8.7 个字母(每 4 周 0.5mg 雷珠单抗)的结果相比,

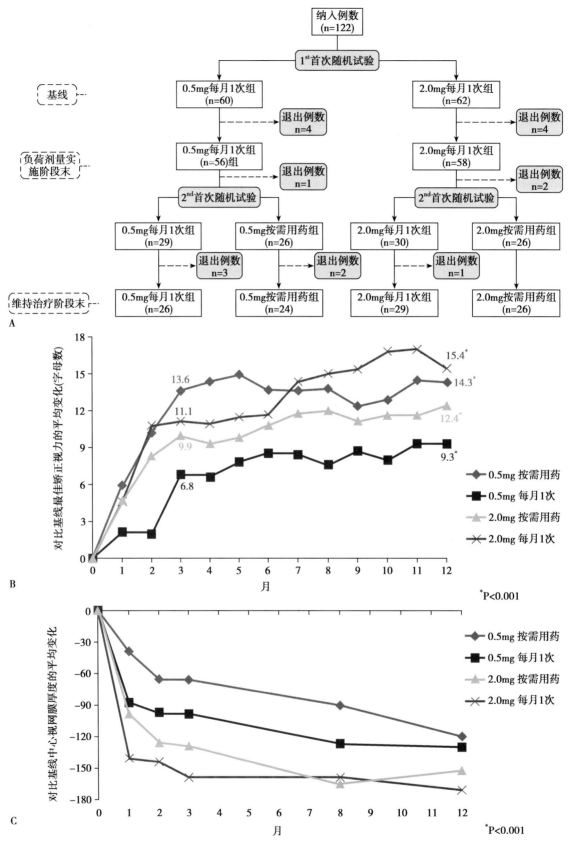

**图 16-2-37　AURORA 试验设计流程图**

A. AURORA 实验设计流程图,122 例患者参与试验,2 次随机前,0.5mg 和 2.0mg 分别有 5 个(q1m 组)和 6 个(q1m 组)病例撤出,实验结束时 0.5mg 的 q1m 和按需治疗组分别 3 个和 2 个病例未坚持治疗,2.0mg 的 Q1M 和按需治疗组分为 1 个和 0 个病例未坚持治疗[115];B. 4 组患者和基线比较最佳矫正视力的平均变化[115];C. 4 组患者中央视网膜厚度(CRT)的平均改变[115]

每 4 周 2mg 阿柏西普组 BCVA 平均提高 9.3 个字母,每 8 周组提高 8.4 个字母。VIEW 1(美国中心)和 VIEW 2(加拿大、南美洲、欧洲、亚洲、澳洲中心)的整体分析显示所有治疗方案的结果均与雷珠单抗参照组相差 0.5 个字母以内。值得注意的是包含 1217 例患者的 VIEW 1 研究本身阿柏西普 4 周方案具有统计学上优于其他组的治疗效果,视力提高 10.9 个字母。VIEW 1 试验中的病变相对较小,因此最初的 BCVA 评分较高。解剖上所有治疗组均显示出相似的 CRT 快速下降,大约130~157μm。在 8 周阿柏西普组延长的两次注射之间可以见到 2 个月时 CRT 的波动显示渗漏复发。所有治疗组眼部和全身不良事件是类似的,在抗血小板协作试验(APTC)动脉栓塞事件或不良事件比例方面没有统计学差异。从 52 周到 96 周对已完成试验的 2457 例患者给予有限制的 PRN治疗。再治疗的标准是 OCT 发现新的或持续存在的液体、CRT 增加 100μm 或以上、或下降 5 个或以上(ETDRS)字母、与先前最好的评分相比 OCT 出现液体、FFA 诊断新的典型性 CNV 或检眼镜下发现出血,以距上次治疗 12 周的间隔进行强制性的“有限制性”的注射。所有治疗组 96 周时BCVA 维持的比例在 91% 和 92% 之间。平均 BCVA 提高在 6.6 个字母(0.5mg 阿柏西普)、7.9 个字母(雷珠单抗 q4)和 7.6 个字母(阿柏西普 q4 和 q8)之间,后者证实了阿柏西普和 8 周再治疗方案的 NI(图 16-2-38)。整体上从固定的治疗方案转为有限制的弹性方案后所有治疗组都出现平均0.8~1.7 个字母的视力下降。在有限制 PRN 治疗的一年间,两种药物的再治疗频率基本相似,4.1次/4.2 次(阿柏西普 2q4 和 2q8)和 4.7 次(雷珠单抗)。接受阿柏西普治疗第二年需要至少 6 次注射的病变严重患者(14%~16%)要少于接受雷珠单抗治疗(26.5%)。相应的,52 周和 96 周时阿柏西普治疗中没有视网膜液体的患眼比雷珠单抗治疗要多[75]。

(3) 玻璃体腔抗 VEGF 重复治疗标准:PrONTO 首先提出用 OCT 作随访,并在第二年进一步完善了重复治疗标准[117]:与前次随访结果比较符合以下任意一项:视力下降≥ETDRS 5 个字母或OCT 显示黄斑积液,新的黄斑出血,新的经典型 CNV 病灶,OCT 在 6 个方向扫描中任何一条显示中央视网膜厚度增加≥100μm,OCT 显示积液持续不退或发现任何器质性变化提示黄斑积液复发,包括视网膜囊样水肿,视网膜下积液,视网膜内液体,色素上皮脱离的增大。CATT 实验中规定为 OCT上出现的任何积液都被视为常规重复治疗的标准。

欧盟(EC)最初批准的重复治疗标准是依据视力下降:前三针每月注射负荷,维持期内每月随访,如果比以前所有最佳矫正视力(ETDRS 字母)下降>5 个(或 Snellen 视力一行),应该再注射。2010 年欧洲专家组发表了专家共识,强调重复治疗依据病变的活动性[118]。2011.9.2 EC 依据专家共识批准新的雷珠单抗欧洲使用标准:每月注射直至达到最佳视力,并且 3 次连续随访直至视力稳定,当 3 次每月评估视力稳定后,暂停注射。要求每月随访评估视力稳定性,如果由于疾病活动,视力开始下降,应该再注射,再注射直至视力在 3 次每月连续随访中再次稳定,没有负荷期和维持期的区分。

我国眼底病学组制定的《中国年龄相关性黄斑变性的临床路径》关于重复治疗的标准[119]:①活动性病变有改善但仍持续存在;②病变改善,但又重新出现活动性病灶;活动性病灶是指 FFA检查有新的 CNV 病灶、新的黄斑出血、OCT 显示视网膜内或下有积液、视网膜增厚、与病灶相关的视力下降、PED 范围增大;③对于浆液性 PED 治疗前后无变化的可以考虑暂时终止治疗;④无应答的病变可以考虑其他治疗。

(4) 重复治疗模式:雷珠单抗和阿柏西普的 Ⅲ 期临床试验提供的视力改善治疗模式均为月治疗模式,阿柏西普双月(q8w)治疗模式显示同样有效。能否一定程度减少用药和随访次数,一些临床试验提供了数据:

1) 3 次负荷治疗后的季度(q3m)治疗模式:

①雷珠单抗:PIER 研究是雷珠单抗的 3b 期临床实验[120,121],包含所有病变类型的 182 名患者,开始每月注射一次,3 个月后之后每 3 个月注射雷珠单抗。在 12 个月的随访中,假治疗组视力平均下降 16 个字母,接受任何剂量雷珠单抗治疗的患者的视力均稳定维持在基线视力。接受 0.5mg 剂量治疗的患者有 90% 视力下降<15 个字母,而假治疗组仅 49%;视力提高>15 个字母的比例分别为

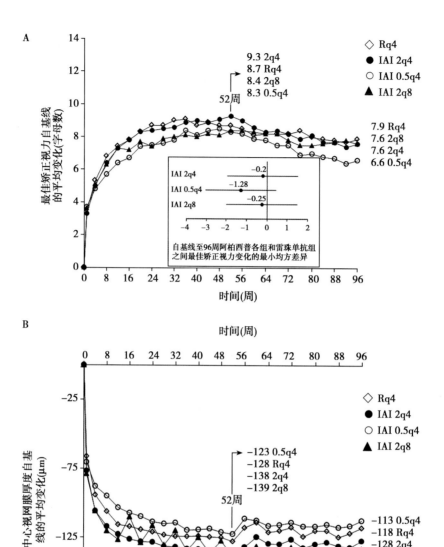

Rq4:玻璃体腔注射雷珠单抗每4周一次

IAI 2q4:玻璃体腔注射阿柏西普2mg,每4周一次

IAI 0.5q4:玻璃体腔注射阿柏西普0.5mg,每4周一次

IAI 2q8:玻璃体腔注射阿柏西普,每8周一次

**图 16-2-38　VIEW 研究**

A. 从基线开始最佳矫正视力(BCVA)平均变化。插入图显示从基线到 96 周玻璃体腔阿柏西普部分和雷珠单抗(阿柏西普减雷珠单抗)之间 BCVA 变化最小的均方(含 95% CI)差别。52 周和 96 周阿柏西普组和雷珠单抗组结果类似。52 周时平均 BCVA 提高 8.3～9.3 个字母,96 周时为 6.6～7.9 个字母。Rq4、2q4、0.5q4 和 2q8 组患者 96 周平均注射次数分别为 16.5、16.0、16.2 和 11.2 次,52 周到 96 周之间平均注射 4.7、4.1、4.6 和 4.2 次。96 周时所有阿柏西普和雷珠单抗组在提高 BCVA 和防止 BCVA 下降方面效果相同;B. 从基线开始中心视网膜厚度平均变化。2q8 部分第一年的固定治疗方案期间可以见到中心视网膜厚度(CRT)每 2 个月的波动。第二年在有限制的按需治疗方案下 CRT 每季度的波动增加[76]

13%和10%。对于总体视力而言,当改为季度注射后,从治疗第3个月到第12个月,视力回退到基线水平,提示每季度注射效果不及每月注射。

②贝伐单抗:NATTB研究是我国十一五项目支持的使用贝伐单抗的治疗模式探讨研究[120],项目入组185例。开始3次注射,间隔6周,以后一组持续间隔6周(A组),一组按季注射(B组),观察期12个月。12个月时对比基线平均视力改善(图16-2-39)A组12.58个字母,B组改善10.06个字母($P=0.288$),与PIER研究的结果完全不同。

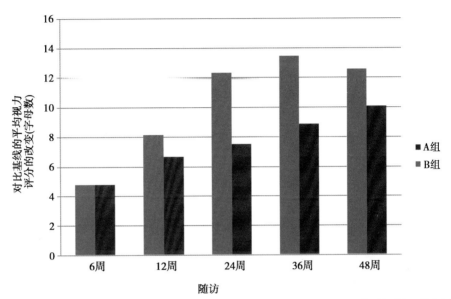

| 对比基线的平均视力<br>评分的改变(字母数) | | | | | |
| --- | --- | --- | --- | --- | --- |
| Regimen A | +4.75 ± 9.75 | +8.12 ± 11.13 | +12.31 ± 12.34 | +13.44 ± 14.04 | +12.58 ± 13.88 |
| Regimen B | +4.77 ± 9.71 | +6.63 ± 12.59 | +7.45 ± 14.00 | +8.85 ± 15.46 | +10.06 ± 16.00 |
| $P$-值 | 0.987 | 0.394 | 0.013 | 0.046 | 0.228 |

**图16-2-39　48周对比基线的平均视力改变,统计采用独立样本t检验,6,12,24,36,和48周的 $P$ 值分别为0.987,0.394,0.013,0.046 和 0.288**

③阿柏西普:CLEAR-IT2的Ⅱ期临床试验对0.5mg和2.0mg阿柏西普按月注射和按季度注射的效果进行了比较[122]。直到52周,在功能和解剖方面两种剂量以初始一次随后PRN方案进行治疗的按月治疗都优于按季度治疗。View试验中阿柏西普有一组为2mg/q8,在8周时阿柏西普组延长的两次注射之间可以见到CRT的波动,显示渗漏复发。FDA在2012年批准2.0mg阿柏西普玻璃体腔注射应用于新生血管性AMD的治疗。推荐的治疗方案是最初3个月每月一次注射,随后每8周固定剂量治疗。说明书也注明相比于每8周注射,每4周应用并没有显示出进一步的疗效。然而在VIEW I研究中每月阿柏西普视力提高具有统计学优势。很多干预研究显示阿柏西普比雷珠单抗和贝伐单抗更优越的解剖效果。

④康柏西普:康柏西普由于半衰期较长,曾尝试负荷治疗后每3个月一次,12个月时视力改善平均9.9个字母(dragon study),但尚未达到AROLA试验12个月时平均14.3个字母。

2)按需求治疗(as-needed regimen):

①雷珠单抗和贝伐单抗:在随机的CATT实验中,评价了雷珠单抗和贝伐单抗的相对有效性和安全性,并决定是否按需应用能够改善长期视力[123],而非每月注射。治疗方案比之前的应用方案设计更严格,两种药分别设计为月注射和按需注射,并通常被称为"零容忍"。研究中应用OCT的放射状扫描,OCT上出现的任何积液都被视为常规重复治疗的标准。在12个月时,月注射雷珠单抗组平均提高8.5个±0.8个字母,贝伐单抗组提高8.0个±1.0个字母[110];按需求组雷珠单抗提高6.8个±0.8个字母,贝伐单抗组提高5.9个±1.0个字母($P=0.53$)。12个月时视力未发生下降等

于或超过 15 个字母在雷珠单抗组占 94.4%,对比贝伐单抗组 94.0%($P=0.29$ 用卡方检验)。OCT 显示视网膜无下液在雷珠单抗组达 27.5%,对比贝伐单抗组 17.3%($P<0.001$)。中心凹厚度贝伐单抗按需求组下降 152μm±178μm,而雷珠单抗月注药组下降 196μm±176μm。一项综合所有分组数据的 Meta 分析以及 IVAN 研究的数据和英国的一项有不同重复治疗方案的类似研究,都发现非连续治疗不如连续治疗[73]。后者也包含贝伐单抗的研究数据。

在 CATT 第二年的数据中,按月注射雷珠单抗组被重新随机分为连续按月治疗组和按需治疗组,按需治疗组与按月治疗组相比视力下降 1.8 个字母。在整个 2 年的研究中,视力提高程度与 1 年时的数据类似,按月治疗和按需治疗组分别提高 +8.8 个和 +6.7 个字母[124]。换言之,在第二年改为按需治疗失去了第一年按月治疗时所获得的优势。随后,1107 名患者进行第二年随访,最初接受按月治疗的患者被随机分为进行按月治疗或按需治疗,而不改变所使用的药物。两种药物平均视力提高程度相似(贝伐单抗-雷珠单抗差异,-1.4 个字母;95% CI),但按月注射者的差值大于按需治疗者(差异-2.4 个字母;95% CI -4.8 ~ -0.1;$P=0.046$)。按需注射贝伐单抗组无积液眼的比例为 13.9%,而按月注射雷珠单抗组为 45.5%(药物:$P=0.0003$;方案:$P<0.0001$,雷珠单抗组眼内积液得到治疗的患者数量显著较多)。总体上,从按月治疗改为按需治疗可导致第二年视力下降较多(-2.2 个字母;$P=0.03$)和无积液者比例下降(-19%;$P<0.0001$)。

②阿柏西普:View 1 和 View 2[125]临床试验第一年 2419 只患眼以 1:1:1:1 的比例随机分入阿柏西普的两个剂量(0.5mg 和 2.0mg)和两个治疗方案(按月和 2.0mg 8 周)以及对照组雷珠单抗 0.5mg/q4。从 52 周到 96 周对已完成试验的 2457 例患者给予有限制的 PRN 治疗,再治疗的标准是 OCT 发现新的或持续存在的液体、CRT 增加 100μm 或以上、或下降 5 个或以上糖尿病性视网膜病变早期治疗研究(ETDRS)字母、与先前最好的评分相比 OCT 出现液体、FFA 诊断新的典型性 CNV 或检眼镜下发现出血,以距上次治疗 12 周的间隔进行强制性的"有限制性"的注射。所有治疗组 96 周时 BCVA 维持的比例在 91% 和 92% 之间。平均 BCVA 提高在 6.6 个字母(0.5mg 阿柏西普)、7.9 个字母(雷珠单抗 q4)和 7.6 个字母(阿柏西普 q4 和 q8)之间。整体上从固定的治疗方案转为有限制的弹性方案后所有治疗组都出现平均 0.8 ~ 1.7 个字母的视力下降。在有限制 PRN 治疗的一年间,两种药物的再治疗频率基本相似,4.1/4.2 次(阿柏西普 2q4 和 2q8)和 4.7 次(雷珠单抗)。接受阿柏西普治疗第二年需要至少 6 次注射的病变严重患者(14% ~ 16%)要少于接受雷珠单抗治疗(26.5%)。相应的,52 周和 96 周时阿柏西普治疗中没有视网膜液体的患眼比雷珠单抗治疗要多。

3)治疗和延长模式(treat-and-extend regimen):是另一项减少重复治疗次数的灵活治疗策略。Freund 等人首先在 3 型 CNV(视网膜血管瘤样增殖)的治疗中描述[126],这种治疗模式延长了随诊间隔,只要没有液体,间隔最长可达 10 周,如果出现液体,间隔缩短。有一项对 120 名患者进行的前瞻性队列研究,在最初 3 个月每月注射雷珠单抗或贝伐单抗后,继续每月注射直到没有 CNV 活动(视网膜下/视网膜内积液,视力下降>个字母,或持续/复发的视网膜出血)[127]。当没有渗漏活动后,下次随访/注射的间隔被延长 2 周至 12 周。如果有 CNV 活动,则该间隔缩短 2 周。与基线时相比,12 个月和 24 个月后,平均视力变化分别为 9.5 个±10.9 个和 8.0 个±12.9 个字母,第一年的平均随访/注射次数为 8.6±1.1,第二年为 5.6±2.0。12 个月和 24 个月后,分别有 97.5% 和 95.0% 的患者视力下降<15 个字母。这种"治疗和延长"方案减少了注射和随访的次数,且效果与每月注射雷珠单抗的重要临床实验相似。治疗和延长研究目前在欧洲进行。尽管治疗不足是主要的问题,过度治疗带来的并发症也应该加以重视,与按需治疗部分仅有 15% 发生相比,按月应用雷珠单抗者地图状萎缩(GA)的发生率增加。

过去的 10 年抗 VEGF 玻璃体腔入路的治疗使得新生血管性 AMD 患者获得了视力改善和视力稳定的机会。抗 VEGF 类的新药不断涌现,向着最大程度改善患者视力和最小频率接受注射的目标努力,相信今后几年还会有更多更好的药物。

### 三、进展期 AMD 的预防

#### （一）遗传和易感因素

自 2005 年 *Sicence* 杂志报道 AMD 的致病基因-补体因子 H（complement factor H，*CFH*）以来，陆续有各种 AMD 的相关基因报道的文章在 *Nature*、*Science*、*Nature Genetics* 等顶级杂志上发表。遗传学的研究为我们探讨 AMD 的发病机制提供了线索：如 *CFH*、*APOE* 等基因提示氧化应激和脂质过氧化等因素；*C3*、*CFH*、*CFB* 等基因提示补体系统和炎症等因素；*HTRA1-ARMS2* 基因等提示新生血管等因素。与欧美人群相比，亚洲人群 AMD 在流行病学、发病机制、临床表型和治疗等方面均存在差异。因此，研究亚洲人群尤其是中国人群 AMD 的易感基因及其危险因素将有助于更好的理解 AMD 的发病机制，从而为今后的干预奠定基础。

1. 亚洲人群 AMD 的流行病学研究　AMD 临床上根据病变特点可分为两种主要类型，一是干性 AMD，又称萎缩型 AMD，严重时可表现为地图样变性（GA），黄斑区视网膜色素上皮细胞逐渐消失形成萎缩斑，导致相应区域内光感受器受损、中心视力显著下降；另一种是湿性 AMD，又称新生血管性 AMD，主要表现为黄斑区出现脉络膜新生血管（CNV），并进一步出血、形成瘢痕，中心视力急剧下降。值得注意的是与西方发达国家不同，在中国约 22.3% 的湿性 AMD 属于一种特殊类型，称为息肉状脉络膜血管病变（PCV），表现为脉络膜血管呈息肉样扩张，其病变特点似乎与其他类型 AMD 有一定差异。尽管 PCV 与湿性 AMD 在临床表型、病理生理、治疗等方面存在差异，但两者的易感基因和危险因素存在共同点，因此，目前大部分学者认为 PCV 是 AMD 的一个亚型。

有研究显示，东亚人群致盲的主要原因中 AMD 位列第三，AMD 的致盲率从 1990 年的 5% 升高到 2010 年的 6.9%[129]。随着全球人口老龄化的加重，AMD 导致的失明将成为日益严重的医疗问题，这对于占世界人口 60% 的亚洲人群来说，形势更为严峻。近期新加坡发表的一篇 Meta 分析研究显示，各种类型 AMD 的全球发病率在 8.69%（95% CI 4.26 ~ 17.40）左右，而在 2040 年预计将有 2.88 亿左右的 AMD 患者[130]。Yasuda 等人对日本 1775 例 40 岁以上人群研究发现早期 AMD 和晚期 AMD 的发病率分别为 10% 和 1.4%[131]。北京地区 3049 例年龄在 40 至 82 岁的人群研究显示，早期和晚期 AMD 的发病率分别为 4.2% 和 0.1%。基于亚洲人群的 AMD 流行病学结果显示，早期 AMD 的发病率为 2.5% ~ 13.8%，晚期 AMD 的发病率为 0.2% ~ 7.0%，并且随着年龄增加，AMD 发病率升高[133-145]。

由于 PCV 的诊断常常需要通过做 ICGA 来确诊，因此很难通过以人群为基础来研究 PCV 患病率。大多数 PCV 的流行病学资料均是基于医院或诊所来获得的。不同种族中，PCV 的表现特征和患病率差异很大。研究显示亚洲人群 PCV 的患病率在 22.3% ~ 61.6%[146-153]，而高加索人湿性 AMD 中 PCV 的患病率为 8% ~ 13%[154]。2011 年北京的一项基于人群的研究发现 PCV 的患病率为 0.3% ±0.1%，但由于此项研究采用 OCT 来判定 PCV，因此数据的准确性值得商榷。

2. 亚洲人群 AMD 的易感基因　从早期的小规模的家系连锁分析到人群的全基因组关联研究（GWAS）和候选基因的关联研究，*ARMS2-HTRA1*、*CFH*、*CETP* 等基因已证实是不同种族人群 AMD 的易感基因。近期，在 *Nature Genetics* 发表的迄今为止最大规模的 AMD 人群研究，来自于 18 个中心 17 181 例 AMD 和 60 074 例正常对照，发现了 7 个新的 AMD 易感基因位点分别为：*COL8A1/FILIP1L*、*IER3/DDR1*、*SLC16A8*、*TGFBR1*、*RAD51B*、*ADAMTS9* 和 *B3GALTL*。有一点需要注意，此研究以欧美人群为主，亚洲人群仅占研究总人数的 6% 左右。因此，其研究结果尚需要在亚洲人群进行大样本的验证才更具说服力。2015 年在 *Nature Communications* 上发表的东亚人群的 AMD 易感基因研究，发现泛素 E3 连接酶-UBE3D 与东亚人群 AMD 相关，并通过构建基因敲除模型证实了 *UBE3D* 基因功能，补充了亚洲人群 AMD 的基因学研究。

亚洲人群 AMD 的几大易感基因：

1）免疫系统相关基因：在 2005 年四个独立的研究发现位于染色体 1q31 的补体因子 *H* 基因-

*CFH* 基因与 AMD 显著相关[157-160]，这也是第一个被发现与 AMD 患病风险相关的等位基因。CFH 是一种 β 球蛋白，作为一种血清糖蛋白存在于细胞表面和体液中，是补体旁路激活途径中其主要作用的负调控因子。*CFH* 基因的 rs1061170 位点是 *CFH* 基因在第 1277 位编码区 DNA 由 T 突变为 C 导致翻译为蛋白质时第 402 位氨基酸由酪氨酸变为组氨酸。C 等位基因的存在增加了 AMD 的患病风险。Klein 等[157]研究显示，含一个 C 等位基因的杂合子患 AMD 的风险增加 4.6 倍，而携带 CC 纯合子患 AMD 的风险增加 7.4 倍;后续研究也进一步证实，*CFH* 的单体型可增加 AMD 的患病风险 2.45 ~ 5.57 倍，并能解释 AMD 中 43% 的归因危险度[161-165]。*CFH* 基因 rs1061170 在 35% 左右的白人中存在，估计可解释 60% AMD 人群的发病[166]，但是在中国人群频率较低，香港人群中 *rs1061170* 在对照组和 AMD 组的分布分别为 2% 和 8%[167]，在中国北京人群中分别为 8% 和 10.3%[168]。也有报道发现日本人群中 *rs1061170* 与 AMD 不相关[169]。Huang 等对中国人群 344 例新生血管性 AMD 和 368 例 PCV 进行了 *CFH* 基因的 11 个 SNP 位点检测发现，*rs1061170* 和其他 9 个 SNP 均与发病相关，*rs1065489* 与 PCV 相关而与 AMD 不相关。并且，*CFH* 基因中有 8 个 SNP 位点与 PCV 的相关性强于 AMD，差异具有统计学意义[168]。

*C3* 在补体系统和先天性免疫中也具有重要作用。Duwari 等研究发现 *C3* 基因的 *rs2230199*、*rs1047286*、*rs117793540* 与德国和荷兰人 AMD 发病有相关性，且具有统计学差异[170]。希腊和法国人群的研究也证实 *rs2230199* 与 AMD 相关，可以作为 AMD 疾病的预测指标之一[171]。白种人群携带 *rs2230199* 和 *rs1047286* 者患 AMD 的风险增加 1.8 倍[172]。由于种族的差异，中国和韩国人群 AMD 中未检出与 *rs2230199* 存在相关性[173,174]。Pei 等研究发现 *C3* 基因的 *rs2250656* 与中国人 AMD 相关，可能是新生血管性 AMD 的保护因素[164]。CFI 是一种丝氨酸蛋白酶，是补体系统调节蛋白的组成成分之一，分解 C3b 和 C4b 的 α 链，作为负调控因子在补体经典途径和旁路途径中发挥主要作用。CFI 基因与 AMD 的相关性存在争议，有研究显示 *CFI* 基因 *rs10033900* 与 AMD 相关[175,176]，但其他研究未发现其与 AMD 的相关性[177,178]。Kondo 等研究显示 *rs10033900* 与日本人 AMD 弱相关[179]。Yang 等在中国 300 例 AMD、300 例 PCV 样本中进行了 *rs10033900* 和 *rs2285714* 位点检测，未发现其与中国人群 AMD 的相关性具有统计学差异;Meta 分析既往 *CFI* 基因/AMD 文献证实 *rs10033900* 与 AMD 相关，而 *rs2285714* 与 AMD 不相关[180]。

*C2/CFB* 由于结构、功能和基因方面的相似性，因此常常放在一起进行研究[181]。*C3* 基因，位于 6p21.33，编码的血清糖蛋白是补体经典通路的一部分，参与先天性免疫和炎症[182]。*rs9332739* G>C 和 *rs547154* G>T 证实与 AMD 相关。*C2* 基因多态性可能直接与 AMD 相关或者通过 *C2/CFB* 之间高度连锁不平衡间接与 AMD 相关。Ammarin 等人的一项 Meta 分析包含了 7121 ~ 13 351 例白人和 810 ~ 1301 例亚洲人群的研究显示，携带最小等位基因 C 或者 T 的 *C2* 基因的 *rs9332739* 和 *rs547154* 相对于携带等位基因 G 来说可减少 AMD 的风险分别为 45% 和 53%。携带最小等位基因 A 的 *CFB* 基因的 *rs4151667* 和 *rs641153* 相对于携带等位基因 T 或 G 来说可减低 AMD 的风险分别为 46% 和 59%[183]。

2）Toll 样受体（TLRs）:Toll 样受体是一种细胞跨膜蛋白受体，人体内存在 11 个 TLR 成员。Yang 等研究发现 *TLR3* 基因的 *rs3775291* 与欧美地区的干性 AMD 相关，而与 CNV 不相关[184];Zhou 等对 *TLR3* 的 T 等位基因 *C1234T* 进行了 Meta 分析，显示与 AMD 相关（OR = 0.753，95% CI = 0.612 ~ 0.927；*P* = 0.007）;此突变基因位点通过降低与双链 RNA 的结合力，介导 NF-kB 的活化，从而来影响干性 AMD 的发生[185]。Cheng 等对中国人群 96 例湿性 AMD 和 92 例 PCV 进行了 *TLR3* 的基因检测，未发现与 AMD 具有相关性[186]，这与印度人群和新加坡人群的研究结果相一致[187,188]。

3）*SERPING1* 基因:*SERPING1* 基因编码高度糖基化的血浆蛋白参与补体信号的调节和活化。Ennis 等人研究发现 *SERPING1* 基因 rs2511989 与白种人 AMD 显著相关[189]。Liu 等人研究了中国香港 200 例湿性 AMD 和 233 例 PCV 及 275 例对照，进行了 *SERPING1* 基因 *rs1005510* 和 *rs11603020* 的检测，未发现其相关性[190];对 rs2511989 进行的 Meta 分析，发现此 *SNP* 与白种人相关，而与亚洲人群 AMD 不相关;Meta 分析结果显示 *rs1005510*、*rs2511990* 和 *rs11603020* 未显示出与

AMD 的相关性（表 16-2-3）。

表 16-2-3　与 AMD 有关的免疫系统相关基因

| 基因名称 | 作用 | 研究方法 | 位置 | 主要的 SNP |
|---|---|---|---|---|
| *CFH* | 补体通路的抑制剂 | 连锁分析/全基因组关联分析/候选基因验证 | 1q32 | *rs1061170* |
| *C2/CFB* | 调节补体的激活 | 全基因组关联分析/候选基因验证 | 6p21 | *rs9332739（C2）*<br>*rs547154（C2）*<br>*rs4151667（CFB）*<br>*rs641153（CFB）*<br>*rs429608* |
| *CFI* | 补体通路 | 全基因组关联分析/候选基因验证 | 4q25 | *rs10033900*<br>*rs2285714* |
| *C3* | 先天性免疫相关 | 全基因组关联分析/候选基因验证 | 19p13 | *rs2230199*<br>*rs1047286*<br>*rs117793540*<br>*rs2250656* |
| *TLR3* | 先天性免疫（与病毒双链 RNA 有关） | 全基因组关联分析/候选基因验证 | 4q35 | *rs3775291* |
| *SERPING1* | 调控补体激活 | 候选基因验证 | 11q12.1 | *rs2511989*<br>*rs1005510*<br>*rs11603020* |

4）血管系统相关基因：

①血管内皮生长因子（VEGF）是 AMD 新生血管发生发展中的重要因子。人 VEGF 基因位于 6p21.3，*VEGF* 基因的单核苷酸多态性可以影响该基因的表达。大样本的研究发现 VEGF 基因的 *rs943080* 与 AMD 相关[155]；不过 Su 等人在 251 例 PCV、157 例 nAMD 和 204 例对照的中国人群中进行了此位点的检测，未发现相关性[191]。Huang 等对既往报道的与 AMD 相关的 VEGF 位点 *rs4711751* 和 rs1999930 进行了中国人群的验证（300 例 nAMD，300 例 PCV，300 例对照），未发现阳性结果[192]。Ma 等对 VEGF 的位点 *rs833069* 和 rs4711751 进行了亚洲人群 PCV 的 meta 分析，也未发现这两个位点的相关性[193]。

②与 VEGF 不同，PEDF 是丝氨酸蛋白酶抑制家族成员之一，可抑制新生血管。2005 年，Yamagishi 等人推测 *PEDF* 基因的 rs1136287 可以作为 AMD 的基因标记物[194]。但随后的白种人和亚洲人包括日本和中国人群中并未得到相同的结果[195-199]。Ma 等对 AMD 和 PCV 的样本进行了 meta 分析，发现此位点在白种人 AMD 的 OR 值为 0.99（95% CI：0.89～1.11）；在亚洲人群 AMD 的 OR 值为 1.06（95% CI：0.93～1.20）；在亚洲人群 PCV 的 OR 值为 0.99（95% CI：0.80～1.22），均未表现出相关性[193]。

③大量的遗传学研究显示染色体 10q26 是与 AMD 发病相关的主要易感区域。在此区域中，*HTRA1* 基因和 *ARMS2* 基因高度连锁，目前认为是 AMD 的主要易感基因。Cheng 等对中国人群 AMD 和 PCV 进行了上述两个基因的检测，发现 *ARMS2* 的 *rs10490924* 和 *HTRA1* 基因的 rs11200638 与 AMD 和 PCV 均显著相关[200]。这与 Ma 等对亚洲人群 PCV 所做的 Meta 分析结果相一致[193]。HTRA1 是一种丝氨酸蛋白酶，在小鼠眼中过表达人 *HTRA1* 基因可以降低纤维粘连蛋白的表达，进而脉络膜血管弹力层降解，出现脉络膜血管膨大[201]；进一步研究发现 *HTRA1* 通过调节 GDF6 的生成参与调控血管生成，促进 CNV 的产生[202]。目前关于 *ARMS2* 的功能并不十分明确，由于其与 HTRA1 基因极强的连锁不平衡，因此有可能会影响其基因学的研究。

5）血脂系统相关基因：血脂代谢通路中的基因与 AMD 发病有关。CETP 是胆固醇酯转运蛋白,参与胆固醇酯的转运,从高密度脂蛋白转运到其他脂蛋白;*LIPC* 基因编码肝甘油三酯脂肪酶,具有甘油三酯水解酶和配体/受体介导脂蛋白摄取的双重作用;*LPL* 基因编码脂蛋白脂肪酶,在心脏、肌肉组织和脂肪组织表达。*LPL* 作为同源二聚体,具有甘油三酸酯水解酶和介导脂蛋白摄取的双重作用。Fritsche 等研究报道 *LIPC* 的 *rs920915*、*CETP* 的 *rs1864163* 与 AMD 相关[155]。Cheng 等研究报道 *CETP* 基因的 *rs2303790* 与亚洲人群 AMD 相关[203]。Meng 等对 230 例中国人群 nAMD 和 291 例 PCV、221 例对照进行了 *LPL* 基因的 *rs12678919*、*LIPC* 基因的 *rs10468017* 和 *rs1532085*、*CETP* 基因的 *rs173539* 和 *rs3764261* 检测,结果发现 *rs1532085* 和 *rs3764261* 与 PCV 相关而与 AMD 不相关[204]。日本近期发表的一项研究 581 例 PCV 和 793 例对照也显示 *CETP* 基因的 *rs3764261* 与 PCV 相关,与 Meng 的结果相一致;除此之外,他们的研究发现 *LIPC* 基因的 *rs493258*、*LPL* 基因的 *rs12678919* 与 PCV 不相关[205]。*CETP* 基因与 PCV 的相关性提示脂质代谢可能参与了 PCV 的发病。

6)其他相关基因:Fritsche 等研究首次报道 *TNFRSF10A-LOC389641* 基因的 *rs13278062* 和 *REST-C4orf14-POLR2B-IGFBP7* 基因的 *rs1713985* 与 AMD 相关[155];Sun 等在 300 例中国人群 PCV 和 AMD 及对照中做了两个位点的检测,未发现相关性;联合香港、新加坡的数据进行 Meta 分析,发现 *rs13278062* 而不是 *rs1713985* 与 AMD 相关[206]。阿尔茨海默病与 AMD 在某些方面具有相似的地方,均是一种年龄相关性变性性疾病。Holliday 等研究报道 *TOMM40* 基因与欧洲和新加坡来源的早期 AMD 相关[207]。Guo 等在中国人群 AMD 和 PCV 中进行了此位点的检测,未发现相关性[208]。也提示人种的差异可能会导致基因易感性存在区别。*ABCA1* 参与介导胆固醇的流出和载脂蛋白的形成等,白种人的一项研究显示 *ABCA1* 对各阶段 AMD 均有保护作用;*ABCA1* 与玻璃膜疣进展密切相关,但是与干性 AMD 和湿性 AMD 不相关[209];一项基于白种人的 Meta 分析也证实 *ABCA1* 基因的 rs1883025 与 AMD 相关[210]。Li 等对中国人群 AMD 和 PCV 进行了检测,未发现相关性[211];这与 Ma 等 Meta 分析的结果是一致的[193]。

综上,AMD 易感基因如 *HTRA1*、*ARMS2*、*CFH* 等均于东西方人群相关,但是由于人种的差异,也存在基因易感性的差异,如 *CFH* 基因,可能与 PCV 更相关;如 *CETP* 基因,东西方人群的易感位点并不完全相同。因此,亟需大样本多中心的 AMD 人群研究才能更好地探索发现亚洲人群的易感基因,并为今后的疾病预警、治疗等奠定基础。

(黄旅珍 周鹏)

### (二)高危因素的控制

年龄增长是最主要的因素,我国一项自 2008—2010 年 12 个地区 16 个医院的流行病学调查累积 545 名患者,480 名对照,结果显示家族史与 AMD 的关联最大,反映一定的遗传因素、生活环境、生活习惯,因此若家庭中存在患 AMD 的亲属,应做好预防措施,定期检查[129]。除年龄和家族史外,确切的环境因素是吸烟,在多项研究中证实,且与抽烟量和抽烟的时间相关,戒烟后 AMD 患病的风险下降。我国流调的研究与国际研究基本一致[212,213]。我国研究发现气管炎(哮喘病史)与 AMD 之间有一定相关性[130],Klein 的研究也发现肺疾患会增加患渗出性 AMD 的风险[214]。

美国 NIH 1992—1998 年启动的 AREDS(age-related eye diseases study,AREDS)是一个多中心、对年龄相关性黄斑变性和年龄相关性白内障的自然病程和高危因素的纵向研究,在那个时期 AMD 已成为美国和英国注册的首位致盲性眼病[131]。该项临床试验包括了 55~80 岁的 4757 名患者,观察间隔 6 个月,周期 7 年。年龄组分为 60~65 岁,66~70 岁,71~80 岁。危险因素变异分为 4 类:

1. 人口学包括年龄、种族、性别、教育、抽烟、体重指数(BMI)、20 岁以后的体重改变、光照时间等,BMI 增加与 AMD 相关,但是与 nAMD 不相关。

2. 病史包括高血压(≥160/90mmHg)、或者当前使用降血压药物、心绞痛、糖尿病(已使用药物)、皮肤癌(黑色素瘤、鳞状细胞癌)和关节炎。

3. 使用药物当前使用的 5 种规律性药物(至少要占到参加者的 5%),包括利尿剂(除双氢克尿塞外)、阿司匹林(aspirin)、抗酸剂(antacids)、氢氯噻嗪(hydrochlorothiazide)、非激素类抗炎药、甲状腺素、β-受体阻滞剂、雌激素和孕激素。

4. 眼部虹膜颜色、晶状体混浊、屈光不正[215]。

另有一些研究提示与血浆低水平的抗氧化物相关,这些抗氧化物是指维生素 C、维生素 E、胡萝卜素、叶黄素/玉米黄素和锌,视为患 AMD 的危险因素[216-221]。还有一些研究提示较高饱和脂肪酸和胆固醇食品摄入与进展型 AMD 相关,服用 Ω-3 长链不饱和脂肪酸(通常在鱼油中存在)可降低 AMD 的风险[222,223]。上述危险因素提示了与疾病的关联性,并未证实为病因,不能转化为干预。

### (三) 营养物质的补充

AREDS 研究除了自然病程的观察,还启动了对 AMD 补充高剂量维生素和矿物质,对白内障补充高剂量维生素的临床试验[224]。AMD 患者定义为一组黄斑区的玻璃膜疣、RPE 异常、RPE 脱离、地图样萎缩(GA)、脉络膜新生血管膜和由其引起的渗出性视网膜脱离、视网膜下出血、视网膜渗出和黄斑盘样瘢痕(disciform scar)。不合并玻璃膜疣的一般不考虑为 AMD。营养补充使用了当时市场广泛使用的多维元素片(centrum),包含了维生素 C,E,β-胡萝卜素(β-carotene),Ω-3 不饱和脂肪酸(Ω-3 polyunsaturated fatty acids,PUFAs)[139]。这些眼部营养的补充物质是基于认为视网膜长时间的光暴露和视网膜对氧的要求[126],产生氧化损伤和炎症;锌(zinc)的补充未使用药物剂量而是按照节食营养补充量每日摄入。入组时 55% 的人群口服多种维生素,其中一半使用符合节食用的标准。PUFAs 存在于视细胞外段,且有较高的浓度[226];锌存在于视细胞代谢中并具有抗氧化作用[225,226](图 16-2-40)。

自然病程观察早期 AMD(同时存在多个小和少量中等大小的玻璃膜疣)5 年内发展到进展期危险率为 1.3%;中期 AMD(广泛存在中等大小玻璃膜疣,至少有 1 个大的玻璃膜疣)5 年内发展到

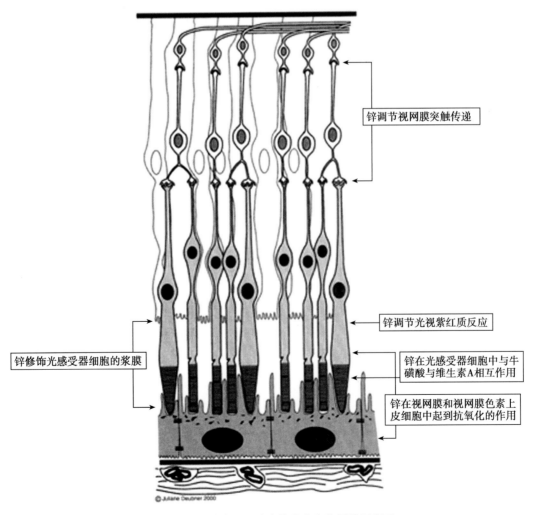

图 16-2-40 锌在视细胞中的分布和作用的示意图

进展期危险率达 18%;进展期 AMD(地图样萎缩和脉络膜新生血管膜及引起的视网膜神经上皮脱离、色素上皮脱离、视网膜下出血等)5 年内健眼发展到进展期的危险率是 43%。这项研究是针对高加索人群的[215]。

AREDS 研究中的 AMD 患者分为 4 组:1 组患者有小的玻璃膜疣(直径<65μm)或者没有;2 组患者有色素异常和广泛的小玻璃膜疣,或者至少 1 个中等大的玻璃膜疣(65~125μm);3 组合并地图样萎缩但未累及黄斑中心凹,大范围的中等大小玻璃膜疣,或者至少 1 个大的玻璃膜疣(>125μm);4 组患者进入进展型 AMD,或者 1 眼视力因 AMD 低于 20/32。患者分到 4 个干预组:抗氧化制剂组:维生素 C(500mg)+维生素 E(400IU)+β-胡萝卜素(15mg)组;抗氧化制剂+锌制剂(80mg)和预防贫血的铜制剂(2mg)组和安慰剂组。随诊 6.3 年。3 组和 4 组患者服用抗氧化剂联合锌和铜制剂使发展到进展期 AMD 比安慰剂组减少 25%,干预对 1 组和 2 组患者不起作用。最终的结论是 55 岁以上进入 3 组和 4 组眼底状况的不抽烟患者应该服用抗氧化剂联合锌和铜制剂。总体上分析营养物质的补充控制 AMD 不进入进展期的证据较弱。

**(四)微脉冲激光治疗高危玻璃膜疣**

高危玻璃膜疣,指多发较大的、弥散的、双侧玻璃膜疣或色素异常,这种玻璃膜疣容易发展为干性 AMD,即地图样萎缩。阈下值二极管微脉冲激光(subthreshold diode micropulse laser,SDM)近年对一些视网膜病变(包括糖尿病视网膜病变)提示了对视网膜的保护性作用。

2016 年报告了使用 SDM 对 158 例患者 210 只眼合并高危玻璃膜疣治疗后 1 个月的功能改善[228]。总体上 Snellen 视力未改善,但是其中 158 眼 P-ERG 改善,自动微视野(AMP)的平均阈值改善,中心视力分析器(central vision analyzer)6 个层面的对比度显示有意义的改善(99%~35%,$P$=0.049~0.006),线性回归显示了负相关,意味治疗前视力越差者治疗后越有可能改善。SDM 的治疗原理推测为"reset to default theory",促进 RPE 功能的正常化,具有对视网膜修复和保护的功能[229]。

(黎晓新)

# 第三节 由玻璃膜裂纹引起的视网膜下新生血管

## 一、血管样条纹

血管样条纹(angioid streaks)是 Bruch 膜的弹力纤维层变性皲裂所致,较为少见。由于 Bruch 膜弹力纤维层的断裂呈现以视盘为中心向周围走行的条纹样改变,状似血管走行,故名血管样条纹。该病本身不影响视力,但可合并黄斑部 CNV,发生率为 72%,视力损害程度取决于黄斑部病变累及中心凹的范围。

**(一)临床表现**

黄斑部血管样条纹并发 CNV,可诱发无痛性、急性视力下降,并常伴视物变形、中心或旁中心暗点。

1. 眼底表现前节多无异常,眼底后极部可见有血管样条纹从视盘周围发出,呈放射状,宽窄、长短不一;条纹的颜色可因其色素改变或纤维组织增生程度而异,通常呈红棕色或灰白色,纤维组织增生明显时成灰色。条纹的边缘清晰,但参差不齐,位于视网膜神经纤维层下,越靠近视盘越宽,走行清晰。条纹表面或周围常有色素脱失与色素增生形成的斑点,在某些部位密集,形成橘皮状斑驳样眼底;有时可见脉络膜萎缩斑,使条纹有时呈断续状态。25% 患眼伴有视盘玻璃膜疣[230](图 16-3-1)。

条纹侵入黄斑部破坏了 Bruch 膜,来自脉络膜的新生血管可经破裂的 Bruch 膜长入视网膜下形成 CNV,检眼镜下可见黄斑部有不规则的类圆形病灶,呈灰白色或黄白色,位于神经上皮层下,病灶周围或表面可伴有出血。出血位于神经上皮层下或 RPE 下等不同层次。病程长者,病灶周围的神

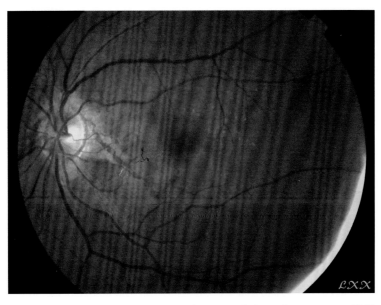

图 16-3-1 血管样条纹合并 CNV 患者左眼眼底像,视盘周围可见血管样条纹环绕,并从视盘处呈放射状向外延展,颜色为棕褐色,后极部视网膜黄白色,黄斑颞侧可见黄白色玻璃膜疣分布,可见中心凹旁 CNV

经上皮层可有囊样水肿。CNV 膜逐渐机化形成瘢痕,致黄斑部萎缩。

2. 荧光素眼底血管造影血管样条纹合并 CNV 等相关黄斑部并发症,通常情况下,CNV 多为典型性;若 CNV 已机化成为瘢痕,则早期荧光弱,后期因荧光素着染,逐渐增强(图 16-3-2,图 16-3-3)。

3. 吲哚青绿眼底血管造影对于血管样条纹合并的典型 CNV 通常 FFA 可以较好地显示其形态和范围,ICGA 并不能提供多少新的信息。但当 CNV 继发出血较多时,ICGA 可清楚显示出被出血所遮盖的 CNV。有些 CNV 在 ICGA 早期显示,晚期明显染色或渗漏,这意味着 CNV 具有较强增生能力和较高通透性,即所谓活动性 CNV。而有些 CNV 造影早期不明显,但是晚期却呈现边界清晰的染色,代表 CNV 纤维组织增多、血管成分减少,即所谓静止性 CNV。

4. 相干光断层扫描 OCT 可清楚显示血管样条纹继发的 CNV 位置及相应部位的 RPE、脉络膜毛细血管层破裂,局限性反射增强,呈纺锤状或绒球状,边界较清晰。同时 CNV 渗漏继发黄斑囊样

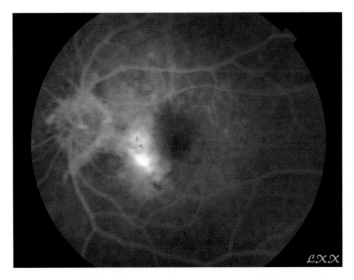

图 16-3-2 血管样条纹合并 CNV 患者 FFA,可见后极部视网膜呈斑驳状透见荧光,夹杂大量斑点状弱荧光,条纹中间带呈弱荧光,两侧为透见荧光。黄斑鼻侧可见典型 CNV,造影早期强荧光

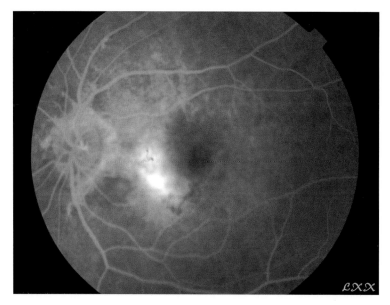

图16-3-3 血管样条纹合并 CNV 患者 FFA 晚期,CNV 荧光进一步渗漏,组织着色

水肿及出血引起视网膜下出血,均可在 OCT 中显示。

（二）诊断及鉴别诊断

本病具有特征性眼底表现——血管样条纹,且为双眼发病,可借助双目间接检眼镜或裂隙灯前置镜,对眼底较大范围进行详细检查,则能发现此类条纹在眼底的走行分布,不难作出诊断。同时为确定血管样条纹患者是否伴有全身病（弹力纤维假黄瘤、畸形性骨炎、心血管损害及镰刀状细胞性贫血等）,应作以下检查,包括头颅骨、脊柱及下肢骨的 X 线摄片、血清碱性磷酸酶、血清钙、磷、血红蛋白电泳及皮肤活检等。

本病需要与眼底有条纹状改变的疾病和伴发 CNV 的疾病相鉴别。

1. 病理性近视 随着眼轴延长,眼底因 RPE 和脉络膜变薄,暴露出脉络膜血管和血管间的色素,大的脉络膜血管常在后极部暴露。此外,后极部 Bruch 膜破裂,出现漆裂纹,位于视网膜的最深层,其临近 RPE 及脉络膜毛细血管层也被波及,可有出血及色素增生,也可合并黄斑 CNV。因此,病理性近视眼底改变不易与血管样条纹相区别。鉴别要点为:病理性近视眼除眼轴明显增长外,呈豹纹样眼底,暴露的脉络膜血管粗大、迂曲且密集。而漆裂纹在后极部散在分布,呈很细的线形或星状、粗细不规则的黄白色表现,以黄斑部多见。FFA 及 ICGA 有助于鉴别诊断。

2. 色素性静脉旁视网膜脉络膜萎缩 色素性静脉旁视网膜脉络膜萎缩（pigmented paravenous retino-choroidal atrophy）极为少见,病变区域因视网膜脉络膜萎缩,呈青灰色。因病变累及双眼,两侧对称,且位于视盘周围并向四周放射状延伸,需与血管样条纹相鉴别。但前者病变区域位于视网膜静脉两侧,常可见大量色素斑块沉着于静脉周围。

3. 其他黄斑部脉络膜新生血管性疾病 渗出性 AMD、特发性 CNV 和卵黄状黄斑变性等,虽也有黄斑部 CNV,但无血管样条纹是鉴别诊断要点。

（三）治疗

目前尚无有效方法治疗血管样条纹,但若继发 CNV,常借鉴 AMD 的治疗方法,可根据 CNV 的位置、病理特征予以治疗。可供选择的治疗方法有抗 VEGF 治疗、光动力疗法（PDT）、经瞳孔温热疗法（TTT）、激光光凝术等。

2004 年,Menchini[231]首次尝试 PDT 治疗血管样条纹继发 CNV,认为可延缓视力损害,随后更多学者进行尝试,发现 PDT 可有效封闭 CNV,延缓病变发展,但对于视力提高非常有限[232-234]。随后在贝伐单抗和雷珠单抗等用于治疗湿性 AMD 黄斑 CNV 取得明显疗效之后,对血管样条纹继发黄斑 CNV 进行玻璃体腔注射贝伐单抗,也证实了视力的明显提高[235]。但是单纯玻璃体腔注射在带来视力提高的同时,反复玻璃体腔注射也增加了眼内炎的风险,此外昂贵的抗 VEGF 药物也制约了临床使用。有学者开始尝试联合治疗,Artunay[236]等采用弱剂量 PDT 联合玻璃体腔注射雷珠单抗,随访 12 个月,视力提高超过 2 行的达 60%,保持稳定的占 30%,10% 的患者视力下降超过 3 行。Prabhu[237]等也得到类似的结果。Pece 等[238]则采用 PDT 联合玻璃体腔注射曲安奈德,随访 12 个月,所有患者 CNV 渗漏封闭,提示 PDT 联合曲安奈德玻璃体腔注射对于部分患者可封闭黄斑 CNV 并改善视力。但总体视力改善不佳,且有发生术后高眼压和促进白内障发展的风险。Gliem 等[239]评估了不同方法治疗血管样条纹的优劣,单纯玻璃体腔注射抗 VEGF 可以有效提高 BCVA,PDT 可以延缓病变的进展但视力改善有限,对于黄斑区外的 CNV 可以行激光光凝,但易复发,以及视网膜损伤和产生绝对暗点。因此联合治疗可能优于单独疗法。

　　下面通过图 16-3-4 ~ 图 16-3-6 中患者进行 PDT 治疗后 3 月的检查结果来看 PDT 治疗血管样

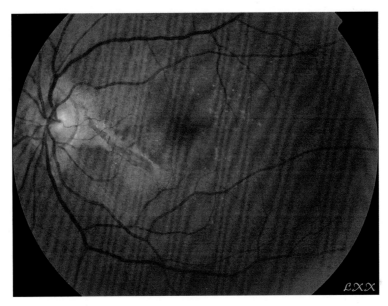

**图 16-3-4　血管样条纹合并 CNV 治疗后彩色眼底像**
PDT 治疗 3 月后,血管样条纹合并 CNV 患者左眼眼底像显示 CNV 明显消退

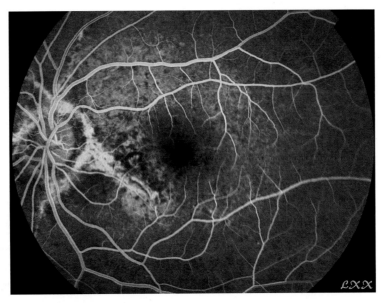

**图 16-3-5　血管样条纹合并 CNV 治疗后 FFA 早期像**
PDT 治疗 3 月后,血管样条纹合并 CNV 患者左眼 FFA 早期强荧光消失,仅见纤维瘢痕残留

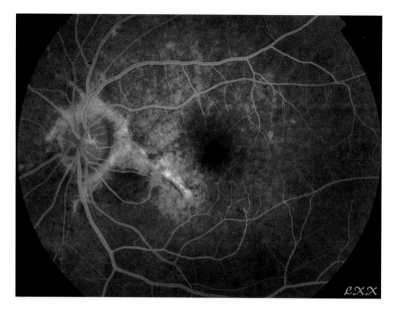

**图 16-3-6　血管样条纹合并 CNV 治疗后 FFA 晚期相**
PDT 治疗 3 月后,血管样条纹合并 CNV 患者左眼 FFA 晚期仅见纤维瘢痕着染

条纹合并 CNV 的疗效。

## 二、近视性 CNV

病理性近视(pathological myopia)会引起一些眼底的病理改变、特别是黄斑部的改变,严重威胁患者视力。病理性近视的眼底改变包括巩膜后葡萄肿、巩膜扩张引起视网膜神经层、RPE 层、脉络膜层被拉长变薄,脉络膜下巩膜显现,眼底有白色、斑驳样表现。CNV 是病理性近视最主要的黄斑部并发症,在眼轴长于 26.5mm 的病理性近视眼中的发生率为 5%～10%,相关报道显示 20.7% 的病理性近视患者伴有 CNV。

（一）临床表现

1. 症状与眼底表现　视网膜下新生血管长入黄斑区引起突然的无痛性视力下降,通常伴有视物变形。检眼镜下呈圆形或椭圆形黄斑损害区,通常病变局限在中心凹附近。视网膜可有浅脱离,出血并不广泛,大致局限在视网膜神经感觉层下,硬性渗出罕见。CNV 主要分布于漆裂纹(lacquer crack)样病变区或萎缩斑的边缘,可以是独立的、与以前的变性改变无关。

2. 荧光素眼底血管造影　病理性近视伴发的 CNV 多呈典型性,较局限,且少见视网膜下渗出。FFA 示 CNV 边界清晰,在造影早期新生血管即显影,之后迅速渗漏荧光素至视网膜下间隙和 CNV 周围,并互相融合,使病灶边界模糊不清。晚期病变处仍呈强荧光。

整个造影过程中,年轻患者的 CNV 荧光强度增强不多,而且局限于 CNV 边缘;而老年患者的 CNV 渗漏较明显,这种渗漏增强与年龄相关性变性改变有关。因此,只有 55 岁以下的患者才能确认是否为单纯的近视性 CNV 生长。

3. 吲哚青绿血管造影　病理性近视眼底特征性改变如漆裂纹、黄斑部 CNV 和脉络膜萎缩斑等均在 ICGA 上有所表现。对同一组病理性近视患者进行 ICGA 和 FFA 的对比观察结果表明,对漆裂纹样变的发现率 ICGA 为 89%,而 FFA 为 28%,仅检出 14 条;CNV 的检出率 ICGA 为 57%,FFA 为 56%。ICGA 检查有 70% 的 CNV 在漆裂纹样变中,提示 ICGA 能够较好地确定 CNV 与漆裂纹样变的关系。FFA 对 CNV 的诊断率较高,但 ICGA 仍可观察伴有视网膜下出血的 CNV 的生成情况。

4. 相干光断层成像　病理性近视 CNV 分为活动期、瘢痕期和萎缩期[240]。活动期主要损害是纤维血管膜的增生伴有周围的渗出和出血。FFA 显示在血管上有轻度的染料渗漏(图 16-3-8)。瘢痕期通常是 CNV 出现 3～6 个月,出血自发吸收,CNV 形成灰白色瘢痕病灶,同时伴有致密的色素沉着,称 Fuchs 斑。至萎缩期,通常为 CNV 出现几年后,CNV 退化,围绕其周围一边界清晰地圆形脉络膜视网膜萎缩区。在活动期,OCT 检查 CNV 表现为 RPE 上的强反射圆顶状突起,CNV 周围没有明显的网膜下液聚积(图 16-3-7)。瘢痕期,CNV 表现为强反射,其下的脉络膜反射明显降低。到萎缩期,CNV 已完全变平,萎缩的脉络膜视网膜围绕在退化的 CNV 周围,退化的 CNV 表现为围绕在萎缩的脉络膜视网膜周围的相应的脉络膜扁平状强反射。

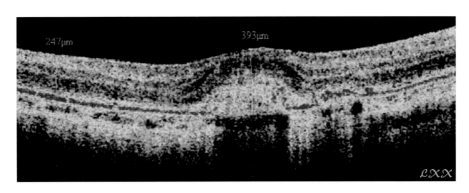

**图 16-3-7　病理性近视伴发 CNV 的 OCT 像**
可见一圆顶样隆起的 CNV,神经视网膜层间可见积液,为病理性近视 CNV 活动期表现

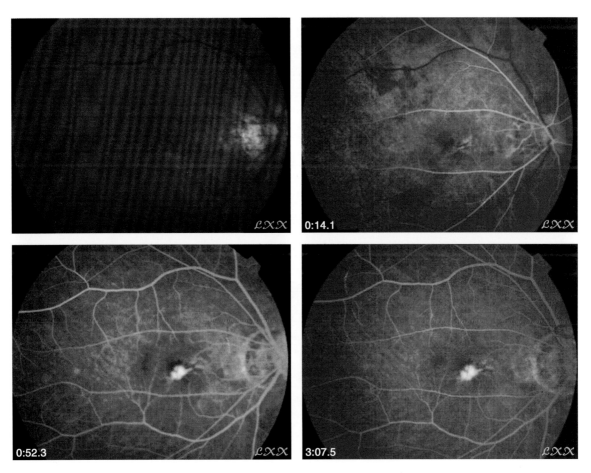

**图 16-3-8　病理性近视伴发 CNV 的 FFA 像**
早期可见 CNV 强荧光显影,FFA 晚期 CNV 仍呈强荧光,荧光渗漏

## （二）CNV 与漆裂纹样病变

漆裂纹样病变是病理性近视眼底改变中一种独特的损害，是黄斑变性的标记，通常与大于-6D 的屈光不正和超过 26mm 的眼轴相关，在有巩膜后葡萄肿改变的近视眼中非常普遍。眼底表现呈线状或网状，纤细、粗细不均、黄白色，呈水平走向，单条或多条，常有十字交叉的分支，17% 与半月形近视弧斑相连，其余大部分在黄斑区，位于视网膜最深层，边缘可见色素混杂。FFA 呈不规则、不连续的强荧光线，晚期呈模糊不清的强荧光区，且损害区荧光素染色与 RPE-Bruch 膜-脉络膜毛细血管复合体上愈合的裂隙相符合，因此，认为漆裂纹是机械性的 RPE-Bruch 膜-脉络膜毛细血管复合体上愈合的裂纹。

漆裂纹病变与 CNV 的发生明显相关，研究发现有 CNV 眼比没有 CNV 的眼漆裂纹样病变的发生率高。有 CNV 眼中 82% 有漆裂纹样病变，FFA 显示 CNV 是从漆裂纹样病变发出或与漆裂纹样病变相连，且脉络膜视网膜萎缩中心可以沿漆裂纹样病变扩大，漆裂纹样病变最终消失在较大的脉络膜视网膜变性区中。总之，漆裂纹是病理性近视病情恶化相关的早期改变，它的出现预示着中心视力预后不佳。

## （三）治疗

眼内注射抗血管内皮生长因子药物治疗为目前的首选治疗方法，文献报道雷珠单抗、贝伐单抗和康柏西普都已应用于病理性近视 CNV 的治疗[241,242]，并且取得较好疗效（图 16-3-9，图 16-3-10）。

病理性近视 CNV 的传统治疗方法还有激光光凝，包括传统激光光凝术、经瞳孔温热疗法（TTT）、光动力疗法（PDT）等。其中 PDT 可以选择性作用于 CNV，稳定和减缓 CNV 引起的视力丧失，而正常视网膜神经上皮几乎不受损伤[243]，曾经是首选治疗 CNV 的有效方法，近年来由于抗 VEGF 药物的使用，PDT 治疗已渐渐成为次选方法。而 TTT 和激光光凝治疗由于对正常视网膜组织的破坏作用而越来越较少使用。对抗 VEGF 药物治疗、TTT 及 PDT 单独治疗效果对比发现，三者均能有效改善解剖及视功能状况[244]，但其中抗 VEGF 药物治疗患者最佳矫正视力最佳，这可能与 TTT 或激光光凝的破坏损伤作用有关[245]。但对于 PDT 联合贝伐单抗治疗是否较单独玻璃体腔内注射贝伐单抗或 PDT 单独治疗更有效仍存在争议，且联合治疗的次数，剂量及重复治疗的标准尚无共识，各研究报道的治疗效果也存在差异。Yoon 等[246]报道，单独玻璃体腔贝伐单抗注射治疗近视性 CNV 效果要好于联合治疗及单独 PDT 治疗。Desco 等[247]，王洪格等[248]报道 PDT 联合贝伐单抗玻璃体腔注射的疗效同单独 PDT 治疗在治疗后自觉症状及视力改善方面无显著差别，但 Desco 认为联合治疗可以有效减少贝伐单抗玻璃体腔注射次数。此外也有报道 PDT 联合抗 VEGF 药物治疗取得较好的治疗效果[249]，研究者认为两者联合应用在有效控制 CNV 基础上给予玻璃体腔抗 VEGF 药物治疗能更有效地保护并恢复黄斑视功能。明确结论及治疗标准有待更大样本深入研究。

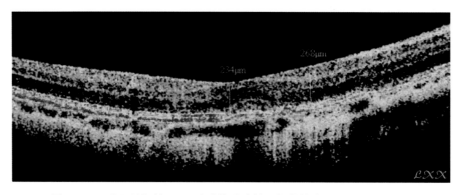

**图 16-3-9　病理近视性 CNV 玻璃体腔注射贝伐单抗治疗 2 次后 OCT 像**

经过 2 次玻璃体腔贝伐单抗注射后，OCT 可见 CNV 变平，其周围环绕的脉络膜视网膜萎缩灶表现为高反射信号，下方信号衰减，为病理性近视 CNV 萎缩期

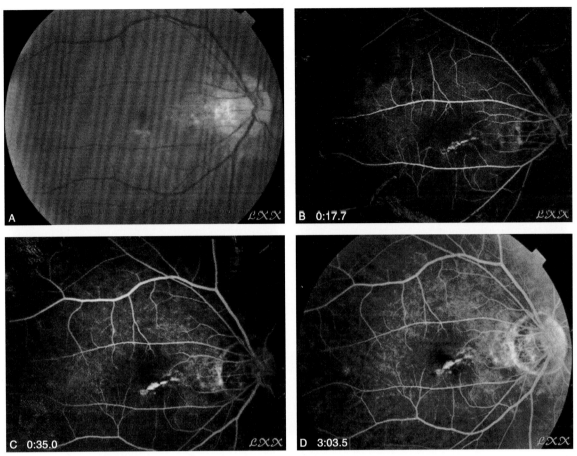

**图 16-3-10 病理近视性 CNV 玻璃体腔注射贝伐单抗治疗 2 次后 FFA 像**
A. 眼底像;B、C. 造影早期黄斑区可见瘢痕期强荧光影,未见活动渗漏病灶;D. 造影晚期仍为 CNV 萎缩灶
强荧光影,未见活动渗漏

（黎晓新）

## 第四节 继发于脉络膜视网膜炎及 视网膜病变的脉络膜新生血管

CNV 可由脉络膜视网膜炎及一系列视网膜病变引起,尤其是后极部病变,具有潜在致盲危险的并发症,感染性和非感染性疾病都可以引发 CNV,主要包括结核性葡萄膜炎,弓形体视网膜脉络膜炎,交感性眼炎,脉络膜肿物等。

所有这些疾病 RPE 和脉络膜多同时受累,在炎症的损伤下,RPE-Bruch 膜-脉络膜毛细血管复合体的结构和代谢遭到不同程度的破坏,从而为 CNV 的发生提供可能的病理基础。下面介绍几种并发 CNV 的视网膜脉络膜病。

### 一、局限性或多灶性脉络膜视网膜炎

多灶性脉络膜炎是一种病因不明的后极部多发性炎性脉络膜视网膜病变。多见于无其他系统疾病的青年女性。眼部检查可见从脉络膜到 RPE 层多灶性的炎症区域,病变呈黄色;病灶多出现在视盘附近,并散布到后极部至眼底中周部;可为单个或呈簇状分布。随着病程发展,可发展为脉络膜视网膜瘢痕。25% ~46% 可发生黄斑或视盘周围 CNV。活动性 CNV 与脉络膜的炎症病灶区

域都能渗漏荧光素,FFA 不易区分,而 ICGA 中二者表现不同,炎症病灶在造影早期显示弱荧光,而 CNV 呈现强荧光。

对于明显脉络膜炎症的治疗,最佳方案尚未统一,常见的治疗方法有:免疫抑制剂治疗:通常当视力明显受损,或有大片状渗出时,用糖皮质激素 Tenon 囊下注射或口服治疗,收到较好效果,对多灶性脉络膜视网膜炎引起的黄斑囊样水肿或 CNV 均有效。同其他葡萄膜炎的治疗相似,开始口服剂量常为 60~80mg/d,根据病情好转后逐渐减量[250]。Brown 等[251]等发现口服和 Tenon 囊下注射糖皮质激素对治疗多灶性脉络膜视网膜炎引起的 CNV,直径小于 100μm 的 CNV 可消散,大于 200μm 的 CNV 则不能消失,但可抑制其进展。针对 CNV 的治疗,可采用玻璃体腔内注射曲安奈德(TA),也可采用玻璃体腔注射抗 VEGF 药物治疗,其他治疗还包括中心凹外 CNV 的激光光凝,累及中心凹的可考虑 PDT 治疗等。Fine[252]等报道玻璃体腔注射抗新生血管药物(贝伐单抗/雷珠单抗)术后视力明显优于玻璃体腔注射皮质类固醇及 PDT,TTT 治疗。Parodi[253]也证实玻璃体腔注射贝伐单抗术后视力明显优于 PDT 治疗,而解剖结构的脉络膜厚度的改善并无明显区别。

多灶性脉络膜视网膜炎是一种慢性复发性疾病,复发率可高达 86%,病程持续数月至数年,而且目前所有治疗 CNV 的方法均有一定的复发率,因此对此类病人尤其合并 CNV 时应该强调密切随访。

### (一) 结核性

随着结核病发病率的逐年上升,眼内结核病患者也不断增加,其中结核性葡萄膜炎最为常见,可伴或不伴有全身其他器官结核感染的表现。结核性葡萄膜炎的临床表现多种多样,多表现为前葡萄膜炎、脉络膜结节、多灶性脉络膜炎;少见的有匍行性脉络膜炎、视网膜炎、视网膜下脓肿等,也可以表现为疑似眼内肿瘤[254],亦有以黄斑囊样水肿为唯一表现者[255]。由于目前尚缺乏合适的诊断标准,加上眼内组织标本取材困难,临床上极易漏诊、误诊及延误诊治。例如误诊后全身应用单一大剂量糖皮质激素带来的不良后果,轻者表现为迁延不愈的葡萄膜炎、局部病灶扩大、视力损害,严重者可致盲、眼球摘除,甚至全身结核播散并危及生命。结核性脉络膜视网膜炎也可继发 CNV,其表现如前所述。

结核性脉络膜视网膜炎的治疗包括药物、激光及手术治疗。药物治疗主要是抗结核药与糖皮质激素联合应用。由于结核病的治疗管理不规范及结核菌的变异,致耐多药及严重耐多药结核的情况严峻[256]。对于眼部结核的治疗应遵循联合、规律及全程的三大抗结核治疗原则,以减少耐药结核的出现及体内残留结核杆菌的复发[257]。美国疾病控制中心建议[258],在前 2 个月联合应用异烟肼、利福平、乙胺丁醇及吡嗪酰胺 4 种抗结核药物,然后根据治疗反应调整药物类型及数量,再持续治疗 4~7 个月。国际卫生组织[258]建议,异烟肼、利福平、乙胺丁醇及吡嗪酰胺 4 种药物先联合应用 2 个月,接着再合用异烟肼和利福平 4 个月。多数研究者支持糖皮质激素联合应用,全身应用糖皮质激素有助于减少因超敏反应而引起的眼组织损伤[253];少数研究者[259]认为抗结核药与糖皮质激素联合应用可延长结核病的治疗期,且复发率很高。糖皮质激素勿单独使用,否则可促进结核菌增殖,并加重病情[260]。另外局部也可灵活应用糖皮质激素、散瞳药物及非甾体抗炎药。病情复杂时应及时联系内科医师,共同制定抗结核治疗的对策。脉络膜新生血管的治疗可使用玻璃体腔抗 VEGF 治疗,PDT 治疗及其他激光治疗等方法。

### (二) 弓形体性

弓形体病眼部表现多以视网膜脉络膜炎为主要特征,眼底改变可分为陈旧性病灶和新发病灶两类。后天性弓形体病多表现为局限性渗出性视网膜脉络膜炎,眼底病变多位于黄斑部和视盘周围,视网膜灰白色水肿,边界不清,数月后消退,最后呈瘢痕病灶。CNV 是眼弓形体病的重要并发症之一,伴发 CNV 的发生率目前缺乏大宗流行病学调查资料。血清及眼内房水,玻璃体抗体测定是诊断本病的主要依据。治疗主要采用抗弓形体药物联合糖皮质激素治疗,口服泼尼松龙及克林霉素。PDT 可用于该类 CNV 疾病的治疗,近来玻璃体腔抗 VEGF 治疗被证实在弓形体病并发 CNV 治疗中有效[261]。Guthoff[262]等证实在口服克林霉素、激素治疗后,经 PDT 治疗后再次复发的弓形体病并发 CNV,玻璃体腔注射贝伐单抗 1.5mg 后,病情稳定,视力明显提高。玻璃体腔注射抗 VEGF 药物是否比全身系统治疗、PDT 治疗具有更好效果,有待进一步大样本的确定研究。

## 二、复发性中心性浆液性脉络膜视网膜病变后期

中心性浆液性脉络膜视网膜病变(简称中浆,CSC)是自限性疾病,65%～80% 自发好转,视力恢复正常[263-266]。反复发作和慢性病程者持续或慢性弥漫渗漏可导致不可逆视力损伤[266]。该病首次发病后约 30%～50% 复发,其中 10% 患者复发 3 次以上[266]。

CSC 继发 CNV 的情况较少见,通常发生于病程长/复发或持续发作伴慢性弥漫性 RPE 病变的患者身上。产生机制尚不清楚,PRE-Bruch 膜的慢性失代偿或破裂,脉络膜毛细血管的缺血缺氧可能与其相关。CSC 继发的 CNV 在 FFA 中的典型表现为早期边界清楚的强荧光像,后期弥漫性渗漏。CSC 继发 CNV 眼底表现除了中浆所致的弥漫性 RPE 病变以外,后极部眼底可有典型的 CNV 表现。

目前中浆的首选治疗为采用降低光敏剂维替泊芬剂量的 PDT 方法,文献报道维替泊芬剂量降低至治疗 AMD 所需剂量的 50% 为最佳[267,268],有 PDT 成功缓解慢性中浆网膜下液案例。合并 CNV 时可采用抗 VEGF 药物眼内注射或联合 PDT 治疗[269-271]。

## 三、各种原因引起的弥漫性色素上皮萎缩

交感性眼炎是一眼发生眼球穿通伤或内眼手术后引起的双眼非坏死性肉芽肿性葡萄膜炎。可隐匿发病也可急性发病。交感性眼炎临床表现多变,病情易于反复恶化,并可能致盲。目前对于交感性眼炎发病机制尚无统一认识,自身免疫学说认为是由葡萄膜黑色素细胞的色素蛋白或细胞的某一其他成分引发的一种迟发性超敏反应。此外,还有病毒感染学说。

眼底检查可呈播散性脉络膜视网膜炎或渗出性脉络膜视网膜炎,前者在眼底赤道部附近出现散在的圆形黄白色渗出斑,后者表现为黄斑中心凹反射消失,视网膜水肿,混浊,视盘充血,视网膜血管充盈迂曲,严重者发生渗出性视网膜脱离。

交感性眼炎可伴发 CNV,CNV 治疗可采用抗 VEGF 药物或 TA 眼内注射以及部分患者激光光凝或 PDT 治疗[272,273]。

## 四、脉络膜肿物

### (一) 脉络膜血管瘤

脉络膜血管瘤为常见的脉络膜良性肿瘤,属于血管性、错构瘤性病变。大多数为海绵状血管瘤,而毛细血管型血管瘤极为罕见。临床病理上,脉络膜血管瘤分为孤立性和弥漫性两类:孤立性脉络膜血管瘤多发生于后极部,界限清楚;弥漫性脉络膜血管瘤无明显界限,往往从锯齿缘伸延到后极部,且通常伴发脑、颜面血管瘤病(Sturge-Weber 综合征)。主要由于血管瘤渗漏引起黄斑区水肿,视网膜脱离等并发症而影响患者的视力。大部分脉络膜血管瘤可以通过眼底检查,FFA,ICGA,超声检查而确诊。脉络膜血管瘤早期积极治疗后病情可稳定[274]。

1. 临床表现　视力下降或视物变形为常见就诊原因。病程长者可有中心暗点,扇形缺损甚至半侧视野缺损。瘤体多位于后极部,96% 占位于赤道后,86% 距黄斑区 3mm 以内,42% 部分或完全位于黄斑下。肿块大小 3～18mm 不等,平均 7mm。隆起 1～7mm 不等,平均 3mm。肿瘤呈橘红色隆起,边界清楚,瘤体表面的色素上皮或增生呈色素沉着,或化生呈黄白色纤维组织。肿瘤对应处

视网膜改变多样化,或轻度水肿,若位于黄斑区可误诊为中心性浆液性脉络膜视网膜病变,或囊样变性,囊样变性相互融合成视网膜劈裂。早期渗出性视网膜脱离多局限于肿瘤附近,后期视网膜广泛脱离,邻近视盘的肿瘤能引起视神经缺血性改变,进而出现相应视野缺损,如半侧视野缺失。自然病程中肿瘤增大缓慢,但视网膜病变逐步加重[275,276](图16-4-1,图16-4-3)。

2. 辅助检查 孤立性脉络膜血管瘤的 FFA 表现为视网膜动脉充盈前肿瘤区域脉络膜血管充盈所致的不规则强荧光,线条粗细不均的瘤体脉络膜血管形态强荧光较有特征,动静脉期荧光素迅速渗漏并融合扩大,呈强荧光,持续至晚期不消退(图16-4-2)。ICGA 较 FFA 能更清晰地显示脉络膜病灶,在 ICGA 早期呈边界清晰、相对均匀的强荧光,可见肿瘤内部血管组织,呈点状强荧光,晚期则出现特征性的"染料冲刷现象"。孤立性脉络膜血管瘤。眼部 B 超能提示有占位病变,表现为扁平隆起病灶内的均匀回声,与其他脉络膜占位性病变的表现无特异性差别,而 A 型超声检查可显示其特异性表现,开始的高尖波峰提示肿瘤表面较致密的纤维组织,甚至骨化成分,而后相对规律的波峰间隔提示肿瘤内部结构的窦腔。典型的脉络膜血管瘤通过以上检查均可确诊。

但在临床诊断中,上述检查方法均不具有诊断特异性。脉络膜血管瘤病程较长时其表面可出现色素沉着,视网膜隆起较高,直接眼底检查及 FFA 均不易确诊,如超声检查表现不典型,则需要行 MRI 和 CT 检查以鉴别脉络膜黑色素瘤及其他脉络膜占位性病变。脉络膜血管瘤 MRI 影像与玻璃体相比呈等 T1 或稍高信号及等 T2 信号,在 T2 加权像上明显增强,脉络膜黑色素瘤的 MRI 特征性表现为短 Tl 和短 T2,即在 T1 和 T2 加权像上均与玻璃体的信号"相反",在 T2 加权像可轻度增强,有助于进行鉴别诊断。脉络膜血管瘤在 CT 像上显著增强。而脉络膜黑色素瘤在 CT 像上增强程度低于血管瘤,因此 CT 在鉴别脉络膜血管瘤与黑色素瘤方面的意义不如 MRI,CT 在眼内占位的鉴别中更重要的意义在于发现钙化灶,与含有钙化灶的视网膜母细胞瘤、脉络膜骨瘤相鉴别。通过以上方法,多数眼内占位病灶都可以得到诊断[277,278]。

3. 治疗 弥漫型脉络膜血管瘤治疗困难。若无渗出性视网膜脱离可观察,若出现视网膜脱离时,可试行激光光凝,或结合巩膜外冷冻。广泛而隆起甚高的视网膜脱离常使上述治疗难以进行。也可尝试巩膜外放液,或联合眼内惰性气体填充,网膜复位后再行激光或外冷凝治疗。但这一过程常发生出血性脉络膜脱离和(或)浆液性脉络膜脱离,使治疗陷入另一困境。

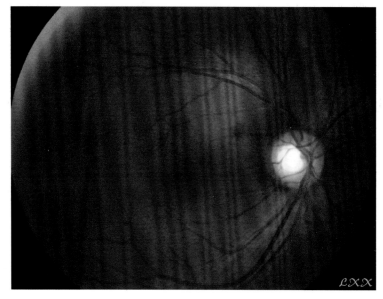

**图 16-4-1　脉络膜血管瘤眼底像**

可见视盘旁颞上方白色隆起瘤体,黄斑中心凹反射弥散,可见黄斑部可疑存在视网膜下液

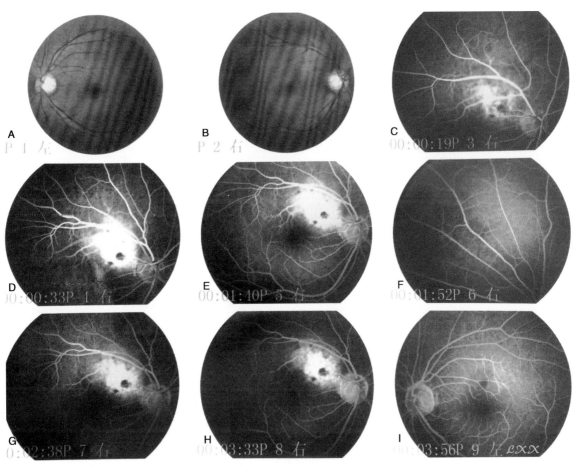

**图 16-4-2　脉络膜血管瘤 FFA**

A、B. 左右眼眼底图像　C ～ H. 不同时间的 FFA 眼底图像显示不规则强荧光伴有渗漏,早期可见右眼颞上方的不规则强荧光,伴有荧光素渗漏,晚期病灶呈强荧光,持续不消退　I. 左眼 FFA 图像血管壁着染

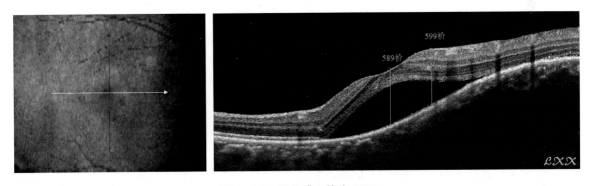

**图 16-4-3　脉络膜血管瘤 OCT**

OCT 显示视网膜下高度隆起病灶,呈中空状,黄斑中心凹可见渗出性 RPE 脱离

　　孤立型脉络膜血管瘤治疗效果较弥漫型为好。无症状时可列为观察对象。出现视力下降特别是黄斑部视网膜渗出脱离时,应及时治疗。激光光凝是目前应用最广泛的方法。光凝能封闭瘤体表面的渗漏血管,使渗漏不再或减少,视网膜下液逐步吸收,视网膜复位。值得注意的是光凝并非为了摧毁整个瘤体,封闭瘤体表面的渗漏血管是光凝的主要目的。过量的光凝会损伤视网膜,并导致瘤体表面过度机化,以后重复治疗困难。若视网膜下液无吸收迹象,光凝可重复进行。

　　近年来新出现的治疗方式如经瞳孔温热疗法(TTT),玻璃体腔注射抗 VEGF 药物和光动力治疗(PDT)显示了治疗该病特别是位于黄斑下瘤体的优势,其中 PDT 效果更佳(图 16-4-4 ～图 16-4-7)。

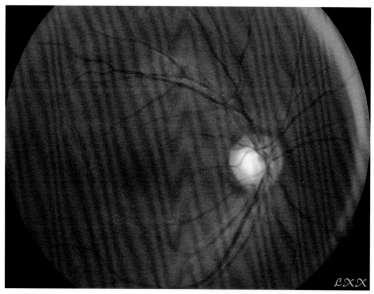

**图 16-4-4　脉络膜血管瘤患者 PDT 治疗后 2 周眼底像**
视盘旁瘤体明显变小,黄斑下液几乎消失

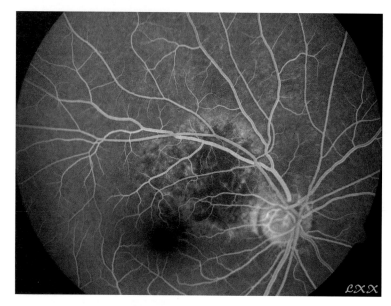

**图 16-4-5　脉络膜血管瘤 PDT 治疗后 2 周 FFA 早期像**
脉络膜血管瘤基本萎缩,不规则荧光着染

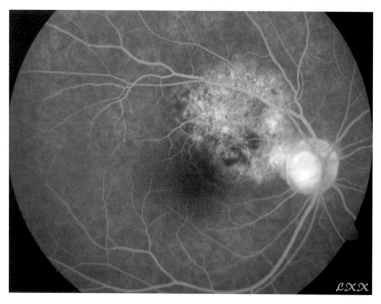

**图 16-4-6　脉络膜血管瘤 PDT 治疗后 2 周 FFA 晚期像**
萎缩瘤体荧光着染,未见荧光渗漏

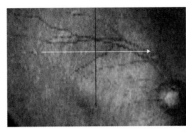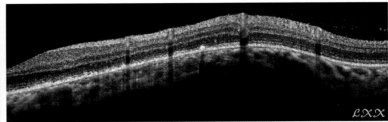

**图 16-4-7　脉络膜血管瘤 PDT 治疗后 2 周 OCT**
显示瘤体变平,黄斑下液基本吸收

### (二) 脉络膜骨瘤

脉络膜肿瘤种类很多,但常见的恶性肿瘤为恶性黑色素瘤和转移癌,常见的良性肿瘤为血管瘤和骨瘤等。脉络膜骨瘤是一种罕见的眼内良性肿瘤,是一种获得性脉络膜肿瘤,有人认为与脉络膜炎症有关,也有人认为是脉络膜血管瘤骨化形成,或由先天性迷芽瘤发展而来。组织病理学显示脉络膜骨瘤占位,导致脉络膜毛细血管变薄或消失,RPE-Bruch 膜-脉络膜毛细血管复合体的破坏可能导致 CNV 的发生发展。

1. 临床表现眼前节和眼压一般无异常,眼底可见后极部靠近视盘的区域有黄白色或橘红色、卵圆形或地图状轻微隆起的脉络膜肿物。通常边界清晰,不规则,略高起,肿瘤生长缓慢,可见边缘波浪不齐,如伪足样,其上可有色素上皮萎缩或增生,常合并浆液性视网膜脱离,25% 患者并发黄斑下脉络膜新生血管(CNV)形成。当脉络膜骨瘤侵犯黄斑区,可因长期 CNV 出血,浆液性或出血性神经感觉层脱离,肿瘤表面的 RPE 和神经感觉层受损而导致视力下降。

2. 辅助检查超声和放射诊断,B 超能检测到后极部眼球壁隆起的盘状病变,为高回声,其后部有声影,CT 检查对脉络膜骨瘤的诊断有重要的价值,CT 可见与骨质密度相同的眼球后极部病灶。但它们尚不足以特征性显示 CNV。

如果有 CNV,FFA 早期可见 CNV 荧光素充盈,晚期荧光素渗漏;ICGA 可在早期显示相对强荧光的 CNV 轮廓,而瘤体呈弱荧光。

伴有 CNV 的脉络膜骨瘤 OCT 除显示不规则盘状增厚高反射的瘤体外,还会发现在黄斑中心凹下,中心凹外,或旁中心凹处出现团状高反射,可伴神经感觉层的浆液或出血性脱离。

3. 治疗针对脉络膜骨瘤所致黄斑部 CNV 的治疗可采用抗 VEGF 药物眼内注射、PDT、TTT、直接激光光凝等治疗[279,280]。目前报道认为 PDT 联合玻璃体腔抗 VEGF 注射治疗具有较好疗效[281]。图 16-4-8 ~ 图 16-4-14 为脉络膜骨瘤合并 CNV 患者玻璃体腔注射贝伐单抗治疗前后对比。

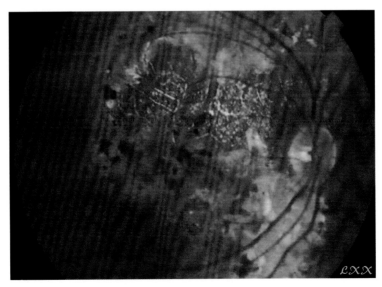

**图 16-4-8　脉络膜骨瘤病右眼眼底像**
视网膜下黄白色肿物,不规则,并发脉络膜新生血管

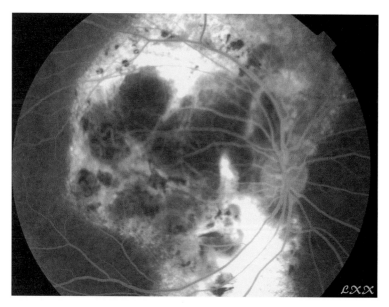

**图 16-4-9  脉络膜骨瘤病右眼 FFA 像,可见强荧光 CNV 轮廓**

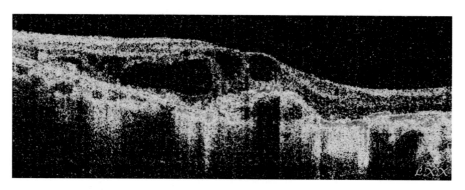

**图 16-4-10  脉络膜骨瘤病右眼 OCT 像**
弥漫盘状增厚高反射的瘤体,还可在中心凹下见团状高反射,及视网膜神经感觉层水肿

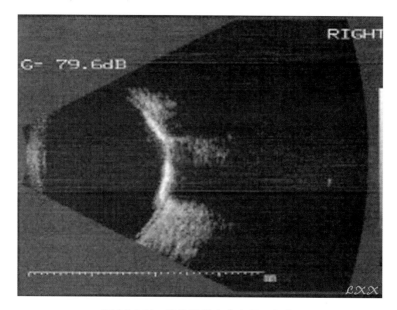

**图 16-4-11  脉络膜骨瘤病右眼 B 超像**
可见后极部强回声,其后部可见声影。经过玻璃体腔 avastin 注射后,脉络膜骨瘤合并 CNV 得到明显缓解

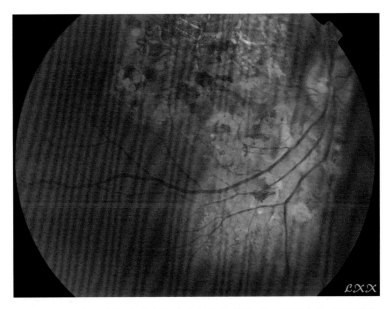

图 16-4-12 脉络膜骨瘤玻璃体腔注射贝伐单抗后 6 周眼底像,可见脉络膜新生血管消退

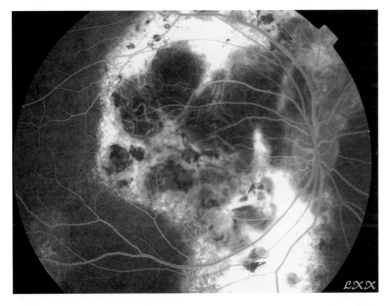

图 16-4-13 脉络膜骨瘤玻璃体腔注射贝伐单抗后 6 周 FFA 像,强荧光 CNV 有所减少

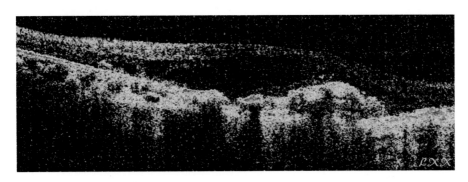

图 16-4-14 脉络膜骨瘤玻璃体腔注射贝伐单抗后 6 周 OCT 像
OCT 可见神经感觉层水肿明显减少,中心凹下团状高反射范围也有所减少

(黎晓新)

# 第五节　特发性脉络膜新生血管膜

特发性脉络膜新生血管(特发CNV),主要特征为局限于黄斑区孤立的CNV病灶,周围有出血,可发生浆液性和(或)出血性病灶区神经视网膜脱离。对于本病的认识不一,1974年杉田和吉冈对本病的活动期,恢复期和瘢痕期FFA的系统观察,认为本病是一种原因不明的独立性疾病,并将之定名为"中心性渗出性脉络膜视网膜病变",简称"中渗",部分学者认为国外定名的"特发性CNV"与"中渗"并不能确定完全一致,目前尚无明确定论[282]。

## 一、病因和发病机制

本病病因尚不明确,大多数学者认为非特异性炎症是主要病因。该炎症可能与弓形体,组织胞浆菌,结核,梅毒或病毒等感染有关。

组织病理学研究发现,本病主要的病理改变为脉络膜肉芽肿性炎症,伴发新生血管。FFA,ICGA等已证实来自脉络膜的视网膜下新生血管是本病发生,发展的主要因素。脉络膜的炎症损害了脉络膜毛细血管层-Bruch膜-RPE复合体所形成脉络膜和视网膜之间的屏障,引起视网膜浆液性脱离,导致CNV进入RPE下或神经感觉层下,新生血管出血,渗出,继而发生瘢痕化,造成中心视力的永久性损害。

## 二、临床表现

主要症状是中心视力急剧下降,视物变形和中心暗点。在眼底病变未波及黄斑中心凹前,患者多无自觉症状。

视力与黄斑中心凹损害程度密切相关,可在手动~1.0之间,约有1/3患者视力在20/200以下,眼前节检查无明显异常。眼底可见病变局限于黄斑区,病灶中心为黄白色或灰白色圆形或类圆形渗出灶,稍隆起,边缘模糊,大小很少超过1PD。渗出灶周围可见环形/弓形或点片状出血,病灶周围视网膜水肿。部分伴后极部视网膜盘状脱离,脱离范围在1~3PD之间。病程久者在病灶周围上可见黄白色硬性脂质沉着,视盘和视网膜血管正常(图16-5-2)。

本病病程持久,常间歇性发作,根据眼底表现及视力变化可分为3期:活动期(进行期),患者视力障碍严重,眼底黄斑区表现为典型的孤立性渗出灶,或伴盘状视网膜脱离,FFA早期可见源于脉络膜的RPE下或神经感觉层下的新生血管,荧光素渗漏明显。本期可持续数月至2年不等,视力变动较大。恢复期(退行期):此期患者视力较稳定,眼底黄斑出血吸收,盘状视网膜脱离减轻或消失,渗出灶变小,出现色素脱失或沉着,FFA显示病灶内及周围脱色素区出现强荧光,荧光素渗漏减轻,周围有透见荧光斑点。瘢痕期(静止期):此期眼底主要表现为黄斑区渗出,出血吸收,代之以不规则的机化瘢痕,周围绕以脉络膜萎缩带和色素堆积,FFA显示病变区有透见及遮蔽荧光,无荧光素渗漏,晚期组织着染。极少数病例于数年后可复发,常常在原瘢痕灶边缘出现新的渗出灶。

## 三、辅助检查

特发性CNV的FFA表现较特殊,在造影早期眼底渗出灶处即呈现强荧光,荧光形态可为颗粒状、绒球状、网状、轮辐状、线状及不规则形,随后荧光素很快渗漏,呈一团状强荧光,直到后期持续不退,表明存在来自脉络膜的新生血管。病灶区的出血可有相应的遮蔽荧光。通常在病灶的最外周可见透见荧光,相应处有色素脱失。并有部分学者认为,特发性CNV在FFA中的特征是在CNV边缘有一环状弱荧光,可能是由于RPE增生而遮盖了荧光所致。后在动物实验模型组织学研究发现,弱荧光晕轮为增生的 RPE 包围 CNV(图 16-5-3,图 16-5-4)。

特发 CNV 在 ICGA 早期即可出现弱荧光区,形态呈网状,环形,树枝状或不规则形,边界清晰。与 FFA 相比 ICGA 显示 CNV 更清晰,不受渗漏影响,可明确显示 CNV 大小形态以及定位,并且能够清楚地观察渗出或瘢痕内 CNV 形成的情况。

OCT 特征为黄斑下局部梭形强反射光带,相应的视网膜神经感觉层因其下的新生血管膜而轻度向玻璃体腔隆起,神经感觉层无或轻度增厚水肿,PED 及大量的脉络膜视网膜渗出少见(图 16-5-1)。

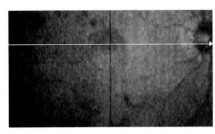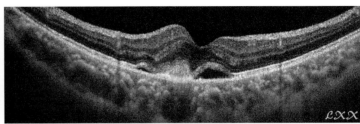

图 16-5-1 右眼特发性 CNV OCT 像
黄斑下局部隆起强反射光团,可见神经感觉层水肿,黄斑部局限性神经上皮层脱离

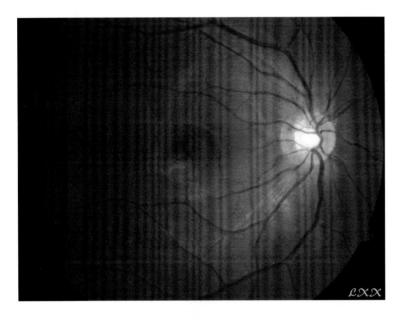

图 16-5-2 右眼特发性 CNV 眼底像
黄斑区类圆形黄白色渗出灶,边缘模糊,直径约 0.3PD,病灶周围视网膜水肿,视盘及血管未见明显异常

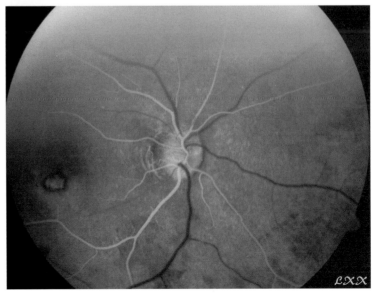

图 16-5-3 右眼特发性 CNV,FFA 早期可见病灶强荧光

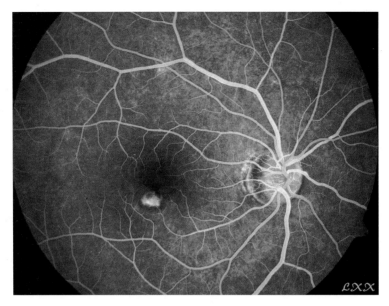

**图 16-5-4　右眼特发性 CNV,FFA 晚期荧光逐渐增强,伴渗漏**

## 四、治疗

治疗的目的在于抑制 CNV 的活动,文献报道玻璃体腔注射抗 VEGF 药物取得很好疗效,其他治疗包括 PDT、TTT、激光光凝等[283-286]（图 16-5-5）。

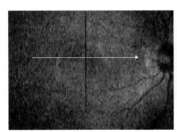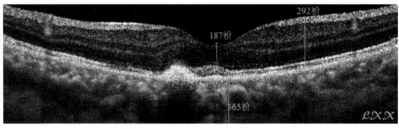

**图 16-5-5　特发性 CNV 玻璃体腔注射雷珠单抗治疗后 6 周 OCT 相**
图 16-5-2 同一患者经过一次玻璃体腔注射雷珠单抗治疗后 6 周,OCT 显示黄斑区 CNV 明显缩小,黄斑下渗出也明显吸收

（黎晓新）

## 参 考 文 献

1. Deutman AF,Jansen LM. Dominantly inherited drusen of Bruch's membrane. Br J Ophthalmol,1970,54(6):373-382.

2. Grossniklaus H E,Green W R. Choroidal neovascularization. Am j ophthalmol,2004,137(3):496-503.

3. Starita C,Hussain AA,Patmore A,et al. Localization of the site of major resistance to fluid transport in Bruch's membrane. Invest Ophthalmol Vis Sci,1997,38(3):762-767.

4. Punglia RS,Lu M,Hsu J,et al. Regulation of vascular endothelial growth factor expression by insulin-like growth factor I. Diabetes,1997,46(10):1619-1626.

5. Pe'er J,Shweiki D,Itin A,et al. Hypoxia-induced expression of vascular endothelial growth factor by retinal cells is a common factor in neovascularizing ocular diseases. Lab Invest,1995,72(6):638-645.

6. Sarks JP,Sarks SH,Killingsworth MC. Morphology of early choroidal neovascularisation in age-related macular degeneration:correlation with activity. Eye (Lond),1997,11 (Pt 4):515-522.

7. Archer DB,Gardiner TA. Morphologic fluorescein angiographic,and light microscopic features of experimental choroidal

neovascularization. Am J Ophthalmol,1981,91(3):297-311.

8. Chen CY,Hooper C,Chiu D,et al. Management of submacular hemorrhage with intravitreal injection of tissue plasminogen activator and expansile gas. Retina,2007,27(3):321-328.

9. Gass JD. Biomicroscopic and histopathologic considerations regarding the feasibility of surgical excision of subfoveal neovascular membranes. American journal of ophthalmology,1994,118(3):285-298.

10. Laser photocoagulation of Subfoveal neovascular lesions in age-related macular degenration. Results of a randomized clinical trial. Macular Phootocongulation Study Group. Arch Ophthalmol,1991,109(9):1232-1241.

11. Singerman LJ,Brucker AJ,Jampol LM,et al. Neovascular age-related maculardegeneration:roundtable. Retina,2005,25(7 Suppl):S1-S22.

12. Guyer D R,Yannuzzi L A,Slakter J S,et al. Classification of choroidal neovascularization by digital indocyanine green videoangiography. Ophthalmology,1996,103(12):2054-2060.

13. Jia Y,Tan O,Tokayer J,et al. Split-spectrum amplitude-decorrelation angiography with optical coherence tomography. Optics express,2012,20(4):4710-4725.

14. Jia Y,Bailey S T,Wilson D J,et al. Quantitative optical coherence tomography angiography of choroidal neovascularization in age-related macular degeneration. Ophthalmology,2014,121(7):1435-1444.

15. Friedman DS,O'olmain BJ,Munoz B,et al. Prevalence of age-related macular degeneration in the United States. Arch Ophthalmol,2004,122(4):564-572.

16. 邹海东,张皙,许讯等.上海市静安区曹家渡街道年龄相关性黄斑变性的患病率调查.中华眼科杂志,2005,41(1):15-19.

17. 何明光,许京京,吴开力等.广东省斗门县老年黄斑变性流行病学调查.中华眼底病杂志,1998,(2):122-124.

18. 黄晓波,邹海东,王宁等.上海市北新泾街道老年人年龄相关性黄斑变性的患病率调查.上海交通大学学报(医学版),2012,32(2):155-159.

19. 赵欣,田碧琪,郝云赫等.北京西长安街社区 50 岁以上人群年龄相关性黄斑变性患病率调查.国际眼科杂志,2011,11(8):1364-1368.

20. 李慧丽,犹爱林,万迪玲等.重庆市主城区年龄相关性黄斑变性患病率调查.中国实用眼科杂志,2009,27(12):1425-1429.

21. 罗中伶,陈国平,唐仁泓.长沙市机关人员年龄相关性黄斑变性患病率调查.中华实验眼科杂志,2008,26(11):822-823.

22. Klein R,Klein BE,Linton KL. Prevalence of age-related maculopathy. The Beaver Dam Eye Study. Ophthalmology,1992,99(6):933-943.

23. Kahn HA,Leibowitz HM,Ganley JP,et al. The Framingham Eye Study. I. Outline and major prevalence findings. Am J Epidemiol,1977,106(1):17-32.

24. Sommer A,Tielsch JM,Katz J,et al. Racial differences in the cause-specific prevalence of blindness in east Baltimore. N Engl J Med,1991,325(20):1412-1417.

25. Friedman DS,O'Colmain BJ,Muñ? oz B,et al. Prevalence of age-related macular degeneration in the United States. Arch Ophthalmol,2004,122(4):564-572.

26. Ferris FL 3rd,Fine SL,Hyman L. Age-related macular degeneration and blindness due to neovascular maculopathy. Arch Ophthalmol,1984,102(11):1640-1642.

27. Klein R,Klein BE,Tomany SC,et al. Ten-year incidence and progression of age-related maculopathy:The Beaver Dam eye study. Ophthalmology,2002,109(10):1767-1779.

28. Varma R,Fraser-Bell S,Tan S,et al. Prevalence of age-related macular degeneration in Latinos:the Los Angeles Latino eye study. Ophthalmology,2004,111(7):1288-1297.

29. Klein R,Klein BE,Knudtson MD,et al. Prevalence of age-related macular degeneration in 4 racial/ethnic groups in the multi-ethnic study of atherosclerosis. Ophthalmology,2006,113(3):373-380.

30. Ferris FL 3rd,Wilkinson CP,Bird A,et al. Clinical classification of age-related macular degeneration. Ophthalmology,2013,120(4):844-851.

31. Seddon JM,Sharma S,Adelman RA. Evaluation of the clin-ical age-related maculopathy staging system. Ophthalmology,

2006,113(2):260-266.

32. Mitchell P,Foran S. Age-Related Eye Disease Study severity scale and simplified severity scale for age-related macular degeneration. Arch Ophthalmol,2005,123(11):1598-1599.

33. Ferris FL,Davis MD,Clemons,et al. A simplified severity scale for age-related macular degeneration:AREDS report no. 18. Arch Ophthalmol,2005,123(11):1570-1574.

34. 中华医学会眼科学分会眼底病学组中国老年性黄斑变性临床指南与临床路径制订委员会. 中国老年黄斑变性的临床诊断治疗路径. 中华眼底病杂志,2013,29(4):343-355.

35. Gass JD. Stereoscopic Atlas of Macular Diseases. 4th ed. CV Mosby:St Louis,1997;26-30.

36. Subfoveal neovascular lesions in age-related macular degeneration. Guidelines for evaluation and treatment in the macular photocoagulation study. Macular Photocoagulation Study Group. Arch Ophthalmol,1991,109(9):1242-1257.

37. Freund KB,Klais CM,Eandi CM,et al. Sequenced combined intravitreal triamcinolone and indocyanine green angiography-guided photodynamic therapy for retinal angiomatous proliferation. Arch Ophthalmol,2006,124(4):487-492.

38. Kuhn D,Meunier I,Soubrane G,et al. Imaging of chorioretinal anastamoses in vascularized retinal pigment epithelial detachments. Arch Ophthalmol,1995,113(11):1392-1398.

39. Hartnett ME,Weiter JJ,Gardts A,et al. Classification of retinal pigment epithelial detachments associated with drusen. Graefes Arch Clin Exp Ophthalmol,1992,230(1):11-19.

40. Gass JD. Stereoscopic Atlas of Macular Diseases. 4th ed. CV Mosby:St Louis,1997;26-30.

41. Freund KB,Ho IV,Barbazetto IA,et al. Type 3 neovascularization:the expanded spectrum of retinal angiomatous proliferation. Retina,2008,28(2):201-211.

42. Yannuzzi LA,Negrão S,Iida T,et al. Retinal angiomatous proliferation in age-related macular degeneration. Retina, 2001,21(5):416-434.

43. Yannuzzi LA,Freund KB,Takahashi BS. Review of retinal angiomatous proliferation or type 3 neovascularization. Retina,2008,28(3):375-384.

44. Yannuzzi LA,Negrao S,Iida T,et al. Retinal angiomatous proliferation in age-related macular degeneration. Retina, 2001,21(5):416-434.

45. Argon laser photocoagulation for the senile macular degeneration:results of a randomized clinical trial. Arch Ophthalmol,1982,100(6):912-918.

46. Persistent and recurrent neovascularization after krypton laser photocoagulation for neovascular lesions of age-related macular degeneration. Macular Photocoagulation Study Grou. Arch Ophthalmol,1990,108(6):816-824.

47. Subfoveal neovascular lesion in age-related macular degeneration. Guidelines for evaluation and treatment in the macular photocoagulation study. Macular Photocoagulation Study Group. Arch Ophthalmol,1991,109(9):1242-1257.

48. Five-year follow-up of fellow eyes of patients with age-related macular degeneration and unilateral extrafoveal choroidal neovascularization. Macular Photocoagulation Study Group. Arch Ophthalmol. ,1993,111(9):1189-1199.

49. Laser photocoagulation of subfoveal neovascular lesions of age-related macular degeneration. Updated findings from two clinical trials. Macular Photocoagulation Study Group. Arch Ophthalmol,1993,111(9):1200-1209.

50. Visual outcome after laser photocoagulation for subfoveal choroidal neovascularization secondary to age-related macular degeneration. The influence of initial lesion size and initial visual acuity. Macular Photocoagulation Study Group. Arch Ophthalmol,1994,112(4):480-488.

51. Persistent and recurrent neovascularization after laser photocoagulation for subfoveal choroidal neovascularization of age-related macular degeneration. Macular Photocoagulation Study Group. Arch Ophthalmol,1994,112(4):489-499.

52. Laser photocoagulation for juxtafoveal choroidal neovascularization. Five-year results from randomized clinical trials. Macular Photocoagulation Study Group. Arch Ophthalmol,1994,112(4):500-509.

53. Evaluation of argon green vs krypton red laser for photocoagulation of subfoveal choroidal neovascularization in the macular photocoagulation study. Macular Photocoagulation Study (MPS) Group. Arch Ophthalmol, 1994, 112 (9): 1176-1184.

54. Laser photocoagulation for neovascular lesions nasal to the fovea. Results from clinical trials for lesions secondary to ocular histoplasmosis or idiopathic causes. Macular Photocoagulation Study Group. Arch Ophthalmol,1995,113(1):56-61.

55. The influence of treatment extent on the visual acuity of eyes treated with Krypton laser for juxtafoveal choroidal neovascularization. Macular Photocoagulation Study Group. Arch Ophthalmol,1995,113(2):190-194.

56. Occult choroidal neovascularization. Influence on visual outcome in patients with age-related macular degeneration. Macular Photocoagulation Study Group. Arch Ophthalmol,1996,114(4):400-412.

57. Five-year follow-up of fellow eyes of individuals with ocular histoplasmosis and unilateral extrafoveal or juxtafoveal choroidal neovascularization. Macular Photocoagulation Study Group. Arch Ophthalmol,114(6):677-688.

58. Meyer-Betz F:Untersuchungen uber die Biologische (photodynamische) Wirkung des hamatopgyrins und andere Derivative des Blut-und-Gallenfarb-stoffs. Dtsch Arch Klin Med 112:476-503,1913.

59. Dougherty TJ et al:Historical perspective. In Henderson BW and Dougherty TJ, editors:Photodynamic therapy:basic principle and clinical applications,New York,1992,Marcel Dekker,pp 1-18

60. Thomas EL, Langhofer M. Closure of experimental subretinal neovascular vessels with dihematoporphyrin ether augmented argon green laser photocoagulation. Photochem Photobiol,1987,46(5):881-886.

61. Miller H,Miller B. Photodynamic therapy of subretinal neovascularization in the monkey eye. Arch Ophthalmol,1993, 111(6):855-860.

62. Barbazetto I,Burdan A,Bressler NM,et al. Photodynamic therapy of subfoveal choroidal neovascularization with verteporfin:fluorescein angiographic guidelines for evaluation and treatment. TAP and VIP Report 2. Arch Ophthalmol,2003, 121(9):1253-1268.

63. Bressler NM,Treatment of Age-Related Macular Degeneration with Photodynamic Therapy (TAP) Study Group. Photodynamic therapy of subfoveal choroidal neovascularization in age-related macular degeneration with verteporfin:two-year results of two randomized clinical trials-TAP Report 2. Arch Ophthalmol,2001,119(2):198-207.

64. Blinder KJ,Bradley S,Bressler NM,et al. Effect of lesion size,visual acuity and lesion composition on visual acuity change with and without verteporfin therapy for choroidal neovascularization secondary to age-related macular degeneration. TAP and VIP Report no. 1. Am J Ophthalmol,2003,136(3):407-418.

65. De Juan E Jr,Loewenstein A,Bressler NM,et al. Translocation of the retina for management of subfoveal choroidal neovascularization II:a preliminary report in humans. Am J Ophthalmol,1998,125 (5):635-646.

66. Lewis H. Intraoperative fibrinolysis of submacular hemorrhage with tissueplasminogen activator and surgical drainage. Am J Ophthalmol,1994,118 (5):559-568.

67. Machemer R. Macular translocation. Am J Ophthalmol,1998,125 (5):698-700.

68. Eckardt C,Eckardt U,Conrad HG. Macular rotation with and without counter-rotation of the globe in patients with age-related macular degeneration. Graefes Arch Clin Exp Ophthalmol,1999,237 (4):313-325.

69. Pertile G,Claes C. Macular translocation with 360 degree retinotomy for management of age-related macular degeneration with subfoveal choroidal neovascularization. Am J Ophthalmol,2002,134 (4):560-565.

70. Aisenbrey S,Bartz-Schmidt KU,Walter P,et al. Long-term follow-up of macular translocation with 360 degrees retinotomy for exudative age-related macular degeneration. Arch Ophthalmol,2007,125 (10):1367-1372.

71. Aisenbrey S,Lafaut BA,Szurman P,et al. Macular translocation with 360 degrees retinotomy for exudative age-related macular degeneration. Arch Ophthalmol,2002,120 (4):451-459.

72. De Juan E Jr,Loewenstein A,Bressler NM,et al. Translocation of the retina for management of subfoveal choroidal neovascularization II:a preliminary report in humans. Am J Ophthalmol,1998,125 (5):635-646.

73. Pieramici DJ,de Juan E Jr,Fujii GY,et al. Limited inferior macular translocation for the treatment of subfoveal choroidal neovascularization secondary to age-related macular degeneration. Am J Ophthalmol,2000,130 (4):419-428.

74. Fujii GY,de Juan E Jr,Pieramici DJ,et al. Inferior limited macular translocation for subfoveal choroidal neovascularization secondary to age-related macular degeneration:1-year visual outcome and recurrence report. Am J Ophthalmol, 2002,134 (1):69-74.

75. Bressler NM,Bressler SB,Hawkins BS,et al. Submacular surgery trials randomized pilot trial of laser photocoagulation versus surgery for recurrent choroidal neovascularization secondary to age-related macular degeneration:I. Ophthalmic outcomes submacular surgery trials pilot study report number 1. Am J Ophthalmol,2000,130 (4):387-407.

76. Humayun M,Lewis H,Flynn HW Jr,et al. Management of submacular hemorrhage associated with retinal arterial mac-

roaneurysms. Am J Ophthalmol,1998,126(3):358-361.

77. Eckardt C,Eckardt U,Conrad HG. Macular rotation with and without counter-rotation of the globe in patients with age-related macular degeneration. Graefes Arch Clin Exp Ophthalmol,1999,237(4):313-325.

78. Wolf S,Lappas A,Weinberger A W,et al. Macular translocation for surgical management of subfoveal choroidal neovascularizations in patients with AMD:first results. Graefes Arch Clin Exp Ophthalmol. ,1999,237(1):51-57.

79. Abdel-Meguid A,Lappas A,Hartmann K,et al. One year follow-up of macular translocation with 360 degree retinotomy in patients with age-related macular degeneration. Br J Ophthaomol,2003,87(5):615-621.

80. Stanga PE,Kychenthal A,Fitzke FW,et al. Retinal pigment epithelium translocation and central visual function in age related macular degeneration:preliminary results. Int Ophthalmol,2001,23(4-6):297-307.

81. Van Meurs JC,van Den Biesen PR. Autologous retinal pigment epithelium and choroids translocation in patients with exudative age-related macular degeneration:short-term follow-up. Am J Ophthalmol,2003,136(4):688-695.

82. Joussen AM,Heussen FM,Joeres S,et al. Autologous translocation of the choroid and retinal pigment epithelium in age-related macular degeneration. Am J Ophthalmol,2006,142(1):17-30.

83. Treumer F,Bunse A,Klatt C,et al. ,Autologous retinal pigment epithelium-choroid sheet transplantation in age related macular degeneration:morphological and functional results. Br J Ophthalmol,2007,91(3):349-353.

84. MacLaren RE,Uppal GS,Balaggan KS,et al. Autologous transplantation of the retinal pigment epithelium and choroid in the treatment of neovascular age-related macular degeneration. Ophthalmology,2007,114(3):561-570.

85. Stanga PE,Kychenthal A,Fitzke FW,et al. Retinal pigment epithelium translocation after choroidal neovascular membrane removal in age-related macular degeneration. Ophthalmology,2002,109(8):1492-1498.

86. MacLaren RE,Bird AC,Sathia PJ,et al. Long-term results of submacular surgery combined with macular translocation of the retinal pigment epithelium in neovascular age-related macular degeneration. Opthalmology, 2005, 112 (12): 2081-2087.

87. Ma Z,Han L,Wang C,et al. Autologous transplantation of retinal pigment epithelium-bruch's membrane complex for hemorrhagic age-related macular degeneration. Invest Opthalmol Vis Sci,2009,50(6):2975-2981.

88. Hu Y,Zhang T,Wu J,et al. Autologous transplantation of RPE with partial-thickness choroid after mechanical debridement of bruch membrane in the rabbit. Invest Opthalmol Vis Sci,2008,49(7):3185-3192.

89. Han L,Ma Z,Wang C,et al. Morphologic features and viability analysis of human detached retinal pigment epithelium in age-related macular degeneration. Am J Ophthalmol,2013,155(3):474-483.

90. Han L,Ma Z,Wang C,et al. Autologous transplantation of simple retinal pigment epithelium sheet for massive submacular hemorrhage associated with pigment epithelium detachment. Invest Opthalmol Vis Sci,2013,54(7):4956-4963.

91. Haynes WL. ,Proia AD,and Klintworth GK. Effect of inhibitors of arachidonic acid metabolismon corneal neovascularization in the rat. Invest Ophthalmol Vis Sci,1989,30(7):1588-1593.

92. Sakamoto T, Soriano D, Nassaralla J, et al. Effect of intravitreal administration of indomethacin on experimental subretinal neovascularization in the subhuman primate. Arch Ophthalmol,1995,113(2),222-226.

93. Folkman J,Ingber DE. Angiostatic steroids:method of discovery and mechanism of action. Am Surg,1987,206(3):374-383.

94. Ishibashi T,Miki K,Sorgente N,et al. Effect of intravitreal administration of steroid on experimental subretinal neovascularization in the primate. Arch Ophthalmol,1985,103(5):708-711.

95. Fung WE. Interferon alpha 2a for the treatment of age-related macular degeneration. Am J Ophthalmol,1991,112(3):349-350.

96. Interferonalfa-2a is ineffective for patients with choroidal neovascularization secondary to age-related macular degeneration. Results of a prospective randomized placebo-controlled clical trial. Pharmacological Therapy for macular Degeneration Study Group. Arch Ophthalmol,1997,115(7):865-872.

97. Voest EE,Kenyon BM,O'Reilly MS,et al. Inhibition of angiogenesis in vivo by Interlukin 12. J Natl Canser Inst,1995,87(8):581-586.

98. Ferrara N. Vascular endothelial growth factor:basic science and clinical progress. Endocr Rev,2004,25(4):581-611.

99. Rosenfeld PJ,Brown DM,Heier JS,et al. Ranibizumab for neovascular age-related macular degeneration. N Engl J Med,

2006,355(14):1419-1431.

100. Gaudreault J,Fei D,Rusit J,et al. Preclinical pharmacokinetics of Ranibizumab(rhuFabV2)after a single intravitreal administration. Invest Ophthalmol Vis Sci,2005,46(2):726-733.

101. Brown DM,Kaiser PK,Michels M,et al. Ranibizumab versus verteporfin for neovascular age-related macular degeneration. N Engl J Med,2006,355(14):1432-1444.

102. Moshfeghi AA,Rosenfeld PJ,Puliafito CA,et al. Systemic bevacizumab(Avastin)therapy for neovascular age-related macular degeneration. twenty-four-week results of an uncontrolled open-label clinical study. Ophthalmology,2006,113(11):2002.

103. Rosenfeld PJ,Moshfeghi AA,Puliafito CA. Optical coherence tomography findings after an intravitreal injection of bevacizumab(avastin)for neovascular age-related macular degeneration. Ophthalmic Surg Lasers Imaging,2005,36(4):331-335.

104. Avery RL,Pieramici DJ,Rabena MD,et al. Intravitreal bevacizumab(Avastin)for neovascular age-related macular degeneration. Ophthalmology,2006,113(3):363-372.

105. Abraham-Marin ML,Cortes-Luna CF,Alvarez-Rivera G,et al. Intravitreal bevacizumab therapy for neovascular age-related macular degeneration:a pilot study. Graefes Arch Clin Exp Ophthalmol,2007,245(5):651-655.

106. Gonzalez S,Rosenfeld PJ,Stewart MW,et al. Avastin doesn't blind people,people blind people. Am J Ophthalmol,2012,153(2):196-203.

107. Moshfeghi AA,Rosenfeld PJ,Flynn HW Jr,et al. Endophthalmitis after intravitreal vascular[corrected]endothelial growth factor antagonists:a six-year experience at a university referral center. Retina,2011,31(4):662-668.

108. Martin DF,Maguire MG,Fine SL,et al. Ranibizumab and bevacizumab for treatment of neovascular age-related macular degeneration:two-year results. Ophthalmology,2012,119(7):1388-1398.

109. Martin DF,Maguire MG,Ying GS,et al. Ranibizumab and bevacizumab for neovascular age-related macular degeneration. N Engl J Med,2011,364(20):1897-1908.

110. Chakravarthy U,Harding SP,Rogers CA,et al. Ranibizumab versus bevacizumab to treat neovascular age-related macular degeneration:one-year findings from the IVAN randomized trial. Ophthalmology,2012,119(7):1399-1411.

111. Chakravarthy U,Harding SP,Rogers CA,et al. Alternative treatments to inhibit VEGF in age-related choroidal neovascularisation:2-year findings of the IVAN,randomised controlled trial. Lancet,2013,382(9900):1258-1267.

112. Kodjikian L,Souied EH,Mimoun G,et al. Ranibizumab versus bevacizumab for neovascular age-related macular degeneration:results from the GEFALnoninferiority randomized trial. Ophthalmology,2013,120(11):2300-2309.

113. Heier JS,Brown DM,Chong V,et al. Intravitreal aflibercept(VEGF trap-eye)in wet age-related macular degeneration. Ophthalmology,2012,119(12):2537-2548.

114. Schmidt-Erfurth U,Kaiser PK,Korobelnik JF,et al. Intravitreal aflibercept injection for neovascular age-related macular degeneration:ninety-six-week results of the VIEW studies. Ophthalmology,2014,121(1):193-201.

115. Li X,Xu G,Wang Y,et al. Safety and efficacy of conbercept in neovascular age-related macular degeneration:results from a 12-month randomized phase 2 study:AURORA study. Ophthalmology,2014,121(9):1740-1747.

116. Lalwani GA,Rosenfeld PJ,Fung AE,et al. A variable-dosing regimen with intravitreal ranibizumab for neovascular age-related macular degeneration:Year 2 of the PrONTO Study. Am J Ophthalmol,2009,148(1):43-58.

117. Pauleikhoff D,Kirchhof B. Retreatment criteria in anti-VEGF therapy of exudative AMD:critical analysis of present regimes and new morphological definition of "lesion activity". Graefes Arch Clin Exp Ophthalmol,2011,249(5):631-632.

118. Schmidt-Erfurth UM,Richard G,Augustin A,et al. Guidance for the treatment of neovascular age-related macular degeneration. Acta Ophthalmol Scand,2007,85(5):486-494.

119. 中华医学会眼科分会眼底病学组中国老年性黄斑变性临床指南与临床路径制订委员会. 中国老年黄斑变性的临床诊断治疗路径. 中华眼底病杂志,2013,29(4):343-355.

120. Li X,Hu Y,Sun X,et al. Bevacizumab for neovascular age-related macular degeneration in china. Ophthalmology,2012,119(10):2087-2093.

121. Engelbert M,Zweifel SA,Freund KB. "treat and extend" dosing of intravitreal antivascular endothelial growth factor

therapy for type 3 neovascularization/retinal angiomatous proliferation. Retina,2009,29(10):1424-1431.

122. Heier JS,Boyer D,Nguyen QD,et al. The 1-year results of CLEAR-IT 2,a phase 2 study of vascular endothelial growth factor trap-eye dosed as-needed after 12-week fixed dosing. Ophthalmology,2011,118(6):1098-1106.

123. Abedi F,Wickremasinghe S,Islam AF,et al. Anti-VEGF treatment in neovascular age-related macular degeneration:a Treat-and-Extend Protocol Over 2 Years. Retina,2014,34(8):1531-1538.

124. Martin DF,Maguire MG,Ying GS,et al. Ranibizumab and bevacizumab for neovascular age-related macular degeneration. N Engl J Med,2011,364(20):1897-1908.

125. Li X,Xu Z,Wang Y,et al. Safety and Efficacy of Conbercept in Neovascular Age-Related Macular Degeneration:results from a 12-month randomized phase 2 study:AURORA study. Ophthalmology,2014,121(9):1740-1747.

126. Abedi F,Wickremasinghe S,Islam AF,et al. Anti-VEGF treatment in neovascular age-related macular degeneration:a Treat-and-Extend Protocol Over 2 Years. Retina,2014,34(8):1531-1538.

127. Heier JS,Boyer D,Nguyen QD,et al. The 1-year results of CLEAR-IT 2,a phase 2 study of vascular endothelial growth factor trap-eye dosed as-needed after 12-week fixed dosing. Ophthalmology,2011,118(6):1098-1106.

128. Laude A,Cackett PD,Vithana EN,et al. Polypoidal choroidal vasculopathy and neovascular age-related macular degeneration:same ordifferent disease? Prog Retin Eye Res,2010,29(1):19-29.

129. Wong TY,Zheng Y,Jonas JB,et al. Prevalence and causes of vision loss in east asia:1990-2010. Br J Ophthalmol,2014,98(5):599-604.

130. Wong WL,Su X,Li X,et al. Global prevalence of age-related macular degeneration and disease burden projection for 2020 and 2040:a systematic review and meta-analysis. Lancet Glob Health,2014,2(2):e106-116.

131. Yasuda M,Kiyohara Y,Hata Y,et al. Nine-year incidence and risk factors for age-related macular degeneration in a defined Japanese population the Hisayama study. Ophthalmology,2009,116(11):2135-2140.

132. You QS,Xu L,Yang H,et al. Five-year incidence of age-related macular degeneration:the Beijing Eye Study. Ophthalmology,2012,119(12):2519-2525.

133. Klein R,Klein BE,Knudtson MD,et al. Prevalence of age-related macular degeneration in 4 racial/ethnic groups in the multi-ethnic study of atherosclerosis. Ophthalmology,2006,113(3):373-380.

134. La TY,Cho E,Kim EC,et al. Prevalence and risk factors for age-related macular degeneration:Korean National Health and Nutrition Examination Survey 2008-2011. Curr Eye Res,2014,39(12):1232-1239.

135. Cho BJ,Heo JW,Kim TW,et al. Prevalence and risk factors of age-related macular degeneration in Korea:the Korea National Health and Nutrition Examination Survey 2010-2011. Invest Ophthalmol Vis Sci,2014,55(2):1101-1108.

136. Chen SJ,Cheng CY,Peng KL,et al. Prevalence and associated risk factors of age-related macular degeneration in an elderly Chinese population in Taiwan:The Shihpai Eye Study. Invest Ophthalmol Vis Sci. ,2008,49(7):3126-3133.

137. Li Y,Xu L,Jonas JB,et al. Prevalence of age-related maculopathy in the adult population in China:The the beijing eye study. Am. J. Ophthalmol,2006,142(5):788-793.

138. Huang EJ,Wu SH,Lai CH,et al. Prevalence and risk factors for age-related macular degeneration in the elderly Chinese population in south-western Taiwan:The Puzih Eye Study. Eye(lond),2014,28(6):705-714.

139. Oguido AP,Casella AM,Matsuo T,et al. Prevalence of age-related macular degeneration in Japanese immigrants and their descendants living in Londrina(PR)-Brazil. Arq Bras Oftalmol. ,2008,71(3):375-380.

140. Ye H,Zhang Q,Liu X,et al. Prevalence of age-related macular degeneration in an elderly urban Chinese population in China:The jiangning eye study. Invest Ophthalmol Vis Sci,2014,55(10):6374-6380.

141. Yang K,Liang YB,Gao LQ,et al. Prevalence of age-related macular degeneration in a rural Chinese population:The Handan Eye Study. Ophthalmology,2011,118(7):1395-1401.

142. Stein JD,Vanderbeek BL,Talwar N,et al. Rates of nonexudative and exudative age-related macular degeneration among Asian American ethnic groups. Invest Ophthalmol Vis Sci,2011,52(9):6842-6848.

143. Song SJ,Youm DJ,Chang Y,et al. Age-related macular degeneration in a screened South Korean population:Prevalence,risk factors,and subtypes. Ophthalmic Epidemiol,2009,16(5):304-310.

144. Kawasaki R,Wang JJ,Ji GJ,et al. Prevalence and risk factors for age-related macular degeneration in an adult Japanese population:The Funagata Study. Ophthalmology,2008,115(8):1376-1381.

145. Jenchitr W,Ruamviboonsuk P,Sanmee A,et al. Prevalence of age-related macular degeneration in Thailand. Ophthalmic Epidemiol,2011,18(1):48-52.

146. Chang YC,Wu WC. Polypoidal choroidal vasculopathy in Taiwanese patients. Ophthalmic Surg. Lasers Imaging,2009, 40(6):576-581.

147. Liu Y,Wen F,Huang S,et al. Subtype lesions of neovascular age-related macular degeneration in Chinese patients. Graefes Arch Clin Exp Ophthalmol,2007,245(10):1441-1445.

148. Sho K,Takahashi K,Yamada H,et al. Polypoidal choroidal vasculopathy:Incidence,demographic features,and clinical characteristics. Arch Ophthalmol,2003,121(10):1392-1396.

149. Coscas G,Yamashiro K,Coscas F,et al. Comparison of exudative age-related macular degeneration subtypes in Japanese and French patients:Multicenter diagnosis with multimodal imaging. Am J Ophthalmol,2014,158(2): 309-318.

150. Maruko I,Iida T,Saito M,et al. Clinical characteristics of exudative age-related macular degeneration in japanese patients. Am J Ophthalmol,2007,144(1):15-22.

151. Byeon SH,Lee SC,Oh HS,et al. Incidence and clinical patterns of polypoidal choroidal vasculopathy in korean patients. Jpn. J. Ophthalmol,2008,52(1):57-62.

152. Cheung CM,Li X,Mathur R,et al. A prospective study of treatment patterns and 1-year outcome of asian age-related macular degeneration and polypoidal choroidal vasculopathy. PLoS ONE,2014,9(6):e101057.

153. Mori K,Horie-Inoue K,Gehlbach PL,et al. Phenotype and genotype characteristics of age-related macular degeneration in a Japanese population. Ophthalmology,2010,117(5):928-938.

154. Ciardella AP,Donsoff IM,Huang SJ,et al. Polypoidal choroidal vasculopathy. Surv Ophthalmol,2004,49(1):25-37.

155. Fritsche LG,Chen W,Schu M,et al. Seven New Loci Associated with Age-Related Macular Degeneration. Nat Genet, 2013,45(4):433-439.

156. Huang LZ,Li YJ,Xie XF,et al. Whole-exome sequencing implicates UBE3D in age-related macular degeneration in East Asian populations. Nat Commun,2015,6:6687.

157. Klein RJ,Zeiss C,Chew EY,et al. Complement factor H polymorphism in age-related macular degeneration. Science, 2005,308(5720):385-389.

158. Edwards AO,Ritter R 3rd,Abel KJ,et al. Complement factor H polymorphism and age-related macular degeneration. Science,2005,308(5720):421-424.

159. Hageman GS,Anderson DH,Johnson LV,et al. A common haplotype in the complement regulatory gene factor H (HF1/CFH) predisposes individuals to age-related macular degeneration. Proc Natl Acad Sci USA,2005,102(20): 7227-7232.

160. Haines JL,Hauser MA,Schmidt S,et al. Complement factor H variant increases the risk of age-related macular degeneration. Science,2005,308(5720):419-421.

161. Contreras AV,Zenteno JC,Fernandez-Lopez JC,et al. CFH haplotypes and ARMS2,C2,C3,and CFB alleles show association with susceptibility to age-related macular degeneration in Mexicans. Molecular vision,2014,20:105-116.

162. Awh CC,Lane AM,Hawken S,et al. CFH and ARMS2 genetic polymorphisms predict response to antioxidants and zinc in patients with age-related macular degeneration. Ophthalmology,2014,121(8):e38.

163. Ansari M,McKeigue PM,Skerka C,et al. Genetic influences on plasma CFH and CFHR1 concentrations and their role in susceptibility to age-related maculardegeneration. Human molecular genetics,2013,22(23):4857-4869.

164. Pei XT,Li XX,Bao YZ,et al. Association of c3 gene polymorphisms with neovascular age-related macular degeneration in a chinese population. Current eye research research,2009,34(8):615-622.

165. Tian J,Yu W,Qin X,et al. Association of genetic polymorphisms and age-related macular degeneration in Chinese population. Invest Ophthalmol Vis Sci,2012,53(7):4262-4269.

166. Thakkinstian A,Han P,McEvoy M,et al. Systematic review and meta-analysis of the association between complement factor H Y402H polymorphisms and age-related macular degeneration. Hum Mol Genet,2006,15(18):2784-2790.

167. Ng TK,Chen LJ,Liu DT,et al. Multiple gene polymorphisms in the complement factor h gene are associated with exudative age-related macular degeneration in chinese. Invest Ophthalmol Vis Sci,2008,49(8):3312-3317.

168. Huang L, Li Y, Guo S, et al. Different hereditary contribution of the CFH gene between polypoidal choroidal vasculopathy and age-related macular degeneration in Chinese Han people. Invest Ophthalmol Vis Sci, 2014, 55(4):2534-2538.

169. Gotoh N, Yamada R, Hiratani H, et al. No association between complement factor H gene polymorphism and exudative age-related macular degeneration in Japanese. Hum Genet, 2006, 120(1):139-143.

170. Duvvari MR, Paun CC, Buitendijk GH, et al. Analysis of Rare Variants in the C3 Gene in Patients with Age-Related Macular Degeneration. PLoS One, 2014, 9(4):e94165.

171. Havvas I, Marioli DI, Deli A, et al. Complement C3, C2, and factor B gene polymorphisms and age-related macular degeneration in a Greek cohort study. Eur J Ophthalmol, 2014, 24(5):751-760.

172. Thakkinstian A, McKay GJ, McEvoy M, et al. Systematic review and meta-analysis of the association between complement component 3 and age-related macular degeneration: a HuGE review and meta-analysis. Am J Epidemiol, 2011, 173(12):1365-1379.

173. Wu L, Tao Q, Chen W, et al. Association between polymorphisms of complement pathway genes and age-related macular degeneration in a Chinese population. Invest Ophthalmol Vis Sci, 2013, 54(1):170-174.

174. Kim SJ, Lee SJ, Kim NR, et al. Association of polymorphisms in C2, CFB and C3 with exudative age-related macular degenerationin a Korean population. Exp Eye Res, 2012. 96(1):42-47.

175. Fagerness JA, Maller JB, Neale BM, et al. Variation nearcomplement factor I is associated with risk of advanced AMD. Eur J Hum Genet, 2009, 17(1):100-104.

176. Ennis S, Gibson J, Cree AJ, et al. Support for the involvement of complement factor I in age-related macular degeneration. Eur J Hum Genet, 2010, 18(1):15-16.

177. Cipriani V, Matharu BK, Khan JC, et al. No evidence of association between complement factor I genetic variant rs10033900 and agerelated macular degeneration. Eur J Hum Genet, 2012, 20(1):1-2.

178. Smailhodzic D, Klaver CC, Klevering BJ, et al. Risk alleles in CFH and ARMS2 are independently associated with systemic complement activation in age-related macular degeneration. Ophthalmology, 2012, 119(2):339-346.

179. Kondo N, Bessho H, Honda S, et al. Additional evidence to support the role of a common variant near the complement factor I gene in susceptibility to age-related macular degeneration. Eur J Hum Genet, 2010, 18(6):634-635.

180. Yang F, Sun Y, Jin Z, et al. Complement factor I polymorphism is not associated with neovascular age-related macular degeneration and polypoidal choroidal vasculopathy in a chinese population. Ophthalmologica, 2014, 232(1):37-45.

181. Kim SJ, Lee SJ, Kim NR, et al. Association of polymorphisms in C2, CFB and C3 with exudative age-related macular degeneration in a Korean population. Experimental eye research, 2012, 96(1):42-47.

182. Jakobsdottir J, Conley YP, Weeks DE, et al. C2 and CFB genes in age-related maculopathy and joint action with CFH and LOC387715 genes. PLoS One, 2008, 3(5):e2199.

183. Thakkinstian A, McEvoy M, Chakravarthy U, et al. The Association Between Complement Component 2/Complement Factor B Polymorphisms and Age-related Macular Degeneration: A HuGE Review and Meta-Analysis. Am J Epidemiol, 2012, 176(5):361-372.

184. Yang Z, Stratton C, Francis PJ, et al. Toll-like receptor 3 and geographic atrophy in age-related macular degeneration. N Engl J Med, 2008, 359(14):1456-1463.

185. Zhou P, Fan L, Yu KD, et al. Toll-like receptor 3 C1234T may protect against geographic atrophy through decreased dsRNA binding capacity. FASEB J., 2011, 25(10):3489-3495.

186. Cheng Y, Li MW, Li HP, et al. Toll-like receptor 3 polymorphism is not associated with neovascular age-related macular degeneration and polypoidal choroidal vasculopathy in the Chinese. Genet Mol Res, 2014, 13(1):302-309.

187. Sharma NK, Sharma K, Gupta A, et al. Does toll-like receptor-3 (TLR-3) have any role in Indian AMD phenotype? Mol Cell Biochem, 2014, 393(1-2):1-8.

188. Sng CC, Cackett PD, Yeo IY, et al. Toll-like receptor 3 polymorphism rs3775291 is not associated with choroidal neovascularization or polypoidal choroidal vasculopathy in Chinese subjects. Ophthalmic Res, 2011, 45(4):191-196.

189. Ennis, S, Jomary C, Mullins R, et al. Association between the SERPING1 gene and age-related macular degeneration: a two-stage case-control study. Lancet, 2008, 372(9652):1828-1834.

190. Liu K, Lai TY, Ma L, et al. Ethnic differences in the association of SERPING1 with age--related macular degeneration

andpolypoidal choroidal vasculopathy. Sci Rep,2015,5:9424.

191. Su Y,Zhang X,Zuo C,et al. Three variants of or near vegf-a gene are not associated with neovascular age-related macular degeneration and polypoidal choroidal vasculopathy in a han chinese population. Ophthalmic Genet,2015,36(3):218-223.

192. Huang L,Li M,Ma X,et al. rs4711751 and rs1999930 are not associated with neovascular age-related macular degeneration or polypoidal choroidal vasculopathy in the Chinese population. Ophthalmic Res,2014,52(2):102-106.

193. Ma L,Li Z,Liu K,et al. Association of Genetic Variants with Polypoidal Choroidal Vasculopathy:A Systematic Review and Updated Meta-analysis. Ophthalmology,2015,122(9):1854-1865.

194. Yamagishi S,Nakamura K,Inoue H,et al. Met72Thr polymorphism of pigment epithelium-derived factor gene and susceptibility to age-related macular degeneration. Med Hypotheses,2005,64(6):1202-1204.

195. Bessho H,Kondo N,Honda S,et al. Coding variantMet72Thr in the PEDF gene and risk of neovascular age-related macular degeneration and polypoidal choroidal vasculopathy. Mol Vis,2009,15:1107-1114.

196. Mattes D,Haaas A,Renner W,et al. Analysis of three pigment epithelium-derived factor gene polymorphisms in patients with exudative age-relatedmacular degeneration. Mol Vis,2009,15:343-348.

197. Mori K,Horie-Inoue k,Gehlbach PL,et al. Phenotype and Genotype Characteristics of Age-related Macular Degeneration in a Japanese Population. Ophthalmology,2010,117(5):928-938.

198. Qu Y,Zhang X,Dai H,et al. Pigment epithelium-derived factor gene polymorphisms in exudative age-related degeneration in a Chinese cohort. Curr Eye Res,2011,36(1):60-65.

199. Wu K,Wen F,Li M,et al. Lack of association with PEDF Met72Thr variant in neovascular agerelated macular degeneration and polypoidal choroidal vasculopathy in a Han Chinese population. Curr Eye Res,2012,37(1):68-72.

200. Cheng Y,Huang L,Li X,et al. Genetic and functional dissection of ARMS2 in age-related macular degeneration and polypoidal choroidalvasculopathy. PLoS One,2013,8(1):e53665.

201. Jones A,Kumar S,Zhang N,et al. Increased expression of multifunctional serine protease,HTRA1,in retinal pigment epithelium induces polypoidal choroidal vasculopathy in mice. Proc Natl Acad Sci U S A,2011,108(35):14578-14583.

202. Zhang L,Lim SL,Du H,et al. High temperature requirement factor A1(HTRA1)gene regulates angiogenesis through transforming growth factor-b family member growth differentiation factor 6. J Biol Chem,2012,287(2):1520-1526.

203. Cheng CY,Yamashiro K,Chen LJ,et al. New loci and coding variants confer risk for age-related macular degeneration in East Asians. Nat Commun,2015,6:6063.

204. Meng QY,Huang L,Sun Y,et al. Effect of high-density lipoprotein metabolic pathway gene variations and risk factors on neovascular age-related macular degeneration and polypoidal choroidal vasculopathy in China. Plos One,2015,10(12):e0143924.

205. Nakata I,Yamashiro K,Kawaguchi T,et al. Association between the cholesteryl ester transfer protein gene and polypoidal choroidal vasculopathy. Invest Ophthalmol Vis Sci,2013,54(9):6068-6073.

206. Sun Y,Li S,Li H,et al. TNFRSF10A-LOC389641 rs13278062 but not REST-C4 or f14-POLR2B-IGFBP7 rs1713985 was found associated with age-related macular degeneration in a Chinese population. Invest Ophthalmol Vis Sci,2013,54(13):8199-8203.

207. Holliday EG,Smith AV,Cornes BK,et al. Insights into the genetic architecture of early stage age-related macular degeneration:a genome-wide association study meta-analysis. PLoS ONE,2013,8(1):e53830.

208. Guo J,Li H,Zhang C,et al. TOMM40 rs2075650 polymorphism shows no association with neovascular age-related macular degeneration or polypoidal choroidal vasculopathy in a Chinese population. Mol Vis,2013,19:2050-2057.

209. Yu Y,Reynolds R,Rosner B,et al. Prospective assessment of genetic effects on progression to different stages of age-related macular degeneration using multistate Markov models. Invest Ophthalmol Vis Sci,2012,53(3):1548-1556.

210. Yu Y,Bhangale TR,Fagerness J,et al. Common variants near FRK/COL10A1 and VEGFA are associated with advanced age-related macular degeneration. Hum Mol Genet,2011,20(18):3699-3709.

211. Li F,Li Y,Li M,et al. ABCA1 rs1883025 polymorphism shows no association with neovascular age-related macular degeneration or polypoidal choroidal vasculopathy in a northern chinese population. Ophthalmic Res,2014,51(4):

210-215.

212. 田君,方凯,秦雪英等.年龄相关性黄斑变性危险因素的病例对照研究.北京大学学报医学版,2012,44(4):588-593.

213. Sun Y,Yu W,Huang L,et al. Is asthma related to choroidal neovascularization? PLoS One,2012,7(5):e35415.

214. Klein R,Knudson MD,Klein BE,et al. Pulmonary diseases and age-related macular degeneration. The Beaver Dam Eye Study. Arch Ophthalmol,2008,126(6):840-846.

215. The Age-Related Eye Disease Study Research Group. The Age-Related Eye Disease Study (AREDS):Design Implications AREDS Report No. 1. Control Clin Trials,1999,20(6):573-600.

216. Mares-Perlman JA,Fisher AI,Klein R,et al. Lutein and zeaxanthin in the diet and serum and their relation to age-related maculopathy in the third national health and nutrition examination survey. Am J Epidemiol,2001,153(5):424-432.

217. Delcourt C,Cristol JP,Tessier F,et al. Age-related macular degeneration and antioxidant status in the POLA Study. POLA Study Group. Pathologies Oculaires Liees a l'Age. Arch Ophthalmol,1999,117(10):1384-1390.

218. Cho E,Stampfer MJ,Seddon JM,et al. Prospective study of zinc intake and the risk of age-related macular degeneration. Ann Epidemiol,2001,11(5):328-336.

219. van Leeuwen R,Boekhoorn S,Vingerling JR,et al. Dietary intake of antioxidants and risk of age-related macular degeneration. JAMA,2005,294(24):3101-3107.

220. SanGiovanni JP,Chew EY,Clemons TE,et al. The relationship of dietary carotenoid and vitamin A,E,and C intake with age-related macular degeneration in a case-control study:AREDS report number 22. Arch Ophthalmol,2007,125(9):1225-1232.

221. Chong EW,Wong TY,Kreis AJ,et al. Dietary antioxidants and primary prevention of age related macular degeneration:systematic review and meta-analysis. BMJ,2007,335(7623):755.

222. Chua B,Flood V,Rochtchina E,et al. Dietary fatty acids and the 5-year incidence of age-related maculopathy. Arch Ophthalmol,2006,124(7):981-986.

223. San Giovanni JP,Chew EY,Clemons TE,et al. The relationship of dietary lipid intake and age-related macular degeneration in a case-control study:AREDS report number 20. Arch Ophthalmol,2007,125(5):671-679.

224. Chong EW,Kreis AJ,Wong TY,et al. Dietary omega-3 fatty acid and fish intake in the primary prevention of age-related macular degeneration:a systematic review and meta-analysis. Arch Ophthalmol,2008,126(6):826-833.

225. National Advisory Eye Council. Report of the Retinal and Choroidal Diseases Panel. Vision Research-A National Plan:1983-1987 Bethesda,MD:U. S. Department of Health and Human Services;1984.

226. Julien S,Biesemeier A,Kokkinou D,et al. Zinc deficiency leads to lipofuscin accumulation in the retinal pigment epithelium of pigmented rats. PLoS One,2011,6(12):e29245.

227. Age-Related Eye Disease Study Research Group. A randomized,placebo-controlled,clinical trial of high-dose supplementation with vitamins C and E and beta carotene for age-related cataract and vision loss:AREDS report number 9. Arch Ophthalmol,2001,119(10):1439-1452.

228. Luttrull JK, Margolis BW. Functionally guided retinal protective therapy for dry age-related macular and inherited retinal degenerations:a pilot study. Invest Ophthalmol Vis Sci,2016,57(1):265-275.

229. Luttrull JK,Chang DB,Margolis BW,et al. Laser resensitization of medically unresponsive neovascular age-related macular degeneration:efficacy and implications. Retina,2015,35(6):1184-1194.

230. 杨智,戴虹.双眼血管样条纹伴脉络膜新生血管.中华眼科杂志,2009,45(4):378-379.

231. Menchini U,Virgili G,Introini U,et al. Outcome of choroidal neovascularization in angioid streaks after photodynamic therapy. Retina,2004,24(5):763-771.

232. Browning AC,Chung AK,Ghanchi F,et al. Verteporfin photodynamie therapy of choroidal neovaseularization in angioid streaks:one-year results of a prospective ease series. Ophthalmology,2005,112(7):1227-1231.

233. Ladas ID,Georgalas I,Rouvas AA,et al. Photodynamic therapy with verteporfin of choroidal neovascularization in angioid streaks:conventional versus early retreatment. Eur J Ophthalmol,2005,15(1):69-73.

234. Jurklies B,Bomfeld N,Schilling H,et al. Photodynamie therapy using verteporfin for ehoroidal neovaseularization asso-

ciated with angioid streaks-long-term effects. Ophthalmic Res,2006,38(4):209-217.

235. Ladas ID,Kotsolis AI,Ladas DS,et al. Intravitreal ranibizumab treatment of macular ehoroidal neovascularization secondary to angioid streaks:one-year results of a prospective study. Retina,2010,30(8):1185-1189.

236. Artunay O,Yuzbasioglu E,Rasier R,et al. Combination treatment with intravitreal injection of ranibizumab and reduced fluence photodynamic therapy for ehoroidal neovascularization secondary to angioid streaks:preliminary clinical results of 12-month follow-up. Retina,2011,31(7):1279-1286.

237. Prabhu VV,Morris RJ,Shah PK,et al. Combination treatment of low fluence photodynamic therapy and intravitreal ranibizumab for choroidal neovascular membrane secondary to angioid streaks in Paget's disease-12 month results. Indian J Ophthalmol,2011,59(4):306-308.

238. Pece A,Isola V,Vadalà M,et al. Photodynamic therapy with verteporfin for subfoveal choroidal neovascularization secondary to pathologic myopia·long-term study. Retina,2006,26(7):746-751.

239. Gliem M,Finger RP,Fimmers R,et al. Treatment of choroidal neovascularization due to angioid streaks:a comprehensive review. Retina,2013,33(7):1300-1314.

240. 王凯,姜燕荣,黎晓新等.引起黄斑下脉络膜新生血管的几种常见疾病的光相干断层扫描图像特征分析.中华眼底病杂志,2005,21(2):69-73.

241. Vadalà M,Pece A,Cipolla S,et al. Is ranibizumab effective in stopping the loss of vision for choroidal neovascularisation in pathologic myopia? A long-term follow-up study. British Journal of Ophthalmology,2011,95(5):657-661.

242. Sabry D,Gad M A,Enam K M. Multifocal electroretinography and optical coherence tomography changes after repeated intravitreal bevacizumab (Avastin) in myopic choroidal neovascularization. Retina,2013,33(3):598-605.

243. Altan T,Acar N,Kapran Z,et al. Outcome of photodynamic therapy in choroidal neovascularization due to pathologic myopia and related factors. Int ophthalmol,2012,32(2):119-125.

244. Desco M C,Mataix J,Garcia-Pous M,et al. Combined therapy:photodynamic therapy and bevacizumab to treat myopic neovascular membranes. One-year follow-up. Retina,2011,31(3):475-481.

245. Ikuno Y,Nagai Y,Matsuda S,et al. Two-year visual results for older Asian women treated with photodynamic therapy or bevacizumab for myopic choroidal neovascularization. American journal of ophthalmology,2010,149(1):140-146.

246. Yoon JU,Byun YJ,Koh HJ. Intravitreal anti-VEGF versus photodynamic therapy with verteporfin for treatment of myopic choroidal neovascularization. Retina,2010,30(3):418-424.

247. Desco MC,Mataix J,Garcia-Pous M,et al. Combined therapy:photodynamic therapy and bevacizumab to treat myopic neovascular membranes. One-year follow-up. Retina,2011,31(3):475-481.

248. 王洪格,田景毅,王金艳.PDT 联合 AVASTIN 玻璃体腔注射治疗高度近视性黄斑区 CNV 观察.中国实用眼科杂志,2010,28(9):1009-1011.

249. 师燕芸,梁忠英,杨继红等.光动力联合玻璃体腔注射 Avastin 治疗病理性近视脉络膜新生血管后视功能变化.中华眼视光学与视觉科学杂志,2013,15(3):169-173.

250. Guyer D R,Yannuzzi L A,Chang S,et al. Retina-Vitreous-Macula[J]. RETINA,1999,19(3):265.

251. Brown J,Folk JC,Reddy CV,et al. Visual prognosis of multifocal choroiditis,punctate inner choroidopathy,and the diffuse subretinal fibrosis syndrome. Ophthalmology,1996,103(7):1100-1105.

252. Fine H F,Zhitomirsky I,Freund KB,et al. Bevacizumab (Avastin) and ranibizumab (Lucentis) for choroidal neovascularization in multifocal choroiditis. Retina,2009,29(1):8-12.

253. Parodi MB,Iacono P,Kontadakis DS,et al. Bevacizumab vs photodynamic therapy for choroidal neovascularization in multifocal choroiditis. Arch Ophthalmol,2010,128(9):1100-1103.

254. Demirci H,Shields C L,Shields J A,et al. Ocular tuberculosis masquerading as ocular tumors. Survey of ophthalmology,2004,49(1):78-89.

255. Torres R M,Calonge M. Macular edema as the only ocular finding of tuberculosis. Ame j ophthalmol,2004,138(6):1048-1049.

256. Mehta S. The treatment of ocular tuberculosis:a survey of published literature. Indian j ophthalmol,2006,54(4):278-280.

257. World Health Organization. Treatment of tuberculosis:guidelines[M]. Geneva:World Health Organization,2010.

258. Treatment of tuberculosis: guidelines for national programmes [M]. Geneva, Switzerland: World Health Organization, 2003.

259. KRATKA WH. Isoniazid and ocular tuberculosis: an evaluation of experimental and clinical studies. AMA archives ophthalmol, 1955, 54(3): 330-344.

260. Biswas J, Madhavan HN, Gopal L, et al. Intraocular tuberculosis: clinicopathologic study of five cases. Retina, 1995, 15(6): 461-468.

261. Ben Yahia S, Herbort C P, Jenzeri S, et al. Intravitreal bevacizumab (Avastin) as primary and rescue treatment for choroidal neovascularization secondary to ocular toxoplasmosis. Int ophthalmol, 2008, 28(4): 311-316.

262. Guthoff R, Goebel W. Intravitreal bevacizumab for choroidal neovascularization in toxoplasmosis. Acta ophthalmol, 2009, 87(6): 688-690.

263. Klein M L, Van Buskirk E M, Friedman E, et al. Experience with nontreatment of central serous choroidopathy. Arch ophthalmol, 1974, 91(4): 247-250.

264. Brancato R, Scialdone A, Pece A, et al. Eight-year follow-up of central serous chorioretinopathy with and without laser treatment. Graefe's arch clin exp ophthalmol, 1987, 225(3): 166-168.

265. Gilbert C M, Owens S L, Smith P D, et al. Long-term follow-up of central serous chorioretinopathy. Br j ophthalmol, 1984, 68(11): 815-820.

266. Wang M, Munch I C, Hasler P W, et al. Central serous chorioretinopathy. Acta Ophthalmol, 2008, 86(2): 126-145.

267. Zhao M, Zhang F, Chen Y, et al. A 50% vs 30% dose of verteporfin (photodynamic therapy) for acute central serous chorioretinopathy one-year results of a randomized clinical trial. JAMA ophthalmology, 2015, 133(3): 333-340.

268. Chan WM, Lai TY, Lai RY, et al. Half-dose verteporfin photodynamic therapy for acute central serous chorioretinopathy: one-year results of a randomized controlled trial. Ophthalmology, 2008, 115(10): 1756-1765.

269. Chan WM, Lai TY, Liu DT, et al. Intravitreal bevacizumab (avastin) for choroidal neovascularization secondary to central serous chorioretinopathy, secondary to punctate inner choroidopathy, or of idiopathic origin. Am j ophthalmol, 2007, 143(6): 977-983.

270. Arevalo J F, Espinoza J V. Single-session combined photodynamic therapy with verteporfin and intravitreal anti-vascular endothelial growth factor therapy for chronic central serous chorioretinopathy: a pilot study at 12-month follow-up. Graefe's Arc Clin Exp Ophthalmol, 2011, 249(8): 1159-1166.

271. 陆慧琴, 王尔茜, 陈有信等. 半剂量维替泊芬光动力疗法治疗慢性中心性浆液性脉络膜视网膜病变疗效观察. 中华眼底病杂志, 2015, 31(3): 226-229.

272. Kinge B, Syrdalen P, BJÖRNSSON ÓM. Photodynamic therapy for choroidal neovascularization secondary to sympathetic ophthalmia. Retina, 2005, 25(3): 375-377.

273. Castiblanco CP, Adelman RA. Sympathetic ophthalmia. Graefe's Arch Clin and Exp Ophthalmol, 2009, 247(3): 289-302.

274. Arevalo JF1, Shields CL, Shields JA, et al. Circumscribed choroidal hemangioma: characteristic features with indocyanine green videoangiography. Ophthalmology, 2000, 107(2): 344-350.

275. Singh AD, Kaiser PK, Sears JE. Choroidal hemangioma. Ophthalmol Clin North Am, 2005, 18(1): 151-161.

276. Tsipursky MS, Golchet PR, Jampol LM. Photodynamic therapy of choroidal hemangioma in sturge-weber syndrome, with a review of treatments for diffuse and circumscribed choroidal hemangiomas. Surv Ophthalmol, 2011, 56(1): 68-85.

277. Correa-Pérez ME, Saornil MA, García-Álvarez C, et al. Bilateral episcleral brachytherapy in simultaneous choroidal melanoma and circumscribed hemangioma. J Contemp Brachytherapy, 2013, 5(4): 250-257.

278. Campagnoli TR, Medina CA, Singh AD. Choroidal melanoma initially treated as hemangioma: diagnostic and therapeutic considerations. Retin Cases Brief Rep, 2016, 10(2): 175-182.

279. Ahmadieh H, Vafi N. Dramatic response of choroidal neovascularization associated with choroidal osteoma to the intravitreal injection of bevacizumab (Avastin) [J]. Graefe's Arch Clin Exp Ophthalmol, 2007, 245(11): 1731-1733.

280. Battaqlia Parodi M, Da Pozzo S, Toto L, et al. Photodynamic therapy for choroidal neovascularization associated with choroidal osteoma. Retina, 2001, 21(6): 660-661.

281. Morris RJ, Prabhu VV, Shah PK, et al. Combination therapy of low-fluence photodynamic therapy and intravitreal ranib-

izumab for choroidal neovascular membrane in choroidal osteoma. Indian j ophthalmol,2011,59(5):394-396.

282. Campochiaro PA. Retinal and choroidal neovascularization. J cell physiol,2000,184(3):301-310.

283. Spaide RF,Sorenson J,Maranan L. Photodynamic therapy with verteporfin combined with intravitreal injection of triamcinolone acetonide for choroidal neovascularization. Ophthalmology,2005,112(2):301-304.

284. Spaide RF,Laud K,Fine HF,et al. Intravitreal bevacizumab treatment of choroidal neovascularization secondary to age-related macular degeneration. Retina,2006,26(4):383-390.

285. Augustin AJ,Puls S,Offermann I. Triple therapy for choroidal neovascularization due to age-related macular degeneration:verteporfin PDT,bevacizumab,and dexamethasone. Retina,2007,27(2):133-140.

286. Lazic R,Gabric N. Verteporfin therapy and intravitreal bevacizumab combined and alone in choroidal neovascularization due to age-related macular degeneration. Ophthalmology,2007,114(6):1179-1185.

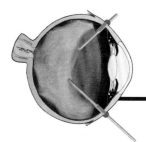

# 第十七章　脉络膜血管退行性变

　　脉络膜退行性变在临床上表现为明显的视网膜色素上皮和脉络膜萎缩,通常是进行性和遗传性的,并不继发于任何其他后天性因素。Krill 和 Archer 将其分为两种类型,一种更多地是局部受累,另一种为眼底的弥漫性受累。根据初发或主要病灶位于黄斑、视盘旁和(或)旁黄斑,或根据损伤的严重程度(仅累及脉络膜毛细血管或大的脉络膜血管或两者都受累),局限性脉络膜营养不良可以被进一步细分。

　　回旋形脉络膜视网膜萎缩和无脉络膜症是弥漫型脉络膜营养不良的代表。

## 一、回旋型脉络膜毛细血管萎缩症

　　回旋形脉络膜视网膜萎缩(gyrate atrophy of the choroid and retina,GA)是一种缓慢进展的脉络膜视网膜营养不良,于 1895 年首次被 Cutler 和 1896 年被 Fuchs 报道[1,2]。本病以常染色体隐性方式遗传,这一点同许多代谢性疾病是一致的。GA 的眼底特征为中周部不连续脉络膜视网膜萎缩灶,病灶同外观正常的后部视网膜之间界限清晰。这种营养不良同高鸟氨酸血症相关,由鸟氨酸酮酸转氨酶(ornithine ketoacid aminotransferase,OKT),又称鸟氨酸-σ-氨基转移酶(ornithine aminotransferase,OAT)缺乏所致。这种酶依赖于辅助因子 $B_6$。一小部分病人在使用维生素 $B_6$ 治疗后表现出血清鸟氨酸水平的下降。

　　1888 年,Jacobsohn 描述了一例年轻病人的非典型视网膜色素变性,眼底改变极像 GA,其父患有典型的视网膜色素变性。Cutler(1895)和 Fuchs(1896)首先在临床上认识此病,并为之命名,推测它是伴有原发性脉络膜受累的非典型 RP。Usher(1935)总结了 26 例 GA 的遗传特性。Kurstjens(1965)作过文献综述并报告了 6 例。Takki(1975)收集了近百例 GA。因所有病例的诊断均依据临床表现,故 GA 与其他脉络膜视网膜萎缩有相互混淆的情况。某些诊断为 GA 者,其家族中也有RP;也有的 GA 伴有白点状视网膜变性;有一例甚至是一眼有 GA 而另一眼有 RP。复习这些病例的临床特征和遗传方式,可发现其中一部分 GA 的诊断不正确。直到 Simell 和 Takki 于 1973年首次报道 GA 病人有高鸟氨酸血症和鸟氨酸尿症现象,GA 的准确诊断才得以确立。世界各地不同种族中均发现有 GA 病人,在芬兰发现最多,发病率约为每年 1/50 000[1-4],男女发病率无明显差异。

　　Sengers 等第一次报道 GA 病人的线粒体基质酶 OKT 缺乏[5]。鸟氨酸为非必需氨基酸,是葡萄膜形成过程中的中间复合物。机体利用鸟氨酸的主要途径就是在 OKT 的催化下,鸟氨酸转化为谷氨酸-γ-半醛,继而为吡咯-5-羧基酸,再而转化为脯氨酸(图 17-0-1)。OAT 是依赖于磷酸吡哆醛的酶,在视网膜、肝和肾脏均有高活性。通过玻璃体腔注射鸟氨酸可以用来模拟 GA 的动物模型[6]。

　　OKT 的编码基因定位于 10q26,长度约 21 000 个碱基对[7-11]。GA 病人的这段基因上许多不同的突变已被证实。迄今为止,至少有 26 种突变被报道,包括几种无义突变[12-15]和一种剪接突变[16]。

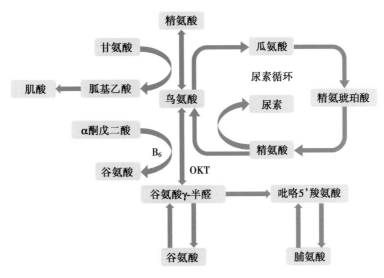

图 17-0-1　鸟氨酸代谢通路

本病一般于儿童晚期发病,但也可能很早。在 20～30 岁时 GA 病人表现出夜盲。初起时表现较轻,进展缓慢。最早期的表现发生在周边视野受限,中心视力通常保存尚好,直至疾病晚期,黄斑区的脉络膜视网膜萎缩或者继发性黄斑囊样水肿或白内障均可导致中心视力下降。疾病早期和中期眼底表现为视网膜色素上皮和脉络膜毛细血管的萎缩,萎缩区呈贝壳形,边界锐利,并且在边缘有色素聚集倾向。萎缩区通常从中周或周边部开始,形成"花冠状",逐步向中央进展[17]。最终,全眼底受累,包括乳头旁区,黄斑相对回避(图 17-0-2)。一部分病人的黄斑区和远周边可以发现细微的颗粒状或天鹅绒样色素沉着[4,18,19]。随着萎缩的进展,较大的脉络膜血管也受累。

Takki 将眼底改变分为四期[18]。Ⅰ期:赤道部有境界清楚、形态不规则的黄白色脉络膜视网膜萎缩区,其内有脉络膜、视网膜血管通过,边缘有色素沉着,萎缩区之间的眼底表现正常;Ⅱ期:脉络膜视网膜萎缩区互相融合,并向后极扩展,视网膜血管变细;Ⅲ期:大的变性区围绕视乳头,变性区继续向周边和后极扩展;Ⅳ期:除黄斑以外的眼底呈现脉络膜视网膜萎缩,视网膜血管很细,视乳头可正常或萎缩呈蜡黄样。黄斑区和中周部有天鹅绒样色素,并有闪光的结晶小点。

视野缺损对应于脉络膜萎缩区。视野损害开始于中周部的暗点,然后融合成环形暗区,最终残存中央视野,通常到 40 岁时视野严重受损。

30 岁以下病人,40% 有后囊下白内障,丛状混浊向前和侧面扩大。玻璃体的改变,例如玻璃体后脱离和视网膜前膜伴黄斑囊样水肿,可以伴随着脉络膜和视网膜的回旋形萎缩出现,绝大多数有玻璃体混浊。90% 为近视,通常屈光度在 -7D 以上。少数伴有视网膜色素变性。色觉障碍并不少见。

**预防与治疗**

当个体只有一个突变的基因,虽然不表现隐性遗传病,但鸟氨酸酮酸转氨酶的缺乏仍可产生某些体征。应用左旋-鸟氨酸负荷试验可以发现杂合子者。空腹口服左旋-鸟氨酸(100mg/kg)后 30～90 分钟,GA 病人血浆鸟氨酸水平明显升高,病人父母在服药后 30～120 分钟为正常对照的 2 倍。这是因为杂合子者存在鸟氨酸代谢障碍,不能清除过多的鸟氨酸所致。目前尚未见杂合子者有眼底改变的报道。

**产前诊断**[20]

高鸟氨酸血症的胎儿其尿内及羊水内鸟氨酸水平增高。因此,羊水穿刺测鸟氨酸水平可发现患病胎儿。高鸟氨酸血症胎儿 OKT 酶活性有缺乏,测定培养羊水成纤维细胞 OKT 酶活性,可迅速发现健康、杂合子或纯合子的胎儿。

**治疗**

单纯的饮食治疗可使血液中鸟氨酸的水平下降,因此有希望设计合适的治疗方法成功地控制

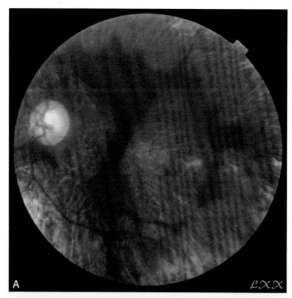

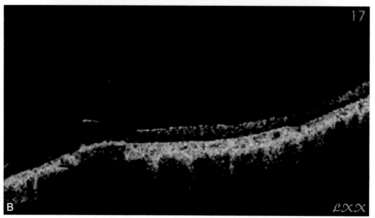

**图 17-0-2　回旋样脉络膜萎缩**

病人,女,40 岁,夜盲 30+年,双眼白内障术后 10 年,双眼视力:0.1/0.08,双眼对称,基因检测为 *OAT* 基因复合杂和突变:c.787_789delGAT 和 c.897 C>G(北京协和医院睢瑞芳提供)

疾病。限制蛋白入量在最低限度,即每日 0.8g/kg[21],连续 6 个月,可使血浆中鸟氨酸含量明显下降。

有学者曾报道 GA 病人服用大剂量维生素 $B_6$(300 ~ 700mg/d),1 周内血浆鸟氨酸水平下降 45% ~ 50% ,3 周内尿排出鸟氨酸正常[22-24]。Alireza[25]采用 300mg/d,给病人口服维生素 $B_6$,半年后血清鸟氨酸水平由 629nmol/ml 下降到 293nmol/ml,赖氨酸恢复正常。多数病人的视力、视野、暗适应及视网膜电流图无改变,只有 2 例视网膜电流图改善。Weleber 并发现低剂量维生素 $B_6$(18 ~ 30mg/d),可产生与高剂量相同的效果[24]。

但是,也有些 GA 病人服用大剂量维生素 $B_6$,血浆鸟氨酸水平并无变化,未显示治疗效果。说明 GA 病人有遗传异质状态存在(不同的基因而发生的相同效应),表现病人有临床和生化的不同[23]。

## 二、弥漫性进行性脉络膜萎缩(无脉络膜症)

无脉络膜症(choroideremia)由 Mauthner 在 1872 年首次报道,是一种进行性、双侧性的视网膜和脉络膜营养不良[26]。这种疾病为 X 连锁隐性遗传,基因定位于 X 染色体的长臂 Xq21.1-q22.3[27]。无脉络膜症病人表现为夜间视力差和进行性周边视野损害。相对而言,这种病不算常见,但在引起遗传性夜盲的疾病中,无脉络膜症排位第二,仅次于视网膜色素变性。

本病无脉络膜症的确切病因学和主要受累细胞还不十分清楚。有理由推测原发性损害发生于光感受器和视网膜色素上皮之间的交互作用,从而引起视网膜和脉络膜的退行性改变。生化分析显示:同正常对照相比,无脉络膜症病人的赤道部和后极部视网膜组织内的视网膜光感受器间维生素 A 类结合蛋白(146kDa 条带)明显减少[28]。环核苷酸分析显示:和正常对照相比,无脉络膜症病人的视网膜色素上皮-脉络膜复合体中的环腺苷单磷酸水平升高,环鸟苷单磷酸水平下降。环核苷酸水平的改变,尤其是环鸟苷单磷酸,和视网膜变性相关[29]。但是,一例无脉络膜症携带者的组织病理学检查却并未显示环腺苷单磷酸水平升高[30]。

通过定位克隆的方法,无脉络膜症基因(*CHM*)被分离并定位在 X 染色体的长臂上 Xq21.1-q22.3[27]。其编码的蛋白为 Rab 护卫蛋白 1(Rab escort protein-1),既往也称为牛二基牛儿醇转移酶的 A 组分[31]。Rab 护卫蛋白 1 对于眼内特异性 Rab 蛋白的充分异戊烯化是必须的,而 Rab 蛋白本质上为低分子量的鸟苷三磷酸酶,作用于细胞内的囊泡转运。值得注意的是,*CHM* 基因不仅在眼内组织表达,也在其他眼外来源细胞内表达。另一种编码 Rab 护卫蛋白 2 的基因位于常染色体上[32]。Rab 护卫蛋白 2 似乎不足以完成眼内特异性 Rab 蛋白的异戊烯化,但可用来解释 *CHM* 基因突变男性杂合子与女性携带者发生的进行性脉络膜视网膜变性。迄今为止,所有的突变均导致了正常基因产物的截短或缺失。在西欧,14% 的无脉络膜症病人存在 *CHM* 基因的部分缺失改变;21% 病人存在微小的基因突变,不同程度上导致了截短蛋白[33]。错义突变在已报道突变中较少[34]。

进行性夜盲是大多数无脉络膜症病人的主要症状,通常开始于 10 岁以前,尽管表现出症状的时间可能延迟。有一些病人存在中周部视野损害,常常抱怨在拥挤的环境撞到人,或被地上的东西绊倒。同一家系内的不同成员之间或不同家系之间,临床表现可能不同,包括疾病进展的速度。

眼前段的表现不明显。直到疾病的晚期,晶状体仍保持透明[35]。但是,和一般人群相比,晶状体后囊下发生改变的几率相对高一些[36]。早期的时候,玻璃体即表现出细小的纤丝状变性。圆形的补丁样视网膜色素上皮和脉络膜萎缩继而在中周部视网膜出现。在疾病的中间时期,视网膜色素上皮和脉络膜毛细血管的萎缩变得更加弥漫,然而大的或中度大的脉络膜血管却仍然保持相对完好(图 17-0-3)。随着疾病进展,大的或中度大的脉络膜血管也会开始萎缩,暴露出下方的巩膜。黄斑区受累会相对较轻,观察眼底会发现在白色巩膜的中央出现孤立的黄斑下脉络膜毛细血管岛(图 17-0-4)。即使是在疾病的晚期,黄斑区也能得到较好的保存。只有在更晚期的时候,也即视网膜动脉变细,而视盘还没有苍白或像视网膜色素变性病人那样变得蜡黄的时候,黄斑区才开始发生变化[35]。

视野的损害范围与脉络膜视网膜萎缩的区域相对应。疾病初期时的视野检查常表现为轻微的限局性暗点,位于周边或中周部视野。随着时间进展,暗点逐渐融合成环形。视野逐步缩窄,最终残留中心视岛。中心视力的明显损害往往发生在 50 岁以后。视力下降的原因可以是黄病变性疾病或后囊下白内障。此外,此类病人应行屈光检查,因为他们可以存在不同程度的近视。

女性携带者常没有症状。她们的眼底表现多种多样,可以表现完全正常,也可以像男性无脉络膜病人那样表现为全棕色眼底。但是,特征性的眼底表现为中周部视网膜的虫蚀样色素改变[37]。低色素和高色素的区域呈交错的放射状条带,从中周部延伸至锯齿缘。在更后部则可出现色素性萎缩,色素凝聚或斑驳样改变。视力下降及视野缩窄取决于光感受器受累的程度。通常这些损害出现较晚,或者十分轻微。

大多数携带者的视网膜电图不会表现出振幅下降,但如果眼底有严重的变性改变的话,也

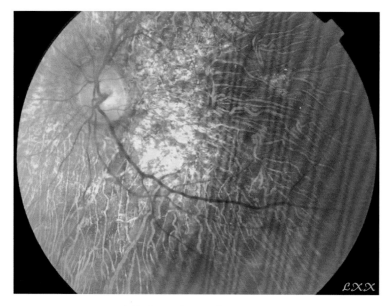

图 17-0-3    无脉络膜症早期视网膜色素上皮的弥漫性萎缩

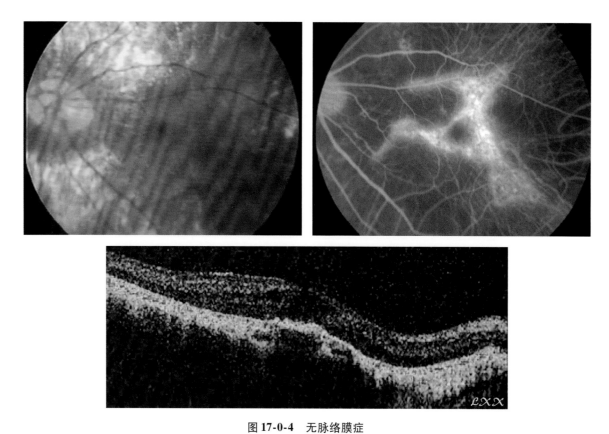

图 17-0-4    无脉络膜症

男,24y,自幼夜盲,BCVA 0.3(-8D)/0.2(-9D),基因诊断提示 *REP-1* 基因剪切突变:c. 1801-1 G>A(北京协和医院睢瑞芳提供)

可表现出振幅下降[38]。玻璃体荧光光度计检查提示无脉络膜症携带者的血视网膜屏障是正常的[39]。

**诊断和辅助检查**

疾病被诊断时的眼底改变常处于中期或晚期。好的中心视力和缓慢进展的典型视野改变有助于诊断本病。视网膜电图和眼电图都能表现出严重的损害[37]。在疾病初期时，眼底正常或仅有极轻微异常改变，视网膜电图只能表现出轻微的损害。一旦出现明显的眼底改变，视网膜电图的损害也将变得显著。男性病人常表现出分离视杆反应的下降和视杆 b 波峰时的延长。疾病初期时的视锥 b 波峰时延长，但分离视锥反应振幅基本正常或仅轻度下降。家系内和家系间不同年龄病人的视网膜电图振幅改变程度差异很大[38]。无脉络膜症男性的眼电图显著异常[40]，但携带者的眼电图异常程度却各异[17]。约1/4携带者的眼电图峰/谷比异常，但随着年龄增长，这种异常会显著下降[41]。

暗适应实验常表现为域值升高。疾病早期时，暗适应曲线仅视杆部分受累，随着疾病进展，视锥部分的域值也会升高。

荧光素眼底血管造影无助于无脉络膜症的诊断，但却比单纯的眼底镜检查更能准确地界定脉络膜毛细血管萎缩的视网膜色素上皮退行改变的范围，后者在荧光血管造影上表现为高荧光。无脉络膜症突变基因携带者眼底自发荧光可以显示出不均匀性[42]。

**鉴别诊断**

其他引起夜盲的疾病需要同无脉络膜症相鉴别，尤其是视网膜色素变性。视盘苍白，视网膜动脉变细，典型的骨细胞样色素沉着，高的后囊下白内障发生率等视网膜色素变性的特征常有助于鉴别无脉络膜症。但是，也有一些 X 连锁遗传的视网膜色素变性病人，表现为高度数的近视和显著的脉络膜血管，同无脉络膜症病人的表现型相似，但是这些病人中心视力更早。

眼白化病在表现上同无脉络膜症也有相似之处。视力下降，眼震，虹膜透光和正常的视网膜电图振幅有助于鉴别诊断。

无脉络膜症和回旋形脉络膜视网膜萎缩的鉴别要点包括后者的常染色体隐性遗传方式，界限清晰的贝壳形脉络膜视网膜萎缩区以及高鸟氨酸血症等。有时很难将晚期的回旋形脉络膜视网膜萎缩和进展期的无脉络膜症区别开来。常染色体显性遗传或偶有常染色体隐性遗传的回旋形脉络膜视网膜萎缩病人表现为广泛的脉络膜萎缩，这一点同中期的无脉络膜症相似。

不同部位类型的脉络膜营养不良通常引起较轻的视功能障碍，很容易被鉴别。近视性视网膜变性有时可能会同无脉络膜症相混淆。但是，近视性变性的受累区通常不会像无脉络膜症那样弥漫。检查其他家庭成员，尤其是携带者，也有助于鉴别诊断。

个案报道提示无脉络膜症同智力缺陷、肢端角化症、缺汗症及骨骼畸形；葡萄膜缺损；肥胖及先天性耳聋；先天性耳聋和智力迟钝；垂体功能减退症；远端型运动神经元病；眼球震颤，近视，牙齿畸形和小眼睑等相关。

**病理学检查**

光镜检查显示广泛的脉络膜视网膜萎缩，尤其是脉络膜毛细血管；视网膜色素上皮、外层视网膜（尤其是光感受器层）和大的脉络膜血管存在变性改变。萎缩的发生是分级的：赤道部最重；黄斑区，视盘旁和锯齿缘的损害较轻。疾病晚期，远周边和中心区域也同样可以损害严重。视网膜双极细胞和神经节细胞表现正常。

电镜显示光感受器和视网膜色素上皮的广泛缺失，尤其是远离黄斑区和远周边以外的区域。疾病的终末期，神经视网膜广泛胶质化和萎缩。视网膜色素上皮层和神经视网膜内可见巨噬样细胞内的三片层结构[28]。

无脉络膜症携带者，除了视网膜色素上皮的补丁样萎缩（极少为广泛萎缩）和色素聚集，其他的视网膜结构表现正常[1,2,35]。

**治疗、病程和预后**

迄今为止,尚缺乏对无脉络膜症的有效治疗。疾病总在进展,但进展的速度却各异。脉络膜新生血管是罕见并发症,玻璃体腔注射抗 VEGF(血管内皮生长因子)药物有一定改善[43]。

## 三、中央性晕轮状脉络膜萎缩

中央性晕轮状脉络膜萎缩(central areolar choroidal atrophy)于 1884 年由 Nettleship 首次报道[44],可以是常染色体显性或隐性遗传[45],类似的表现型可以发生在许多黄斑变性疾病的晚期或 *PRPH2*(Peripherin/RDS)基因突变[46-49]。最早期的症状表现为旁中心暗点,阅读困难,暗适应差,视力下降和眩光。一般的眼底改变于 20~40 岁时即已明显,多为双眼。早期的眼底表现为黄斑区斑点状阴影,晚期逐渐发展为限局性脉络膜萎缩病灶(图 17-0-5),荧光素眼底血管造影,早期即可显示完全的脉络膜毛细血管缺失。组织病理学表现为受累区纤维瘢痕形成,视网膜色素上皮、光感受器细胞和脉络膜毛细血管萎缩[50]。ERG 早期表现正常,随着病程进展,脉络膜萎缩和继发的视网膜色素上皮及神经视网膜萎缩变得广泛后,ERG 可表现为轻至中度的视锥、视杆细胞反应异常。EOG 表现为正常或轻度异常,取决于 RPE 功能受损的程度。

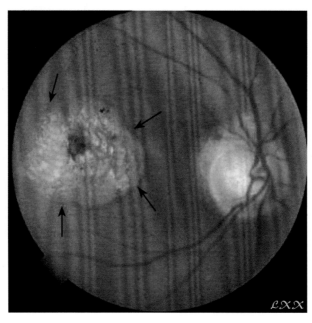

图 17-0-5 中央性晕轮状脉络膜萎缩

## 四、盘周脉络膜萎缩

盘周脉络膜萎缩(peripapillary choroidal atrophy)于 1939 年又 Sveinsson 首次报道为簇状脉络膜炎[51],后曾更名为螺旋状视乳头旁脉络膜视网膜变性,为常染色体显性遗传,表现为视乳头旁的舌形全脉络膜血管萎缩灶,沿视盘呈放射状伸展。本病同匍行性脉络膜病变的区别点在于没有炎症反应和水肿。Brazitikos 和 Safran 认为眼底表现是由继发于脉络膜视网膜萎缩后的视网膜色素上皮或 Bruch 膜破裂和退缩所致[52](图 17-0-6)。病人常表现为近视和散光,晚期时视力很差。黄斑受累时,有中心暗点及旁中心暗点,周边视野完整。组织病理学改变为脉络膜毛细血管进行性萎缩、缺失,RPE 萎缩,Bruch 膜变薄、断裂,光感受器消失。受累区域与视网膜血管形态无关[53,54]。本病病人的血清氨基酸水平正常。

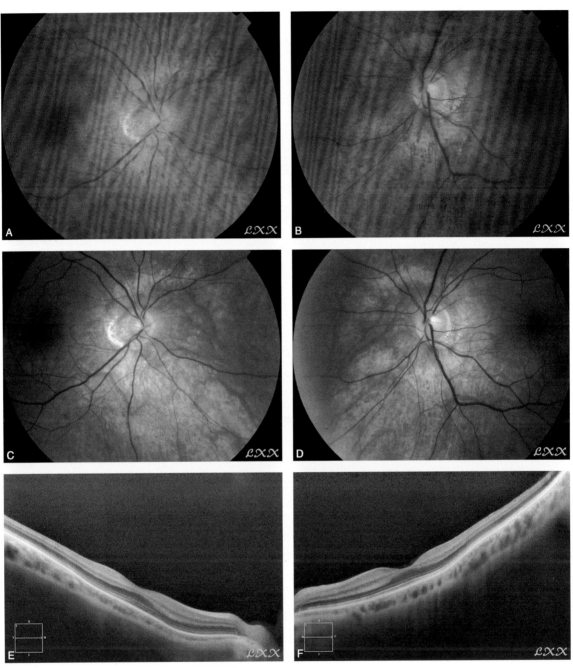

**图 17-0-6 盘周脉络膜萎缩**
A、B. 彩色眼底像;C、D. FFA;E、F. OCT

## 五、老年旁中心性脉络膜萎缩

随着年龄增加,脉络膜会发生退行性萎缩(17-0-7A),75 岁以上人群发生率明显上升。病理学检查显示,脉络膜厚度下降(17-0-7B 和 17-0-7C),可以发现部分脉络膜血管壁不成比例地增厚,以致脉络膜血管壁成白线状或脉络膜血管呈实心白色条索,内部无血流[55]。发生于旁黄斑中心的老年脉络膜萎缩(图 17-0-7)会降低中心视敏度和色觉。

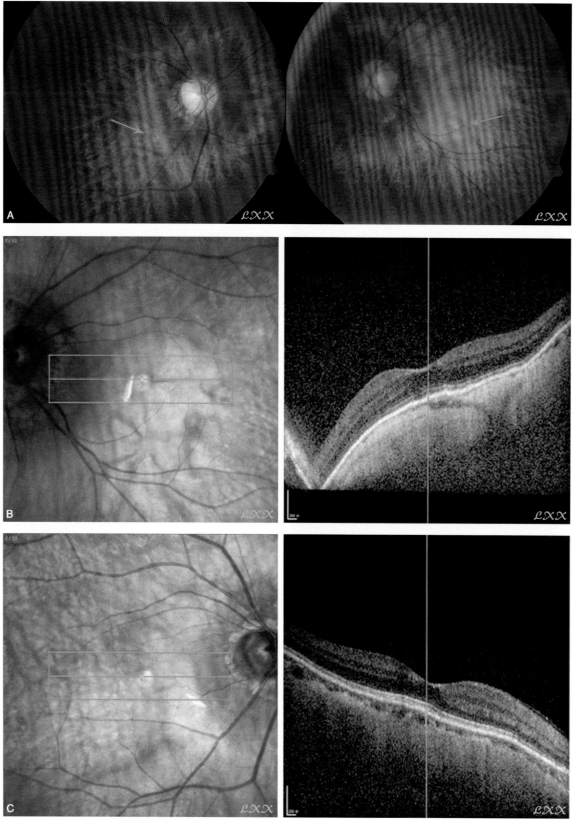

**图 17-0-7**

A. 老年旁中心性脉络膜萎缩(蓝色箭头所示)的眼底像,箭头所示脉络膜萎缩部;B、C. 分别显示左眼和右眼的 OCT,显示脉络膜薄

(陶 勇)

# 参 考 文 献

1. Cutler C. Drei ungewohnliche Falle von retinochorioideal Degeneration. Arch Augenheilkd,1895,30:117-122.

2. Fuchs E. Ueber Zwei der retinitis pigmentosa verwandte krankheiten（retinitis punctata albescens und atrophia gyrata choriodeal et retinal）. Arch Augenheilkd,1896,32:111-116.

3. Kaiser-Kupfer MI,Valle DL. 回旋状脉络膜视网膜萎缩的临床、生化和治疗. 国际眼科纵览,1988,4:203-210.

4. Takki KK,Milton RC. The natural history of gyrate atrophy of the choroid and retina. Ophthalmology,1981,88（4）:292-301.

5. Sengers RCA,Trijbels JMF,Brusaart JH,et al. Gyrate atrophy of the choroid and retina and ornithine ketoacid aminotransferase deficiency. Paediatr Res,1976;10:894（Abstract）.

6. Kuwabara T,Ishikawa Y,Kaiser-Kupfer MI. Experimental model of gyrate atrophy in animals. Ophthalmology,1981,88（4）:331-335.

7. Barrett DJ,Bateman JB,Sparkes RS,et al. Chromosomal localization of human ornithine aminotransferase gene sequences to 10q26 and Xp11.2. Invest Ophthalmol Vis Sci,1987,28（7）:1037-1042.

8. Mitchell G,Valle D,Willard H,et al: Human ornithinedelta-amino transferase（OAT）: cross-hybridizing fragments mapped to chromosome 10 and Xp11.1-21.1. Am J Hum Genet,1986,39:A163.

9. O Donnell JJ,Vannas-Sulonen K,Shows TB,et al. Gyrate atrophy of the choroid and retina:assignment of the ornithine aminotransferase structural gene to human chromosome 10 and mouse chromosome 7. Am J Hum Genet,1988,43（6）:922-998.

10. O Donnell JJ,Vannas-Sulonen KM,Shows TB,et al. Ornithine aminotransferase（OAT）maps to human chromosome 10 and mouse chromosome 7. Cytogenet Cell Genet,1985,40:716.

11. Ramesh V,Eddy R,Bruns GA,et al. Localization of the ornithine aminotransferase gene and related sequences on two human chromosomes. Hum Genet,1987,76（2）:121-126.

12. Mitchell GA,Brody LC,Looney J,et al. An initiator codon mutation in ornithine-delta-aminotransferase causing gyrate atrophy of the choroid and retina. J Clin Invest,1988,81（2）:630-633.

13. Mitchell GA,Brody LC,Sipila I,et al. At least two mutant alleles of ornithine delta-aminotransferase cause gyrate atrophy of the choroid and retina in Finns. Proc Natl Acad Sci U S A,1989,86（1）:197-201.

14. Ramesh V,McClatchey AI,Ramesh N,et al. Molecular basis of ornithine aminotransferase deficiency in B-6-responsive and-nonresponsive forms of gyrate atrophy. Proc Natl Acad Sci U S A,1988,85（11）:3777-3780.

15. Inana G,Chambers C,Hotta Y,et al. Point mutation affecting processing of the ornithine aminotransferase precursor protein in gyrate atrophy. J Biol Chem,1989,264（29）:17432-17426.

16. Mc Clatchey AI,Kaufman DL,Berson EL,et al. Splicing defect at the ornithine aminotransferase（OAT）locus in gyrate atrophy. Am J Hum Genet,1990,47（5）:790-794.

17. Kurstjens JH. Choroideremia and gyrate atrophy of the choroid and the retina. Doc Ophthalmol,1965,19:1.

18. Takki K. Gyrate atrophy of the choroid and retina associated with hyperornithinaemia. Br J Ophthalmol,1974,58（1）:3-23.

19. McCulloch JC,Arshinoff SA,Marliss EB,et al. Hyperornithinemia and gyrate atrophy of the choroid and retina. Ophthalmology,1978,85（9）:918 928.

20. Takki K,Simell O. Genetic aspects in gyrate atrophy of the choroid and retina with hyperornithinaemia. Br J Ophthalmol,1974,58（11）:907-916.

21. Francois J. Gyrate atrophy of the choroid and retina. Ophthalmologica,1979,178（6）:311-320.

22. Berson EL,Schmidt SY,Shih VE. Ocular and biochemical abnormalities in gyrate atrophy of the choroid and retina. Ophthalmology,1978,85（10）:1018-1027.

23. Kaiser-Kupfer MI,Valle D,Bron AJ. Clinical and biochemical heterogeneity in gyrate atrophy. Am J Ophthalmol,1980,89（2）:219-222.

24. Weleber RG,Kennaway NG,Buist NR. Vitamin B6 in management of gyrate atrophy of choroid and retina. Lancet,1978,2（8101）:1213.

25. Alireza Javadzadeh,Davood Gharabaghi. Gyrate atrophy of the choroid and retina with hyper-ornithinemia responsive to

vitamin B6:a case report. J Med Case Reports,2007,1:27.

26. Mauthner M. Ein Fall von Choroideremia. Naturwissenschaften,1872,2:191-197.

27. Cremers FP,van de Pol DJ,van Kerkhoff LP,et al. Cloning of a gene that is rearranged in patients with choroideraemia. Nature,1990,347(6294):674-677.

28. Rodrigues MM,Ballintine EJ,Wiggert BN,et al. Choroideremia:a clinical,electron microscopic,and biochemical report. Ophthalmology,1984,91(7):873-883.

29. Chader G,Aguirre G,Sanyal S. Studies on animal models of retinal degeneration. //Tso MO,ed. Retinal diseases:biomedical foundation and clinical management. Philadelphia:JB Lippincott;1984.

30. Flannery JG,Bird AC,Farber DB,et al. A histopathologic study of a choroideremia carrier. Invest Ophthalmol Vis Sci,1990,31(2):229-336.

31. Seabra MC,Brown MS,Goldstein JL. Retinal degeneration in choroideremia:deficiency of rab geranylgeranyl transferase. Science,1993,259(5093):377-381.

32. Cremers FP,Molloy CM,van de Pol DJ,et al:An autosomal homologue of the choroideremia gene colocalizes with the Usher syndrome type II locus on the distal part of chromosome 1q. Hum Mol Genet,1992,1(2):71-75.

33. Cremers FPM,Ropers HH. Choroideremia. //Wright AF,Jay B,eds. Molecular genetics of inherited eye disorders. Chur:Harwood Academic Publishers. 1994.

34. Donnelly P,Menet H,Fouanon C, et al. Missense mutation in the choroideremia gene. Hum Mol Genet, 1994, 3(6):1017.

35. McCulloch C. Choroideremia and other choroidal atrophies. //Newsome DA,ed. Retinal dystrophies and degenerations. New York:Raven Press,1988.

36. Heckenlively J. The frequency of posterior subcapsular cataract in the hereditary retinal degenerations. Am J Ophthalmol,1982,93(6):733-738.

37. Fishman GA. Hereditary retinal and choroidal diseases:electroretinogram and electro-oculogram findings. //Peyman GA,Sanders DR,Goldberg MF,eds. Principles and practice of ophthalmology,Vol. II. Philadelphia:WB Saunders,1980.

38. Sieving PA,Niffenegger JH,Berson EL. Electroretinographic findings in selected pedigrees with choroideremia. Am J Ophthalmol,1986,101(3):361-367.

39. Rusin MM,Fishman GA,Larson JA,et al. Vitreous fluorophotometry in carriers of choroideremia and X-linked retinitis pigmentosa. Arch Ophthalmol,1989,107(2):209-212.

40. Krill AE,Archer D. Classification of the choroidal atrophies. Am J Ophthalmol,1971,72:562-585.

41. Pinckers A,van Aarem A,Brink H. The electrooculogram in heterozygote carriers of Usher syndrome,retinitis pigmentosa,neuronal ceroid lipofuscinosis,senior syndrome and choroideremia. Ophthalmic Genet,1994,15(1):25-30.

42. Kalatzis V,Hamel CP,MacDonald IM. Choroideremia:towards a therapy. Am J Ophthalmol,2013,156(3):433-437.

43. Palejwala NV,Lauer AK,Weleber RG. Choroideremia associated with choroidal neovascularization treated with intravitreal bevacizumab. Clin Ophthalmol,2014,8:1675-1679.

44. Nettleship E. Central senile areolar choroidal atrophy. Trans Ophthalmol Soc UK,1884,4:165.

45. Sorsby A,Crick RP. Central areolar choroidal sclerosis. Br J Ophthalmol,1953,37(3):129-139.

46. Wells J,Wroblewski J,Keen J,et al. Mutations in the human retinal degeneration slow (RDS) gene can cause either retinitis pigmentosa or macular dystrophy. Nat Genet,1993,3(3):213-218.

47. Wroblewski JJ,Wells JA,Eckstein A,et al. Macular dystrophy associated with mutations at codon 172 in the human retinal degeneration slow (rds) gene. Ophthalmology,1994;101(1):12-22.

48. Coco RM1,Tellería JJ,Sanabria MR,et al. PRPH2 (Peripherin/RDS) mutations associated with different macular dystrophies in a Spanish population:a new mutation. Eur J Ophthalmol,2010,20(4):724-732.

49. Ouechtati F,Belhadj Tahar O,Mhenni A,et al. Central areolar choroidal dystrophy associated with inherited drusen in a multigeneration Tunisian family:exclusion of the PRPH2 gene and the 17p13 locus. J Hum Genet,2009,54(10):589-594.

50. Ashton N. Central areolar choroidal sclerosis:A histo-pathological study. Br J Ophthalmol,1953,37:140.

51. Sveinsson K. Choroiditis areata. Acta Ophthalmol,1939,17:73.

52. Brazitikos PD,Safran AB. Helicoid peripapillary chorioretinal degeneration. Am J Ophthalmol,1990,109(3):290-294.

53. Franceschetti A. A curious affection of the fundus oculi：helicoid peripapillar chorioretinal degeneration. Its relation to pigmentary paravenous chorioretinal degeneration. Doc Ophthalmol，1962，16：81-110.

54. Sveinsson K. Helicoidal peripapillary chorioretinal degeneration. Acta Ophthalmol（Copenh），1979，57（1）：69-75.

55. Sarks SH. Ageing and degeneration in the macular region：a clinico-pathological study. Br J Ophthalmol，1976，60（5）：324-341.

56. Straatsma BR，Foos RY，Spencer LM. The retina-Topography and clinical correlations. In the New Orleans Academy of Ophthalmology Symposium on Retina and Retinal Surgery. St. Louis，CV Mosby，1969.

57. Straatsma BR，Landers MB，Kreiger AE. The oraserrata in the adult human eye. Arch Ophthalmol，1968，80（1）：3-20.

58. Feist RM，Ticho BH，Shapiro MJ，et al. Branch retinal vein occlusion and quadrant variation in arteriovenous crossings. Am J Ophthalmol，1992，113（6）：664-668.

59. Weinberg DV，Egan KM，Seddon JJ. Asymmetric distribution of arteriovenous crossings in the normal retina. Ophthalmology，1993，100（1）：31-36.

60. The Age-Related Eye Disease Study Research Group. The Age-Related Eye Disease Study（AREDS）：Design Implications AREDS Report No. 1. Control Clin Trials，1999，20（6）：573-600.

61. Mares-Perlman JA，Fisher AI，Klein R，et al. Lutein and zeaxanthin in the diet and serum and their relation to age-related maculopathy in the third national health and nutrition examination survey. Am J Epidemiol，2001，153（5）：424-432.

62. Bischoff PM，Flower RW. Ten years experience with choroidal angiography using indocyanine green dye：a new routine examination or an epilogue? Doc Ophthalmol，1985，60（3）：235-291.

63. ManjunathV，Taha M，Fujimoto JG，et al. Choroidal thickness in normal eyes measured using Cirrus HD optical coherence tomography. Am J Ophthalmol，2010，Sep，150（3）：325-329.

64. Motaghiannezam SM，Koos D，Fraser SE. Differential phase-contrast，swept-source optical coherence tomography at 1060 nm for in vivo human retinal and choroidal vasculature visualization. J Biomed Opt，2012，17（2）：026011.

65. AnL，Wang R K. In vivo volumetric imaging of vascular perfusion within human retina and choroids with optical micro-angiography. Opt Express，2008，16（15）：11438-11452.

66. Ashton N. The mode of development of the retinal vessels in man. The William Mackenzie Symposium on the Ocular Circulation in Health and Disease. St. Louis：CV Mosby，1969.

67. Hermann D Schbert. Structure and Function of the Neural Retina∥Myron Yanoff，Jay S Duker. Anatomy and Physiology，Section 8：Retina and Vitreus，Ophthalmology. St. Louis：CV Mosby，1999.

68. Witmer AN，Vrensen GF，Van Noorden CJ，et al Vascular endothelial growth factors and angiogenesis in eye disease. Prog Retin Eye Res，2003，22（1）：1-29.

69. Cines DB，Pollak ES，Buck CA，et al. Endothelial cells in physiology and in the pathophysiology of vascular disorders. Blood，1998，91（10）：3527-3561.

70. Schlingemann RO，Witmer AN. Treatment of retinal diseases with VEGF antagonists. Prog Brain Res，2009，175：253-267.

71. Sergouniotis PI，Davidson AE，Lenassi E，et al. Retinal structure，function，and molecular pathologic features in gyrate atrophy. Ophthalmology，2012，119（3）：596-605.

72. Lachapelle P. A possible contribution of the optic nerve to the photopic oscillatory potentials. Clin Vis Res，1990，5：412-426.

73. Molotchnikoff S，Lachapelle P，Casanova C. Optic nerve blockade influences the retinal responses to flash in rabbits. Vision Res，1989，29（8）：957-963.

74. Ohnaka M，Okuda-Ashitaka E，Kaneko S，et al. Induction of arginase Ⅱ mRNA by nitric oxide using an in vitro model of gyrate atrophy of choroidand retina. Invest Ophthalmol Vis Sci，2011，52（3）：1493-1500.

75. Sun LW，Johnson RD，Williams V，et al. Multimodal Imaging of Photoreceptor Structure in Choroideremia. PLoS One，2016，11（12）：e0167526.

76. Seitz IP，Zhour A，Kohl S，et al. Multimodal assessment of choroideremia patients defines pre-treatment characteristics. Graefes Arch Clin Exp Ophthalmol，2015，253（12）：2143-2150.

77. Palejwala NV，Lauer AK，Weleber RG. Choroideremia associated with choroidal neovascularization treated with intravitreal bevacizumab. Clin Ophthalmol，2014，8：1675-1679.

78. Hoyng CB, Heutink P, Testers L. Autosomal dominant central areolar choroidal dystrophy caused by a mutation in codon 142 in the peripherin/RDS gene. Am J Ophthalmol, 1996, 121(6):623-629.

79. Nagasaka K, Horiguchi M, Shimada Y, et al. Multifocal electroretinograms in cases of central areolar choroidal dystrophy. Invest Ophthalmol Vis Sci, 2003, 44(4):1673-1679.

80. Noble KG. Central areolar choroidal dystrophy. Am J Ophthalmol, 1977, 84(3):310-318.

81. Noble KG, Carr RE, Siegel IM. Fluorescein angiography of the hereditary choroidal dystrophies. Br J Ophthalmol, 1977, 61(1):43-53.

82. Gharbiya M, Cruciani F, Parisi F, et al. Long-term results of intravitreal bevacizumab for choroidal neovascularisation in pathological myopia. Br J Ophthalmol, 2012, 96(8):1068-1072.

83. Spaide RF. Age-related choroidal atrophy. Am J Ophthalmol, 2009, 147(5):801-810.

84. Ganesh SK, Narayana KM, Biswas J. Peripapillary choroidal atrophy in sympathetic ophthalmia and management with tri-ple-agent immunosuppression. Ocul Immunol Inflamm, 2003, 11(1):61-65.

85. Jonasson F, Hardarson S, Olafsson BM, et al. Sveinsson chorioretinal atrophy/helicoid peripapillary chorioretinal degen-eration: first histopathology report. Ophthalmology, 2007, 114(8):1541-1546.

86. Daniele S, Carbonara A, Daniele C, et al. Pattern dystrophies of the retinal pigment epithelium. Acta Ophthalmol Scand, 1996, 74(1):51-55.

87. Javadzadeh A, Gharabaghi D. Gyrate atrophy of the choroid and retina with hyper-ornithinemia responsive to vitamin $B_6$: a case report. J Med Case Rep, 2007, 12:27.

88. Oliveira TL, Andrade RE, Muccioli C, et al. Cystoid macular edema in gyrate atrophy of the choroid and retina: a fluores-cein angiography and optical coherence tomography evaluation. Am J Ophthalmol, 2005, 140(1):147-149.

89. Kiratli H, Türkçüoğlu P, Bilgiç S. Gyrate atrophy associated with astrocytic hamartoma of the optic disc. Retina, 2004, 24(6):976-977.

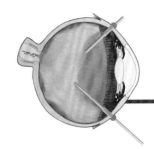

# 第十八章 中心性浆液性脉络膜视网膜病变

## 一、概述

中心性浆液性脉络膜视网膜病变(central serous chorioretinopathy,CSC),简称"中浆",最初于1866 年由 von Graefe 首次报告,随着对其发病机制逐步了解,该病的命名也在不断变化之中。最初的描述为复发性中心性视网膜炎(recurrent central retinitis),1922 年 Horniker 将其描述为毛细血管性中心视网膜炎(capillarospastic central retinitis),以反映他认为血管痉挛是本病的机制的观点。直至 1965 年有了荧光素眼底血管造影(FFA)技术以后,Maumenee 才肯定了中浆是视网膜色素上皮(RPE)屏障功能受损导致浆液性 RPE 和(或)神经视网膜脱离;1967 年 Gass 对该病发病机制和临床特征进行了经典描述,并将该病称为特发性中心性浆液性脉络膜视网膜病变[1]。而今我们认识到,是脉络膜的高通透性使液体经 RPE 渗漏入视网膜下,导致视网膜神经上皮脱离,因此称之为中心性浆液性脉络膜视网膜病变更为贴切。

中浆患者中,A 型行为特征者比较常见,发病前常伴有应激情况发生,此时患者血液中儿茶酚胺和皮质醇水平升高[2]。在动物实验中,反复注射去甲肾上腺素和糖皮质激素即能诱发类似中浆的临床表现。其他高危因素还包括抽烟、酗酒、应用抗生素和抗组胺药物、自身免疫病、高血压、肾上腺肿瘤等。多数中浆患者急性发病后 4~6 个月自行好转,视力多可恢复正常,所以被认为是一种自限性疾病。但部分患者视物变形、对比敏感度下降、色觉异常等视功能改变可持续存在[3,4]。少数患者病程迁延持续 6 个月以上。病变区域弥漫性 RPE 失代偿者,则定义为慢性中浆。这部分患者病变多较严重,常伴有永久性视力下降[5]。长期迁延不愈可继发脉络膜新生血管(CNV),甚至导致永久视力丧失。中浆患者首次发病后,约30%~50% 可再次复发[4,6-9],10% 患者可复发 3 次以上[5]。

## 二、中浆治疗思路的变迁

### (一)保守治疗

基于中浆属于自限性疾病这一认识,长期以来很多眼科医生奉行的中浆治疗策略是采用"保守"疗法,一种情况是不给予任何治疗,对疾病采取听之任之的态度;另外一种情况是给予患者维生素 C、维生素 B1、芦丁、地巴唑、肌酐等"安慰剂"治疗。由于中浆的自限性,这些治疗似乎也能使患者获得满意的"疗效"。对于保守治疗,多数患者于患病 1~4 个月后自行好转,少数患者可长期遗留视功能的改变。本病复发很常见,约30%~50%的病人在一年内复发。频繁发作或慢性神经视网膜脱离可导致 RPE 萎缩、神经视网膜改变,从而使视功能永久受损,包括视力、色觉和对比敏感度。大约5%的患者迁延不愈或病情加重导致视力严重受损。

### (二)激光治疗

此外,中浆比较常用的治疗手段是激光光凝治疗。既往对中浆发病机制的认识主要来源于FFA 检查结果。由于 FFA 检查可发现明确的 RPE 渗漏点,故认为中浆原发病变位于 RPE 层。但导致 RPE 屏障功能受损以及浆液性 RPE 和(或)神经视网膜脱离的深层次原因并不清楚。而中浆激光光凝治疗的理论依据是建立在 FFA 检查发现的 RPE 渗漏点基础之上,采用激光光凝治疗是通过激光的热效应凝固 RPE 渗漏点从而达到治疗目的。临床实践表明,激光光凝治疗可以封闭 RPE 渗漏点,加快浆液性 RPE 脱离的吸收,缩短病程,有利于视力恢复;但长期观察发现,激光光凝治疗并未显示可以提高患者远期疗效或减少复发率[6,10-13]。此外,激光光凝不适用于中心凹下的 RPE 渗漏点,有时,即使在中心凹外,激光治疗仍可能使患者感受到小的旁中心暗点。

### (三) 光动力疗法(PDT)

吲哚青绿脉络膜血管造影(ICGA)用于中浆的临床研究后发现,中浆患者病灶对应处脉络膜血管通透性过高,导致脉络膜组织内静水压过高,引发局部 RPE 脱离,进而机械性破坏 RPE 屏障,液体渗漏进入神经视网膜下,导致视网膜神经上皮脱离。这就进一步加深了对中浆病理基础本质的认识。所以,目前的观点是,中浆发病是由于脉络膜毛细血管扩张和渗漏所致,而激光光凝不能解决脉络膜毛细血管的扩张和渗漏,因此治疗后仍有不少患者复发。除此之外,对于中心凹下或黄斑无血管区以内的渗漏点显然不适合激光治疗;对于采用激光治疗的患者,还可能引起旁中心暗点甚至损伤 Bruch 膜导致 CNV 形成[4,13]。近年来国内外文献报道采用 PDT 治疗中浆获得成功,其机制为 PDT 导致脉络膜毛细血管网栓塞,从而阻止了由于脉络膜毛细血管通透性增加导致的渗漏。

研究发现,采用注射用维替泊芬的 PDT 治疗可以导致脉络膜血管改变,例如使扩张和充血的脉络膜血管口径恢复正常,同时减少血管外渗漏[14,15]。但值得深入思考的问题是,PDT 治疗中浆和治疗 CNV 是遵循同样的机制吗?众所周知,注射用维替泊芬治疗 CNV 的理论基础是作为增生活跃组织的 CNV 内皮细胞上有较多低密度脂蛋白(LDL)受体,LDL 作为载体运送注射用维替泊芬与 CNV 内皮细胞结合,再与激光发生光动力反应,其结果是光动力反应产物活性氧自由基攻击 CNV 内皮细胞导致脉络膜的新生血管闭锁。因此,很容易想到,中浆患者病变区域扩张的脉络膜血管是否也可以与 LDL 结合,其结合能力是否与 CNV 相同?Barcelona 等[16]的研究回答了这一问题。该研究检测了正常人和增生性疾病患者眼脉络膜毛细血管的 LDL 受体,发现正常人眼脉络膜毛细血管有较弱的 LDL 受体表达,而增生前期糖尿病视网膜病变和增生性镰状细胞视网膜病变则有较强的 LDL 受体表达。Schlötzer-Schrehardt 等[17]更是直接证明了人眼正常脉络膜视网膜经 PDT 治疗后发生生理性脉络膜毛细血管闭锁而未累及深层脉络膜血管。

采用 PDT 治疗中浆最初主要是针对继发于慢性中浆的 CNV。对于这一类患者,采用治疗渗出型 AMD 的 PDT 治疗参数取得了较好的疗效[18,19]。Yannuzzi 和 Cardillo Piccolino 等[20,21]最先采用吲哚青绿(ICG)介导的 PDT 治疗未合并 CNV 的慢性中浆,治疗后患者视力平均上升 0.5～1 行,FFA 检查显示渗漏消失,黄斑区渗出吸收;随访约 6 个月均未出现复发。表明 PDT 治疗慢性中浆有较好的效果。Battaglia Parodi M 等[22]则首先报道了采用以注射用维替泊芬介导的 PDT 治疗慢性中浆取得成功。Ober 等[23]报道了采用 PDT 治疗急性中浆的临床观察,随访 6 个月视力平均从 20/80 上升至 20/40,没有出现治疗相关的并发症。Chan 等[24]报道使用半量药物的 PDT 治疗急性中浆的前瞻、随机、双盲、安慰剂对照的临床研究。注射用维替泊芬剂量采用常规剂量的一半,药物注射时间为 8 分钟,注射完毕 2 分钟开始激光照射。治疗后 1 年的结果显示,治疗组 94.9% 患眼黄斑区视网膜下渗漏消退,而对照组仅有 57.9% 视网膜下液消失;治疗组 100.0% 视力稳定或提高,而对照组仅有 78.9% 的患者视力稳定或提高。

### (四) 其他治疗

中浆的其他治疗还包括减少患者应激因素,停止使用糖皮质激素,降低血压,减少血液中儿茶酚胺、糖皮质激素浓度等针对病因的治疗。也有尝试采用微脉冲激光、经瞳孔温热疗法、眼内注射抗血管内皮生长因子药物等治疗,但迄今这些方法并未获得较强证据力度的循证医学支持。

## 三、对 PDT 治疗中浆光敏剂剂量以及治疗参数的质疑与探索

### (一) 降低光敏剂剂量的意义

PDT 治疗中浆的成功,引起了眼科医生的关注。尤其是 Chan 等[14]采用半剂量注射用维替泊

芬 PDT 成功治疗中浆,启发人们思考传统的治疗 CNV 的 PDT 治疗方案可能并不适用于中浆的治疗,其中的内涵即包括了 PDT 治疗中浆的安全性,也包括减低药物剂量可能会降低患者的经济负担。目前国内注射用维替泊芬全剂量药价为每支 16 000 元,半量药价仍高达 8000 元,使临床推广应用受到极大限制。如能找到治疗中浆的最低安全有效剂量,则能进一步降低治疗成本,使更多患者受益。但是,Chan 等使用半量光敏剂的 PDT 治疗中浆尚缺少剂量-效应的研究基础,而且他们在改变药物剂量的同时,还改变了注射时间与治疗时点的参数,即药物注射时间为 8 分钟,注射完毕 2 分钟开始激光照射。从研究设计的角度看,最终的结果无法判断是改变以上某一治疗参数在独立起作用还是发生了联合效应。

**(二) 初步临床研究探索 PDT 治疗中浆的最低安全有效剂量**

基于以上思考,笔者于 2007 年开始观察采用不同剂量注射用维替泊芬治疗中浆的疗效,采用 PDT 治疗急性中浆患者 15 例 15 只眼,按就诊顺序,患者 1 至 7 分别采用 PDT 治疗 CNV 的注射用维替泊芬常规剂量的 70%、60%、50%、40%、30%、20%、10%。在发现临界有效剂量为 20%~30% 时,重复验证 20% 和 30% 剂量。结果显示,30% 常规剂量为最低有效剂量,进而对其余患者均采用 30% 常规剂量加以验证。以上治疗除了注射用维替泊芬剂量外,其余治疗参数与治疗 CNV 相同。激光照射的光斑大小根据 ICGA 检查所显示的脉络膜毛细血管扩张区域确定,激光光斑需覆盖渗漏点所在的脉络膜毛细血管扩张区。采用 70% 常规剂量治疗的 1 例患者治疗后黄斑区完全平复,FFA 检查渗漏消退,但随诊至 1 个月时 PDT 治疗区发生 CNV,予眼内注射抗血管内皮生长因子单克隆抗体贝伐单抗(avastin)1.25mg 后新生血管退行(图 18-0-1)。其余采用 30%~60% 常规剂量的患者 FFA 检查所见荧光渗漏与 ICGA 检查所见的脉络膜血管渗漏完全消退,相干光断层扫描(OCT)检查黄斑区视网膜下液在治疗后 1~3 周内逐渐吸收,视力均

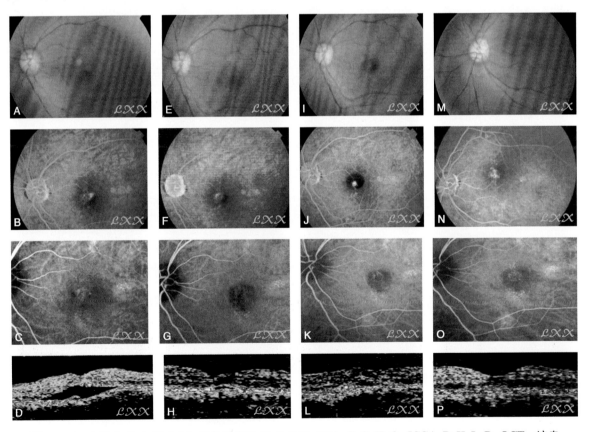

图 18-0-1　中浆患者,A、E、I、M. 彩色眼底图;B、F、J、N. FFA,C、G、K、O. ICGA;D、H、L、P. OCT。该患者采用 70% 剂量 PDT 治疗,治疗 2 周后黄斑下液吸收(E~H)。但随诊至 1 个月时 PDT 治疗区发生 CNV(I~L)。眼内注射抗血管内皮生长因子单克隆抗体贝伐单抗(avastin)1.25mg 后新生血管退行,视力提高至 1.5(M~P)

不同程度提高(图18-0-2)。2例采用10%、20%常规剂量无效者再次治疗采用30%剂量有效(图18-0-3)。除70%常规剂量外,其余剂量患者随诊期间未发生其他并发症。表明PDT治疗急性中浆时注射用维替泊芬的最低安全有效剂量大约为常规治疗CNV剂量的30%,采用此剂量治疗急性中浆安全有效,可缩短患者病程,同时减轻患者的经济负担。这一研究结果发表于2009年RETINA杂志[25]。由于以上研究尚属于初步的药物剂量探讨,研究纳入的样本数少,观察时间短,因此需要设计随机双盲多中心临床试验加以证明。

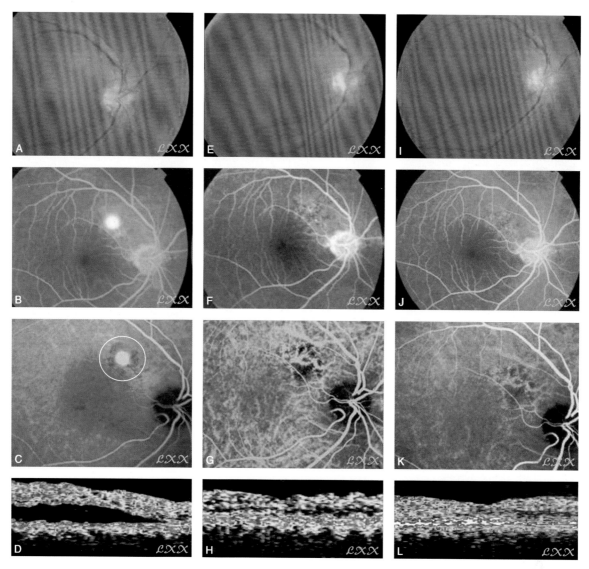

图18-0-2 中浆患者,A,E,I. 彩色眼底图;B,F,J. FFA;C,G,K. ICGA;D,H,L. OCT。该患者采用30%剂量PDT治疗,治疗2周后黄斑下液大部分吸收(E~H),随诊至6周时黄斑下液完全吸收(I~L),视力提高至1.0

(三)组织多中心、随机、双盲、对照临床试验验证以上结论

在上述PDT治疗中浆最低安全有效剂量研究的基础上,本研究进一步获得北京市科委"首都临床特色应用研究"项目的资助,于2010年开始,联合北京市4家开展此项目的单位(北京大学人民医院、北京同仁医院、北京协和医院、北京医院)进行降低光敏剂剂量的PDT治疗中浆的多中心、随机、双盲、对照临床研究,以期得出PDT治疗"中浆"的最佳光敏剂剂量方案[26]。

本研究以30%光敏剂剂量为研究组,50%光敏剂剂量作为对照组,研究假设为30%光敏剂剂量PDT治疗中浆的疗效不劣效于50%光敏剂剂量PDT的疗效,希望证明PDT治疗中浆所用光敏

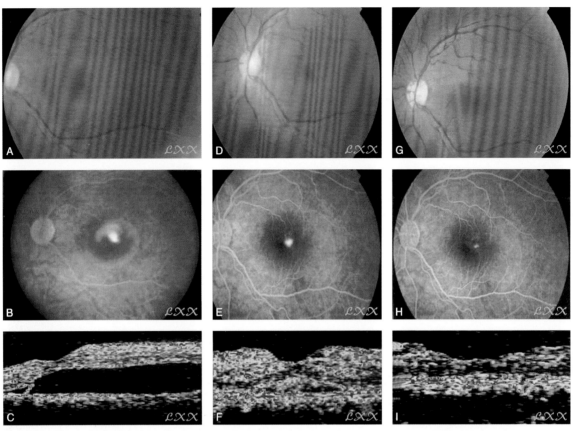

图18-0-3　中浆患者，A，D，G. 彩色眼底图；B，E，H. FFA；C，F，I. OCT。该患者采用10%剂量PDT治疗，治疗4周后黄斑下液未吸收(E)，采用30%剂量PDT再次治疗，1周后黄斑下液完全吸收(G～I)

剂维替泊芬的最低安全有效剂量应为PDT治疗CNV时维替泊芬剂量的30%。

　　研究结果显示，30%剂量维替泊芬PDT治疗与50%剂量治疗组相比疗效具有劣效性，OCT显示30%剂量组视网膜下液完全吸收率明显低于50%剂量组(随访6月时73.8% vs. 92.9%，；随访12个月时75.4% vs. 94.6%，)；荧光素眼底血管造影(FFA)结果显示荧光渗漏消失率，30%剂量组明显低于50%剂量组(随访6月时68.9% vs. 91.1%；随访12月时68.9% vs. 92.9%，)；OCT视网膜下液复发率30%组明显高于50%组(随访12月时24.0% vs. 5.7%)；FFA荧光渗漏复发率30%组明显高于50%组(随访12月时16.7% vs. 3.8%)。

　　以上结果50%光敏剂剂量组PDT治疗中浆的治愈率与文献报道的结果相比接近一致，而30%光敏剂剂量组的疗效虽然低于50%光敏剂剂量组，但高于文献报道的安慰剂对照组疗效(OCT治愈率57.9%)"改为"但高于文献报道的安慰剂对照组疗效(治愈率57.9%)，考虑到光敏剂维替泊芬的高额成本，采用30%光敏剂剂量组治疗中浆仍有一定实用意义。

　　虽然本研究结果未支持PDT治疗中浆30%光敏剂剂量组与50%光敏剂剂量组非劣效的结论，但通过"多中心、随机、双盲、对照"试验进一步验证了50%光敏剂剂量组PDT治疗中浆安全有效的结论，其数据的科学性高于文献报道的单中心数据结论。

　　本研究结果对采用PDT方法治疗中浆具有重要的临床实用价值，为进一步推广PDT治疗中浆提供了安全有效的科学数据。

　　近年来，新的诊断成像技术的应用及对中浆的病理生理机制和治疗方法的进一步研究使人们对中浆有了更深入的认识。随着ICGA的广泛应用，脉络膜在中浆发病机制中占主要作用的观点被进一步接受，由此引发了中浆治疗理念的重大变革。

　　本文论述的关键问题是，在国际上众多新理论与实践的背景下，对中浆的治疗理论，是完全"拿来"，还是坚持独立思考与自主实践？如何在临床实践中寻找自己的研究切入点？如何设计并最终完成验证自己思路的临床研究？本文的第三部分重点讲述对 PDT 治疗中浆光敏剂剂量以及治疗参数的质疑与探索，虽然最终的结论与研究预期未完全吻合，但这一探索过程却加深了我们对中浆的认识，尤其是改变了传统的"中浆是自限性疾病不需要治疗"的观点。对比以往的药物和激光光凝治疗，降低光敏剂剂量的 PDT 治疗中浆安全、有效，值得进一步探索和推广，这是我们目前对中浆治疗的基本观点。

（赵明威）

## 参 考 文 献

1. Gass JD. Pathogenesis of disciform detachment of the neuroepithelium. Am J Ophthalmol,1967,63(3):Suppl:1-139.

2. Jumper JM. Central serous chorioretinopathy. Br J Ophthalmol,2003,87(6):663.

3. Baran NV,Gürlü VP,Esgin H. Long-term macular function in eyes with central serous chorioretinopathy. Clin Experiment Ophthalmol,2005,33(4):369-372.

4. Yap EY,Robertson DM. The long-term outcome of central serous chorioretinopathy. Arch Ophthalmol,1996,114(6):689-692.

5. Wang M,Munch IC,Hasler PW,et al. Central serous chorioretinopathy. Acta Ophthalmol,2008,86(2):126-145.

6. Gilbert CM,Owens SL,Smith PD,et al. Long-term follow-up of central serous chorioretinopathy. Br J Ophthalmol,1984,68(11):815-820.

7. Castro-Correia J,Coutinho MF,Rosas V,et al. Long-term follow-up of central serous retinopathy in 150 patients. Doc Ophthalmol,1992,81(4):379-386.

8. Brancato R,Scialdone A,Pece A,et al. Eight-year follow-up of central serous chorioretinopathy with and without laser treatment. Graefes Arch Clin Exp Ophthalmol,1987,225(3):166-168.

9. Otsuka S,Ohba N,Nakao K. A long-term follow-up study of severe variant of central serous chorioretinopathy. Retina,2002,22(1):25-32.

10. Leaver P,Williams C. Argon laser photocoagulation in the treatment of central serous retinopathy. Br J Ophthalmol,1979,63(10):674-677.

11. Ladas ID,Rouvas AA,Apostolopoulos M,et al. Diffuse retinal pigment epitheliopathy:treatment with laser photocoagulation. Eur J Ophthalmol,2004,14(4):315-320.

12. Ficker L,Vafidis G,While A,et al. Longterm results of treatment of central serous retinopathy-a preliminary report. Trans Ophthalmol Soc U K,1986,105(pt4):473-475.

13. Ficker L,Vafidis G,While A,et al. Long-term follow-up of a prospective trial of argon laser photocoagulation in the treatment of central serous retinopathy. Br J Ophthalmol,1988,72(11):829-834.

14. Chan WM,Lam DS,Lai TY,et al. Choroidal vascular remodelling in central serous chorioretinopathy after indocyanine green guided photodynamic therapy with verteporfin:a novel treatment at the primary disease level. Br J Ophthalmol,2003,87(12):1453-1458.

15. Schmidt-Erfurth U,Michels S,Barbazetto I,et al. Photodynamic effects on choroidal neovascularization and physiological choroid. Invest Ophthalmol Vis Sci,2002,43(3):830-841.

16. Barcelona PF,Luna JD,Chiabrando GA,et al. Immunohistochemical localization of low density lipoprotein receptor-related protein 1 and alpha(2)-Macroglobulin in retinal and choroidal tissue of proliferative retinopathies. Exp Eye Res,2010,91(2):264-272.

17. Schlötzer-Schrehardt U,Viestenz A,Naumann GO,et al. Dose-related structural effects of photodynamic therapy on choroidal and retinal structures of human eyes. Graefes Arch Clin Exp Ophthalmol,2002,240(9):748-757.

18. Chan WM,Lam DS,Lai TY,et al. Treatment of choroidal neovascularization in central serous chorioretinopathy by photodynamic therapy with verteporfin. Am J Ophthalmol,2003,136(5):836-845.

19. Ergun E,Tittl M,Stur M. Photodynamic therapy with verteporfin in subfoveal choroidal neovascularization secondary to central serous chorioretinopathy. Arch Ophthalmol,2004,122(1):37-41.

20. Yannuzzi LA,Slakter JS,Gross NE,et al. Indocyanine green angiography-guided photodynamic therapy for treatment of chronic central serous chorioretinopathy:a pilot study. Retina,2003,23(3):288-298.

21. Cardillo Piccolino F, Eandi CM, Ventre L, et al. Photodynamic therapy for chronic central serous chorioretinopathy. Retina, 2003, 23(6):752-763.

22. Battaglia Parodi M, Da Pozzo S, Ravalico G. Photodynamic therapy in chronic central serous chorioretinopathy. Retina, 2003, 23(2):235-237.

23. Ober MD, Yannuzzi LA, Do DV, et al. Photodynamic therapy for focal retinal pigment epithelial leaks secondary to central serous chorioretinopathy. Ophthalmology, 2005, 112(12):2088-2094.

24. Chan WM, Lai TY, Lai RY, et al. Half-dose verteporfin photodynamic therapy for acute central serous chorioretinopathy: one-year results of a randomized controlled trial. Ophthalmology, 2008, 115(10):1756-1765.

25. Zhao MW, Zhou P, Xiao HX, et al. Photodynamic therapy for acute central serous chorioretinopathy: the safe effective lowest dose of verteporfin. Retina, 2009, 29(8):1155-1161.

26. Zhao M, Zhang F, Chen Y, et al. A 50% vs 30% dose of Verteporfin (photodynamic therapy) for acute central serous chorioretinopathy: one-year results of a randomized clinical trial. JAMA Ophthalmol, 2015, 133(3):333-340.

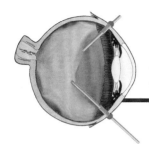

# 第十九章　新生血管性青光眼

## 一、概述

新生血管性青光眼(neovascular glaucoma,NVG)是继发于眼内组织缺血缺氧导致的难治性青光眼,最多见于视网膜中央静脉阻塞、糖尿病视网膜病变、颈动脉阻塞性疾病,除此之外,尚有30多种眼病或全身性疾病可引起NVG,但多数仍为视网膜血管病引起,其发生机制与视网膜缺血密切相关。由于视网膜缺血,损伤的血管壁向邻近视网膜组织及玻璃体腔内释放血管内皮生长因子(vascular endothelial growth factor,VEGF),其结果不仅导致视网膜新生血管形成,而且由于玻璃体内VEGF向眼球前段扩散,随房水循环经瞳孔、前房到达房角,引起虹膜和房角生长新生血管及结缔组织膜,导致周边虹膜和小梁网紧密粘连,最终引起眼压升高甚或导致视力丧失。

NVG分为三个阶段。青光眼前期:房角新生血管不危及小梁网的滤过功能或房角功能可以代偿,此时眼压正常。开角型青光眼期:新生血管生长至小梁网,同时形成新生血管膜,房水外流受阻,眼压升高。闭角型青光眼期:小梁网的新生血管膜收缩,导致部分前房角与周边虹膜前粘连,进而形成完全性周边虹膜前粘连,房角关闭,眼压升高。此时,在高眼压的作用下视网膜缺血进一步加剧,病理过程恶性循环,迅速导致患眼结构和视功能的破坏。

## 二、NVG 治疗面临的问题与思考

NVG属于难治性青光眼,由于原发疾病的复杂性与NVG本身的特殊性,长期以来治疗效果难以令人满意,很多患眼最终丧失视功能[1]。一些患者由于采用了过量的睫状体破坏性治疗导致眼球萎缩,还有些患者至青光眼绝对期后由于疼痛难忍不得已采取了眼球摘除。该病起病急,眼压升高幅度大,如果不能尽快降低眼压,将很快丧失视功能。一般意义的抗青光眼药物对NVG降眼压作用较差。由于NVG患者虹膜及房角表面大量新生血管,传统的抗青光眼手术极易出现术中出血而导致手术难以进行。此外,由于血-房水屏障破坏和血浆蛋白渗漏,极易刺激纤维血管膜长入滤过口,最终导致滤过手术失败[2]。青光眼引流阀植入手术可使眼压短期降至正常,但长期观察仍有很多患眼最终发生引流管堵塞而致手术失败。睫状体冷凝、光凝术虽能有效降低眼压。但由于难以做到精确定量,很多患者最终发生眼球萎缩丧失视功能[3]。

问题的关键是,以上各种治疗措施均是针对眼压升高为目的,而招致NVG的原发病却常常被忽视或没有机会得以治疗,即对NVG的治疗更多地在"治标"而不是"治本"。

以上论述引出以下问题供我们思考:NVG的治疗目标是什么? 是以降眼压为目的还是以保留视功能为目的? 对于尚存在视功能的患眼,有可能放弃睫状体冷凝或光凝的破坏性治疗方法吗? 究竟何种手段是NVG治疗的关键? 是抗VEGF药物,抗青光眼手术还是全视网膜光凝?

**（一） 最大限度保留患者的视功能是 NVG 治疗的核心目标**

尽管 NVG 患者视力预后较差,但通过努力仍能尽可能保留患者一定的视功能。以往的治疗方法往往仅以降低眼压改善患者疼痛症状为目标,甚至不惜采取睫状体破坏性手术,使很多患者最终丧失视功能。

作为 NVG 治疗的核心目的,最大限度保留患者的视功能,要求医生做到以下三点:其一,要求初诊医生在接诊后尽快动用所有可行措施降低眼压,以减少高眼压对患者视功能的损伤,即在患者全身情况许可的前提下,使用包括高渗剂、口服或局部使用碳酸酐酶抑制剂、α-2 受体激动剂、β-受体阻滞剂等降眼压药物,必要时行前房穿刺。在使用各种降眼压措施后如眼压控制仍不满意,应果断决定施行抗青光眼手术,这样才能使高眼压过程尽量缩短;其二,要求降眼压措施贯穿于治疗全程,应密切随诊,监测眼压,直至眼压下降至正常并稳定,在此过程应随时调整用药及手术治疗方案;其三,对尚存在视功能的患眼不要轻易决定采用睫状体破坏性手术,以免眼压过低导致眼球萎缩。

**（二） 全视网膜光凝是 NVG 治疗成功的关键**

由于绝大多数 NVG 患者的原发病为糖尿病视网膜病变、视网膜静脉阻塞等视网膜血管性疾病,如果不能改善视网膜缺血从而减少 VEGF 释放,NVG 就不能从根本上得到控制。目前最为有效治疗视网膜缺血的方法即为全视网膜光凝(panretinal photocoagulation,PRP),改善视网膜血循环状态使其不再释放 VEGF,从而促使虹膜及房角新生血管退行。

对于青光眼前期或早期开角型 NVG,在药物控制眼压的前提下,可以完成 PRP,但临床上常见情况是,多数患者就诊时已处于疾病的中晚期,此时由于 NVG 时眼压升高导致角膜水肿、眼内常合并白内障或玻璃体积血等屈光间质混浊以及视网膜表面大面积出血等原因造成无法完成全视网膜光凝,所以必须创造条件完成 PRP。应积极采用手术方法去除白内障和玻璃体积血,清除混浊的屈光间质,或在手术当中完成眼内全视网膜光凝。问题的关键是在视网膜严重缺血状态下,眼内组织遍布新生血管,为手术治疗造成极大的困难。因此,在手术前如能最大限度促使眼内新生血管退行将为手术带来极大的便利条件。

**（三） 抗 VEGF 治疗使抗青光眼手术成为可能**

抗 VEGF 疗法的诞生打开了 NVG 治疗的瓶颈,为眼内新生血管性疾病的治疗带来了全新的理念[4]。通过玻璃体腔内注射抗 VEGF 药物,促使眼内新生血管退缩,一方面,使抗青光眼手术甚至联合白内障或玻璃体手术术中不再容易出血,使手术的顺利实施成为可能;另一方面,对于各种原因不能完成全视网膜光凝的患者,抗 VEGF 治疗可有效缓解疾病进展,为等待机会完成 PRP 治疗提供了可能,必要时重复抗 VEGF 治疗直至眼内条件许可完成 PRP 治疗。

**（四） 抗青光眼手术在 NVG 治疗中的意义**

NVG 抗青光眼手术治疗包括传统的滤过性手术、前房引流管植入术以及晚期患者的睫状体破坏性手术。

（1） 滤过性手术和前房引流管植入术

NVG 时虹膜及房角组织遍布新生血管,在行滤过性手术切除小梁和周边虹膜时将发生手术部位严重出血。此外,活动性新生血管将导致滤过部位瘢痕形成而使手术失败。

近年来有文献报道 NVG 首选前房引流管植入术降低眼压取得一定疗效,但问题仍然是眼内组织遍布新生血管时手术极易导致眼内出血,术后早期低眼压加重了出血的可能。由于在高眼压状态下手术,术后仍容易发生引流管内阻塞或管外阻塞,虽然最新的青光眼阀技术的改进可较好地避免术后早期低眼压,但仍有较多术中出血和晚期青光眼阀阻塞发生。

所幸,眼内注射抗 VEGF 药物能在抗青光眼手术前降低眼内新生血管的活性,使手术前虹膜及房角新生血管退缩,这就大大减低了手术中眼内大出血的风险,提高了 NVG 抗青光眼手术的成功率。

进而,在行抗青光眼手术的同时,如能积极联合白内障摘除或玻璃体切除手术清除混浊的屈光间质,则为手术中或术后完成PRP创造了必要条件。庆幸的是,现代白内障超声乳化技术以及微切口玻璃体手术的进步使以上抗青光眼手术联合白内障甚至联合玻璃体手术成为可能[5]。

(2)睫状体破坏手术:由于睫状体破坏手术难以做到精确定量,很多患者最终发生眼球萎缩丧失视功能,因此对尚有视功能的患眼,应慎重使用。

至于周边视网膜冷凝,可作为全视网膜光凝的补充治疗,但不宜作为首选治疗。此外,由于周边视网膜冷凝可导致结膜瘢痕,将减低抗青光眼手术成功的几率。

**(五) 抗 VEGF 治疗与 PRP 的哲学思考——"扬汤止沸"和"釜底抽薪"**

与抗 VEGF 治疗相比较,PRP 从根本上改善视网膜缺血从而抑制 VEGF 释放,为"治本";而眼内注射抗 VEGF 药物只能在短时间内中和眼内存在的 VEGF,不能长久抑制 VEGF 释放,为"治标"。在 NVG 治疗中,抗 VEGF 与 PRP 相辅相成,缺一不可。一方面,如不能完成 PRP,则视网膜缺血缺氧就得不到根治;另一方面,没有抗 VEGF 治疗,就无法创造条件完成 PRP。这正如黎晓新教授提出的抗 VEGF 治疗与 PRP 相互关系的哲学思考,即:抗 VEGF 犹如"扬汤止沸",而 PRP 则可谓"釜底抽薪"。

**(六) 改变思路,转变新生血管性青光眼的治疗为普通青光眼的治疗**

经过有效的全视网膜光凝后,眼底缺血状态得到改善,虹膜及房角新生血管退行,此时即使仍残留高眼压,已可按普通青光眼的治疗思路进行治疗。

## 三、建立 NVG 综合治疗流程

综上所述,NVG 的治疗不可能以单一或简单的复合治疗取得良好疗效。必须根据原发疾病状态以及 NVG 的个体发病特点缜密制订治疗方案,一方面治疗眼底原发疾病以改善视网膜缺血状态[6];另一方面努力降低眼压以保护视功能[1,6]。基于此方面考虑,笔者根据近 5 年来的临床观察与思考,建立以下治疗流程:

**(一) NVG 青光眼前期治疗流程(图 19-0-1)**

在 NVG 青光眼前期,多数患者通过积极 PRP 治疗即可控制病情,虹膜或房角新生血管退行,从而预防眼压升高。但少数患者由于不能一次完成 PRP,在 PRP 分次治疗过程中青光眼发作。因此在青光眼前期的治疗流程设计中,当虹膜或房角发生新生血管但眼压尚未升高时,首选治疗最好是首先尽快完成眼内注射抗 VEGF 药物,然后再从容完成 PRP。如果抗 VEGF 药物治疗后一个月内不能完成 PRP(例如 CRVO 时视网膜表面大量火焰状出血),则需再次抗 VEGF 治疗,如此反复注射抗 VEGF 药物直至眼底出血吸收最终完成 PRP。

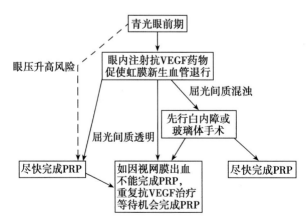

图 19-0-1　NVG 青光眼前期治疗流程

（二）NVG 青光眼期治疗流程（图 19-0-2）

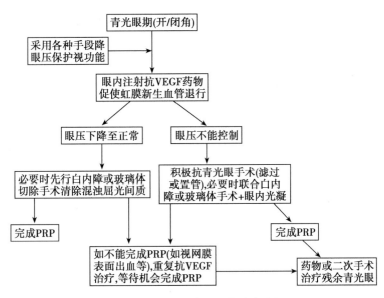

图 19-0-2　NVG 青光眼期治疗流程

## 四、"NVG 治疗流程"临床研究

本研究按以上 NVG 治疗流程序列入组 NVG 患者 43 例 44 眼,包括视网膜中央静脉阻塞（CRVO）合并 NVG 患者 19 例 19 只眼,增殖性糖尿病视网膜病变（PDR）合并 NVG 患者 24 例 25 只眼,完成治疗流程后随访至少 6 个月。随访过程中观察患者眼压、视功能及虹膜及房角新生血管状况。结果显示治疗后末次随诊眼压 16.68mmHg±4.69mmHg 明显低于治疗前眼压 42.59mmHg±9.44mmHg（$P<0.001$）,39 只眼（88.6%）眼压得到良好控制（≤21mmHg）;32 只眼（72.9%）视力得到不同程度提高,其中 12 眼（27.3%）视力≥0.1;研究结果表明,以完成全视网膜光凝为目标,抗 VEGF 治疗和抗青光眼手术为关键治疗手段的 NVG 综合治疗方法能有效控制患者眼压并保护患者的视功能。

本组患者与治疗前比较 93.2% 的患眼视力稳定或提高,视力下降仅有 3 只眼,12 只患眼治疗后视力达到 0.1 以上。虽然更多的患眼视力低于 0.1,但对于独眼患者或作为预防另一只眼视力丧失的视力储备,仍有重要意义。另外,本组患者有 5 只眼就诊时已无光感,但丧失光感在 1 周以内,庆幸的是经过积极救治,其中 3 只眼恢复了部分视功能,提示 NVG 患眼在丧失光感早期,仍应对他们积极救治,争取挽回部分视功能。本组患者眼压控制比较满意,我们的经验是,必须按既定的治疗策略纳入治疗程序,要求尽快采取应急降眼压措施,尽快完成眼内抗 VEGF 治疗,如果眼内注药后联合降眼压药物治疗仍不能很好地控制眼压,应尽快施行抗青光眼手术。以上措施既能降眼压挽救视功能,又能为完成全视网膜光凝创造条件。

## 五、典型病例

### 病例 1

男性,53 岁,因右眼视物不清半年,胀痛 12 天以右眼视网膜中央静脉阻塞合并新生血管性青光眼收入院。眼科检查示右眼视力:眼前手动,眼压 36mmHg。角膜水肿,虹膜新生血管,瞳孔对光反射迟钝,玻璃体积血,眼底隐约可见视网膜火焰状出血。入院后经前房穿刺与药物降眼压后,眼压仍不能控制,行右眼内注射贝伐单抗 1.25mg,注药后眼压继续升高达 42mmHg,遂行右眼小梁切除术,术后 10 天开始行全视网膜光凝（PRP）,至术后 6 周完成 PRP。患者出院后随访 24 个月,末次随诊右眼视力 0.03,眼压 18mmHg,未用降眼压药物(图 19-0-3)。

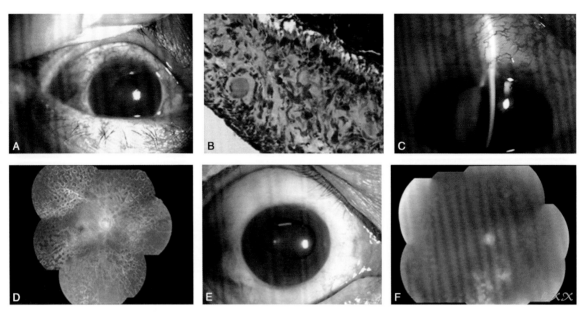

**图 19-0-3　CRVO 合并 NVG 患者**
A. 治疗前前节像示角膜水肿;B. 小梁切除标本示虹膜新生血管充盈;C 术后 16 天滤过泡情况;D. 治疗后随诊 1 年荧光素眼底血管造影;E. 治疗后随诊 2 年眼前节像;F. 随诊 2 年眼底像

**病例 2**

男性,46 岁,发现糖尿病 2 个月,主诉左眼视力下降 1 个月,胀痛 14 天。入院查体:左眼视力 0.03,眼压 45mmHg。角膜水肿,虹膜新生血管,瞳孔对光反射迟钝,眼底隐约可见视网膜渗出及出血。入院诊断:左眼增殖性糖尿病视网膜病变合并新生血管性青光眼。治疗经过:经积极药物降眼压后,左眼内注射贝伐单抗 1.25mg,注药后眼压仍不能控制(38mmHg),4 天后行左眼小梁切除,术后角膜清亮,先后分 3 次完成全视网膜光凝(PRP)1600 点。术后随访 10 个月,末次随诊左眼视力 0.05,眼压 20mmHg,未用降眼压药物(图 19-0-4)。

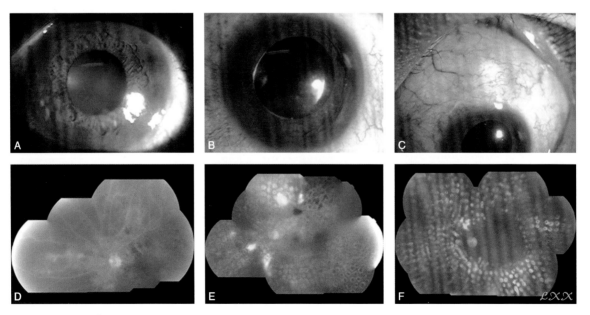

**图 19-0-4　糖尿病视网膜病变合并 NVG 患者**
A. 初诊前节像示虹膜新生血管;B. 小梁术后 10 月虹膜新生血管消退;C. 术后 9 个月滤过泡隆起;D. 激光治疗前荧光素眼底血管造影;E. 激光后 9 个月荧光素眼底血管造影;F. 激光治疗后 9 个月眼底像

## 六、小结

本文提出新生血管性青光眼的治疗策略，其一：尽全力降眼压、保护视功能是一切治疗的前提；其二：抗 VEGF 治疗使虹膜、房角的新生血管退行，为完成眼内手术创造条件；其三：抗青光眼手术联合白内障或玻璃体切除手术，为完成全视网膜光凝创造条件；其四：改变思路，当完成全视网膜光凝后，新生血管性青光眼的性质已发生转变，此时的残余青光眼已可纳入普通青光眼的治疗。

以保留视功能为核心治疗目的，完成全视网膜光凝为目标，抗 VEGF 治疗和抗青光眼手术为关键手段的 NVG 综合治疗策略能有效控制患者眼压并保留患者的部分视功能。本治疗策略可简化为：积极主动治新青，力降眼压保视明，先抗血管后手术，成功关键在光凝。

（赵明威）

## 参 考 文 献

1. Sivak-Callcott JA, O'Day DM, Tsai JC, et al. Evidence-based Recommendations for the Diagnosis and Treatment of Neovascular Glaucoma. Ophthalmology, 2001, 108(10):1767-1776.

2. Tsai JC, Feuer WJ, Parrish RK Ⅱ, et al. 5-Fluorouracil filtering surgery and neovascular glaucoma. Long-term follow-up of the original pilot study. Ophthalmology, 1995, 102(6):887-892.

3. Caprioli J, Strang SL, Spaeth GL, et al. Cyclocryotherapy in the treatment of advanced glaucoma. Ophthalmology, 1985, 92(7):947-954.

4. Wakabayashi T, Oshima Y, Sakaguchi H, et al. Intravitreal bevacizumab to treat iris neovascularization and neovascular glaucoma secondary to ischemic retinal diseases in 41 consecutive cases. Ophthalmology, 2008, 115(9):1571-1580.

5. Zhao MW, Zhou P, Cui X, et al. Manual small incision 20-gauge pars plana vitrectomy. Retina, 2009, 29(9):1364-1366.

6. Hamard P, Baudouin C. Consensus on neovascular glaucoma. J Fr Ophthalmol, 2000, 23(3):289-294.

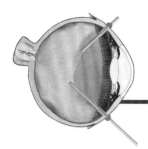

# 第二十章　视网膜病的治疗

## 第一节　视网膜病光凝固治疗

激光来源于激发的光辐射（light amplification by stimulated emission of radiation，LASER），激光输出平行伸展呈束状，单色性好，方向性好，激光广泛地用于眼科临床治疗。人的可见光范围大致从400～780nm，图20-1-1显示了波长和颜色，有助于理解下面的描述。不同波长激光有特异性靶组织反应。

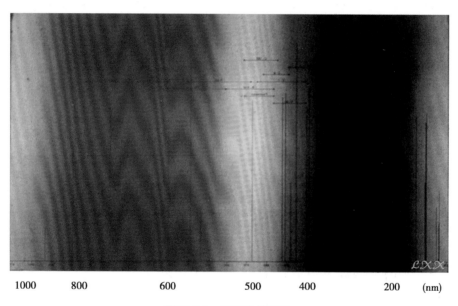

图 20-1-1　可见光的光谱

### 一、总论

#### （一）视网膜病治疗用激光的种类

眼科临床用于治疗的激光机大致可以分为光热效应激光治疗机，光电离效应激光治疗机和光化学效应激光治疗机。光热效应激光（photocoagulation）特指靶组织在吸收了激光能量后局部升温，使组织的蛋白质变性凝固，称为光凝固效应，主要用于治疗眼底病。光电离效应激光是一种高能巨脉冲激光（Q开关，9～10秒）瞬间照射组织后，可使组织发生电离，产生等离子体，其强大冲击波可使组织裂解（photodisruption），从而达到切割的目的。主要用于眼前节疾病的治疗，如虹膜造孔，晶状体后囊膜切开。光动力效应（photodynamic therapy）指激光激活后，与周围细胞产生氧化反应，作用于靶组织达到治疗目的。

治疗眼底病的激光主要是光热效应激光，从发射激光的工作物质有气态，如氩离子（Ar+），氦红激光(krypton),He-Ne 激光;固体,如红宝石晶状体;半导体,如 810 眼科激光,532 眼科激光等。半导体激光由于体积小,不需要制冷,造价低,近几年的市场占有率越来越高。

**(二) 视网膜病治疗用激光的发展史**

临床眼科激光的诞生起源于视网膜的阳光灼伤,1949 年 Meyer-Schwickerath 使用各种仪器利用阳光在视网膜上产生治疗性的凝固斑。1950 年 Moran-Salas 论证了 Meyer-Schwickerath 的发明。1956 年 Meyer-Schwickerath 和 Zeiss 公司合作,制作了高压氙光(Xenon 光)的光凝固机,氙光通过直接检眼镜发射到眼内需要治疗的部位(图 20-1-2)。

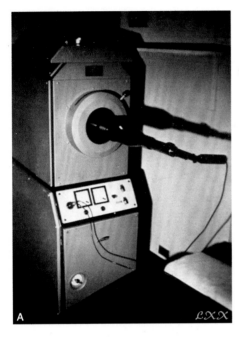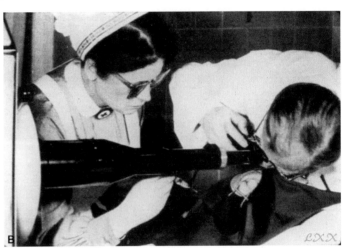

**图 20-1-2**

A. Zeiss 公司生产的第一台眼底氙光光凝固治疗机;B. 发明者德国 Essen 大学 Meyer-Schwickrath 教授在使用这台设备治疗患者

1960 年 Maiman 制作了光学的微波发射器,使用红宝石激光(ruby laser)产生 200 毫秒脉冲的红光能量,波长 649.3nm,光斑很小,光强可变。1961 年 Zeiss 公司生产了红宝石光凝机并用于动物眼,第二年用于人眼。

1965 年纽约哥伦比亚大学 L'Esperance 开始考虑用氩激光(argon laser)作为光源,1968 年用于人眼试验,1971 年进入市场销售(图 20-1-3)。

1971 年哥伦比亚大学研制了 YAG 倍频(frequency-doubled neodymium yttrium-aluminium-garnet)激光,次年又研制了氪红(krypton)激光。以后又出现了氩氪组合激光。

1973 年 Hager 使用氩激光进行小梁网的治疗,1979 年发展为激光小梁成形术。那时氩激光和红宝石激光还分别用于进行激光虹膜切除术。但是上述两种激光均为热效应激光,只能在小光斑和高能量下产生的微小穿通孔达到治疗目的,由于孔小加上热效应,孔很容易闭合。

90 年代初,利用半导体将波长 1064nm 的 Nd:YAG 激光倍频后制成热效应的 532nm 波长激光和 810nm 波长激光。同时各种热效应激光适合玻璃体手术的发展增加了眼内激光光导纤维,通过玻璃体手术的巩膜切口,引入眼内进行光凝。半导体 810nm 波长激光还增加了透巩膜的睫状体激光和视网膜激光光纤。810nm 波长激光的光纤还可以通过眼内镜从眼内对睫状体进行光凝。

多波长激光 1975 年由 Burlamacch 开始从事有关的研究,最初是氩激光和氪激光两个气态激光管组合在一起,但机器性能不稳定;以后进入到染料激光,液体燃料可输出几十种不同波长的激光,但是功率低,并且发现临床不需要这种波长连续可调的激光;多波长激光改用氪激光技术通过激光

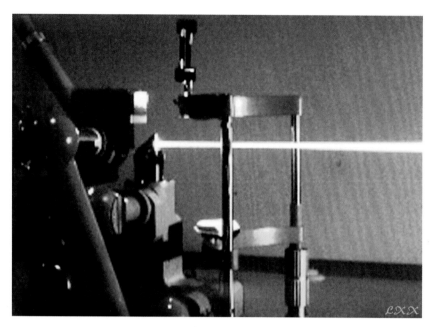

**图 20-1-3　氩离子激光机,发射出的激光呈束状,方向性好**

光学调谐技术输出红、黄、绿三种波长,功率高且稳定;随着激光技术的发展,目前的多波长激光使用半导体激发的 532nm 波长激光,通过非线性晶状体转换技术实现多波长输出,半导体多波长激光体积小,重量轻。

（三）视网膜病热效应激光的组织生物学反应

从上述眼用激光的发展史中可以看出激光在眼科的应用是从眼底病治疗开始的。用于眼底病治疗的激光主要是光热效应激光,包括氩激光(488nm,514nm)、红宝石激光、氪激光(647nm)、多波长激光(560nm～640nm)、半导体 532nm 波长激光和 810nm 波长激光等。

激光治疗视网膜脉络膜疾病是通过在视网膜脉络膜造成光凝固反应达到的。光凝固就是将激光的光能转化为热能,组织加热超过 65° 就会发生蛋白的变性,这一过程称为凝固。组织加热超过 100°,就会发生组织收缩,继发脱水和碳化,继续升高温度就会发生组织的气化。眼内不同组织对不同波长激光的反应不同,要想达到凝固效应,合理地治疗眼底疾病,就要了解眼内不同组织和不同物质对不同波长激光的反应。

1. 不同波长光在眼内组织的穿透性和视网膜色素上皮对其的吸收性　激光治疗视网膜脉络膜的病变,重要的是选择能够很好穿透眼部屈光组织、同时又能被靶组织很好吸收的激光波长。图 20-1-4 是激光在眼组织的穿透和视网膜色素上皮与脉络膜的吸收曲线。图中显示激光波长从 400～950nm 在眼内的穿透性可以达 95%。色素上皮和脉络膜在波长 450～630nm 时吸收率可达 70%,随着波长增加,吸收率很快下降。加热色素上皮最有效的光谱部分是在光谱的黄蓝色部分。因而氩(蓝绿)激光和 532nm 波长激光是眼内最常使用的激光光谱。

2. 血红蛋白的光吸收特性　另一个重要的生物学效应是血管内血红蛋白(hemoglobin)对不同波长激光的吸收特性。图 20-1-5 显示 100μm 厚的血液对不同波长激光的吸收曲线。在波长 400～600nm(蓝到黄的部分),血红蛋白有较高的吸收率,而 600nm 以上(红和接近红外的部分)的波长很少被血红蛋白吸收。当不希望血红蛋白吸收或消耗激光的光能量时,可以选择 600nm 以上的激光。

3. 叶黄素的吸收特性　叶黄素(xanthophyl)是锥体的感光色素,对 480nm 以下的波长有较高的吸收峰,容易造成叶黄素的破坏,为了避免造成视锥细胞的损伤不主张使用蓝光进行全视网膜光凝。而绿光以上的波长对视锥细胞安全性较好,其中 810nm 波长激光看起来对各种视网膜脉络膜疾病的治疗都是可行的,而对叶黄素的损伤最小(图 20-1-6)。

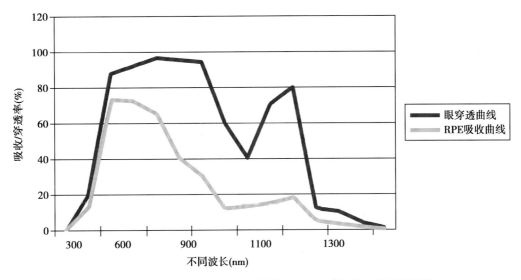

图 20-1-4　不同波长光在眼组织的穿透和视网膜色素上皮吸收曲线

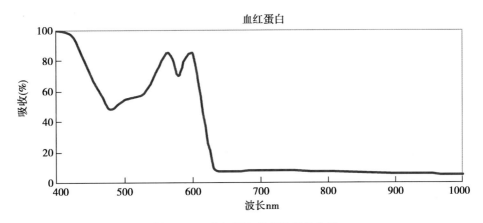

图 20-1-5　血红蛋白的光谱吸收曲线

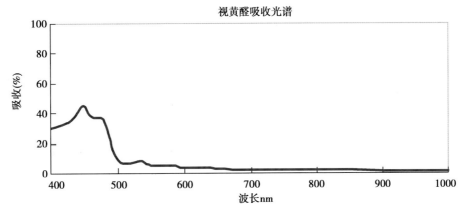

图 20-1-6　叶黄素的吸收光谱,显示叶黄素对 400～480nm 波长有较高的吸收

4. 视网膜脉络膜对不同波长的吸收特性　能够很好地穿透眼内透明屈光间质的各种波长的激光分别被视网膜和脉络膜吸收,吸收的组织对不同波长的反应不同。绿色波长的激光约 57% 被 RPE 吸收,47% 被脉络膜吸收,黄色激光 RPE 和脉络膜的吸收各占 50%,红色激光随着波长的增加被脉络膜吸收的逐渐增加(图 20-1-7)。

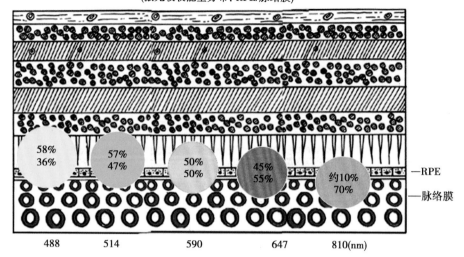

图 20-1-7　显示不同波长激光到达视网膜和脉络膜的部位,以及分别被视网膜色素上皮和脉络膜组织吸收的比例

**(四) 热效应激光治疗的波长选择**

眼底病激光治疗波长选择有下述原则:

1. 病变部位

1) 视网膜的血管性疾病,如糖尿病性视网膜病变,视网膜静脉阻塞,视网膜静脉周围炎,视网膜裂孔等选择绿色以上的波长,临床多使用绿光。

2) 黄斑区的视网膜水肿多选择黄色波长,以减少锥细胞的损伤。如果没有黄色波长也可以选择绿光。

3) 脉络膜病变如:新生血管膜或脉络膜血管瘤、黑色素瘤宜选择穿透性较深的红色波长。

2. 病变性质

1) 视网膜出血性疾病如视网膜静脉阻塞,应选择不易被血红蛋白吸收的波长,如红色波长。

2) 玻璃体少量出血进行视网膜光凝治疗时应选择红色波长,原理同上。

3) 晶状体核硬化时晶状体内含有类似叶黄素的物质,吸收蓝绿光,此时视网膜的光凝应选择红光。

4) 视网膜微动脉瘤的光凝往往在瘤体上进行,应选择能被血红蛋白吸收较好的波长,如黄光和红光。

**(五) 热效应光凝治疗的常数设置**

1. 光斑大小(spot size)　黄斑区的光凝光斑大小一般设置在直径 100 ~ 200μm,除非接近中心凹可以考虑使用 50μm,光斑太小容易造成玻璃膜穿孔。黄斑区外的光斑可以设置在直径 200 ~ 600μm,也可以更大。脉络膜新生血管膜的光凝要超过新生血管膜的边界。肿瘤的光凝也要使用大光斑,范围超过肿瘤的边界。

2. 曝光时间(exposure time)　曝光时间一般在黄斑区内选择 0.1 秒,黄斑区外选择 0.2 秒,光动力学激光和温热激光的曝光时间较长,前者达 83 秒,后者达 60 秒,治疗肿瘤时曝光时间甚至达 120 秒。如果固定光斑大小和激光的功率,长的曝光时间比短曝光时间产生较大的组织反应容积(图 20-1-8),因此在治疗肿瘤时应选择长的曝光时间。

当功率高曝光时间短,容易发生爆破效应或穿孔效应,导致视网膜裂孔或玻璃膜孔形成(图 20-1-9),这是在眼底病激光治疗中应当避免发生的。因此曝光时间也称为"安全常数"。脉络膜新生血管膜动物模型的制作就是利用这种"穿孔效应"导致脉络膜新生血管长入视网膜下或视网膜内。

3. 激光功率(power of laser)　当固定光斑大小和曝光时间,随着激光功率的增大,组织反应

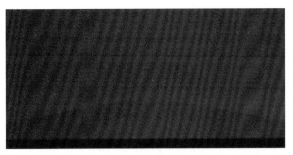

图 20-1-8 左图和右图分别采用 100μm 和 1000μm 的曝光时间,显示不同大小的组织容积,曝光时间愈长,组织反应的容积越大

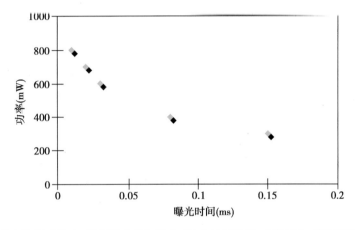

图 20-1-9 激光的爆破效应,使用激光为氩激光,曝光时间越短,功率越大,越容易发生爆破效应

容积随着增大。光凝时先确定光斑大小和曝光时间,将起始激光功率先放到较小的位置,如 50mW,如果光凝无反应,逐渐上调功率,如 100mW,150mW,200mW,直至视网膜出现白色的反应灶。

（六）热激光治疗中的反应分级和眼底标志的测量

1.光斑反应分级(gradation) 光斑反应分级基于激光后视网膜脉络膜可见的组织反应。国际上没有统一的分类,国内外临床上大多分为四级(图 20-1-10)。1 级,依稀可辨,仅仅是视网膜色素

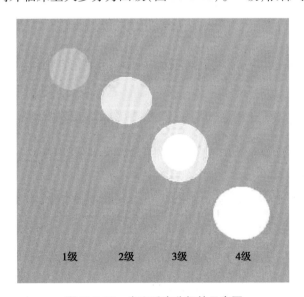

图 20-1-10 光斑反应分级的示意图

1 级,依稀可辨,仅仅是视网膜色素上皮的变白,又称阈值下反应;2 级是雾状淡灰色反应;3 级是灰白色,中央部较白的反应;4 级是致密的熟蛋白样白色反应

755

上皮变白;2级是雾状淡灰色反应;3级是灰白色,中央部较白的反应;4级是致密的熟蛋白样白色反应。全视网膜光凝和视网膜裂孔的光斑反应一般用3级光斑,经瞳孔温热疗法(transpupillary thermotherapy,TTT)一般使用1级光斑,黄斑区内的视网膜微动脉瘤激光一般选择2级光斑。4级光斑应当避免,容易发生局部视网膜坏死和视网膜裂孔(图20-1-11)。

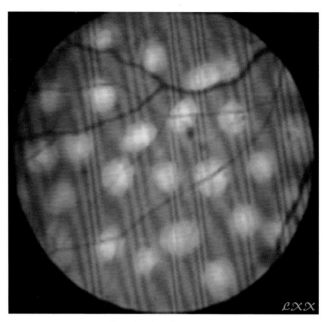

**图 20-1-11　照片上全视网膜光凝的光斑为 3 级光斑**

2. 接触镜的放大倍数　进行眼底激光治疗要借助接触镜,接触镜的类型有进行黄斑区光凝的中央镜和全视网膜光凝的镜子。用于全视网膜光凝的接触镜有三面镜,赤道镜和全视网膜镜,赤道镜是一种广角度镜,范围大约90°,后者是一种广角度的全视野镜,目前普遍用于临床。使用接触镜后反应的光斑要比设置的光斑尺寸放大一些,如全视野镜的放大系数为1.9,设置光斑直径为200μm,实际光斑直径为380μm。表20-1-1为各种类型的接触镜在正视眼的放大系数。

表 20-1-1　各种类型的接触镜在正视眼的放大系数

| 接触镜类型 | 光斑的放大系数 |
| --- | --- |
| Goldmann 型三面镜 | 1.08 |
| Kreiger | 1.53 |
| Mainster | 1.05 |
| 中央镜 | 1.01 |
| 60D 生物镜 | 0.92 |
| Mainster 广角镜 | 1.47 |
| 赤道镜 | 1.43 |
| 全视野镜 | 1.41 |
| QuadrAspheric | 1.92 |

3. 眼底标志的测量　视盘直径一般为1500μm,荧光素眼底血管造影下的中心凹无血管区为500μm。黄斑区的条栅激光要求中心凹让出750μm,即中心凹半径750μm范围一般不主张光凝。检眼镜或生物显微镜下能够看到的黄斑区毛细血管愈向中心愈细,中心凹直径750μm范围时毛细血管已不能识别。激光斑不要越入生物镜下可以见到的黄斑毛细血管无血管区或超越毛细血管末

端（图 20-1-12，图 20-1-13）。

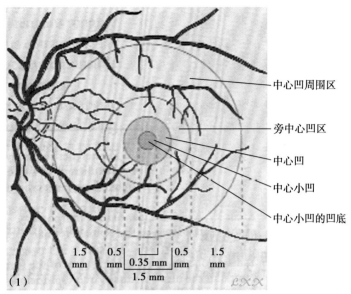

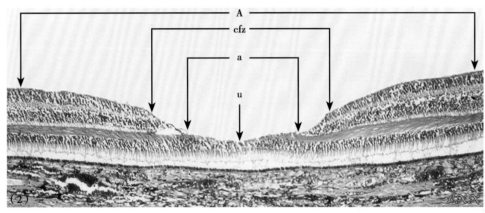

**图 20-1-12 黄斑区**

（1）黄斑区标示；（2）黄斑区解剖：A：黄斑中心凹区（1500μm）；cfz：无毛细血管区（500μm）；a：中心小凹（350μm）；u：中心小凹的凹底

**（七）热激光治疗的目的和模式**

视网膜脉络膜疾病光凝固治疗的主要目的是通过凝固效应，使视网膜缺血的区域变成瘢痕组织，已出现的新生血管由于得不到足够的氧而消退；使视网膜神经上皮，视网膜色素上皮和 Bruch 膜产生粘连，增强视网膜色素上皮液体转运功能，促进视网膜下液的吸收维持黄斑区的结构、功能、血流动力学和流体动力学保持相对正常；破坏有病变的视网膜血管，减少这些病变血管引起的渗漏。常用的治疗模式有：

1. 全视网膜播散光凝（scatter laser photocoagulation）

（1）全视网膜播散光凝的适应证：

1）增殖期糖尿病性视网膜病变。

2）严重非增殖期糖尿病性视网膜病变合并黄斑水肿。

3）缺血型视网膜中央静脉阻塞合并视网膜新生血管或眼前段新生血管。

4）严重或广泛的视网膜静脉周围炎。

（2）方法：

1）不同波长的光（绿色、红色和 810nm 波长激光）均可采用，常选用绿光，光斑直径 200～500μm。

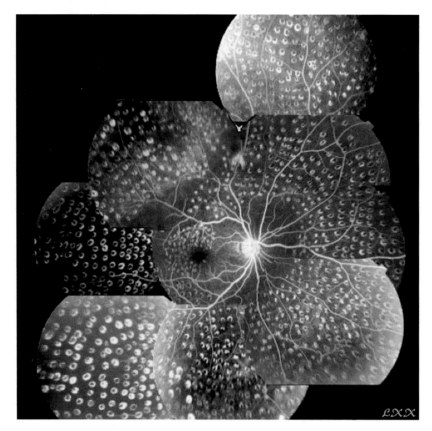

图 20-1-13　全视网膜光凝和"C"字形黄斑光凝

2）由距离视盘边缘 1～1.5PD 处向外光凝,光斑间的距离 1～1.5 倍光斑直径。愈往周边,光斑的直径可以越大。

3）近黄斑血管弓部的光斑直径可以为 200μm,远周边部的光斑可以达 500μm。

4）曝光时间可以选择 200～500 毫秒,若选择 500 毫秒患者会有疼痛感,要进行球后或球旁麻醉,选择 200 毫秒和 300 毫秒时用表面麻醉滴眼剂即可。

5）光斑要排列有序,切忌随意乱打,须有二级光斑反应。光斑过强会降低视网膜敏感性,视野缩小。

6）各个象限都要求光斑直达周边,总量不少于 1600～2000 个光凝点,光斑止于距视盘周围 1～1.5PD,增殖前期的光凝量约 1600 个点,增殖期有大面积新生血管或视盘型新生血管或者已发生少量视网膜前出血可以光凝 2000 个点。

7）增殖性糖尿病性视网膜病变合并黄斑水肿时可先行黄斑区格栅光凝或 C 字形光凝,再行全视网膜光凝。不要留下未光凝区。

（3）单次和多次治疗:

1）单次足量治疗可以很快控制病变的进展,适用于较严重的视网膜病变。单次治疗量一般不超 1000 个光凝点,对于已发生视盘型新生血管,激光量可达 2000 个光凝点,可以分 2 次进行,一般间隔 2～3 天,对于虹膜新生血管（INV）患者最好尽快完成光凝。

2）单次足量激光治疗有时会发生术后脉络膜脱离,前房浅时甚至诱发闭角型青光眼,术后还有发生黄斑水肿,发生后行球旁或球后注射曲安奈德 20～40mg,可以迅速消退水肿反应,因睫状后短动脉对药物吸收好,有作者推荐球后注射。

3）多次光凝可以降低水肿反应发生的风险,可用于浅前房患者或全身条件较差的患者,肾功能不好的患者容易发生水肿反应,可选择多次进行。

（4）再激光:

1）完成全视网膜光凝后 4～6 周复诊,再治疗的决策一般在 3～4 个月时作出,如果视网膜新生血管未发生纤维化,可以在新生血管周围局部加密光斑。

2)光凝后发生新的视网膜前出血或玻璃体积血,常提示纤维血管膜的存在,此时应进行玻璃体切除手术治疗。

(5)注意:

1)各象限光凝后,可以使黄斑水肿加剧,从而引起视力下降。应在PRP前先行黄斑区格栅样光凝,可以避免此种情况发生。黄斑区格栅样光凝最好用黄光。

2)如果有局部出血,可以使用红光,因为它可以穿透血液直达色素上皮以及脉络膜,产生有效光凝点。

3)当患眼晶状体以及玻璃体混浊,绿光很难进入,此时可用红光光凝,但红光光凝时痛觉较为明显,事先可以用球后麻醉以减轻痛觉。红光所产生的瘢痕较深,且日久之后瘢痕常常扩大,因此不适合用了中心凹附近的光凝。红光刺激胶质细胞增生比其他波长激光更显著。

4)PRP时应避免光凝纤维血管膜,以免刺激纤维增殖造成牵拉性视网膜脱离。

2.病变区域的播散光凝

(1)病例选择:病变区域的播散光凝(sectoral scatter laser photocoagulation)指光凝范围局限在血管阻塞的区域或水肿区域,如:分支静脉阻塞合并视网膜新生血管,静脉周围炎等。

(2)光凝方法:光凝新生血管周围的毛细血管无灌注区(图20-1-14),或视网膜静脉周围炎的病变血管周围。不同波长的激光均可采用。

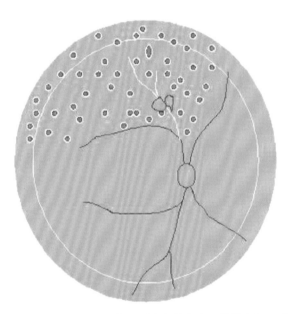

**图 20-1-14 颞上分支静脉阻塞合并新生血管的光凝区域**

3.黄斑水肿的局部光凝

(1)病例选择:黄斑区的局部光凝(focal laser)是针对黄斑水肿,主要适应证是临床有意义的黄斑水肿。

(2)光凝方法:

1)微动脉囊的直接光凝(direct laser of aneurysms)ETDR研究定义局灶光凝是光凝黄斑区内距中心凹750～3000μm范围的微动脉囊,有时也包括视网膜内微血管异常(intraretinal microvascular abnormalities,IRMA),ETDRS治疗组在治疗临床有意义的黄斑水肿研究中提出如果视力低于20/40(0.5),距中心凹的微动脉囊允许光凝的最近距离可以考虑达300μm,但由于患者眼球固定的困难,距中心凹愈近愈易伤及中心凹,一般选择750μm以外的微动脉囊行光凝,3000μm以外的微动脉囊不需要治疗,除非有荧光素眼底血管造影下的渗漏。光凝参数:光斑大小选择50μm,曝光时间0.05～0.1秒,中等强度能量。波长首选黄色激光,若无黄色激光也可以选用绿光。稍大些的微动脉囊光凝时，第一个光凝点用 $100\mu m$ 覆盖微动脉囊，然后用直径 $50\mu m$ 重复光凝，包绕微动脉囊，直至微动脉囊颜色发白或变暗（图 20-1-15A，图 20-1-16），小的微动脉囊不需要颜色的改变。成串的微动脉囊常常周围合并硬性渗出，可以用直径 $200\sim500\mu m$ 的光斑，重复时再用 $50\mu m$ 直径点光斑，使用小光斑作重复治疗的原因是为了保护玻璃膜（Bruch's membrane）。$3\sim4$ 个月水肿不消退，可在水肿区使用直径 $300\sim500\mu m$ 的光斑再光凝。激光后数月，微动脉囊周围的硬性渗出逐渐吸收。这种方法也适用于黄斑区周围的视网膜大动脉瘤。

2）局部水肿区光凝：如果水肿范围较大，黄斑区弥漫性渗漏，常采用水肿区的播散光凝，光凝覆盖水肿区（图 20-1-15B）。

参数：光斑多选择直径 $100\mu m$，靠近中心凹部可以选择直径 $50\mu m$，浅Ⅱ度光斑反应（如有囊样水肿，可用深Ⅱ度光斑反应），曝光时间 0.2 秒，光斑间距 1 个光斑直径。中心凹 $500\mu m$ 内不要光凝。波

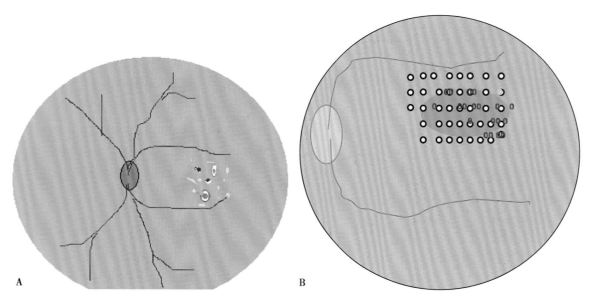

**图 20-1-15　黄斑水肿的局部光凝**
A. 黄斑局部光凝示意图：中心凹颞侧红点表示微动脉囊，周围有白环表示光斑覆盖微血管瘤，致微动脉瘤变色；
B. 黄斑中心凹颞上水肿区域的局部光凝示意图，蓝色表示水肿区，红色表示微动脉囊，白色代表激光光斑

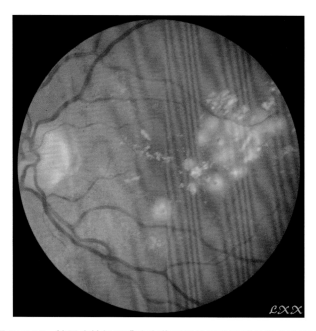

**图 20-1-16　糖尿病性视网膜病变黄斑区的微动脉瘤被激光斑覆盖**

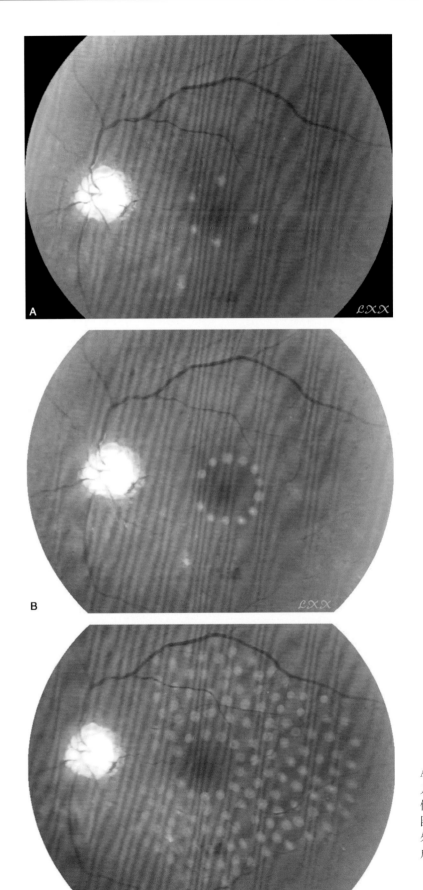

**图 20-1-17　格栅样光凝**
A. 先确定最内圈的边缘,作几个标志点(步骤一);B. 在做好的标志基础上,作最内圈光凝(步骤二);C. 从内向外扩展光凝,格栅样光凝完成(步骤三)

长首选黄色激光,若无黄色激光也可以选用绿光。黄斑水肿如无改善可在 2~3 个月后再次光凝。

4. 黄斑水肿的格栅光凝

(1) 病例选择:黄斑水肿的格栅光凝(grid photocoagulation)针对弥漫性黄斑水肿,黄斑区微动脉瘤和硬性渗出少,FFA 晚期黄斑区毛细血管渗漏,OCT 显示黄斑增厚。

(2) 光凝方法:进行格栅样光凝前,需熟悉黄斑区的解剖(图 20-1-17)。精确定位中心凹,距中心凹半径 750μm 作一范围 1500μm 的环形防护标志,然后从里到外进行光凝,避免伤及中心凹,直达上下血管弓。为了避免乳斑束受累,环形标志鼻侧可保留一 15°左右缺口,使环呈"C"字形。

黄斑水肿的光凝治疗可以控制部分患者的黄斑水肿,但光凝本身损伤视网膜外层,可能伤及玻璃膜,造成中心暗点,光斑能量高的部位可能会导致脉络膜新生血管膜。也有人用直径 200μm 光斑对黄斑区进行致密的光凝,但治疗后丧失中心视野 10°敏感性。

5. 视网膜裂孔的封闭 视网膜裂孔的光凝适应证选择无视网膜下液或极少视网膜下液的裂孔,光斑要包围裂孔,光斑之间不要有间隙,一般光凝 1~2 排(图 20-1-18)。光斑直径可以选择 300~500μm,波长可以选择全部热效应激光,能量选择 2 级和 3 级光斑。有少量下液时,光斑无反应或反应差,可以部分包围后,令患者带孔镜或双眼包扎限制活动,待第二天液体量减少后再继续光凝,包围裂孔。

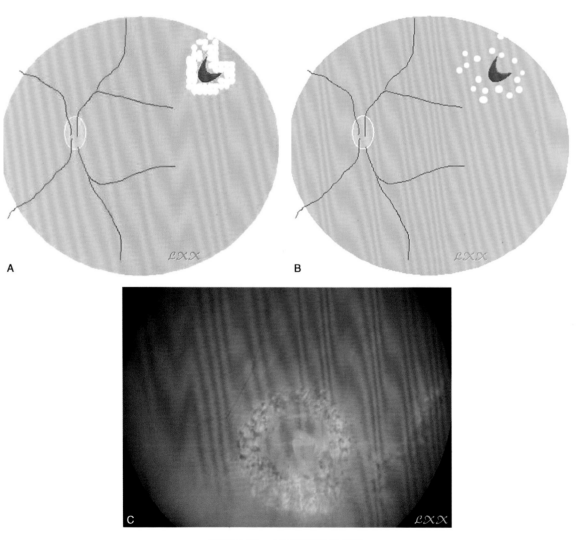

图 20-1-18 视网膜裂孔的光凝

A. 视网膜裂孔的激光光凝的示意图;B. 错误地选择播散光凝治疗视网膜裂孔;C. 视网膜裂孔的激光光凝后的眼底像

(黎晓新)

### （八）TTT 激光的原理和方法

TTT 激光（transpupillary thermotherapy，TTT）本质上数热效应激光，最早用于眼肿瘤治疗，20 世纪 90 年代后期尝试用于脉络膜新生血管膜的治疗。早在 19 世纪 60 年代，人们就发现长期高热可以使面部的肿瘤缩小。此后随着研究的不断深入，热疗法被逐渐应用于局部治疗，其中眼睛是一个非常适合局部温热治疗的器官，经瞳孔温热疗法便是这种技术的产物。TTT 是将长脉冲激光的热能通过瞳孔输送到脉络膜和色素上皮达到治疗眼部疾病的目的。1962 年 Crile 注意到患有肥大细胞肿瘤的狗，把狗的病变部分浸泡在 45℃ 热水中 75 分钟肿瘤可以消退。人们最早的研究自然集中在位于表面的肿瘤，如乳腺癌的皮肤转移癌，皮肤的鳞状细胞癌及皮肤的恶性黑色素瘤。随着人们长期不断深入的研究，热疗法被逐渐应用于局部治疗。1992 年 Journee-de Korver 最先在人眼上行 TTT 试验，1995 年 Oostherhuis 等首先把热疗用于临床治疗小的脉络膜黑色素瘤及脉络膜黑色素瘤的外敷贴放疗的补充治疗。1997 年 Shields 等将 TTT 疗法用于治疗视网膜母细胞瘤和血管瘤。Shields 等人的研究报告了如何传送光线到眼后极和运用 TTT 治疗眼后极疾病，如脉络膜黑色素瘤。

1. 治疗原理　TTT 是运用半导体近红外激光（波长 810nm），用大光斑（0.5～4mm），长时间（1～10 分钟）近红外光照射，通过显微镜上的接合器和广角镜，或通过间接检眼镜上的接合器和 20D 透镜或通过裂隙灯上的适配器或接触镜，经瞳孔将热能输送到脉络膜、色素上皮或视网膜的病变区，使局部温度升高，以达到治疗眼底肿瘤的目的。810nm 波长激光穿透强，作用于色素上皮层、脉络膜，而 810nm 波长激光不被血红蛋白及氧基血红蛋白吸收，叶黄素吸收<1%，黑色素吸收<15%，同时它是一个长脉冲，低升温过程，因此对周围邻近组织及神经感觉上皮损害比较小。另外，组织病理学研究显示用 810nm 波长激光治疗脉络膜黑色素瘤，治疗深度肿瘤坏死最大可达 3.9mm，远大于传统激光光凝（0.2～1.0mm）。

2. 治疗功率　选择 TTT 是一种大光斑，低照射，长曝光的激光光凝手段，保持激光能量与视网膜光斑的尺寸成一定比例，可以确保不同视网膜光斑大小下视网膜升高相同的温度。TTT 治疗脉络膜新生血管膜（CNV）为减少神经上皮的损伤，应将能量控制到阈值下或阈值反应，光斑呈淡灰色，或依稀可辨。而治疗肿瘤则要求出现明显的灰白变化（阈上）1～2 级光斑，光斑大小以遮盖病变最大线径稍宽一些为原则，一个光斑不够时，可多个光斑。治疗过程必须达到一分钟，如有中断则必须补足，以累积足够的治疗能量。治疗视网膜血管瘤可以选择黄色和绿色波长，治疗脉络膜血管瘤和黑色素瘤可以选择红色波长或 810nm 波长。

3. 治疗适应证选择

（1）中心凹外的各种病因所致的脉络膜新生血管膜，如特发性脉络膜新生血管膜，AMD 所致的新生血管膜等。脉络膜新生血管膜的反应要看到脉络膜色泽变白，不能是阈值下的反应。

（2）眼内肿瘤的 TTT 治疗功率选择为阈值反应，曝光时间长，以便产生较大的组织容积反应。

（齐慧君）

### （九）玻璃体手术中的光凝

玻璃体手术光凝（photocoagulation in vitrectomy）使用激光光纤（laser fiber optic）进行光凝，方法稍有不同。

1. 玻璃体手术光凝适应证

（1）全视网膜光凝：同全视网膜光凝适应证。

（2）封闭视网膜裂孔。

（3）局部播散光凝：分支静脉阻塞。

（4）大动脉瘤光凝。

（5）黄斑水肿光凝。

2. 内眼手术光凝方法

（1）光斑大小：靠距离调整，光导纤维距视网膜愈近光斑愈小，愈远光斑愈大。

（2）功率：光导纤维距离视网膜愈近需要的功率愈低，距离愈远需要的功率愈大。功率越大，光斑越大。

（3）曝光时间越长，光斑越大，一般为 200～300 毫秒。

（4）光斑反应:以白色光斑为准。

（5）采用连续曝光模式,每光斑间隔200~300毫秒。

（6）波长一般选用810nm近红外光或绿光,光凝部位视网膜表面有血时选择810nm波长激光较好,能量不会被血膜内的血红蛋白吸收。

（7）全视网膜光凝力求一次完成,因玻璃体手术结束前常规球旁或结膜下注射糖皮质激素,术后很少发生脉络膜水肿,如果手术填充硅油者,可以术后行PRP。

（8）视网膜有下液时会影响光斑反应,应当先引流下液再行光凝。

3. 光凝方式

（1）视网膜在位时直接光凝。

（2）气下光凝:视网膜脱离时先行气液交换,压平视网膜,然后在气下光凝(图20-1-19)。

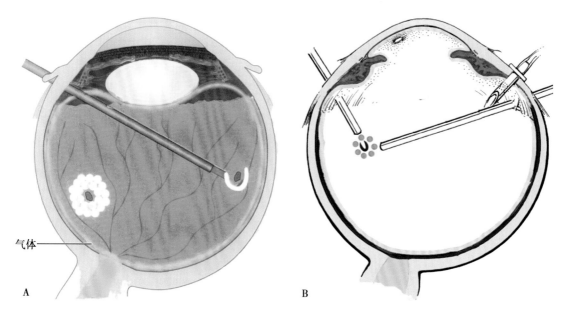

**图 20-1-19** 视网膜脱离时先行气液交换,引流视网膜下液,视网膜复位后再行光凝
A. 有晶状体眼气下光凝示意图;B. 无晶状体眼气下光凝示意图

（3）重水下光凝:重水下比气下光凝看得清楚,重水压平视网膜,光斑容易起反应(图20-1-20)。先行气液交换,然后在原视网膜裂孔处作内放液,彻底引流视网膜下液后注入重水,重水要没

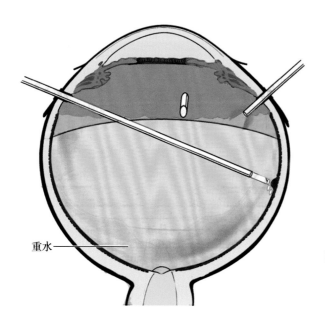

**图 20-1-20** 重水下光凝示意图

过裂孔的前缘,如果光斑反应不均,常提示孔周围仍有视网膜下液,需再次吸出重水,继续做内放液,再注入重水后行光凝。

（4）气联合重水下光凝:当裂孔靠前并且较大时,可以用重水压平裂孔的后瓣,再行气液交换,吸出裂孔前片视网膜下的液体后光凝,这样可避免裂孔后片后滑或前片向前移位(图20-1-21)。

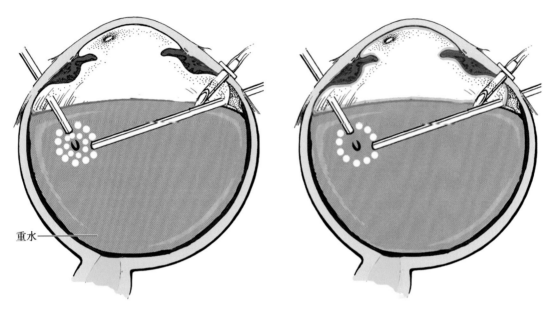

图 20-1-21　气体联合重水下光凝示意图

4. 光纤类型

（1）单纯激光光纤,有直的和弯的。

（2）照明激光一体光纤(图20-1-22)用于解决锯齿缘附近的裂孔光凝,术者一手压迫锯齿缘暴露光凝部位,一手行光凝。

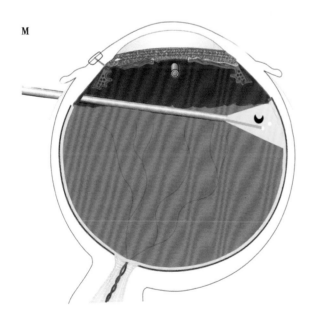

图 20-1-22　显示激光照明一体光纤

5. 注意事项

（1）使用全视网膜光凝的方法预防裂孔的发生是错误的,裂孔发现后围绕裂孔光凝 2～3 排激光,未能发现裂孔即使作全视网膜光凝,也不能避免视网膜脱离。

（2）有液体行视网膜光凝容易穿通视网膜。

（黎晓新）

### 二、中心性浆液性脉络膜视网膜病变的光凝

中心性浆液性脉络膜视网膜病变(central serous chorioretinopathy,CSC)的液体来自脉络膜毛细血管的浆液性渗出,进入视网膜下可以通过两条途径:一是局灶的 RPE 脱离;二是 RPE 的局限缺损。RPE 的脱离或缺损区可以通过 FFA 加以识别。位于中心凹无血管区(FAZ)外的小范围的 RPE 缺损或浆液性脱离可以考虑光凝治疗。本病为一自限性疾病,对于经久未愈或复发性中浆可以考虑光凝治疗,但必须在荧光素眼底血管造影定位下,精确光凝渗漏点。在渗漏点以外区域进行光凝没有意义,在渗漏点做格栅样光凝更没有意义。光凝一般采用低强度、短时间光凝,光凝反应不宜太重。渗漏位置应在距中心凹 750μm 以外,避免伤及中心凹。随着 RPE 屏障的完整性以及泵功能的恢复,通常在光凝后的 1~3 周以内,视网膜下液体会消失。图 20-1-23 显示中心性浆液性视网膜脉络膜病变患者的眼底像和 FFA。以下适应证的选择是遵循 Gass 当年的建议,近几年随着光动力治疗的发展,基本替代了激光治疗(见光动力治疗节)。

（一）光凝适应证

1. 由于此病有自限性趋势,对于首次发病或既往无证据证明曾有过渗漏引起神经上皮脱离的

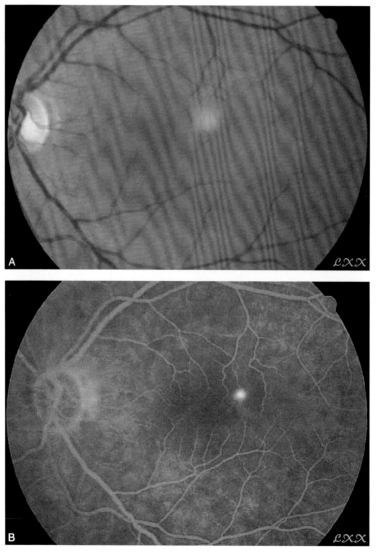

**图 20-1-23　中心性浆液性脉络膜视网膜病变**
A. 中心性浆液性脉络膜视网膜病变的眼底改变,可见神经上皮脱离和所谓色素上皮渗漏的
位置图;B. 中心性浆液性脉络膜视网膜病变的 FFA,中心凹偏颞上方可见渗漏点

患者,光凝前先观察 4 个月。

2. 如果渗漏小于 1/4 视盘直径,可以观察 6 个月甚至更长时间。

3. 对于曾经反复发作的患者,如果每次发作缓解后患者视功能能恢复正常,可以先观察 1 个月。

4. 对于渗漏大于或等于 1/4 视盘直径的情况,如果①脱离区存在 4 个月或以上;②反复发作引起的永久性视力或视野损害;③职业原因(脱离导致患者无法工作),应考虑立即光凝。

（二）光凝方法

1. 直接光凝 FFA 的渗漏点,渗漏点应在中心凹无血管区外。

2. 绿光、黄光和红光均有效。

3. 使用绿光或黄光时,曝光时间选择 0.1 秒;选择红光时,曝光时间选择 0.2 秒。

4. 光斑大小建议 200μm,不要少于 100μm,避免穿透玻璃膜。

5. 光斑强度选择 1 级光斑(淡灰色)。

## 三、视网膜毛细血管扩张症的光凝探讨

（一）原发性或先天性视网膜毛细血管扩张症( retinal telangiectasis )

原发性或先天性视网膜毛细血管扩张症,男性患者多见,表现为单眼视网膜血管的不规则扩张以及不完全闭锁,继而发生毛细血管无灌注区(图 20-1-24)。有些患者表现为中心凹旁毛细血管扩张。在婴幼儿或者儿童,几乎所有的视网膜动静脉均发生扩张,同时有大量的黄白色渗出,有时出现视网膜出血或脱离,即 Coats 病。

治疗适应证:①对于儿童患者,应采用光凝或者冷凝破坏扩张的血管,防止视力进一步损害,预

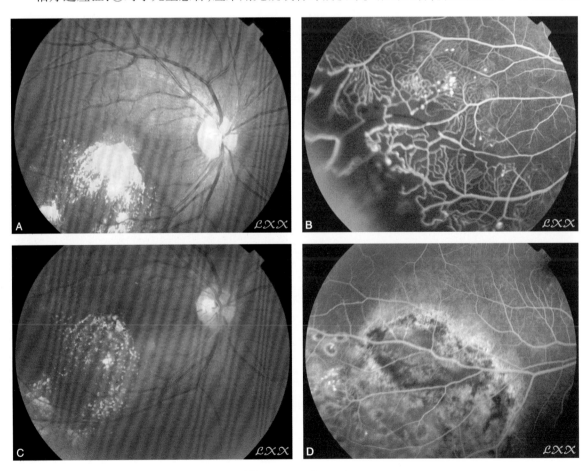

**图 20-1-24　Coats 病**

张××,男,16 岁,1 年内 3 次行病变区播散光凝。治疗前视力:0.2;治疗后视力:1.0,显示黄斑区渗出部分吸收。A、B. 患者治疗前眼底像和 FFA 图像;C、D. 患者治疗后眼底表现,现实治疗后黄斑区渗出吸收

防新生血管性青光眼。②中心凹旁毛细血管扩张引起的慢性黄斑囊样水肿,患者可以多年保持接近正常的视力。如果扩张的毛细血管发生在乳斑束区域之外,同时黄白色渗出在中心凹不断累积,则需要考虑局灶性光凝。

**（二）特发性中心凹旁毛细血管扩张症**

特发性中心凹旁毛细血管扩张症（idiopathic parafoveal retinal telangiectasis）是找不到全身及眼底局部原因而发生的黄斑拱环毛细血管瘤状扩张、水肿、渗出的一组病例,大多见于中老年人,患者性别无明显差异。临床上分成发育性和获得性两个类型。发育性者多单眼罹患;获得性者,发病年龄可以更大（50～60岁）,大多累及双眼。发育性者病灶多数位于黄斑颞侧的水平缝上下 1～2PD 范围内,亦可见于黄斑中心凹周围拱环的任何部位。病变处可见局限性水肿及簇聚并环绕于水肿区的黄白色硬性渗出斑,除渗出斑外还有扩张的毛细血管、微动脉和微静脉以及微血管瘤,偶见小血管。获得性者病灶位置和发育性大致相同,但病灶面积较小,一般不足 1PD,水肿轻微,无硬性渗出斑。本病病因和发病机制不明。

治疗适应证:如黄斑水肿持续,势必影响中心视力。病灶位于黄斑拱环之外者（图 20-1-25 箭头所示）,可考虑激光光凝。但必须十分谨慎。

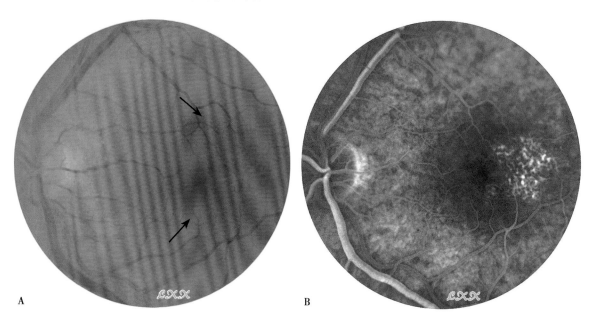

**图 20-1-25 特发性毛细血管扩张症**
A. 眼底像;B. FFA

## 四、糖尿病黄斑水肿的光凝

黄斑水肿在 1 型或 2 型糖尿病患者中均可见到,尤其是 2 型糖尿病患者视力丧失的主要原因。糖尿病性视网膜病变（diabetic retinopathy）引起的黄斑水肿可分为局部型和弥漫型两类:

**（一）局部型黄斑水肿**

局部型黄斑水肿的发生,主要是由于微动脉瘤和扩张的视网膜毛细血管的局部渗漏造成;此外还有一小部分渗漏是由于视网膜内微血管异常（IRMA）引起。局部型黄斑水肿的治疗详见"临床有意义黄斑水肿的光凝"。

1. 临床有意义的糖尿病性黄斑水肿的光凝临床有意义的黄斑水肿是指局部性黄斑水肿,早期糖尿病性视网膜病变治疗（early treatment for diabetic retinopathy study,ETDRS）小组对临床有意义的黄斑水肿（clinical significant macular edema,CSME）定义如下:①硬性渗出在中心半径 500μm 内并伴邻近视网膜增厚;②水肿位于中心半径 500μm 内;③视网膜增厚区>1PD 并在中心 1PD 内[2,3]。只要达到上述 3 个指标中的任何一个,则具备了临床有意义的黄斑水肿。图 20-1-26 为模式图,图20-1-27 为一临床有意义的黄斑水肿患者的 FFA。

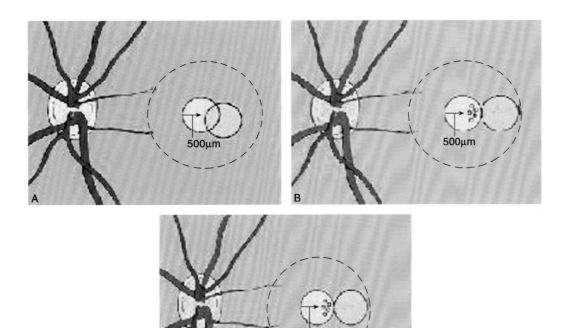

**图 20-1-26 临床有意义的黄斑水肿,黄色代表中心凹 500μm 范围,蓝色表示黄斑水肿增厚区**
A. 临床有意义的黄斑水肿的特征为黄斑中心凹 500μm 内的视网膜增厚;B. 黄斑中心凹 500μm 内或附近的视网膜有硬性渗出;C. 黄斑中央区的视网膜增厚达 1 个视盘直径或更大范围

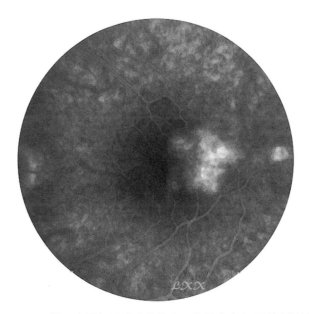

**图 20-1-27 糖尿病性视网膜病变黄斑区的微动脉瘤,可见硬性渗出**

2. 光凝方法在水肿较轻时也可以采用微动脉瘤的直接光凝,选择黄色激光,光斑大小在 50 ～ 100μm,1 ～ 2 级光斑,直到动脉瘤变色。激光后几个月,微动脉瘤周围的硬性渗出逐渐吸收(图 20-1-28)。

对临床有意义的黄斑水肿患者进行黄斑区微血管瘤光凝的随机对照研究发现,对于轻中度糖尿病性视网膜病变合并黄斑水肿的患者进行黄斑区微血管瘤光凝与不进行治疗相比可以降低其在 2 ～ 3 年内视力下降的风险。视力较好的患者激光的效果更好。亚组分析发现对临床有意义的黄

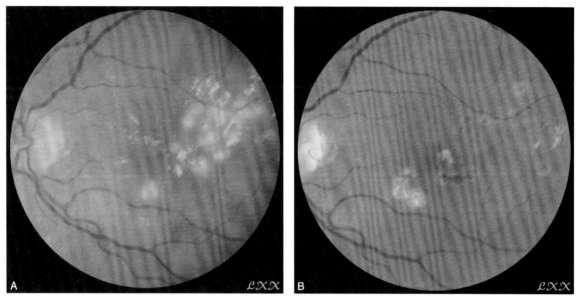

**图 20-1-28　局部型糖尿病黄斑水肿采用微动脉瘤的直接光凝**
A. 糖尿病性视网膜病变黄斑区的微动脉瘤被光斑覆盖；B. 光凝数周后硬性渗出明显减少

斑水肿患者，特别是黄斑中心凹受累者，激光的好处更明显。对黄斑局部的水肿可以作水肿区内的局部光凝（图 20-1-29）。

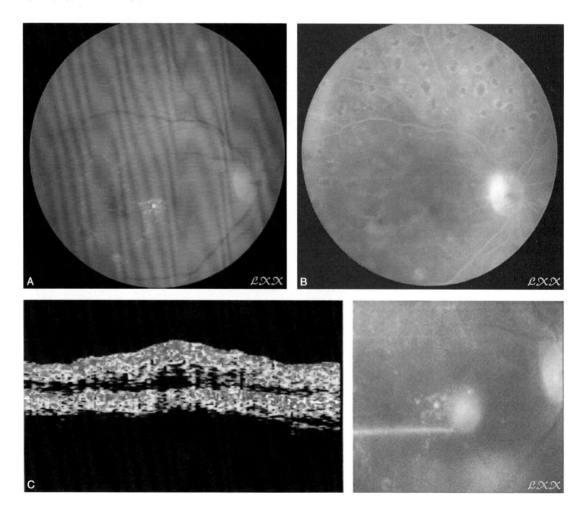

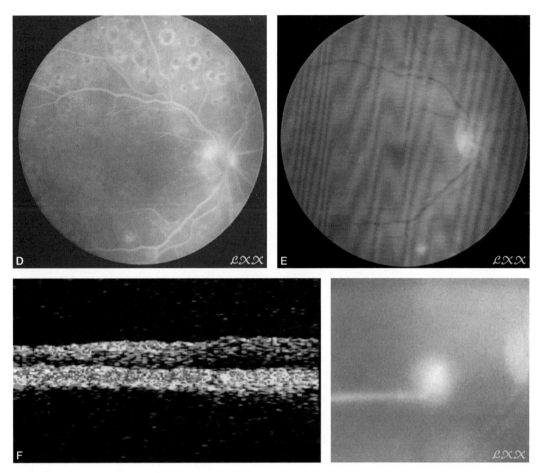

**图 20-1-29 一 55 岁 2 型糖尿病患者**

A. 黄斑颞下可以看到硬性渗出环;B. 相应部位显示强荧光;C. OCT 显示硬渗环部位的视网膜水肿;
D、E. 同一患者黄斑颞测水肿区局部格栅光凝后的 FFA 和眼底像;F. OCT 显示水肿消失,治疗后视力
从治疗前的 0.08 增加到 0.16

**(二) 弥漫性黄斑水肿(diffuse macular edema)**

弥漫性黄斑水肿是由于后极部视网膜毛细血管的普遍扩张、渗漏所引起。毛细血管床的普遍
阻塞导致毛细血管间隙变宽,残存的毛细血管发生代偿性扩张,出现弥漫性渗漏而导致黄斑水肿。
糖尿病性黄斑水肿局灶性光凝的目的是使微动脉瘤闭锁,减轻渗漏,格栅样光凝通过降低黄斑区扩
张的毛细血管的通透性而减轻渗漏。

1. 糖尿病弥漫性黄斑水肿弥漫性黄斑水肿特点:水肿漫及整个后极部。2 型糖尿病患者多见,
背景期和增殖期均可出现。检眼镜下可见黄斑弥漫增厚,中心凹变平,中心凹反射消失,硬性渗出
物很少。荧光素眼底血管造影显示广泛的荧光渗漏(图 20-1-30),不仅是来自微动脉瘤的渗漏,还
有来自广泛的毛细血管床扩张和小动脉闭锁的渗漏。反映了广泛的血-视网膜屏障的破坏。弥漫
性黄斑水肿区内很少见到硬性渗出,提示血-视网膜屏障的破坏阻止了血液内的脂类物质渗漏到组
织间。长时间的黄斑水肿导致黄斑囊性改变,FFA 晚期出现花瓣状的液体积蓄,OCT 黄斑增厚明显
出现囊腔。

2. 光凝方法弥漫性黄斑水肿光凝的主要方法是格栅光凝,图 20-1-31 是一糖尿病性视网膜病
变患者合并弥漫性黄斑水肿,光凝前后的眼底像和 FFA 的变化。一项随机对照研究发现对于弥漫
性黄斑水肿合并或不合并临床有意义的黄斑水肿患者进行黄斑水肿区格栅样光凝与不进行治疗相
比可以提高其在 12 个月和 24 个月时的视力。与不治疗相比,光凝组将中度视力下降的危险降低
了 50% ~ 70%。

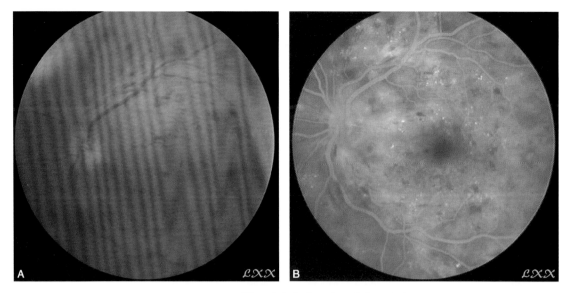

**图 20-1-30　2 型糖尿病患者表现弥漫性黄斑水肿**
A. 眼底像；B. 该患者的 FFA，显示黄斑区弥散的强荧光

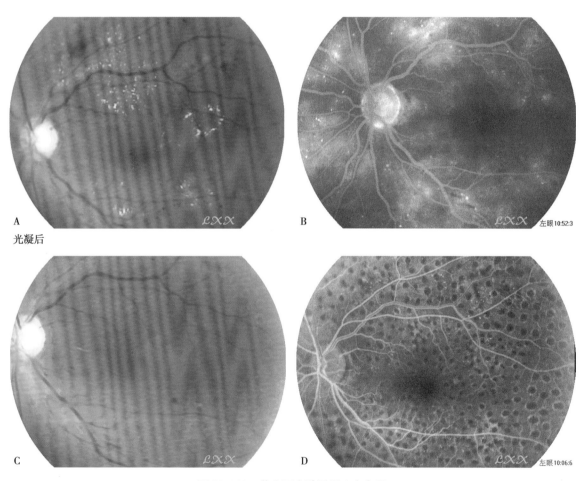

**图 20-1-31　黄斑区水肿累及 4 个象限**
A、B. 光凝前；C、D. 格栅样光凝后

## 五、糖尿病性视网膜病变的全视网膜播散光凝

1960 年 Beetham 和 Aiello 提出全视网膜光凝治疗增殖期糖尿病性视网膜病变（ proliferative diabetic retinopathy,PDR),光凝术至今仍是糖尿病性视网膜病变治疗的主要手段[4]。1971 年由美国和欧洲一些国家组成的 15 个中心的糖尿病性视网膜病变研究组,确定了氩激光和 Xenon 光的全视网膜光凝(panretinal photocoagulation)对控制增殖期糖尿病性视网膜病变引起的严重视力丧失的有效性[5,6]。选入这项研究的患者除增殖期糖尿病性视网膜病变外,还有严重的非增殖期糖尿病性视网膜病变(nonproliferative diabetic retinopathy,NPDR)患者。1985 年美国早期糖尿病性视网膜病变研究组强调了全视网膜光凝的适应证是增殖期糖尿病性视网膜病变,不建议将增殖前期作为适应证,目前全视网膜光凝已成为治疗增殖期糖尿病性视网膜病变的常规手段。2003 年国际眼科理事会发表了糖尿病性视网膜病变的临床推荐指南(preferred practice pattern,PPP)提出严重的非增殖期糖尿病性视网膜病变合并黄斑水肿时可以考虑行全视网膜光凝[7](表 20-1-2),这些严重情况包括全身情况差,难于随诊,病变进展迅速,拟行白内障手术或妊娠。

表 20-1-2　糖尿病性视网膜病变推荐治疗方案(PPP 2003)

| DR 严重程度 | 黄斑水肿 | 随诊(月) | 全视网膜光凝 | FFA | 黄斑局部光凝 |
|---|---|---|---|---|---|
| 正常或轻微 NPDR | 无 | 12 | 否 | 否 | 否 |
| 轻微或中度 NPDR | 无 | 6～12 | 否 | 否 | 否 |
| | 有 | 2～4 | 否 | 通常 | 通常 |
| 严重或非常严重 NPDR | 无 | 2～4 | 有时 | 少 | 否 |
| | 有 | 2～4 | 有时 | 通常 | 通常 |

NPDR:非增殖期糖尿病性视网膜病变

糖尿病性视网膜病变(DR)的国际临床分类法详见表 20-1-3。糖尿病黄斑水肿(DME)国际临床分类法见表 20-1-4。

表 20-1-3　糖尿病性视网膜病变(DRP)国际临床分类法(引自 PPP)

| 建议的疾病严重程度 | 散瞳检眼镜可观察的发现 |
|---|---|
| 无明显视网膜病变 | 无异常 |
| 轻度非增生性 DR | 仅有微动脉瘤 |
| 中度非增生性 DR | 比仅有微动脉瘤重,但比重度者轻 |
| 重度非增生性 DR,有以下任一: | (1) 4 个象限每个都有 20 以上的视网膜内出血 |
| | (2) 2 个以上象限有确定的静脉串珠状 |
| | (3) 1 个以上象限有明显的 IRMA |
| | (4) 无增生性视网膜病变体征 |
| 增生性 DR,以下一种或更多: | 新生血管,玻璃体积血,视网膜前出血 |

表 20-1-4　糖尿病黄斑水肿(DME)国际临床分类法(引自 PPP)

| 建议的疾病严重程度 | 散瞳检眼镜可观察的发现 |
|---|---|
| 无明显的 DME | 后极部无明显的视网膜增厚或硬性渗出 |
| 有明显的 DME | 后极部有明显的视网膜增厚或硬性渗出 |
| 存在 DME:轻 | 有些视网膜增厚或硬性渗出,但远离黄斑中心 |
| 中 | 视网膜增厚或硬性渗出趋向但没有累及中心 |
| 重 | 视网膜增厚或硬性渗出累及黄斑中心 |

（一）光凝适应证

增殖期糖尿病性视网膜病变患者,如有明确的视盘新生血管和(或)玻璃体视网膜前出血,应立即行 PRP。广泛的眼前段新生血管、增殖前期视网膜病变以及快速发生的进行性视网膜毛细血管闭锁,是播散性光凝的适应证。糖尿病性视网膜病变的患者出现轻到中度的黄斑水肿,先不要作 PRP,因为 PRP 可增加黄斑水肿患者视力下降的风险。在作 PRP 前先采用局部或格栅样光凝治疗黄斑水肿可以降低这一风险的发生。

（二）光凝方法

全视网膜光凝的方法见前述,全视网膜光凝后的光斑分布见图 20-1-32。

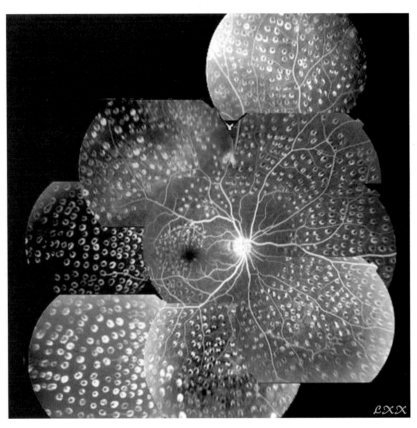

**图 20-1-32  显示增殖期糖尿病性视网膜病变合并黄斑水肿患者行全视网膜光凝术后**

（三）糖尿病性视网膜病变全视网膜光凝治疗的评估

对增殖期糖尿病性视网膜病变患者进行周边视网膜光凝的随机对照研究发现对于增殖期糖尿病性视网膜病变患者进行周边视网膜光凝与不进行治疗相比可以降低其在 2～3 年内视力下降的风险。有一项随机对照研究发现对于有高危因素的增殖期糖尿病性视网膜病变患者,低能量的氩激光光凝比常规能量的氩激光更不容易引起玻璃体积血和黄斑水肿。没有发现两种不同方法引起视力的不同,即可能没有太大临床意义。没有找到证据证明不同的激光治疗效果不同。对增殖前期糖尿病性视网膜病变合并糖尿病黄斑病变患者进行周边视网膜光凝的一项随机对照研究发现对于增殖前期糖尿病性视网膜病变合并糖尿病黄斑病变患者进行周边视网膜光凝与不进行治疗相比可以减少其 5 年内发生重度视力下降的风险。没有找到证据证明不同的激光治疗效果不同。

## 六、视网膜中央静脉阻塞

（一）分型

视网膜中央静脉阻塞(central retinal vein occlusion,CRVO)依据临床表现分为:缺血型 CRVO （nonperfused CRVO）和非缺血型 CRVO（perfused CRVO）[8]。

1. 缺血型 CRVO（图 20-1-33）

（1）静脉曲张,视网膜水肿严重,广泛出血,絮状斑形成,发病时视力严重下降（手动～0.1）。

（2）FFA:静脉曲张,回流时间延长,管壁着色,毛细血管扩张渗漏,黄斑水肿,大片无灌注区。

（3）并发症:新生血管形成（虹膜,视盘,视网膜）,新生血管性青光眼,黄斑纤维增生、裂孔或变性。

缺血区超过 50%,新生血管发生率高达 80%～86%,发生时间:最早两周,最晚两年,平均 3～5 个月。

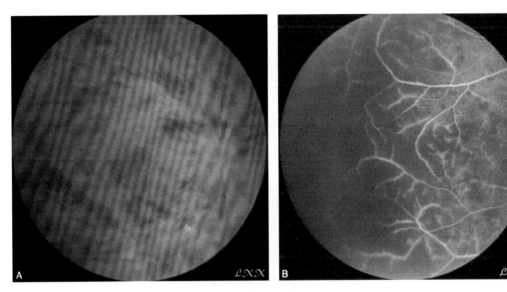

**图 20-1-33　缺血型 CRVO**
A. 彩色眼底像;B. 同一患者周边部的 FFA,显示大面积无灌注区

2. 非缺血型（又称不全阻塞型,淤滞型,慢性型）（图 20-1-34）

（1）发作时视力:正常或轻度下降,静脉曲张,斑状或点状出血,视网膜轻度水肿。

（2）FFA:静脉回流时间延长,毛细血管扩张、渗漏,后期微动脉瘤形成,黄斑囊样水肿。

（3）晚期改变:视盘侧支循环建立,视网膜血管被鞘,视盘及视网膜萎缩,黄斑水肿或变性。

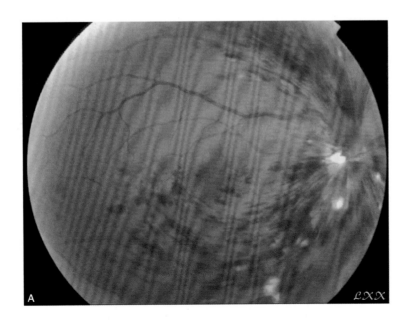

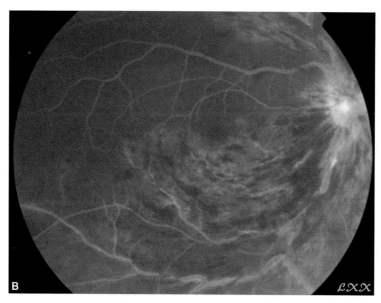

**图 20-1-34  非缺血型 CRVO**
A. 彩色眼底像；B. FFA 未显示无灌注区

3. 青年型病因以炎症为主，除了根据临床表现对缺血型进行光凝治疗外，还要增加糖皮质激素的治疗。

**（二） CRVO 的光凝治疗**

CRVO 全身治疗目前无眼科特殊药物，激光治疗的目的：①缓解黄斑水肿，②预防或治疗视网膜新生血管和眼前段的新生血管。临床确定缺血型后密切随诊，特别要观察虹膜和房角，每次随诊都应作房角镜检查。一旦出现新生血管，无论是视网膜上（图 20-1-35），还是房角，或者虹膜，应当立即进行全

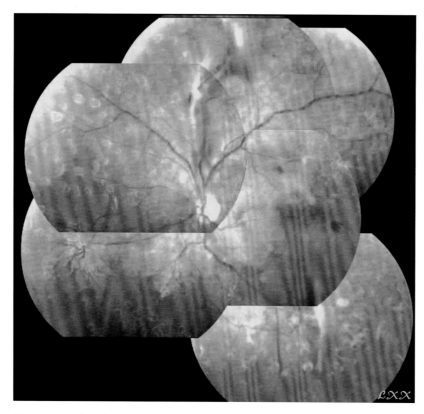

**图 20-1-35  陈旧性 CRVO，视网膜上出现新生血管和少量玻璃体积血，CRVO 全视网膜光凝的方法与糖尿病性视网膜病变的全视网膜光凝方法相同**

视网膜光凝。部分学者对出现广泛无灌注区者行全视网膜光凝术治疗（PRP），是为了预防视网膜和眼前段（虹膜和房角）新生血管的产生[9]。1995 年国际 CRVO 课题组发表了早期预防性全视网膜光凝治疗缺血型 CRVO 的随机对照研究结果，指出预防性激光治疗组和观察组之间对于发生眼前段新生血管是没有差异的，并且当患者发生了眼前段新生血管后，接受过激光治疗的比未接受激光治疗的消退新生血管的作用差。全视网膜光凝后，56% 的患者房角新生血管消退，11% 的患者虹膜新生血管消退。第一次全视网膜光凝量不应少于 750～1000 个光凝点。光斑能量为 2～3 级光斑[10,11]。

有关 CRVO 的治疗适应证仍然存在争议，但具有共识的是房角早期出现新生血管或周边部大面积无灌注区形成后再行光凝。

CRVO 患者的另一个并发症是黄斑水肿[12]，尽管格栅样光凝可以有效减轻 CRVO 患者发生的黄斑水肿（形态改善），但 CRVO 研究小组的研究表明，针对 CRVO 患者的黄斑囊样水肿进行的播散性光凝，对于保存或者提高视力无明显帮助。激光视网膜脉络膜吻合术，可能有助淤血缓解，但远期疗效尚未确定，且易发生玻璃体积血和远期吻合部的脉络膜新生血管膜[13,14]。

CRVO 研究组选择黄斑水肿超过 3 个月、视力在 20/50（0.4）到 5/200（0.025）之间的患者，随机进入黄斑格栅光凝组和观察组，3 年后治疗组和观察组的视力无差异，治疗组 20/200（0.1），非治疗组 20/160（0.125）[10,11]。

## 七、视网膜分支静脉阻塞

视网膜分支静脉阻塞（branch retinal vein occlusion，BRVO）常发生在视网膜动静脉交叉压迫处，或者因视网膜血管炎症引起。按性质分为非缺血型和缺血型，按范围分为半侧静脉阻塞，象限性（分支）静脉阻塞和黄斑小静脉阻塞。

（一）临床体征

1. 部位多见于颞上及颞下，其次鼻上及鼻下象限。

2. 视力多数为中等下降，低于 0.1 者占 32%。

3. 眼底早期发生半侧或象限性出血，静脉曲张，絮状斑，微动脉瘤，黄斑出血或水肿；晚期损害处弥漫性毛细血管扩张或闭塞，可能有脂肪渗出，微动脉瘤形成，侧支管道或新生血管形成和持续存在的黄斑水肿。

4. FFA 阻塞静脉回流迟缓，毛细血管扩张，有微动脉瘤，渗漏或无灌注形成，黄斑水肿（60%～100%），以后可有异常管道即侧支循环建立（图 20-1-36），晚期视网膜可以发生新生血管。

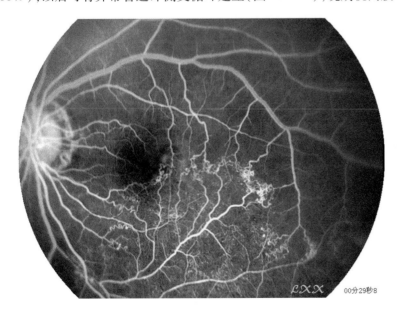

图 20-1-36　颞下分支静脉阻塞的 FFA，中心凹颞侧弯曲的血管为侧支循环

眼底症状改善约在 6 ~ 12 个月,黄斑长期水肿导致黄斑变性,黄斑裂孔,新生血管可以出现在视盘或视网膜,以后发生玻璃体积血,裂孔源性视网膜脱离和牵拉性视网膜脱离。BRVO 的预后取决于阻塞的部位和血管阻塞的完全性。鼻侧血管阻塞患者常多年无症状,直至发生玻璃体积血。阻塞完全者常发生缺血型改变。

### (二)光凝治疗适应证

分支静脉阻塞目前眼科无有效的全身用药,光凝治疗针对黄斑水肿和视网膜大面积无灌注区。部分学者主张缺血区大于 5PD,行预防性光凝,目的是为了降低新生血管发生率。分支静脉阻塞有以下四种并发症需要光凝治疗[15]:

1. 中心凹毛细血管渗漏引发的黄斑水肿对于持续性黄斑水肿、视力低于或等于 0.5 的患者,黄斑水肿区的局灶光凝可以使患者的中心视力得以维持[16,17]。

2. 预防/治疗阻塞区大片无灌注区引发的新生血管大于 25% 的 BRVO 患者可以出现新生血管[18],BRVO 出现新生血管的危险因素包括:多发棉绒斑、弥漫性缺血导致视网膜变白、大量的视网膜出血以及大片无灌注区。新生血管多数情况下出现在阻塞区,但也可以出现在远离静脉阻塞的区域[19]。玻璃体后脱离完全的患者,出现新生血管的概率相对较低[20,21]。无灌注区一般在 4 ~ 6 个月以后出现,无灌注区的大小与新生血管的出现关系密切。无灌注区的发生与静脉阻塞的位置有关。国内一项研究发现半侧性视网膜静脉阻塞、视网膜分支静脉主干阻塞与视网膜静脉第一分支、第二

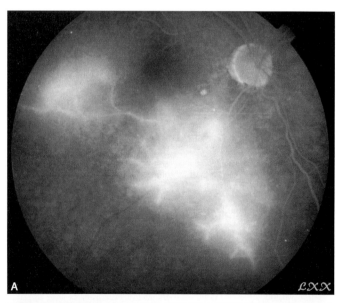

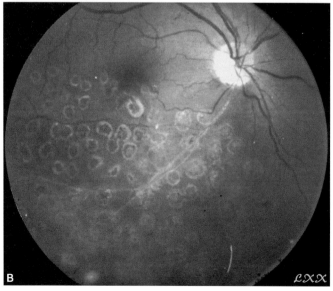

**图 20-1-37 激光光凝治疗 BRVO**
A. 颞下支 BRVO 合并大片无灌注区以及新生血管渗漏(光凝前);B. 同一 BRVO 患者光凝术后新生血管退行

分支阻塞,无灌注区发生率基本相近。但视网膜新生血管的出现,则以半侧性静脉阻塞及分支主干静脉阻塞较多(20%;33%),而第一分支和第二分支阻塞则较少(8%;16%)。最为危险的视盘新生血管则仅见于半侧性静脉阻塞及分支主干静脉阻塞(16%;5.88%)。光凝治疗后有29%的患者发生玻璃体积血。图20-1-37显示BRVO激光治疗后新生血管消退。最终结论建议BRVO可以在视网膜出现新生血管时再行光凝。尚无证据表明在视网膜静脉阻塞急性期进行光凝有意义[18]。

3. 大动脉囊形成 视网膜大动脉囊(retinal macroaneurysms)常见于高血压患者,有时也可伴随视网膜分支静脉阻塞出现[15](图20-1-38)。视网膜大动脉囊的形成可能与高血压相关。光凝方法见"大动脉囊光凝"。

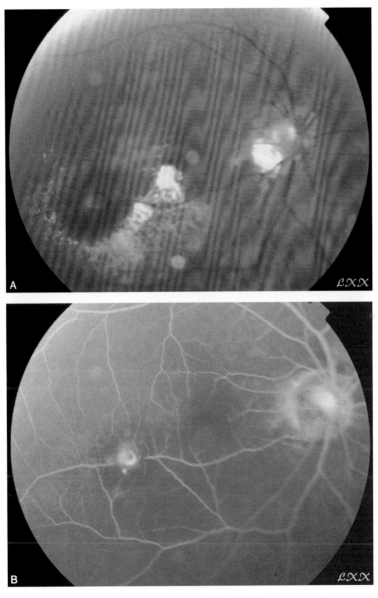

**图20-1-38 视网膜大动脉囊**
A. 眼底像;B. FFA

4. 小静脉闭塞后晚期残留的毛细血管扩张 视网膜分支静脉阻塞后,经过一段时期(数周或数月)的恢复期,视网膜出血逐渐清除,残留下不同程度的视网膜毛细血管扩张、毛细血管网丢失、慢性视网膜水肿以及视网膜萎缩。扩张的视网膜毛细血管发生渗漏,出现硬性渗出(图20-1-39A、B)。在高脂血症的患者,可以见到大量的视网膜内和视网膜下黄色渗出[22]。对于此类患者可考虑激光光凝毛细血管扩张区域(图20-1-39C)。激光波长首选黄色,光斑模式选择格栅,激光参数同黄斑水肿的格栅样光凝。

779

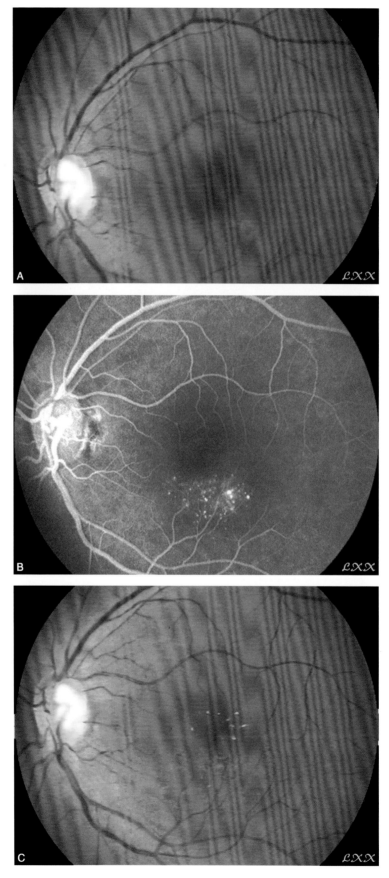

**图 20-1-39　视网膜毛细血管渗漏引起的硬性渗出**

A. 小静脉闭塞后晚期残留的毛细血管扩张（光凝前）眼底像；B. 同一患者的
FFA；C. 小静脉闭塞后晚期残留的毛细血管扩张（光凝后）

### 八、视网膜血管炎、低灌注性视网膜血管闭塞等引起的周边无灌注区

#### （一）视网膜血管炎等引起的周边无灌注区

视网膜血管炎（retinal vasculitis）是一大类累及视网膜血管的炎症性疾病，也可以继发于葡萄膜炎。疾病种类繁多，分类也不尽相同。视网膜血管炎并发的新生血管与其他缺血性疾病导致的新生血管有显著不同：①炎症所致的视网膜新生血管预后相对较好，可能是因为血管炎容易导致玻璃体后脱离，从而缺少了新生血管往玻璃体内生长的支架；②视网膜血管炎在用药物控制后，如炎症消退，新生血管可随之消退；③有炎症的情况下行激光治疗可能使原有炎症加重，诱发新生血管。

1. 治疗原则

（1）视网膜血管炎激光治疗前，需要先用药物控制炎症。

（2）光凝适应证：一般限于对视网膜新生血管、毛细血管无灌注区、微动脉瘤和动静脉短路的血管进行治疗。

2. 光凝方法对于扁平的视网膜新生血管，一般选用氩激光，中等强度光斑治疗；隆起的新生血管则需要光凝新生血管起源部位的血管；如果出现视盘新生血管，应考虑全视网膜光凝。

#### （二）低灌注性视网膜血管闭塞

低灌注性视网膜血管闭塞（occlusive retinal arterial/venous diseases from retinal hypoperfusion）除视网膜血管自身的循环异常导致的低灌注外，视网膜血管低灌注还可由低血压和高眼压、颈动脉和眼动脉阻塞以及心血管异常引起。一般而言，低血压很少引起视网膜缺血，除非患者既往存在可以导致视网膜血流减少的疾病。高眼压可以导致视神经和视网膜缺血。引起颈动脉和眼动脉阻塞的原因很多，包括：动脉粥样硬化、巨细胞动脉炎、纤维肌肉结构不良、颈动脉夹层血管瘤、高安病（大动脉炎）、手术并发症、Takayasu病、海绵窦血栓形成等。引起颈动脉快速阻塞的疾病有颅动脉炎、毛霉菌病、带状疱疹引起的视网膜梗死。先天性心脏病例如Eisenmenger综合征也可以引起视网膜血管低灌注。

1. 临床特点 由颈动脉阻塞导致的视网膜血管低灌注较为常见，其临床表现多种多样：①一过性黑矇；②广泛分布的散在视网膜点状出血和视网膜静脉轻度扩张（图20-1-40），表现为静脉淤滞性视网膜病变；③视网膜动静脉扩张以及棉绒斑；④视网膜毛细血管改变，包括微动脉瘤、黄斑囊

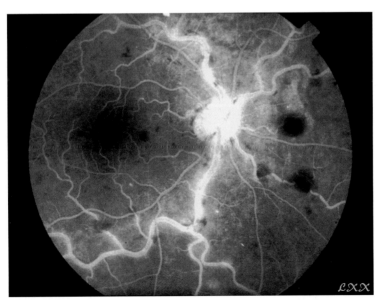

图 20-1-40　颈动脉阻塞导致的视网膜血管低灌注，FFA 晚期像。可见广泛分布的散在视网膜点状出血、视网膜静脉迂曲扩张、视盘新生血管

样水肿以及无灌注区;⑤周边大片无灌注区、视网膜新生血管形成以及出血(图 20-1-41);⑥不同程度的视网膜分支或中央动/静脉阻塞;⑦缺血性视神经病变;⑧与上述表现相关的葡萄膜炎、新生血管性青光眼以及迅速进展的白内障(眼缺血综合征)。

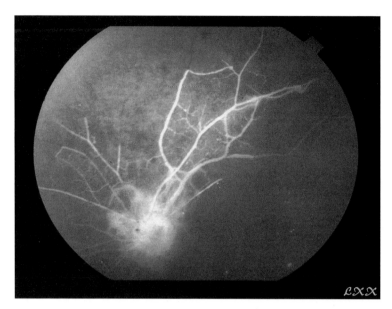

**图 20-1-41** 颈内动脉粥样硬化导致的缺血性视网膜病变晚期,可见视盘新生血管

2. 治疗原则

(1) 对于颈动脉狭窄引起的视网膜血管低灌注,应采用手术或者支架植入解除血管狭窄。

(2) 激光适应证:主要针对视网膜低灌注引起的无灌注区以及视网膜新生血管进行治疗。

## 九、视网膜大动脉囊

视网膜大动脉囊(retinal macroaneurysms)多位于黄斑附近第三小分支动脉交叉处(图 20-1-42A)。动脉周围毛细血管扩张,可有微动脉囊形成及荧光素渗漏。囊体周围可有散在岛状无灌注区。

视网膜大动脉囊为获得性血管异常,常发生视网膜前、视网膜内和视网膜下出血以及玻璃体积血。少数患者多次出血。视网膜大动脉囊常见于高血压患者,有时也可伴随视网膜分支静脉阻塞出现。75% 的 BRVO 患者存在高血压,因此认为视网膜大动脉囊的形成可能与高血压相关。动脉囊可以是多发的,约 10% 双侧发病。

(一) 临床表现

1. 患者常因视网膜或玻璃体积血、影响到黄斑的视网膜水肿而视力下降。

2. 检眼镜下可以看到视网膜动脉上的动脉囊,常发生在上下黄斑血管弓的动脉上,周围有黄色渗出斑。

3. 荧光素眼底血管造影显示动脉上的大动脉囊,以及动脉囊周围由于渗出导致的弱荧光区。

4. 眼底可发生视网膜前、视网膜内和视网膜下出血以及玻璃体积血。

(二) 光凝方法

对于视网膜大动脉囊,应光凝囊体本身,用低能量、长时间、大光斑光凝至囊体发白即可(图 20-1-42B)。周围反应性扩张的毛细血管也可以适度光凝。可选用黄光。1 个月后可以再次光凝,光凝的目的是使大动脉囊被纤维包裹,防止出血。用此法光凝,很少导致动脉闭塞。光凝参数见总论光凝固治疗模式"微动脉囊的直接光凝"。

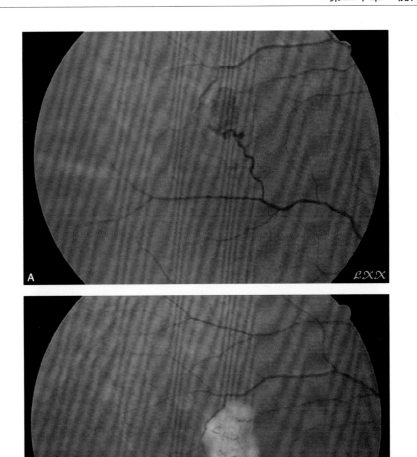

图 20-1-42　视网膜大动脉囊

A. 光凝前;B. 光凝后

## 十、眼内大的肿瘤

### (一) 视网膜血管瘤

视网膜血管瘤是一类视网膜毛细血管瘤(retinal capillary haemangioma),光镜下可以看到这类血管瘤存在较多血管管道和分散的胶原细胞,如果合并神经系统血管瘤称为 Von Hipple-Lindau 综合征,为常染色体显性遗传(第三常染色体短臂的基因突变),还可发生嗜铬细胞瘤(pheochromocytoma)多器官囊肿和肾脏透明细胞癌(renal clear-cell carcinomas)除个别病例外多数是双侧的。眼底有两种类型,一种长在视盘旁,一种长在视网膜周边部。第一个毛细血管瘤常发生在颞侧周边,最初表现为微血管瘤,以后逐渐缓慢增大,呈橘红色,有一根扭曲扩张的营养动脉和一根回流静脉(图 2-1-43)。两种类型都可以出现黄斑部的硬性渗出,随着这种异常发育的血管病变的进展,血浆的渗出,严重者发生渗出性视网膜脱离。

1. 病例选择

(1) 小的视网膜血管瘤。

(2) 视盘外的血管瘤。

(3) 没有液体的血管瘤,如果有,要先引流液体,否则影响光凝的反应。

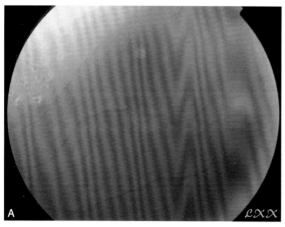
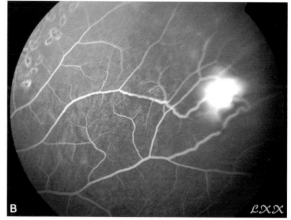

**图 20-1-43 视网膜血管瘤**
一 21 岁女性,左眼视力 0.25,jr1。A. 眼底像;B. FFA 显示血管瘤有 2 条滋养血管,患者右眼是一较大的血管瘤,合并视网膜脱离。左眼的血管瘤可以用光凝治疗

2. 光凝方法
(1) 波长选择绿色、黄色。
(2) 直接光凝瘤体,长曝光时间,3 级激光斑反应(参照 TTT 方法)。
(3) 光凝近瘤体的滋养动脉,以降低血流。
自光动力激光发展以来,不断有报道使用常规剂量治疗视网膜血管瘤可以使视网膜下液吸收[23,24]。

**(二) 脉络膜血管瘤**

脉络膜血管瘤(choroidal hemangioma)有两种类型,一种是局部的脉络膜血管瘤(图 20-1-44),这种类型的患者往往未累及全身其他系统。病变通常在赤道后,表现为红色或橘黄色,常常在视盘颞侧。肿瘤常产生继发性视网膜脱离,导致视物模糊,变形,变小。肿瘤可影响表面的色素上皮,导致视网膜囊变。第二种类型是弥漫的脉络膜血管瘤,常常发生在 Sturge-Weber 综合征的患者,临床较少见。脉络膜血管瘤生长缓慢,发病年龄多数在 20 岁以后。局部脉络膜血管瘤分为大、中、小瘤,基底<5mm,厚度<2mm 分类为小瘤子,基底 5 ~ 10mm,厚度 2 ~ 3mm 分类为中等大小的瘤子,基底>10mm,厚度>3mm 分类到大的瘤子。双侧病变占到 20% ~ 51%。Sturge-Weber 综合征由于房角受累常合并青光眼。

1. 病例选择
(1) 小和中度大的孤立型脉络膜血管瘤。
(2) 存在视网膜下液。
2. 热激光光凝方法
(1) 光波选择氪红或 810nm 穿透较深的波长。
(2) 光斑呈融合状的灰白色反应。
(3) 时间设定可以参照 TTT 激光。
3. 光动力学激光使用常规设置的光动力学治疗参数可以有效地破坏脉络膜血管瘤[25-28](图 20-1-44)。疗效判定:①B 超显示肿瘤高度降低,甚至变平(图 20-1-44F)。②视网膜下液吸收或减少。
TTT 激光对于较小的血管瘤可以有效地破坏[29,30]。使用常规剂量的光动力学激光治疗小的脉络膜血管瘤可以促进视网膜下液的吸收。

光凝前光凝后

**(三) 脉络膜黑色素瘤**

脉络膜肿瘤中最常见的是原发性脉络膜黑色素瘤(choroidal melanoma),欧美国家白种人年发病率达 5 百万 ~ 7 百万。全身转移发生在 10 ~ 15 年后。检眼镜下肿瘤呈橘皮色,表面可有玻璃膜

光凝前　　　　　　　　　　　　　　光凝后

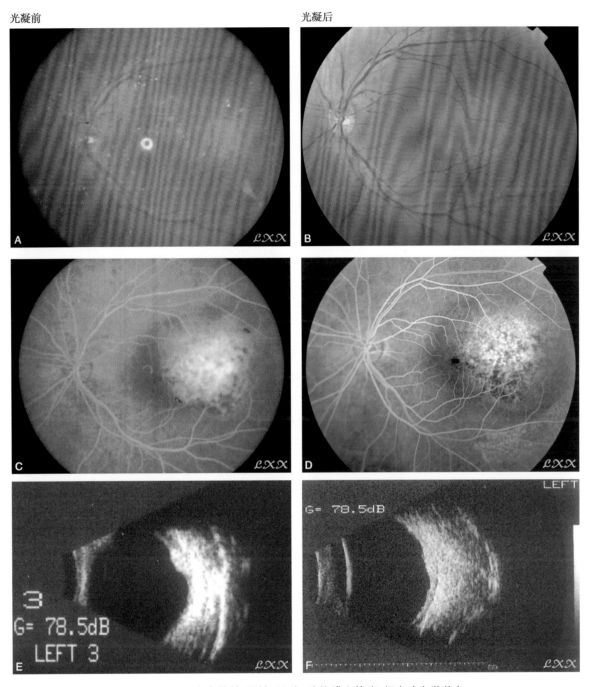

**图 20-1-44　患者林某,男性,43 岁,脉络膜血管瘤,行光动力学激光**

A、C、E. 治疗前的眼底像、FFA 和 B-超;B、D、F. 显示治疗后 6 周血管瘤缩小,视力从治疗前的 0.7 增加到 0.9。超声显示治疗后瘤体变平

疣样物。肿瘤常合并视网膜下液,甚至渗出性视网膜脱离。FFA 可以看到肿瘤内的血管,A-超声波显示肿瘤内呈中低反射。

1. 病例选择瘤体位于赤道后部

(1) 肿瘤直径<12mm。

(2) 肿瘤高度<3.5mm。

(3) 肿瘤部位:赤道后。

2. 光凝方法可以用大的光斑和较长的曝光时间,较低的激光功率对肿瘤进行直接光凝(TTT光凝),产生大的组织容积效应,达到破坏肿瘤的目的,如 0.5 毫秒或 1 秒,或 80 秒。1～2 级光斑功率,500～1000μm 的光斑直径。光斑范围要覆盖全部肿瘤及其边缘(图 20-1-45),具体方法详见治疗模式的 TTT 激光。

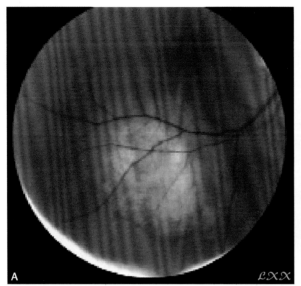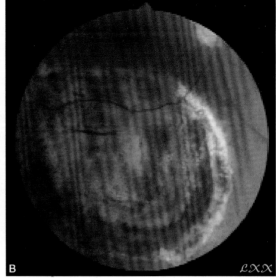

图 20-1-45　脉络膜黑素瘤 TTT 光凝前后
A. 光凝前;B. 光凝后

## 十一、视网膜裂孔的光凝治疗

视网膜脱离的预防性治疗主要是针对发生视网膜脱离的高危因素进行光凝,如一眼发生视网膜脱离,对另一眼的格子样变性进行光凝。近几年国际眼科理事会(International Council of Ophthalmology,ICO)在循证医学的基础上编写了临床推荐指南(Preferred Practive Pattern,PPP),根据 PPP 中"玻璃体后脱离、视网膜裂孔和格子样变性"提出的原则,病例选择和以往教科书中内容不同,做了修改。

(一) 病例选择
1. 急性有症状的马蹄形视网膜裂孔可以立即进行光凝治疗。
2. 外伤性视网膜裂孔通常需要光凝治疗。
其他急性有症状的带盖视网膜裂孔、无症状的马蹄形视网膜裂孔、无症状的带盖视网膜裂孔、无症状的萎缩性圆形裂孔、没有裂孔的无症状的格子样变性、无症状的锯齿缘断裂通常可以随诊,不需治疗。

(二) 治疗方法
详见治疗模式中的"裂孔光凝"。

## 十二、中心凹外脉络膜新生血管膜的光凝

脉络膜新生血管膜(choroidal neovascularization,CNV)常发生于老年黄斑变性,病理性近视,也可继发于肉芽肿型脉络膜炎和不明原因的特发性 CNV。

年龄相关性黄斑变性是 65 岁以上人群中致盲的首要眼病,由脉络膜血管、视网膜色素上皮细胞(RPE)和神经上皮退行性变引起的一组不可逆性视力下降或丧失[31]。黄斑中心凹的脉络膜新生血管膜导致渗出/出血最后瘢痕化是丧失视力的主要原因[32-37]。

病理性近视又称高度近视或变性性近视,指眼球不断增长,色素上皮和脉络膜变薄,屈光超过−8.0D,眼轴大于 32.5mm。眼轴 26.5mm 以上,患者约有 5%～10% 发生脉络膜新生血管膜。

判断肉芽肿性的葡萄膜炎,一是根据眼前段出现的典型体征,如羊脂状 KP、Busacca 结节,二是根据眼底出现局限性或多灶性脉络膜炎性病灶。此类肉芽肿性脉络膜炎,常常由于感染引起,应注意对各种传染病尤其是结核、麻风、梅毒等进行筛查。如果排除上述全身病可诊断特发性 CNV。

**(一) 临床特点**

患者出现视物变形和视力下降,检眼镜下可以看到黄斑区内出现水肿,视网膜下膜状物,部分患者可合并视网膜内或视网膜下的出血、渗出。借助 FFA 可以看到 CNV 呈经典型或隐匿型改变。

**(二) 病例选择**

1. 活动性病变 CNV 的活动性病变在 FFA 显示荧光渗漏超出原有的病变,或者合并出血、渗出或 RPE 脱离,OCT 可以看到视网膜下液的存在。

2. 位于距中心凹 750μm 外的视网膜下新生血管可以考虑用普通多波长激光的红激光治疗,也可以选择 TTT 激光。应行荧光素眼底血管造影(72 小时以内)参考新生血管位置及范围,光凝能量要充分,一个光斑接一个光斑治疗,不留间隙。

3. CNV 病灶小于 3.5 个视盘直径(disc diameter,DD)。

4. 参考近期的 FFA 和 OCT 的资料,最好不要超过 3 天。

**(三) 光凝治疗**

1. 多波长激光

(1) 波长可首先选择红激光,其次黄激光和绿激光,当合并出血时选择红激光较好,激光能量可不被出血斑上的血红蛋白吸收,直接到达 CNV。CNV 的破坏需要较强的激光,当激光反应强时,各波长之间的差距较小,所以上述几种波长均可。多波长激光使用这种较强的光斑反应使 CNV 的复发率下降[38-40]。

(2) 光斑大小选择 50～100μm,0.2 秒曝光时间。

(3) 光斑要覆盖全部 CNV。

2. TTT 激光(波长 810nm)TTT 是一种大光斑,低照射,长曝光的激光光凝手段,保持激光能量与视网膜光斑的尺寸成一定比例可以帮助确保不同视网膜光斑大小下视网膜升高相同的温度。由于使用阈值下反应,光凝能量低,对视网膜神经上皮的破坏性较小[40]。

(1) 标准的 TTT 治疗[38,41,42]:对于轻色素患者隐匿性的 CNV 有效:用 800mW 能量,3.0mm 光斑,60 秒,使用 Goldmann 眼底接触镜,放大倍数×0.93,在眼底得到一个 3.23mm 大小光斑,这使视网膜的照射量为 10W/cm²,能量与直径比 248mW/mm(而不是能量/面积)。通过这个比率可以演算出对于通过不同激光透镜和裂隙灯适配器(SLA)光斑设定的组合[43-45]。

(2) 中国人 TTT 激光推荐能量见表 20-1-5:

表 20-1-5  TTT 激光推荐能量

| 光斑大小 mm) | 实际大小(视网膜上)(mm) | 能量(mW) | 时间(秒) | 能量/直径(mw/mm) |
| --- | --- | --- | --- | --- |
| 0.5 | 0.53 | 60～70 | 60 | 124 |
| 0.8 | 0.85 | 100～110 | 60 | 124 |
| 1.2 | 1.28 | 160 | 60 | 124 |
| 2.0 | 2.13 | 265 | 60 | 124 |
| 3.0 | 3.19 | 400～600 | 60 | 124 |

用 Area Centralis 激光镜(84°/×0.94)

(3) 治疗时注意事项:

1) 治疗中使用一个狭窄的裂隙和中等亮度的照明"骑跨"红色的瞄准光斑用来监测 TTT 过程中眼底的细微变化,同时将红色的瞄准光调节至可以看见的最暗程度。

2) TTT 治疗 CNV 中视网膜没有任何变化(阈下或阈值),患者感觉微胀,而治疗肿瘤是出现明显的灰白变化(阈上)患者感觉胀痛。

3）治疗 CNV 过程中如观察到激光部位任何的色泽变化则应立刻暂停激光能量降低 20% 后继续完成一分钟的疗程。

4）光斑大小以遮盖病变最大线径稍扩大一些为原则。

5）治疗过程中任何的中断,均要完成一分钟,以累计足够的治疗能量。

6）治疗中透镜不能倾斜使裂隙灯传送一个等焦面的正圆形且均一的照射。

7）病变范围大,可用 2 个以上光斑[46,47]。经过治疗后部分患者渗出可以减轻(图 20-1-46,图 20-1-47)。

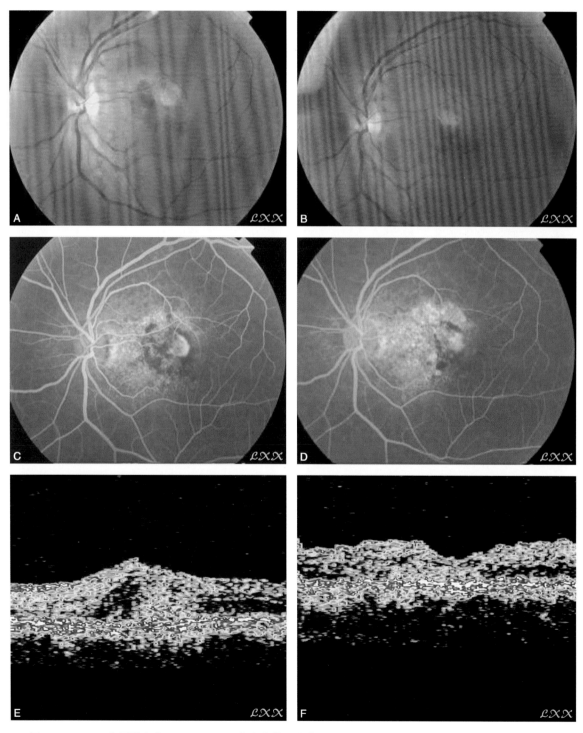

图 20-1-46　52 岁男性患者,A、C、E. TTT 激光前的眼底像、FFA 和 OCT(从上到下);B、D、F. 激光后。这是近中心凹的 CNV 合并中心凹部的水肿和 RPE 改变。视力从激光前的 0.1 到激光后的 0.4

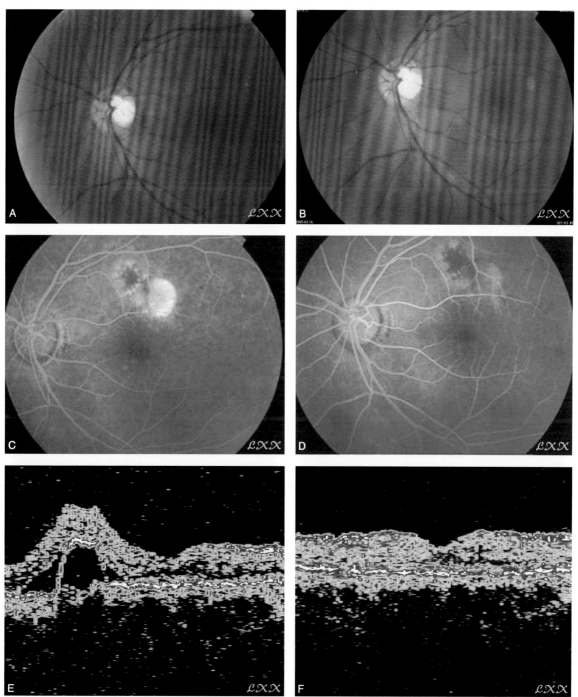

图 20-1-47　65 岁的男性患者中心凹外的 CNV,A、C、E. TTT 激光前的眼底像、FFA 和 OCT;B、D、F. 激光后。患者视力从激光前的 0.5 提高到激光后 0.8,FFA 显示激光后 RPE 脱离消退,OCT 显示中心凹厚度恢复

（四）治疗效果

不论患者脉络膜新生血管是在中心凹下、中心凹旁、或者中心凹以外,3 年内 39% ~54% 的患者 CNV 复发,5 年内经典为主型 CNV 复发的比例是 76%。有研究发现中心凹外的光凝可以显著降低视力恶化的风险,12 个月后视力下降 3 行以内的绝对危险度激光治疗组为 41%,未治疗组为 20%,相对危险度为 2.00,95% 可信区间 1.13 ~3.61[48]。

**（五）CNV 的 TTT 治疗结果**

使用低功率的 TTT 治疗老年黄斑变性隐匿性新生血管膜在 21 世纪初进行了尝试,治疗结论不同,有报告显示视网膜下液消退较快,但多数作者报告治疗眼和安慰剂组比较避免了中或重度视力下降,治疗组约有 4 个字母优于安慰剂组,但两组差异无统计学意义。但发展中国家仍用 TTT 治疗中心凹外的新生血管膜[49-51]。

## 十三、光凝固治疗的主要并发症

光凝固治疗如果波长选择不对,或治疗参数选择不当,不仅不能治愈原发病,还会导致一些并发症的产生,如:

1. 玻璃体积血常发生在玻璃体已存在少量出血,选用波长短的蓝光或绿光,血细胞内的血红蛋白吸收蓝绿光的能量引起玻璃体收缩,牵拉视网膜新生血管,导致玻璃体积血。

2. 视网膜裂孔发生在设置常数不当,如曝光时间短于 0.1 秒,功率选择高,产生爆破效应,也可以造成 Bruch 膜破裂。视网膜的裂孔可以导致视网膜脱离。

3. 脉络膜脱离发生在视网膜接受大面积光凝,特别是肾功能较差的患者。密集的全视网膜光凝分两次完成很少合并脉络膜脱离。

4. 脉络膜新生血管膜曝光时间短、激光功率高造成玻璃膜穿孔,脉络膜毛细血管长入视网膜下出血纤维化形成脉络膜新生血管膜。

5. 虹膜烁伤发生在使用蓝激光和绿激光,特别是使用三面镜,激光进入眼内时被虹膜的色素吸收导致虹膜的片状萎缩。

6. 牵拉性视网膜脱离发病原因同玻璃体积血,玻璃体的血细胞吸收蓝色或绿色激光引起玻璃体收缩,也可以产生牵拉性视网膜脱离。

激光为眼底病开辟了广阔的治疗前景,大大降低了眼底病的致盲。尽管视网膜的激光光凝能有效地控制或治愈部分视网膜病变,但应意识到激光治疗是一种有创性治疗,不规范使用会影响治愈率,甚至造成视功能的损伤。遵循国际上有循证力度的研究所形成共识的方案指导治疗,是本指南遵循的基本原则,希望大家能从本书中获益。

通过规范激光治疗的原则和方法,相信会使我们的治疗水平有所提高,医疗质量有所保证。让患者得到更好、更有效的治疗。

（黎晓新）

# 第二节　光动力学激光治疗

PDT 是通过静脉注入非毒性的光敏药物,继而采用非热能半导体激光装置发出特定波长的光将其活化。在氧存在的条件下,药物被激活而产生单线态氧和氧自由基,继而杀伤临近的细胞和组织[52]。目前在眼科,PDT 主要用于治疗 CNV,PCV,中心性浆液性脉络膜视网膜病变和眼部肿瘤。

## 一、PDT 治疗 CNV 的机制

### （一）PDT 作用原理

PDT 主要通过给患者静脉注射光敏剂和在准确定位的病灶部位照射一定波长的激光两个步骤来完成。光敏剂经血液循环至 CNV 内,并可聚集至较高水平;经过特定波长的激光照射 CNV 从而激活光敏剂,使组织内的正常氧转变为单线态氧,后者能损坏新生血管内皮细胞、刺激血小板聚集,最后形成血栓使管腔阻塞,从而封闭 CNV。由于单线态氧的半衰期极短,光敏剂的细胞毒性活动只局限于病灶内,不至伤及周围组织。邻近病灶外的组织内,虽然也会经血液带进一些光敏剂,但其浓度不如 CNV 内高,而且位于激光照射范围之外,不至于出现细胞毒性,故可维持附近组织功能完好。

　　研究发现,目前治疗 CNV 最常用的光敏剂 Visudyne 能够选择性积聚于新生血管组织,是由于亲脂性的维替泊芬(verteporfin)-Visudyne 组成中的活性化学成分,通过 LDL 受体介导而被细胞摄取。静脉注射后,循环中的维替泊芬与 LDL 结合[53]。维替泊芬选择性地聚集于新生血管内,包括新生血管内皮组织[54],这可能是因为增生活跃的细胞中 LDL 受体的表达和对 LDL 的摄取都增加所致[55,56]。一旦维替泊芬与内皮细胞膜表面受体结合,它就会被细胞摄取,与细胞内或胞浆的成分结合[53]。

### (二) 氧的作用

　　光动力作用的发生需光敏剂、适当波长的光、适当浓度的氧、适度的温度四者同时存在。其机制为:光敏剂与适当波长的激光、适当浓度的氧、适度的温度同时存在时,基态的光敏剂经短暂存在的激发状态的单线态光敏剂转变成激发状态的三重态光敏剂,此激发状态的三重态光敏剂可进行两种反应:第一种反应,激发状态的三重态光敏剂通过形成氧自由基直接启动光化学反应(Ⅰ型光化学反应机制)。第二种反应,激发状态的三重态光敏剂将它的能量转移给氧,形成高反应单线态氧,间接发动光化学反应(Ⅱ型光化学反应机制)。Ⅰ型反应产生的氧化物和Ⅱ型反应产生的单线态氧都具有细胞毒作用,两种作用所占比例与光敏剂的种类、组织类型、氧浓度、组织与光敏剂的连接程度有关。多数学者认为单线态氧是光动力作用诱导肿瘤或新生血管坏死的主要损伤形式[57-59]。

### (三) PDT 作用机制的假设

　　目前关于 PDT 破坏 CNV 的作用机制主要有三种假设:细胞损伤、血管损伤和免疫破坏机制;一般认为血管损伤机制发挥主要作用。

　　1. 血管损伤机制光照几秒钟后,血小板就开始聚集,随后血管收缩、扩张,最后血流淤滞,组织出血,24 小时后组织开始崩解结痂。血管损伤的机制与内源性血管活性物质的释放有关:①富含胶原纤维、网状纤维、弹性纤维的血管壁及其外周组织中光敏剂含量较高,单线态氧容易导致血管内皮的损伤,内皮损伤后可引起钙离子的释放,激活凝血系统;②许多亲脂性的阴离子光敏剂优先分布于膜性结构,单线态氧激活了膜上的磷脂酶 $A_2$ 和环氧化酶,磷脂酶 $A_2$ 可以催化花生四烯酸从膜磷脂中释放出来,花生四烯酸可以合成前列腺素和内过氧化物,在环氧化酶的作用下,进一步合成血栓素 $A_2$;③组织中的肥大细胞有高浓度光敏剂分布,单线态氧可以诱发肥大细胞脱颗粒,从而释放组胺、前列腺素 $D_2$、血小板激活因子等介质。此外,白介素、肿瘤坏死因子等也参与血管损伤过程[57,60,61]。

　　2. 细胞损伤机制许多实验都提示,PDT 过程中,细胞膜、线粒体、溶酶体、内质网、核膜、DNA 等细胞的重要组成部分都受到损伤。单线态氧穿透深度仅 0.1mm,其最初攻击部位主要是有高浓度光敏剂分布的亚细胞器。所以,使用不同的光敏剂,亚细胞器的损伤是不同的。①某些亲水性阴离子光敏剂优先分布于溶酶体,单线态氧起初攻击目标为溶酶体,导致溶酶体通透性增加,溶酶体内的各种水解酶被释放,可引起细胞损害。此外溶酶体内的光敏剂可以被水解成各种单体,单体光敏剂从溶酶体释放后,又可以重新在细胞内分布,再次发生光动力学杀伤作用。②某些亲脂性阴离子光敏剂优先分布于细胞膜性结构,单线态氧起初的攻击目标为膜性结构。膜蛋白和膜脂的损害可能是单线态氧的主要损伤形式。单线态氧可以引起膜上未饱和磷脂和类固醇被过氧化,导致膜的通透性增加和流动性丧失。单线态氧可以引起氨基脂和多肽内部或分子间进行交联(主要是组氨酸和色氨酸),抑制了膜性结构中酶和受体的生物合成[62]。③某些阳离子光敏剂优先分布于线粒体,单线态氧可以抑制细胞呼吸链的细胞色素氧化酶、琥珀酸脱氢酶等,从而影响细胞的能量代谢[53]。④很多实验表明,目前常用的光敏剂几乎都分布于细胞核以外,而单线态氧的穿透深度仅

0.1mm,不能通过核膜,但仍有不少学者的实验提示光动力疗法后出现了DNA链的断裂、不稳定碱基对形成、DNA-DNA及DNA-蛋白异常杂交、姊妹染色体互换、染色体畸变等变化。一般认为DNA损伤在PDT中不起重要作用[63,64]。

3. 免疫破坏机制在治疗各种肿瘤时已得到证实,PDT可以提高组织细胞的分裂水平[65],提高具杀伤活力的T淋巴细胞的活性[66],提高自然杀伤力NK细胞的活性[67],提高与肿瘤相关的巨噬细胞的积聚,巨噬细胞可以释放TNF-α和参与巨噬细胞介导的细胞毒作用[68]。

## 二、光敏剂

早期试验所使用的光敏剂不仅吸收波长较长、体内清除速度慢,而且对不同波长光线的选择性吸收也不甚理想。近年来随着对光敏剂材料的深入研究,许多高效、高选择性、可迅速从体内清除的光敏剂陆续面世,尤其是多种眼用光敏剂引入临床使用,使PDT在眼科的应用得到迅速发展。

应用于眼科的光敏剂必须符合以下条件:①高效,有确定的吸收峰;②可迅速从体内排除;③可选择性积聚在新生血管内;④具有较好的耐受性和安全性。

目前,眼科临床常用的光敏剂有以下几种:

### (一) 苯丙卟啉衍生物单酸(benzoporphyrin derivative monoacid, BPD-MA)

目前治疗CNV最常用的光敏剂,也称维替泊芬(verteporfin),商品名Visudyne。BPD-MA是二氢卟酚型分子,由两种异构体以1:1比例组成,每种异构体含有一对镜像结构,所以在体内和体外都有相似的药理活性[69,70]。分子式$C_{41}H_{42}N_4O_8$,相对分子质量为718.81。它被制成脂质体以增加在血中的溶解度,当脂质体形式的Visudyne从静脉给入后,维替泊芬迅速与脂质体赋形分离,而与血浆脂蛋白结合。体外研究显示:人血浆中,放射性标记的维替泊芬有6%与白蛋白结合,而91%均匀地分布在HDL、LDL和VLDL的成分中[71]。与脂蛋白结合使得维替泊芬可以通过LDL受体介导途径或直接弥散,而被新生血管中生长活跃的内皮细胞摄取。

BPD-MA的吸收光谱在长波长段,而且有几个吸收峰,其中在680~695nm区域有一个较强的吸收峰。维替泊芬对689nm的光有强烈的吸收,它可以穿透薄层的出血、黑色素和纤维组织,天然物质对这一波长的光吸收微弱[1]。维替泊芬最强的吸收峰在400nm,但是因为这与氧合血红蛋白的吸光峰相同,所以临床治疗CNV一般不采用这一波长的光[52]。

Kramer[72]于1996年通过治疗实验性CNV,对BPD-MA的剂量、激光功率密度、照射时间以及积分光通量等参数进行了系统研究,确定了最佳参数组合。Husain[73]通过动物实验证实BPD-MA治疗CNV的有效性和对正常视网膜及脉络膜的安全性。该研究通过FFA及光、电镜检查证实,当BPD-MA剂量为0.375mg/kg、激光功率密度为600mW/cm²、积分光通量为150J/cm²时,32个病灶中有23个病灶24小时内新生血管闭塞,28个病灶4周内新生血管闭塞;对正常视网膜光凝区进行4~7周观察,除视网膜外层出现富含色素的细胞及畸变视网膜色素上皮细胞外,视网膜内层保持完整。

### (二) 锡乙基初紫红素

锡乙基初紫红素(tin ethyl etiopurpurin, SnET2)商品名Purlytin,此类光敏剂因侧链及中心金属阳离子不同而显示不同的吸收峰及激发峰。SnET2含锡离子,其吸收峰为664nm。

### (三) 得克萨菲啉镥

得克萨菲啉镥(lutetium texaphyrin)相对分子质量为1165.4,有两个吸收高峰,474nm和732nm,后者更适于PDT。得克萨菲啉镥的特点是既可用于荧光素眼底血管造影,又可作为光敏剂进行治疗,具有很好的应用前景[74]。

### (四) 单天门冬酰胺二氢卟吩 e6

单天门冬酰胺二氢卟吩e6(mono-l-aspartyl chlorin e6, NPe6)光敏时间短,激发效率高,最高吸收峰为 664nm,用药 4~6 小时后光照效果最佳;体内完全清除需 4 周。

### (五) 其他近期开发的新型光敏剂

如氯化铝磺酸肽菁(chloroaluminum sulfonated phthalocyanine,CASPc)、ATX-S10(Na)等,它们的最高吸收峰分别为 675nm 和 670nm。

在大量动物试验及临床筛选的基础上,维替泊芬被证实为 PDT 治疗 CNV 的理想光敏剂。维替泊芬为绿色冻干粉末,每瓶 15mg,避光保存。使用时首先将冻干粉末溶于注射用水 7.5ml 中,轻轻摇晃使其充分溶解至混悬液,溶解后必须在 4 小时内使用;以 6mg/mm² 体表面积为标准,计算总使用量。在暗室内经肘静脉滴注,10 分钟滴注完毕。维替泊芬以脂质体形式进入体内,在血中与 LDL 结合成 LDL-血卟啉复合体(LDL-Verteporfin)后,与 CNV 内皮细胞受体结合。维替泊芬可被视网膜色素上皮细胞吸收,因此其在 CNV 内皮细胞内的高度选择性,尚取决于严格选定光照时机。理想的光照时机为滴注维替泊芬结束后 15 分钟。滴注时应防止溶液外漏,否则局部皮肤受光照后可导致Ⅲ度灼伤。

PDT 时必须借助裂隙灯和导光纤维,将低能量激光引入眼内。注射光敏剂后至实施光照的准备时间仅约 5 分钟,因此,熟练掌握裂隙灯操作是十分必要的。在开始治疗前,应反复熟练注射及裂隙灯下操作的全部过程。PDT 使用的激光为低能量激光,治疗中无光凝效果,因此预设能量参数必须准确。PDT 必须通过接触镜观察并确定眼底病变范围,而常用接触镜视网膜放大系数各不相同,因此接触镜的视网膜放大系数亦是影响治疗的因素。

用于维替泊芬光动力治疗的低能量激光为半导体激光,波长 689nm,与 BPD-MA 最大吸收峰吻合。计算机软件自动控制系统可将输入的病变区最大直径和接触镜视网膜放大系数等参数直接转换,设定出激光光斑直径及功率密度值,并自动换算积分光通量以控制治疗。在治疗过程中,可使用红色瞄准光观察病变区,其光斑直径与实际激光斑相同。持续光照时间为 83 秒。以视盘为中心 200μm 以内范围为禁止光照区。治疗后患者应避光 24~48 小时。

总之,维替泊芬经过大样本、多中心、随机、对照的临床实验研究,已经证实其有效性。最近,人们正在使用 Purlytin 进行相似的研究。得克萨菲啉镥、NPe6 以及更新型的光敏剂 ATX-S10(Na)都是亲水性复合物,能够迅速到达靶组织,组织浓度高并且清除迅速,是很有前途的光敏剂。

## 三、PDT 的主要不良反应

对进行 PDT 治疗的 1094 例患者的安全性评价认为:维替泊芬治疗有较好的耐受性,因维替泊芬治疗不良反应而退出试验的比率极低(3.8%)。主要的不良反应如下。

### (一) 严重不良反应

在维替泊芬治疗组,治疗相关严重不良反应的发生率是 3.5%,对照组是 1.4%,没有死亡病例。TAP(treatment of age related macular degeneration with photodynamic therapy)研究中,6 例维替泊芬治疗患者发生了严重不良反应,包括胃肠道出血、右侧肢体疼痛伴血压升高和呼吸困难、脉络膜上腔出血、严重的注射部位疼痛、皮肤红疹和输液有关的背痛。VIP(verteporfin in photodynamic therapy)试验出现的严重不良反应还包括严重的视力下降,有中心性盲点、玻璃体积血、黄斑下出血和低钠血症。有 1 例患者因在输液后 2 分钟发生呼吸困难和面色潮红而退出了试验,停止输液并输入糖皮质激素后 15 分钟内呼吸困难得到缓解。

### (二) 眼部不良反应

视力下降是 CNV 疾病自然病程得一部分,因此只有当患者自发报告视力下降,或发现与疾病自然病程的常见形式不一样时,视力下降才被认为是不良反应。包括严重的视力下降(在治疗的 7 天内,视力下降≥4 行),小动脉或小静脉无灌注,至少 1MPS 视盘面积的视网膜毛细血管无灌注,玻璃体积血。

据报道,最常见的眼部不良反应是暂时性视力障碍,这些不良反应通常发生在治疗后的几天内,有视物朦胧、模糊和闪光感,一般在几天到几周自然消退。

**（三）全身性不良反应**

1. 注射部位不良反应包括注射部位脱色、水肿、药物漏出、纤维化、出血、超敏反应、炎症和疼痛。据观察,如果严格遵守静脉输液程序,在 10 分钟的给药过程中仔细观察患者,这一不良反应可降低到最低,特别是降低外渗的发生。

2. 与药物注射相关的背痛疼痛为轻到中度,具体机制尚不清楚。目前尚无任何溶血、过敏反应和肾毒性的表现,通常注射结束后症状就会缓解。当再次给药时,有部分患者没有再发生背痛。

3. 光敏反应一般是轻中度的暂时性反应,源于治疗后 3 天内接受直接日光照射,1 星期内可以得到缓解。光敏反应发生的减少与患者的依从性和良好的宣教有关,遵守避光保护指导可以大大减少这类不良反应的发生。预防措施包括:避免直接日光或较强的室内光照射;在治疗后 48 小时内外出要戴深色的太阳镜;重新安排口腔或外科手术,以避免较强的手术灯光照射。

## 四、PDT 治疗 CNV 的国内外最新进展

### （一）TAP 研究

1999 年,由北美和欧洲的研究人员组成的 TAP 研究组针对继发于 AMD 的 CNV,进行了多中心、双盲、安慰剂对照的 PDT 治疗的Ⅲ期临床试验研究,随访 12 个月及 2 年后,结果显示视力稳定或提高的患者,在治疗组有 61%（246/402）,而安慰剂组为 46%（96/207）,因此推荐对继发于 AMD 的典型性为主性 CNV 进行 PDT 治疗[75]。

根据 TAP 研究 2002 年的结论,对于黄斑区中心凹附近 CNV 的治疗作出了指导性的建议:中心凹以外的 CNV 可以使用激光治疗;邻近中心凹的 CNV 可以使用激光或者 PDT 进行治疗;中心凹下的 CNV 如果病变是以典型性为主的 CNV 用 PDT 治疗;如果病变是轻微典型性 CNV,则以观察为主;如果病变是隐匿性无典型性的 CNV,病变稳定,近期没有发展,则以观察为主;如果病变发展,病变范围小于 4 个视盘面积（DD）,用 PDT 治疗;如果病变范围大于 4DD,视力低于 20/50 者,可以用 PDT 治疗;视力高于 20/50 者,则以观察为主[76]。

随着对治疗结果的进一步观察,2003 年 TAP 又对这一建议做出修改:对于轻微典型性 CNV 患者,至少每 3 个月随访 1 次,如果病情稳定,可以定期观察;如果视力减退、FFA 显示病变有发展,也可以应用 PDT 进行治疗。因为临床观察到有些轻微典型性 CNV 的病变可以发展,而且可以从轻微典型性 CNV 转变成典型性 CNV,有时这些变化可以发生在视力尚未减退以前[77]。

TAP 研究组对典型性为主型 CNV 的视力以及安全性进行了 4 年的总结,原纳入 609 例（402 例治疗,207 例对照）,后来扩大又纳入 476 例（320 例治疗,156 例对照）,在最后第 4 年随访共 93 例。PDT 治疗平均次数为:第 1 年 3.5 次,第 2 年 2.3 次,第 3 年 1.1 次,第 4 年 0.4 次。与基础视力相比,治疗组视力基本维持在原有水平,而未治疗组却明显下降,以至 2 年后对照组也接受了 PDT 治疗。治疗组未发生急性视力下降,而对照组有 2 例发生。因此 TAP 研究组的最后结论是:PDT 治疗者在 2~4 年随访期间视力保持稳定,4 年间未发现任何安全问题,严重的急性视力下降很少发生[78]。

### （二）VIP 研究

在 TAP 之后,多中心研究组又增加了 VIP 研究组。该研究组总结了 PDT 治疗隐匿性 CNV 和合并病理性近视的 CNV 的结果。他们的结论是推荐维替泊芬用于治疗隐匿性无典型性 CNV 的 AMD 患者,尤其是病变范围较小（≤4MPS 视盘面积）或视力差（<65 视标）的患者[79]。对合并病理性近视的 CNV 进行 PDT 治疗随访 1 年和 2 年后,VIP 研究组推荐 PDT 用于治疗合并病理性近视的黄斑中心凹下 CNV 的患者[80,81]。该研究组对病理性近视患者的视力、对比敏感度以及安全性进行了总结。原纳入研究组的病理性近视 120 例（治疗组 81 例,对照组 39 例）,后又扩大纳

入 96 例(治疗组 67 例,对照组 29 例),随访达 3 年者共 59 例。平均治疗次数第 1 年 3.5 次,第 2 年 1.9 次,第 3 年 0.4 次。治疗组的视力基本上与原来的基线重叠,而对照组的视力则明显下降,后者在第 2 年亦接受了 PDT 治疗。治疗组的对比敏感度与基线重叠或稍好,而对照组则明显低于基线。VIP 研究的结论是:治疗组患者 3 年视力稳定,未见有不安全的事件发生,未见有急性视力损害的报道[81,82]。

### (三) 多中心研究组有关 PDT 治疗的其他研究

在 TAP 和 VIP 研究的基础上,多中心研究组进一步开展了有关 PDT 治疗 CNV 的其他研究,其中主要包括对轻微典型性 CNV 的治疗试验研究(visudyne in minimally classic CNV trial,VIM)、应用延迟曝光时间治疗隐匿性 CNV 的研究(verteporfin therapy with altered delayed light in occult CNV study,VALIO)、PDT 早期重复治疗的研究(verteporfin early retreatment trial,VER)等[83]。

在 PDT 治疗过程中,可以改变的参数有:药物的剂量、激光的强度、光辐射率、光照的时间以及光照的范围。多中心研究组试图用改变光辐射率、延迟曝光时间、缩短重复治疗的间隔时间等方法来寻求针对不同类型 CNV 的最佳治疗效果。

VIM 研究中,研究组用减少光辐射率(300mW/cm$^2$,激光能量 25J/cm$^2$)与标准光辐射率(600mW/cm$^2$,激光能量 25J/cm$^2$)来治疗中心凹下轻微典型性 CNV,结论是:不论是降低光辐射率或是标准光辐射率治疗中心凹下的轻微典型性 CNV 均可以减少视力下降的危险性,治疗可减少轻微典型性 CNV 发展成为典型性 CNV 的危险性,并且没有出现安全性问题。然而,降低光辐射率与标准光辐射率治疗的两组之间的疗效并无显著性差异。但是由于病例太少(40 例),而且观察时间太短,因此尚有待更深入地研究。目前对微小典型性 CNV 治疗仍应使用标准光辐射率。

根据 TAP 临床 I 期及 II 期的研究,CNV 在药物注射后 10、15、20、30 分钟后接受激光照射,治疗后 1 周的 FFA 显示,典型性 CNV 完全停止渗漏分别是 64%、100%、82% 及 52%,隐匿性 CNV 则分别是 13%、27%、33%、50%。由于 CNV 在 15~30 分钟位于吸收的高峰期,而脉络膜在 10 分钟后吸收就明显下降。因此,推测延迟曝光时间可能会增加 PDT 治疗的选择性而对脉络膜损伤不大。因此,多中心研究组开展了 VALIO 研究。对隐匿性 CNV 患者,注射药物后 30 分钟而不是 15 分钟进行激光照射,FFA3 个月的初步结果显示,延迟曝光组 CNV 的发展稍慢,两组间的视力无明显差异。6 个月时,与基础视力相比,两组均无明显变化;CNV 的病变范围也无明显差异;安全性无明显差异。研究结果并不支持延迟曝光对隐匿性 CNV 的治疗更有效。因此,VALIO 研究组仍然推荐使用 15 分钟标准曝光时间治疗隐匿性 CNV。

由于 TAP 报告在治疗典型性 CNV 时,有 75% 的视力下降发生在治疗后 6 个月内,因此 VER 研究组考虑,在 visudyne 治疗头 6 个月,如果需要重复治疗,可否缩短重复治疗的间隔时间(如 1 个半月),观察视力下降的危险性是否会比标准重复治疗时间(3 个月)的要少一些。VER 组随机选择了 320 例患者进行研究。160 例采用标准治疗作对照观察,160 例采用缩短重复治疗时间。由于观察时间尚短,目前仍未见明显疗效,可能还要等一段时间才能做出最终结论。

### (四) 国内 PDT 临床应用的进展

从 2000 年起,国内陆续开展了 PDT 治疗[84],起初病例选择只限于继发于 AMD 的黄斑中心凹下 CNV,其后也用于其他疾病合并的 CNV,如高度近视、中心性渗出性脉络膜视网膜病变等。国内最早开始的一组病例随访结果显示,CNV 患者最初视力越好、病程越短、病变越小,PDT 治疗后视力提高的比例就越高。国外 PDT 多中心研究组也证实治疗前视力和 CNV 病变范围是影响视力预后的两个重要因素[85]。在对 PDT 治疗 CNV 短期随访的视力进行多因素分析发现[86]:典型性比隐匿性 CNV 患者治疗后视力提高的比例大;治疗后视力的绝对值与 CNV 面积相关性强;病程较短的患者,治疗后视力提高的比例较高。近年来抗新生血管药物的临床应用,为许多疾病带来新的选择,研究证实,在脉络膜新生血管疾病的治疗中,玻璃体腔注射抗 VEGF 药物的效果比单独 PDT 治疗效果更佳[87,88]。目前 PDT 主要应用于中浆,PCV 及眼底良性肿瘤的治疗[89-92]。

中心性浆液性脉络膜视网膜病变(简称中浆,CSC)是自限性疾病,65% ~80% 自发好转,视力恢复正常[93-96]。反复发作和慢性病程者持续或慢性弥漫渗漏可导致不可逆视力损伤[96]。该病首次发病后约 30% ~50% 复发,其中 10% 患者复发 3 次以上[96]。CSC 继发 CNV 的情况较少见,通常发生于病程长、复发或持续发作、伴慢性弥漫性 RPE 病变的患者身上。采用 PDT 治疗中浆,最初主要针对继发于慢性中浆的 CNV。之后 Chan 等[97]报道了使用半量光敏剂的 PDT 治疗急性中浆取得较好疗效。北京大学人民医院眼科中浆研究团队于 10 年前开始 PDT 治疗中浆的临床研究,开始观察采用不同剂量光敏剂维替泊芬的 PDT 治疗中浆的疗效,所使用的剂量分别为 70%、60%、50%、40%、30%、20%、10%。在发现临界有效剂量为 20% ~30% 时,重复验证 20% 和 30% 剂量。结果显示,30% 常规剂量为最低有效剂量,进而对其余患者均采用 30% 常规剂量加以验证。结果显示,采用 30% 常规剂量维替泊芬的患者 FFA 检查所见荧光渗漏与 ICGA 检查所见的脉络膜血管渗漏完全消退,相干光断层扫描(OCT)检查黄斑区视网膜下液在治疗后 1 ~3 周内逐渐吸收,视力均不同程度提高。2 例采用 10%、20% 常规剂量无效者再次治疗采用 30% 剂量仍然有效。表明 PDT 治疗急性中浆时注射用维替泊芬的最低安全有效剂量大约为常规治疗 CNV 剂量的 30%,采用此剂量治疗急性中浆安全有效,可缩短患者病程,同时减轻患者的经济负担。这一研究结果发表于 2009 年 *RETINA* 杂志。

为了验证以上 PDT 治疗中浆 30% 光敏剂剂量可能是最低安全有效剂量的结果,在首都临床特色科研基金项目的资助下,我们邀请了北京同仁医院、北京协和医院、北京医院三家医院的眼科团队进行了为期 2 年的随机双盲多中心对照研究。此项研究的目的是比较采用 30% 与 50% 光敏剂维替泊芬剂量 PDT 治疗中浆的临床有效性与安全性。采用非劣效假设的设计,即以 PDT 治疗急性中浆,假设 30% 维速达尔剂量 PDT 非劣效于 50% 维速达尔剂量。研究纳入 131 名病程短于 6 个月的急性中浆患者,共随访 12 个月(PDT 治疗后 2 周,1,3,6,12 月),患者随机分配至 50% 剂量组和 30% 剂量组。最终治疗效果评估主要疗效指标为随访 6 个月和 12 个月时网膜下液完全吸收的比例及荧光渗漏完全消失的比例。

研究结果显示,30% 剂量维替泊芬 PDT 治疗与 50% 剂量治疗组相比疗效具有劣效性,OCT 显示 30% 剂量组视网膜下液完全吸收率明显低于 50% 剂量组(随访 6 月时 73.8% vs 92.9%,随访 12 个月时 75.4% vs 94.6%,);荧光素眼底血管造影(FFA)结果显示荧光渗漏消失率,30% 剂量组明显低于 50% 剂量组(随访 6 月时 68.9% vs 91.1%;随访 12 月时 68.9% vs 92.9%,);OCT 视网膜下液复发率 30% 组明显高于 50% 组(随访 12 月时 24.0% vs 5.7%);FFA 荧光渗漏复发率 30% 组明显高于 50% 组(随访 12 月时 16.7% vs3.8%)。

该研究结论否认了本试验假设,即不能认为 PDT 治疗中浆采用 30% 光敏剂剂量与 50% 光敏剂剂量为非劣效。50% 光敏剂剂量组 PDT 治疗中浆在治愈率方面具有明显的优势。30% 光敏剂剂量组的疗效虽然低于 50% 光敏剂剂量组,但高于文献报道的安慰剂对照组 OCT 治愈率 57.9% 的疗效,考虑到光敏剂维速达尔的高额成本,采用 30% 光敏剂剂量组治疗中浆仍有一定实用意义。

对于慢性中浆,目前的研究也已表明采用 50% 光敏剂剂量的 PDT 治疗有较好的疗效,北京大学人民医院的一项回顾性研究表明,30% 剂量 PDT 治疗组的 4 周治愈率为 57.14%,3 个月治愈率为 71.43%,6 个月治愈率为 76.19%;50% 剂量 PDT 治疗组的 4 周治愈率为 64.94%,3 个月治愈率为 83.12%,6 个月治愈率为 85.71%;而抗 VEGF 组 4 周治愈率 44.44%,3 个月治愈率为 50%。最近在 Ophthalmology 发表的一项研究也表明,PDT 方法治疗慢性中浆的疗效明显好于抗 VEGF 治疗[98](图 20-2-1 ~图 20-2-6)。

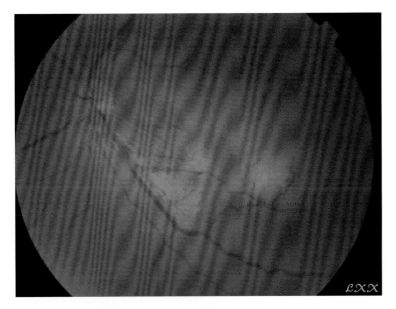

**图 20-2-1 左眼慢性中浆眼底像**
黄斑区色泽黯淡,反射光凌乱,中心凹反光消失,还可见黄斑区神经上皮层浅脱离灰暗区域

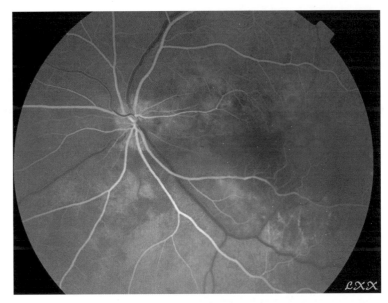

**图 20-2-2 慢性中浆 FFA 早期像**
FFA 早期可见早期边界清楚的强荧光像

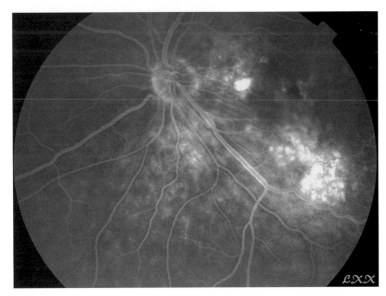

**图 20-2-3 慢性中浆 FFA 晚期像**
FFA 晚期弥漫性渗漏

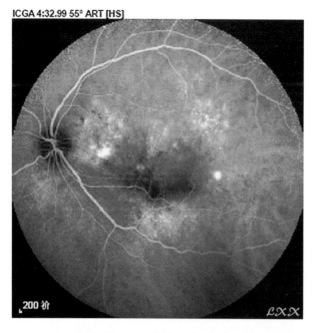

**图 20-2-4　慢性中浆 ICGA 像**

ICGA 相可见黄斑区病灶处弥漫强荧光,伴渗漏

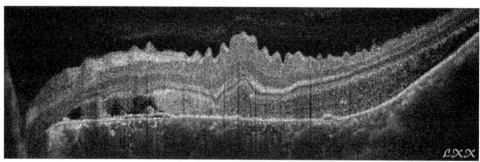

**图 20-2-5　慢性中浆 OCT 像**

可见双眼神经上皮层浆液性脱离,并伴有内界膜皱缩

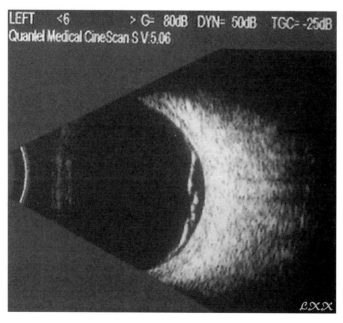

**图 20-2-6　慢性中浆 B 超像**

B 超可见视网膜浆液性脱离

经过 PDT 治疗,慢性中心性浆液性脉络膜视网膜病好转(图 20-2-7 ~ 图 20-2-12)。

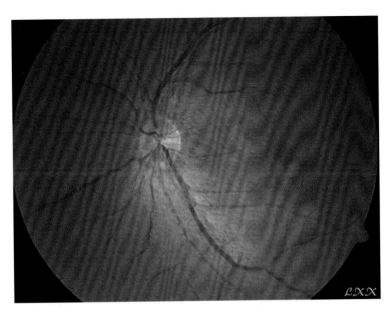

**图 20-2-7 慢性中浆经过 PDT 治疗后眼底像**
PDT 治疗 3 月后眼底相,黄斑区灰暗病灶明显消退

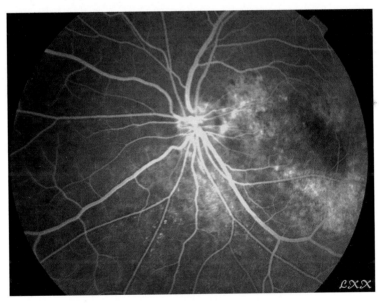

**图 20-2-8 慢性中浆经过 PDT 治疗后 FFA 早期像**
PDT 治疗后 FFA 早期强荧光病灶有所缩小

PCV 治疗方案选择既往遵从的是 PDT 为主导的治疗指南,如果 PCV 病灶位于黄斑中心凹以外,可以考虑激光光凝治疗;但如果病灶位于中心凹旁或下,则主张 PDT 治疗[99]。EVEREST 研究证实单纯 PDT 治疗可以使超过 70% 的息肉样病灶消退,而单纯抗 VEGF 药物玻璃体腔注射治疗只有不到 30% 的息肉样病灶消退即使 PDT 联合抗 VEGF 药物治疗,也不能显著提高治疗效果[100]。最新 Ophthalmology 发表的采用受体融合蛋白类抗 VEGF 药物治疗 PCV 的临床研究表明息肉样病灶完全消退可达 55.4%,部分缓解达 32.5%,脉络膜血管造影显示脉络膜分支血管网的范围也明显减少,视力也明显提高[101]。另外,Retina 的研究也报道了,对于雷珠单抗等抗新生血管药物不敏感的 PCV 进行受体融合蛋白类抗 VEGF 药物治疗,PCV 病灶明显消退和视功能也显著提高而且没

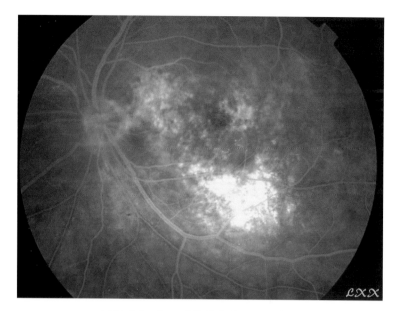

**图 20-2-9　FFA 晚期荧光渗漏明显减少**

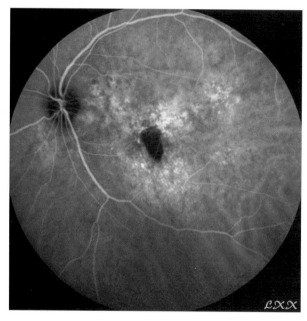

**图 20-2-10　慢性中浆经过 PDT 治疗后 ICGA 像**
ICGA 显示扩张血管及荧光渗漏明显减少

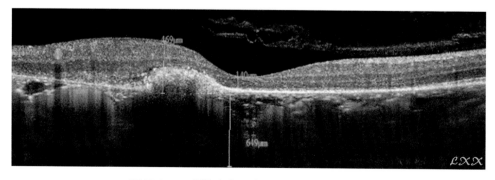

**图 20-2-11　慢性中浆经过 PDT 治疗后 OCT 相**
OCT 显示黄斑区浆液性神经上皮层脱离消失

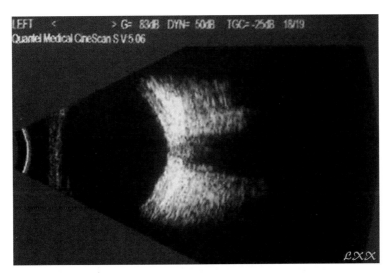

**图 20-2-12　慢性中浆经过 PDT 治疗后 B 超像**
B 超显示视网膜下液消退

有出现明显相关并发症[102]。LAPTOP 研究表明,玻璃体腔注射抗 VEGF 药物对 PCV 的治疗在消除水肿及提高视力方面也具有显著效果,但是对于息肉样病灶和 BVN 消除方面效果较差[103]。近来更多研究表明,PDT 联合抗 VEGF 药物的应用有更好的视力改善效果和更低的病变复发率[104]。

脉络膜血管瘤以孤立型居多,虽然是一种良性血管病变,但进行性渗出造成视网膜下及视网膜内液体潴留,引起视网膜脱离及黄斑部囊样水肿,对视力影响大,无特效治疗方法,早期可选择激光光凝、冷凝治疗及经瞳孔温热疗法等治疗,但位于黄斑中心区的脉络膜血管瘤,即使是早期发现,激光等方法治疗对视力损伤较大,且不能恢复。PDT 可选择性地破坏脉络膜血管瘤而不影响相应部位的视网膜神经上皮,常用于治疗黄斑部孤立性脉络膜血管瘤。*Ophthalmology* 的研究也证实按照 AMD 的治疗策略进行脉络膜血管瘤的 PDT 治疗,治疗后 4 周,效果明显,视力明显提高,视网膜下液吸收好,视力恢复良好,脉络膜血管瘤的高度也明显减小。一些患者可能需要多次治疗,最终血管瘤完全消退[105,106]。目前 PDT 治疗未见不良反应。但多次治疗可能费用较高,一些研究认为 PDT 联合玻璃体腔抗 VEGF 治疗或 TTT 治疗,可能能更有效地使瘤体萎缩,同时最大限度保护黄斑区[107]。

总之,随着抗 VEGF 疗法的进展,PDT 对传统 CNV 类疾病治疗的意义已渐渐退至次要地位,而对中浆的治疗越来越显示出更好的前景,PDT 联合抗 VEGF 治疗 PCV 仍然有其临床价值,对较小的脉络膜血管瘤的治疗仍然是目前很好的治疗选择。

（赵明威）

# 第三节　阈值下微脉冲激光治疗

近几年阈值下微脉冲激光(Subthreshold diode micropulse laser,SDM)显示了对多种视网膜疾病有效的治疗反应而且无有害的影响,被证明是安全和有效的。它是通过使用 810nm 和 577nm 波长的微脉冲技术,不引发视网膜内的损伤。目前用于治疗糖尿病黄斑水肿(DME)、增殖性糖尿病性视网膜病变(PDR)、继发于 BRVO 的黄斑水肿、中心性浆液性脉络膜视网膜病变(CSR),甚至青光眼。

激光治疗视网膜疾病是基于热激光治疗后温度上升了 20～30℃,产生组织的凝固效应,因此激光治疗又称"光凝"。这种光凝治疗降低了组织的耗氧,却导致视网膜神经上皮和色素上皮细胞

(RPE)的损伤,检眼镜下可以看到光斑的瘢痕,视网膜敏感性下降,视野缩小,暗适应功能下降。SDM治疗后在FFA和ICG造影下看不到任何痕迹,仅在动物实验的组织切片上可以看到。

治疗参数设置:

接触镜使用Mainster黄斑眼接触镜(放大×1.05),200~300μm气状光斑,5%工作周期(duty cycle),功率1.4~2.0W,曝光时间0.15~2.0秒。微脉冲功率大约是普通热激光功率的10%~15%。

1. AMD早期玻璃膜疣的治疗[108] 在上下黄斑血管弓内铺上融合光斑,Jeffrey K. Luttrull治疗玻璃膜疣激光1800~3000灶,

2. 新生血管性AMD的CNV的上激光400~1200灶[109]。

3. 增殖性糖尿病性视网膜病变,使用SDM进行PRP[110],12个月观察期只有12.5%发生玻璃体积血。

4. 糖尿病性黄斑水肿(DME)15%工作周期,平均功率828mW,光斑直径约75~125μm[111,112]。

治疗评价:对于高危玻璃膜疣,SDM后149/168只眼的P-ERG获得改善,自动微视野和自动视力分析器Z在SDM后均获得改善。新生血管性AMD治疗中对阿伯西普反映差的患者可以在接受SDM后1个月后恢复对阿柏西普的敏感性[109]。SDM能够降低DME的厚度[113],总体上SDM是安全的,可以修复和保护视网膜的功能。

(黎晓新)

# 第四节　玻璃体腔内注药术

随着多种大分子眼科用生物制剂的出现,玻璃体腔注药术已成为多种眼底疾病的重要甚至唯一的有效治疗手段。但就目前全国眼科行业整体而言,尚无统一的、权威性的玻璃体腔注药术质量控制标准,特别是在涉及注射过程和质量的一些关键问题上(如人员配备、设备保障、药物分装、注射技术和注射后随访等)始终没有达到共识。视网膜病玻璃体腔注药术使用的日益频繁及其潜在的风险,甚至可能致盲的感染对眼科医生造成的压力更突显质量控制的重要性和紧迫性。鉴于各大省市级医院眼科同仁的工作基础,以及大家对质控工作重要性的认知,目前推出统一的玻璃体腔注药术质量控制标准的时机已经成熟。

国际上目前只有英国和美国的两所医院有自家的玻璃体腔注药术质量控制标准和流程要求[114,115],其中美国药典还对药品的分装、操作和环境控制等做了规定和建议。

由北京大学人民医院、上海交通大学附属第一人民医院、四川大学华西医院、中国人民解放军总医院和广州中山大学中山眼科中心牵头起草,通过发函征求意见、会议征求意见等形式,共邀国内22省份共40名专家进行函审,24省份共46名专家进行会审(函会审人员单位和名单见附录),在借鉴上述两篇已成文的标准的基础上,结合我国国内眼科行业现状,共同讨论并最终确定了本标准。

本标准对视网膜病玻璃体腔注药术的实施机构、实施人员和技术管理的基本要求进行了规定,并对药品分装提出了建议,是医疗机构及其医师开展视网膜病玻璃体腔注药术的基本要求。

1. 名词定义 本标准所称的玻璃体腔注药技术是指对各种原因需要通过玻璃体入路将药物注入到玻璃体腔内的治疗技术。鉴于用于治疗感染性眼内炎的玻璃体腔注药术的特殊性,本标本只适用于非感染性眼后段疾病治疗的玻璃体腔注药术,具体包括各种原因所致的眼内新生血管性疾病、黄斑水肿和非感染性炎性疾病。

2. 适应证和禁忌证

(1)适应证:各种原因所致的眼内新生血管性疾病、黄斑水肿和非感染性炎性等疾病。

(2)禁忌证:眼或眼睑感染者、高度过敏者。

3.医疗机构基本要求开展单位为能够开展眼底病诊断与治疗的综合医院眼科或眼科专科医院,特别是要具备眼内炎治疗的经验和手段。在眼科检查设备上除裂隙灯、眼压计、眼底检查镜等基本设备外,还要有眼底病诊断相关的特殊检查设备,如荧光素眼底血管造影、相干光断层扫描、眼超声波等。具备内眼手术室,设置符合卫医政发[2009]90号的要求,达到Ⅰ级特别洁净手术室标准,且要求开展单位具有全身意外情况的急救能力以针对注药过程中可能的危及生命的情况。

4.人员基本要求实施注药术的人员必须只能是取得《医师执业证书》,执业范围为眼科专业的从业人员,并具有主治及以上专业技术职务和4年以上临床诊疗工作经验。考虑玻璃体腔注药术不仅可由眼外科医生完成,眼内科医生同样也可操作,故操作人员只要具备玻璃体腔注射给药知识并接受过学会或学组组织的相关培训即可,并不要求能进行玻璃体手术操作。

5.技术管理基本要求

(1)患者术前评估和告知:术前评估主要针对与注射用药物(抗血管生成药物和激素类等药物)和注射过程相关的全身并发症和可能发生的意外情况进行评估。各个开展单位可根据各家具体情况判断术前需要评估的具体内容,但心脑血管等危及生命的相关情况和过敏史是必须要提及的。为使尚未开展此项技术的单位能够标准化术前术后检查和随诊流程,特别注明每次注射前后患者应接受的眼科检查包括每次注射前的视力、眼压和眼底检查,并强调当患者眼部可能存在感染(包括眼表和眼附属器)时不可接受注射治疗。

术前应向患者和家属告知治疗目的、过程、注射相关药物的副作用(结膜囊消毒液和抗生素滴眼剂可能发生不适或过敏等)、注射并发症及预防措施(如结膜下出血、眼内少量出血和可以见到漂浮物等是常见情况、感染等)、术后注意事项及预防措施,并签署手术知情同意书。

(2)注射环境准备:注射环境应与正规手术室大致相同,以保证清洁程度,需具备能供患者仰卧的操作台或斜躺椅。手术室应配备眼科手术显微镜,且操作推荐在显微镜下进行。手消毒相关设备因为每个合格的手术室所共有,在此不作特别说明。但为避免医疗纠纷,还是强调抢救设备的必要性。

(3)患者术前准备:患者术前准备基本同眼科内眼手术。术前可使用抗感染药物1~3天,每天3~4次。患者进入手术室前,应更换好清洁隔离衣,戴帽子。护士或医生要标记注射眼,并冲洗泪道、清洁结膜囊,各单位可使用各自的标记方法,如在面部标记、腕带佩戴位置或手持凭单等。注射前必须给予患者眼表面麻醉剂。

(4)药物、器械准备、麻醉和消毒

1)药物的存放和使用要求:药物存放应按手术药物使用管理规定存放,避光和温度控制等按说明书的要求进行。抗血管生成药物等生物类制剂需避光并冷藏(2~8℃,不得冷冻)保存,存放和开启中都应当注意密闭和无菌,使用前观察冰箱温度记录,是否有停电或故障。药品要有双人核对,核对内容包括:品名、品规;使用前检查包装是否完整或有破损;定期检查有效期,使用前查看有效期;使用前观察药物性状,是否有沉淀、变色及浑浊等。考虑眼内注药术后眼内炎发生等问题,所有药物一旦开封均禁止再次回收。

2)器械准备:结合目前国内现状,玻璃体腔注药术所使用的注射器型号经会审讨论认为27G以上的注射器更为适合注药使用,对抗血管生成药物更是推荐使用国内普遍具备的29G以上的注射器,长度在12~15mm左右。术中可能用到的器械必须是无菌的,严禁多人共用注射器。为尽可能避免眼内炎事件发生,原则上不主张双眼同时治疗,但若有特殊情况对侧眼应按照内眼手术原则重新消毒并更换药物和注射器。

3)麻醉方式:对绝大多数患者而言,表面麻醉完全可以完成注射操作,建议使用新开启的表面麻醉剂。但对新生儿、儿童等无法配合的患者,可采取全身麻醉。

4)患者消毒:患者消毒前应与护士、麻醉师核对患者姓名、治疗眼别和药物。注射前按内眼手术标准消毒眼周皮肤、眼睑和眼球表面。

聚维酮碘是目前国际上公认的可有效清除结膜囊内细菌并减少术后感染性疾病发生的消毒用

药。根据国际相关指南,浓度为 5% 的聚维酮碘可用于结膜囊消毒,而 10% 的聚维酮碘适合皮肤消毒。但限于目前国内只有浓度为 5% 的聚维酮碘,故结膜囊和面部皮肤统一使用 5% 的聚维酮碘。聚维酮碘作用时间根据函会审专家多数意见和国际现有资料,认为至少 3 分钟。为减少消毒剂对眼部的刺激,作用 3~5 分钟后应用无菌水冲洗干净。

5)注射医生的准备:注射前医生按内眼手术标准戴帽子、口罩,进行手消毒并戴无菌手套;如多个患者顺序治疗,建议医生穿手术衣。

(5)注射操作过程[116]:注射前向患者交代注视方向、固定眼位等事项。

打开玻璃体腔注药术消毒包,贴一次性无菌贴膜,上开睑器,嘱患者朝注射部位对侧的方向注视,使用镊子或眼球固定器固定眼球,规尺标记注射点(应避开水平子午线),有晶状体眼距角膜缘 3.5~4.0mm,无晶状体或人工晶状体眼、远视眼可距角膜缘 3.0~3.5mm。射部位最好选择颞上或颞下象限。先倾斜后垂直缓慢刺入巩膜,针尖朝向眼球中心(避免伤及晶状体),避免接触睑缘。注入深度至少为 6mm,缓慢而小心地注入全部药物。药物推注后,缓慢抽出注射针,使用无菌棉签按压注射部位,防止药物反流。检查患者是否有光感。结膜囊内可滴入广谱抗生素滴眼剂、凝胶或滴眼膏,眼垫遮盖。

玻璃体腔注药术消毒包应备有:遮眼的眼垫、开睑器、角尺(两脚规)、消毒棉棍(棉签)、1 个小杯子(无菌生理盐水)、注射针头、注射器。

(6)注射后处理:注射后怀疑眼压高时要测量眼压。

术后可给予患者抗生素眼水,3~4 次/日,点 1~3 天。注射后一周内对患者进行监测,建议注射后 1~3 天门诊裂隙灯检查。

术后须告知患者如出现以下症状应立即向经治医生报告:眼部疼痛或不适、眼红加重、畏光、浮游体(飞蚊症)或视力下降。也可安排专用电话以方便患者询问。发现眼内炎要及时按眼内炎处置并上报医院感染控制科。

6. 对药品分装的建议首先需核实用于分装的药物,要求对每一次药物分装过程采用双人核查方式。分装操作在严格的无菌环境下进行。操作者应刷手后戴无菌手套再行分装操作。

分装操作应在药物刚刚启封后进行。每只药物只能被分装抽药一次,首先消毒橡胶盖,抽取药物的针头只能穿过橡胶盖一次,分装时仅更换注射器,抽药针头不得拔出。禁止每抽一支药就穿刺一次橡胶盖,大大增加污染风险。经注射器穿刺过的药物必须在 6 小时内完全用完,若超过 6 小时则须丢弃。如果穿刺时的空气质量低于国际组织标准分类 5 级(International Organization for Standardization Class 5)环境下(百级空气层流),则剩余药液必须在 1 小时内使用。

应记录详细的药品批次编号、患者姓名和注射器批次编号,这在发生感染事件时有助于排查原因及追踪患者。

(黎晓新　苗恒)

# 第五节　玻璃体腔内曲安奈德

**糖皮质激素与视网膜血管性疾病**

科学家通过注射稀释的伤寒疫苗获得内源性皮质激素的释放,使炎症性和自体免疫性疾病的治疗取得了早期的实质性的进展。1950 年,Ahrendshost 和 Fall[117]描述了系统应用外源蛋白的治疗作用,并对在眼科的广泛应用提出假设。但是,外源蛋白所诱导的内源性皮质醇的合成表现出严重的副作用,同时伴随发热反应、不适及代谢的改变。随着促肾上腺皮质激素(ACTH)和可的松成功应用于慢性多关节炎的治疗,开始出现对眼科炎症性疾病治疗的病例报告。Elkinton 等首先报道了ACTH 对伴随有"一般结缔组织病"的炎症性出血性视网膜病变的治疗作用。随后发现 ACTH 对多种眼科炎症性疾病有治疗作用。1950 年,Woods[118]最早应用皮质类固醇治疗眼部炎症性疾病。他的关于可的松眼液的制备方法对眼科抗炎症治疗的进展有着重要的作用。皮质类固醇的应用扩展到春季结膜炎、巩膜外层炎、巩膜炎和葡萄膜的炎症。随着泼尼松和泼尼松龙的出现,它们的抗炎效果比可的松强 5 ~ 10 倍,而代谢方面的副作用却明显减少,皮质类固醇在眼科的应用更为广泛。但是,随着皮质类固醇在眼科的应用,它的副作用相继出现。早在 50 年代早期就有眼压升高的眼部副作用报道。Armaly[119]最早发现激素诱发的高眼压,同时确立了抗炎效力和诱发高眼压危险的相关性。

视网膜血管性疾病主要包括四大类:视网膜血管循环障碍、视网膜血管炎症、视网膜血管瘤以及全身性疾病引起的视网膜血管损伤。在以上四大类视网膜血管性疾病中,糖皮质激素常常被用于治疗视网膜血管阻塞或糖尿病性视网膜病变引起的黄斑水肿、各种视网膜血管炎症如 Eales 病、巨细胞动脉炎等。

## 一、糖皮质激素的药理作用及眼科常用药物

糖皮质激素用于眼科,具有以下药理作用[120]:①抗炎作用:其抗炎作用的基本机制在于糖皮质激素(GCS)与靶细胞胞质内的糖皮质激素受体(GR)相结合后影响了参与炎症的一些基因转录而产生抗炎效应。其抗炎和变态反应的作用强而持久。在炎症早期可减轻渗出、水肿、降低毛细血管的通透性,抑制炎症细胞向炎症部位移动,阻止炎症介质如细胞因子、肿瘤坏死因子(TNF)、缓激肽、一氧化氮(NO)、血小板活性生长因子和白三烯等发生反应,稳定溶酶体膜,阻止补体参与反应,从而改善红、肿、热、痛等症状;在后期可抑制毛细血管和成纤维细胞的增生,延缓肉芽组织生成,防止粘连及瘢痕形成。②免疫抑制作用:此类药物可影响免疫反应的多个环节。抑制巨噬细胞对抗原的吞噬和处理;抑制淋巴细胞 DNA 合成和有丝分裂,破坏淋巴细胞,使外周淋巴细胞数量减少;抑制辅助性 T 细胞和 B 细胞,使抗体生成减少。抑制细胞因子如白细胞介素(IL)-2 等的生成,减轻效应期的免疫性炎症反应等。③抗休克:超大剂量的皮质激素类药物已广泛用于各种严重休克,特别是中毒性休克的治疗。除此之外,对血液与造血系统、中枢神经系统、消化系统都有影响。

眼科常用的糖皮质激素,包括地塞米松(dexamethasone)、泼尼松(prednisone)、甲泼尼龙(methylprednisolone)、和曲安奈德(triamcinolone acetonide,TA)等,其给药方式包括全身给药(口服、静脉输液)和局部给药(Tenon 囊下注射、球旁注射、球后注射、球内注射)两大类。

糖皮质激素类药物的相对效价及等效剂量见表 20-5-1。

表 20-5-1 糖皮质激素类药物的相对效价及等效剂量

| 药物 | 大致相对强度 | | 抗炎等效剂量(mg) |
|---|---|---|---|
| | 抗炎作用 | 钠潴留作用 | |
| 氢化可的松 | 1.0 | 1.0 | 20 |
| 可的松 | 0.8 | 0.8 | 25 |
| 泼尼松 | 4.0 | 0.8 | 5 |
| 泼尼松龙 | 4.0 | 0.8 | 5 |
| 甲泼尼龙 | 5.0 | 0.5 | 4 |
| 氟氢可的松 | 10.0 | 125 | - |
| 曲安西龙 | 5.0 | 很小 | 4 |
| 地塞米松 | 25.0 | 很小 | 0.75 |
| 倍他米松 | 25.0 | 很小 | 0.75 |

近年来,曲安奈德玻璃体腔注射用于治疗视网膜血管性疾病逐渐成为热点。

曲安奈德又称曲安舒松、去炎舒松、丙酮氟羟泼尼松龙、丙酮去炎松或去炎松 A,于 1958 年制备成功,其分子式为 $C_{24}H_{31}FO_6$,化学式见图 20-5-1,相对分子量 476.54,为白色或类白色的结晶性粉末,无臭,无味。TA 在丙酮中溶解,在氯仿中略溶,在乙醇中微溶,在水中极微溶解[121]。临床上常用其醋酸酯。目前的注射剂型为微细颗粒的混悬液,静置后微粒下沉,振摇后为乳白色混悬液,其中往往含有等渗的氯化钠、0.99% 苯甲醇(benzyl alcohol)、0.75% 羧甲基纤维素钠(carboxymethylcellulouse sodium)、0.04% 聚山梨醇酯(polysorbate 80)以及少量用于调整 pH 值的氢氧化钠或盐酸。玻璃体腔注射为 TA 的主要给药方式,目前眼科临床上主要用于治疗各种原因引起的黄斑水肿、减少眼内新生血管以及抑制 PVR 的发生。Reinhardt 等[122]报告分别于玻璃体切除联合晶状体切除术、单纯玻璃体切除术和正常兔眼玻璃体内注射 0.5mg TA,临床观察不见玻璃体腔内有白色结晶状药物后取兔眼色谱法进行测量玻璃体腔内药物含量,发现玻璃体切除联合晶状体切除术组平均清除天数为 6.5 天,单纯玻璃体切除术组平均清除天数为 16.8 天,正常兔眼平均清除天数为 41 天。Jost[123]曾对 17 位接受 20～25mg TA 玻璃体腔注射患者的房水样本进行检查,发现 TA 在眼内留存的时间最长可达 1.5 年。Paul[124]等曾向 5 位黄斑水肿患者玻璃体腔内注入 4mg TA,于术后的 1、3、10、17、31 天抽房水测定药物浓度,发现在有玻璃体眼眼内 TA 浓度的半衰期为 18.6 天,无玻璃体眼为 3.2 天。Robert[125]等人曾对 20 名接受 20～25mg TA 玻璃体腔注射患者的术后(术后13 天±19 天)血样进行检查,发现 90% 的患者血清内无法查到 TA,仅有两名患者在术后第 5 天、7天的血清 TA 含量能够查出,分别为 0.5μg/L 和 0.8μg/L,因此,TA 用于玻璃体腔注射,其对全身的影响相对较小。

多篇文献报道 TA 所含赋形剂,尤其是苯甲醇,存在视网膜毒性作用[126,127]。TA 赋形剂的去除方法有三种:沉淀、过滤、离心。Jonas 将 TA 混悬液静置后弃去上清,用于去除 TA 赋形剂[128];Kumagai[129]采用一个三通管、两个注射器和一个过滤装置用于去除 TA 成品中的赋形剂成分,同样很方便,但是 TA 颗粒却有可能附着在滤器上,使注射的药量不容易控制。上述两种方法会导致 TA 有效剂量的明显损失。Hernaez[130]等将 TA 的成品离心(3000rpm,5 分钟)后弃去上清,将下层的 TA 颗粒用平衡盐液重新赋形用于玻璃体腔注射。由于 TA 极微溶于水,因此弃去的上清中含有的 TA可以忽略不计,用此方法可以去除 TA 成品中的大部分赋形剂成分,同时又可以避免 TA 剂量的损失[130]。

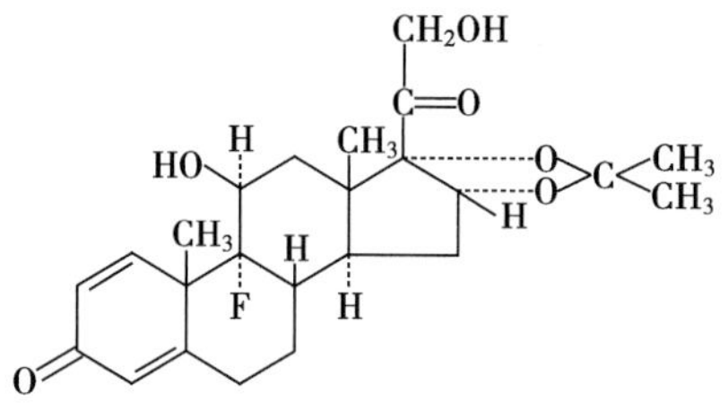

图 20-5-1　TA 的分子结构

## 二、糖皮质激素相关的眼部并发症或副作用

糖皮质激素的全身副作用包括肥胖、多毛、痤疮、血糖升高、高血压、水钠潴留、低血钾、精神兴奋、消化性溃疡、骨质疏松、伤口愈合不良等。用于眼科,其可能出现的副作用包括白内障、眼压升高、出血、感染,眼内注射还可能出现视网膜脱离和视网膜毒性反应等[131,132]。

1. 视网膜毒性反应　玻璃体腔注射此类药物可能出现视网膜毒性反应,推测可能与药物的赋形剂相关。多篇文献报道 TA 所含赋形剂,尤其是苯甲醇,存在视网膜毒性作用[126,127],但药物本身毒性很小。1981 年 McCuen[133]首次进行了 TA 药物毒性的研究,他用 21 只兔一眼注入 1mg TA,另一眼注入等量生理盐水,分别在第 3、7 和 28 天进行了裂隙灯、直接检眼镜、眼压和视网膜电图的临床观察,随后处死动物取其视网膜进行了光镜、电镜检查,所有检查均未见异常。1993年惠延年等[134]将TA的剂量增加到4mg,临床观察及光镜、电镜检查视网膜功能和结构未见明显改变。Kivilcim等[135]人曾在一组兔眼玻璃体切割术后的硅油填充眼眼内注射4mg TA,观察140天未见视网膜毒性反应。Jost[136]等人曾观察了46位(47只眼)反复接受大剂量(25mg)TA玻璃体腔注射的患者,平均观察期为21个月,每位患者至少接受2次治疗,未见到除既往报道之外的眼科相关并发症。

2. 眼压升高　一般情况下,典型的激素引起的眼压升高一般在开始激素治疗后的2~3周出现[137]。激素引起的眼压升高通常被认为与小梁网的生物化学和形态学改变相关[138]。糖皮质激素诱发的开角型青光眼患者,其小梁网板层增厚,小梁细胞减少,功能不活跃,细胞之间间隙窄,细胞外间隙有纤维物质堆积[139]。TA玻璃体腔注射后眼压升高的发生率约占10%~50%,但多能以局部用药控制,3~6个月后可恢复正常。Wingate[140]等人发现,TA玻璃体腔注射后的3个月内,30%的患者眼压较术前升高≥5mmHg,11%的患者眼压较术前升高≥10mmHg。此外,Singh[141]等人发现,有少数患者在接受大剂量(25mg)TA玻璃体腔注射后,在一周内出现明显的眼压升高,可能与TA颗粒机械性阻塞房角,导致房水排出受阻有关。TA引起的眼压升高,往往是一过性的,通过局部滴用降眼压药物往往能够满意控制眼压,随着TA在玻璃体腔内的清除,其对眼压的影响也会逐渐减弱。

3. 白内障　糖皮质激素引起晶状体浑浊的机制,主要和氧化损伤、蛋白加合物的形成、晶状体糖皮质激素受体的存在、$Na^+$-$K^+$-ATP酶功能抑制、晶状体结构蛋白如α-晶状体蛋白的损害有关[142]。晶状体内有较高水平的还原型谷胱甘肽(GSH),其游离疏基对维持晶状体稳定的内环境起重要作用,并可保护晶状体内的不同疏基成分。激素可导致GSH减少,脂质过氧化物增加,使还原型疏基被氧化为氧化型,形成蛋白质内部或蛋白质之间的二硫键,导致蛋白质变性;$Na^+$-$K^+$-ATP酶功能抑制或离子流动增加将导致细胞膜损害,从而引起Na离子和水积聚,形成白内障;激素可诱导α-晶状体蛋白交联和凝聚,降低分子伴侣活性,导致蛋白质结构紊乱,加剧了进一步的修饰,可能直接参与白内障的形成。TA糖皮质激素的一种,亦可引起晶状体浑浊。目前,有关TA所引起的晶状体浑浊与其他糖皮质激素引起的晶状体浑浊特点的异同,尚无相关文献报道。

4. 感染性眼内炎　见于玻璃体腔注射。TA玻璃体腔注射引起的眼内炎属于外源性眼内炎。Moshfeghi[143]等人报道了922例接受4mg TA玻璃体腔注射的患者,结果共有8只眼发生眼内炎,发生率为0.87%,他们认为眼内炎的发生主要与患者抵抗力低下、滤过泡存在、结膜囊消毒不彻底、行注射前针头与睫毛接触等因素有关。感染性眼内炎是TA玻璃体腔注射的严重并发症,且TA本身能抑制免疫系统功能,因此一旦发现应及时处理。

5. 假性前房积脓　见于玻璃体腔注射。非感染性眼内炎在以往的文献中也有报道[144-146]。TA玻璃体腔注射后,免疫系统对剂型中的某些成分发生急性炎症反应或是TA颗粒沉积于前房都可形成假性前房积脓。Moshfeghi[147]等人观察了828只接受4mg TA玻璃体腔注射的患眼,发现7只眼在3天内发生假性前房积脓并在2周内自发缓解,发生率为0.8%。假性前房积脓一般不需要积极的抗生素治疗,密切观察便可,如对剂型中的成分发生炎症反应则应抗炎处理。

6. 视网膜和脉络膜血管阻塞　该并发症不曾出现于玻璃体腔注射的病例。Moshfeghi[148]等人报道了一例葡萄膜炎引起黄斑水肿的患者,该患者在接受后部Tenon囊下注射TA(40mg)后发生了严重的视网膜和脉络膜血管阻塞。推测可能与TA注入血管有关。

### 三、糖皮质激素与视网膜血管性疾病

1. 视网膜血管炎(retinal vasculitis,RV)　视网膜血管炎是以视网膜、葡萄膜和玻璃体的炎症改变为主要特征的疾病,多双眼发病,主要好发于20~40岁的青壮年。RV可以作为一个单独的疾病独立发生,也可以作为某些全身性系统性炎症疾病的眼科表现。RV以静脉炎症为主,即所谓Eales

病,但也可以同时合并动脉的炎症或仅仅影响视网膜动脉。

近些年的免疫学、分子生物学和生物化学等多方面的研究,表明 Eales 病是由多种原因、多种因素参与引起。目前,考虑结核杆菌的直接感染或高敏反应与此病有一定联系[149]。静脉炎的形成认为是免疫病理过程,是由多种原因引起免疫复合物沉积的表现[150]。一些异常蛋白与血管生成素活性有关。但是结节的形成、大量渗出、静脉局部闭塞可能与结核菌直接感染有关。人类淋巴细胞抗原、肽类生长因子、自由基中介的损伤等均起着重要的作用。

Eales 病患者最初表现为主要影响周边视网膜的视网膜血管周围炎(炎症期),之后视网膜静脉硬化显示视网膜缺血(缺血期),最终视网膜或视盘新生血管化、反复玻璃体积血、伴有或不伴有视网膜脱离(增殖期)。Eales 病的临床表现归因于三个基本病理变化:炎性变化(周边视网膜血管周围炎),缺血改变(周边视网膜毛细血管无灌注)和视网膜或视盘的新生血管化,且新生血管经常引起玻璃体积血、增生性视网膜病变。

皮质类固醇激素在 Eales 病活动性血管周围炎期的治疗上发挥着重要作用。皮质类固醇激素的疗效在原发性视网膜血管炎的治疗中已经得到证实[151]。在 Eales 病活动性血管周围炎期,口服皮质类固醇激素的药物剂量没有明确的标准。由于每个患者血管炎症的严重程度和受累视网膜的范围不同,用药剂量必需因人而异。在大多数病例中,需口服泼尼松龙 1mg/kg,时间为至少 6~8 周,且每周减量 10mg。一些患者需口服维持量的泼尼松龙(15~20mg/d)1~2 个月。在发生黄斑水肿的病例中,需增加皮质类固醇激素的眼周贮存性注射。如果病变累及三个象限且发生黄斑囊样水肿,全身应用皮质类固醇激素(1mg/kg)和球后注射皮质类固醇激素(地塞米松 40mg/mL)是非常有效的;当病变累及两个象限时,单独全身应用皮质类固醇激素就有一定的好处;当病变累及一个象限时,可以考虑球周注射皮质类固醇激素。对于全身类固醇激素应用无反应或因口服皮质类固醇激素而发生不能接受的副作用的患者,可考虑使用免疫增强剂,如环孢素或咪唑嘌呤。Greenwood 等报道应用咪唑嘌呤联合皮质类固醇治疗玻璃体病变所致的血管炎是有效的[152]。

2. 视网膜血管性疾病引起的黄斑水肿(macular edema) 黄斑水肿这一概念包括黄斑区细胞内和(或)细胞外空间的局部扩张[153]。相比较而言,黄斑区比视网膜的其他区域更容易发生水肿,这主要和黄斑区 Henle 纤维之间连接较为疏松、黄斑中心凹 Müller 细胞缺如、容易发生液体积聚有关。Antcliff 等[154]测量了人视网膜的电导,结果发现内丛状层和外丛状层是防止液体在视网膜中流动的主要屏障,这与通过相干光断层扫描(optical coherence tomography,OCT)和组织学观察到的黄斑囊样水肿特点相一致。

黄斑水肿主要是由于血管通透性增加,水分在视网膜内或视网膜下异常积聚所致,其消长依赖于水分在血管和组织间的转运方向。血管与组织间的流体静力压差使水分渗入组织,而血液和组织液间的渗透压差回收并保留水分,正常状态下两者保持平衡,组织和血管间无水分净流动。如血管流体静力压升高,水分渗入组织增多导致水肿,反之则减轻水肿。

Müller 细胞胞浆内肿胀是黄斑水肿的早期病理改变。细胞内或细胞外液的积聚是晚期水肿的结果[155]。水肿多局限于内、外网状层,与组织疏松有关。细胞外液来自血管内,血液成分外渗的最主要机制是血视网膜屏障破坏。血视网膜屏障又分为内屏障和外屏障,内屏障是由视网膜毛细血管内皮细胞的紧密连接构成,外屏障是由视网膜色素上皮细胞的紧密连接构成。血视网膜屏障破坏的机制可能是紧密连接蛋白的变化,诱导蛋白改变的生化信使可能是血管内皮生长因子,而长期高血糖或者视网膜缺血均可刺激该因子的产生。

黄斑水肿(macular edema)并非一独立眼病,许多眼内疾病和系统性疾病如糖尿病性视网膜病变、视网膜静脉阻塞(retinal vein occlusion,RVO)、放射性视网膜病变、葡萄膜炎、肿瘤等多种疾病可引起黄斑水肿[37],在视网膜血管性疾病中,以视网膜静脉阻塞和糖尿病性视网膜病变引起的黄斑水肿最常见,但二者引起黄斑水肿的机制不尽相同。

黄斑水肿在 1 型或 2 型的糖尿病患者中均可见到(图 20-5-2),它尤其是 2 型糖尿病患者视力丧失的主要原因。糖尿病性视网膜病变引起的黄斑水肿可分为局部型和弥漫型两类。局部型黄斑

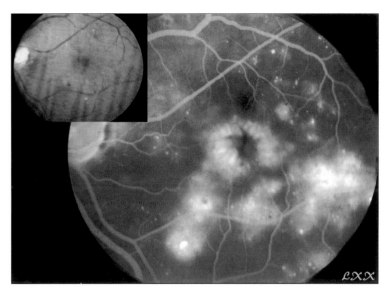

图 20-5-2 糖尿病引起的黄斑囊样水肿,眼底荧光血管造影可见黄斑区花瓣样的荧光素渗漏

水肿的发生,主要是由于微动脉瘤和扩张的视网膜毛细血管的局部渗漏造成;此外还有一小部分渗漏是由于视网膜内微血管异常(intraretinal microvascular abnormalities,IRMA)引起。局部型黄斑水肿常常可以靠硬渗环的存在确定其边界。成簇的微血管瘤可以出现在硬渗环的中心,眼底荧光血管造影可以看到这些血管的异常渗漏。在少数情况下,视网膜下渗出可以刺激视网膜色素上皮发生纤维化生,从而导致黄斑下纤维斑块的形成。弥漫型黄斑水肿是由于后极部视网膜毛细血管的普遍扩张、渗漏引起。毛细血管床的普遍阻塞导致毛细血管之间间隙变宽,残存的毛细血管发生代偿性扩张,出现弥漫性渗漏而导致黄斑水肿。弥漫性黄斑水肿通常双眼发病,且没有明显的渗出。弥漫性黄斑水肿的相关危险因素包括心血管疾病、肾病、严重的高血压、微动脉瘤数量增加、玻璃体黄斑牵引等。

视网膜静脉阻塞的患者,黄斑毛细血管后小静脉回流受阻,毛细血管内压力增加,血管内皮细胞受损而发生渗漏;加之黄斑区 Henle 纤维之间连接较为疏松,黄斑中心凹 Müller 细胞缺如,容易发生液体积聚,从而发生黄斑囊样水肿(CME),导致视力损伤。CME 是引起视网膜静脉阻塞视力损伤的一个主要原因。RVO 引起的持续性的 CME 往往与玻璃体未形成后脱离、心血管疾病史、高脂血症等有关。RVO 导致的 CME 的一个重要体征是在水肿囊腔的中心出现血液积聚形成的液平(图 20-5-3),尽管这一体征同样可以见于糖尿病等其他原因引起的黄斑水肿,但在 RVO 中,这一体

图 20-5-3 一糖尿病患者发生视网膜静脉阻塞引起黄斑水肿,在水肿囊腔的中心出现血液积聚形成的液平(黑箭)

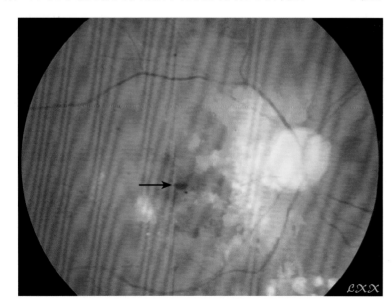

征更为多见。

近年来,曲安奈德玻璃体腔注射用于治疗黄斑水肿取得良好的效果(图20-5-4)。TA 可以通过抑制磷脂酶 A2 减少花生四烯酸的生成,减少前列腺素和白细胞三烯的生成,下调血管内皮生长因子水平,使血管通透性降低,减轻血-视网膜屏障破坏,从而达到治疗黄斑水肿的目的[156];它尤其适用于糖尿病性视网膜病变和视网膜静脉阻塞引起的黄斑水肿。玻璃体腔注射 TA,其常用剂量为4mg(0.1ml),国外亦有采用25mg(0.2ml)的报道。可以每4~6月重复注药。

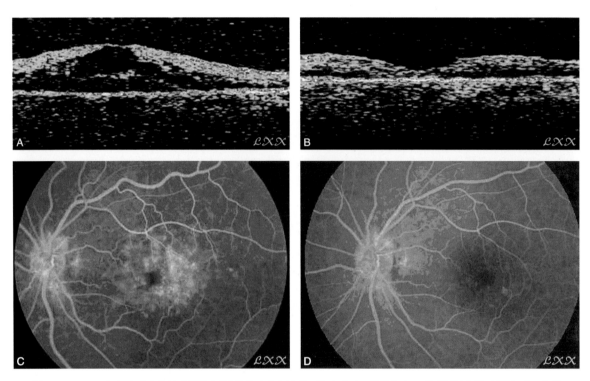

图 20-5-4　CRVO 患者(非缺血型)左眼术前 OCT 图像,黄斑中心凹下方有一隆起的液性暗区(A),术前视力0.1,术后6周 OCT 图像示黄斑形态恢复正常,视力0.4(B)。患者术前荧光素眼底血管造影可见黄斑区花瓣样的荧光素渗漏,示黄斑囊样水肿(C),术后黄斑区未见明显渗漏(D)

(王　凯)

# 第六节　血管性疾病的玻璃体切除手术治疗

视网膜血管性疾病如静脉阻塞、糖尿病性视网膜病变、视网膜静脉周围炎等视网膜缺血性疾病常发生玻璃体积血,和刺激纤维膜增生,进一步导致牵引性视网膜脱离形成。本节将描述玻璃体积血和牵引性视网膜脱离的手术步骤和手术技巧。

## 一、玻璃体切除手术的适应证和时机

### (一) 玻璃体积血

糖尿病性视网膜病变合并玻璃体积血可以作为血管增殖性玻璃体视网膜病变进行讨论,手术时机具有代表性,尽管全视网膜光凝减少了玻璃体积血(vitreous hemorrhages)的发生率,但仍有较多患者由于未进行激光治疗或激光治疗量不足而发生玻璃体积血,另一方面视网膜光凝可以诱发玻璃体的后脱离,也可以导致玻璃体积血。美国多中心前瞻性的"糖尿病性视网膜病变玻璃体切除手术研究"(Diabetic Retinopathy Vitrectomy Study,DRVS)[157-161]评估了玻璃体积血病例的玻璃体切除手术时间,认为1型患者(年轻患者为主)玻璃体致密出血6个月内手术组,视力结果和解剖结果优于手术推迟1年以上组。2型患者(大多是成年和老年患者)这两组结果相同。1型糖尿病患者,纤维血管增殖快,玻璃体粘稠,易形成牵拉性视网膜脱离,发生玻璃体积血后应尽快手术。这一结论和多数作者的报告相一致[162]。

多数作者认为已行全视网膜光凝可以比未行全视网膜光凝着等候时间长,未行全视网膜光凝者出血6~8周不吸收,即可行玻璃体切除手术。新生血管长入玻璃体腔应尽早手术。玻璃体积血的手术时机还应考虑玻璃体液化因素,出血时间短,玻璃体液化差,玻璃体血不容易切净,术后再出血的发生率高。

**(二) 牵拉性视网膜脱离**

1. 成人牵拉性视网膜脱离　无论是糖尿病还是 Eales 病,或静脉阻塞,血管闭锁部常产生纤维血管膜,玻璃体和视网膜纤维血管膜部发生粘连,发生完全/不完全的玻璃体后脱离时,玻璃体牵引视网膜,牵拉径向或平行于视网膜(切线)、或向前伸入玻璃体腔内。新生血管被牵拉可导致玻璃体积血,黄斑部视网膜牵拉可导致黄斑异位、视物变形。牵拉严重可发展为牵拉性视网膜脱离,甚至出现裂孔,形成混合性视网膜脱离(图 20-6-1)。

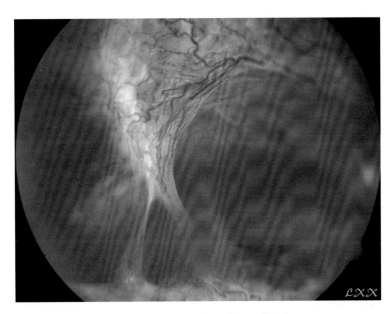

图 20-6-1　糖尿病牵拉性视网膜脱离

2. 儿童牵拉性视网膜脱离　儿童血管性疾病的牵拉性视网膜脱离多见于早产儿视网膜病变(retinopathy of prematurity,ROP)4 期和 5 期。4 期病变从周边无血管区开始产生视网膜前的增殖膜,膜的收缩牵引上下黄斑血管弓,使上下黄斑血管弓形成夹角(4a 期,图 20-6-2),进一步发展使得夹角变小,最终形成褶皱(4b 期,图 20-6-3)。在血管被牵引同时看到视网膜前膜时及时手术可以重新开放血管弓的夹角,如果已形成皱襞,很难再打开。家族渗出性视网膜病变(FEVR)的 X 期临床表型与 ROP4 期病变类似。

眼后部牵拉性视网膜脱离(traction retinal detachment)尚未影响黄斑部时,允许观察等候。当出现视物变形或视力下降时,提示黄斑附近有牵拉性视网膜脱离,玻璃体手术应尽快安排。时间长即使视网膜复位,也很难获得视力改善。

**(三) 混合性视网膜脱离**

玻璃体牵拉和增殖膜收缩可引起视网膜裂孔和混合性的牵拉裂孔源性视网膜脱离(traction-rhegmatogenous retinal detachment)。这种视网膜脱离的裂孔小,常位于玻璃体牵拉较高的增殖膜的

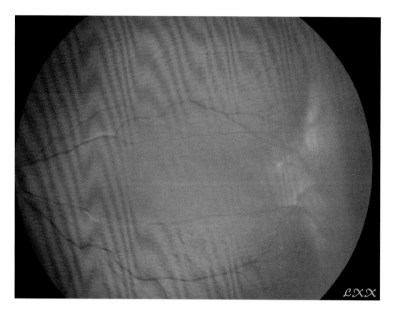

图 20-6-2 ROP 4a 期眼底像,牵拉性视网膜脱离

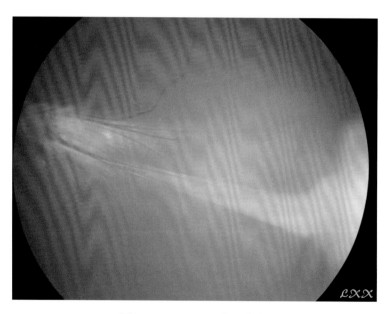

图 20-6-3 ROP 4b 期眼底像

边缘,不易发现,视网膜脱离进展缓慢(图 20-6-4)。由于裂孔一般位置偏后,周围有纤维血管膜牵引,巩膜扣带术难于使裂孔封闭。而玻璃体手术除了封闭裂孔外,还可以清除裂孔旁的纤维血管膜,从而提高了手术成功率。混合型视网膜脱离应及早手术,否则很难改善视力。

（四） 致密的视网膜前出血和黄斑前纤维膜

致密的视网膜前出血(preretinal hemorrhages)常见于 1 型糖尿病患者和无玻璃体后脱离的糖尿病患者(图 20-6-5)。存在于视网膜前界膜和玻璃体皮层之间大量的血较难吸收,形成大面积纤维膜。黄斑前纤维膜(premacular fibrosis)还可见于全视网膜光凝术后。发生致密的视网膜前出血,应尽早行玻璃体切除术和眼内激光,以免形成黄斑前纤维膜。视网膜前出血标志着增殖处于活动期,因而眼内行全视网膜光凝是必要的。一旦纤维膜形成导致视力下降,可以行玻璃体手术,剥除黄斑前纤维膜。

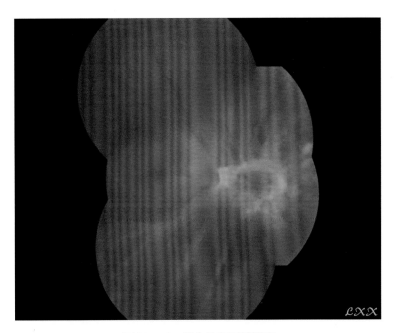

图 20-6-4 混合性视网膜脱离

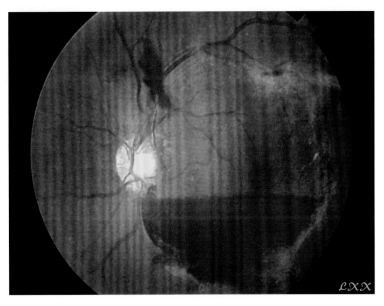

图 20-6-5 糖尿病网膜前出血

（五）严重进行性视网膜纤维血管增殖

增殖期糖尿病性视网膜病变进行足量激光治疗后,仍有部分患者发生玻璃体积血(图 20-6-6),新生血管仍不消退,可以进行玻璃体切除术。Davis 在 60 年代认识到玻璃体皮层与视网膜的粘连在新生血管形成中的重要性,发现玻璃体切除术清除玻璃体皮层后,视盘和后极部新生血管不再增殖[163]。视盘型新生血管不进行玻璃体切除,视力丧失的发生率高[157,158,163]。美国 DRVS 评估了严重的进行性视网膜纤维血管增殖(neovascular proliferation)的玻璃体切除手术效果。证明新生血管在 4 个 PD 范围以上者,玻璃体切除手术比非手术的视力预后和解剖预后好[159,160](图 20-6-7)。

（六）玻璃体积血合并早期虹膜新生血管

常发生在糖尿病、CRVO 和眼缺血的患者。当屈光间质清晰时,全视网膜光凝用于治疗虹膜新生血管(iris neovascularization),以阻止新生血管性青光眼(neovascular glaucoma)的形成。当玻璃体积血合并早期虹膜红变时,玻璃体切除术仅用于清除浑浊的屈光间质,虹膜红变的治疗还要联合

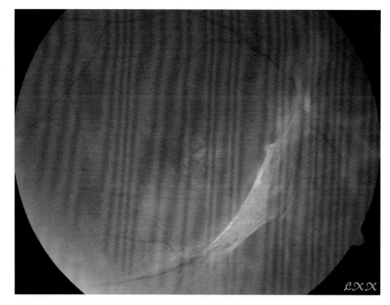

图 20-6-6　糖尿病视网膜纤维血管增殖

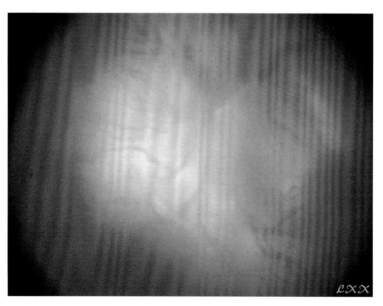

图 20-6-7　早产儿视网膜病变 5 期,致密的纤维血管

抗 VEGF、全视网膜光凝、甚至周边视网膜冷凝等其他治疗措施,抗 VEGF 类药物如贝伐单抗可以暂时抑制新生血管,但使得新生血管消退的关键是降低视网膜的缺氧状态,因而全视网膜光凝是关键。糖尿病性视网膜病变合并玻璃体积血和牵拉视网膜脱离时,又出现虹膜新生血管提示预后较差。

### (七) 白内障合并玻璃体积血

白内障合并玻璃体积血(cataract and vitreous hemorrhages)常见于 2 型糖尿病患者和静脉阻塞患者。迅速生长的视网膜新生血管和新生血管性青光眼常常发生在白内障囊内摘除术后,而较少见于白内障囊外摘除术后。晶状体超声粉碎联合玻璃体切除和内眼激光仍不能杜绝术后新生血管性青光眼的发生。目前大多数术者主张白内障摘除、玻璃体切除、人工晶状体植入一次手术,有利于术后视力恢复。未行全视网膜光凝或光凝量不足者,术中或术后行光凝[164-166]。

### (八) 溶血性青光眼

溶血性青光眼(hemolytic glaucoma)常发生在血管性疾病的视网膜病变行玻璃体切除术后玻璃

814

体再出血,特别是无晶状体眼。当药物治疗不能控制升高的眼内压时,要进行玻璃体腔灌洗或玻璃体再切除。

## 二、术前评估

1. 全身情况　静脉阻塞、糖尿病患者手术前要请内分泌科或内科医生判断用药的状况并给予调整,合并高血压和心血管疾病要给予相应的处理。已作肾透析的患者手术时间的安排应征求肾内科的意见。年青糖尿病患者通常要用胰岛素阻止酮症,成年患者即使要用胰岛素,但很少发生酮症。血糖高于 300mg/dl,或合并酮症者不能够进行手术。视网膜血管炎患者要排除结核或全身免疫性疾病。

静脉阻塞和糖尿病的考年患者术前最好作颈部超声波检查,筛查颈内动脉斑块,管腔狭窄可导致眼缺血,产生眼缺血综合征、新生血管性青光眼。

早产儿视网膜病变术前全身评估术后是否需要进入监护是必要的,对于体重小,出生 3 个月内的孩子最好术后进入新生儿重症监护。

2. 眼部情况　要了解术前视力下降的时间、视力丧失的时间、有无视物变形等情况,这有益于判断术后视力。术前要进行详细的眼部检查,包括视力、眼压、房角、晶状体、虹膜、玻璃体和视网膜。荧光素眼底血管造影可以了解视网膜新生血管范围。玻璃体混浊,眼底不能看清楚时,要做超声波检查和视网膜电图(electroretinogram,ERG),协助判断视网膜功能和形态。OCT 可以协助判断黄斑区是否合并裂孔、前膜、水肿和劈裂。

## 三、微创手术技巧

近 10 年微创手术发展迅速,微创手术的发展有下述几方面:①用 23G、25G、27G 替代了 20G;②引入套管针的使用,减少了锯齿缘离断的术中并发症;③切割速率增加,从 800 次/分增加到 5000 次/分,今年新一代设备切割速率可达 16 000 次/分。眼内手术原则与 20G 完全相同,手术方法基本一致。微创和高速玻切技术进一步增加了手术的安全性,值得在糖尿病玻璃体手术中推广。

### (一) 手术原则

增殖期糖尿病性视网膜病变玻璃体切除手术目的是要清除混浊的玻璃体,切断玻璃体内前后方向牵拉视网膜的纤维索条,分割并尽可能剥除视网膜前的纤维血管膜,合并孔源性视网膜脱离时,凝固裂孔,使视网膜复位。

巩膜环扎术的适应证为:现在很少使用。术前存在大范围牵拉性视网膜脱离或周边部视网膜脱离,以及混合性视网膜脱离时可以考虑配合玻璃体手术使用。巩膜外加压术的适应证为:术中医源性裂孔,混合性视网膜脱离的裂孔和视网膜切开部。

玻璃体切除术采用扁平部三通道切口(详见第十三章),玻璃体灌注液内加 50% 葡萄糖 3 ~ 4ml,可减少术中或术后晶状体混浊。灌注液内加肾上腺素 0.5ml,以保持瞳孔开大。

晶状体切除术适应证应尽可能缩小,白内障合并严重视网膜脱离时可行扁平部晶状体超声粉碎或晶状体切除术。白内障合并玻璃体积血可行晶状体超声乳化(phacoemulsification)、人工晶状体植入联合玻璃体切除术。

### (二) 手术技巧

1. 微创技术置放套管针

(1) 置放套管针:距角巩膜缘 3 ~ 4mm 三通道部置入套管针,一般颞下置放眼内灌注液,鼻上和颞上分别置放玻切器和光导纤维。因切口经结膜通向眼内,为避免术后感染,结膜口和功膜口要错位,如图 20-6-8 所示,可先用镊子将结膜拉向角膜中央侧,再将套管针刺入眼内。

(2) 灌注压保持到正常眼压,可设置为 20mmHg,不同设备压力设置会有差异。

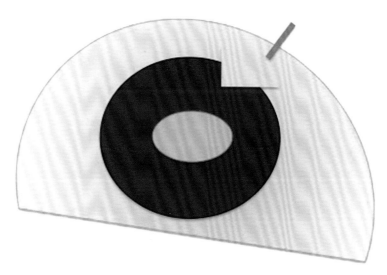

图 20-6-8 结膜拉向瞳孔方向后插入灌注头,使结膜伤口和巩膜伤口错位

（3）设置切割频率和负压,推荐 4000 次/分以上,负压为 300mmHg,切割中央部玻璃体时负压可增加,切割周边部玻璃体时,负压可下降频率可继续增加,以减少对视网膜的牵引。

（4）经套管针伸入光导纤维和玻切头。

2. 清除玻璃体腔的混浊 切割头进入玻璃体腔后先置于晶状体后,清除前玻璃体腔的混浊（图 20-6-9）,然后逐渐向周边部扩大（图 20-6-10）。合并视网膜脱离时建议使用较高的切割频率,可大于 4000 次/分。靠近基底部时切割负压要降低,以避免形成视网膜裂孔。周边部玻璃体切除可在全景接触（130°全视野镜）/非接触接触镜下（BIOM）,若暴露不满意时还可用周边部顶压的方法（图 20-6-10）。

3. 进入视网膜前腔 增殖期糖尿病性视网膜病变的玻璃体大多存在不同程度的不完全的玻璃体后脱离。进入视网膜前腔要从玻璃体和视网膜原已分开或脱离开的部位。部位的判断可通过间接眼底检查镜或超声波,寻找玻璃体活动度大的部位,也可在切除前部玻璃体时留意。玻璃体难以切除的部位或活动度差的部位,往往存在玻璃体视网膜之间的粘连,不要选择这一部位进入视网膜前,否则易形成视网膜医源性裂孔。在玻璃体活动度大的部位玻璃体皮层已和视网膜分开,先切

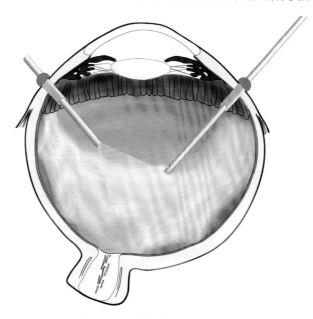

图 20-6-9 清除前玻璃体腔的混浊

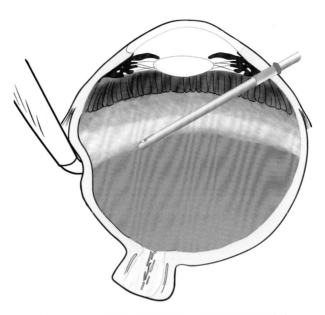

图 20-6-10　使用巩膜顶压的方法切除周边玻璃体

出一玻璃体孔(图 20-6-11),可看到下面的视网膜。将切割头置于玻璃体孔下方,沿视网膜表面360°环形切除玻璃体(图 20-6-12)。

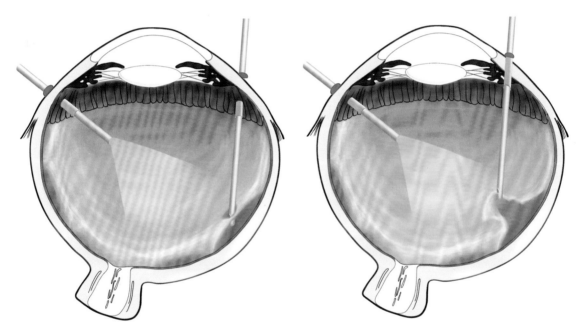

图 20-6-11　玻璃体后界膜先切出一孔　　　　　　图 20-6-12　切除视网膜表面玻璃体

　　有些患眼术前已存在完全的玻璃体后脱离,手术很容易切净玻璃体。有些患眼玻璃体未发生脱离,此时要小心切除玻璃体,接近玻璃体皮层时用带软硅胶头的笛针管吸视网膜表面的玻璃体(图 20-6-13),切忌使用硬笛针管或刀,以免造成视网膜裂孔。玻璃体视网膜粘连在纤维血管增殖部和视网膜血管的主干部粘连紧密,难于分离。而视盘部粘连较松,容易分开。纤维血管膜与视网膜分开后,将玻璃体切割头伸到玻璃体下腔逐渐分离清除残余的玻璃体,或者将切割头面向视网膜,一边切割,一边向玻璃体腔中心牵引,以造成玻璃体和视网膜的继续分离。

　　4. 清除后极部切线方向牵引(膜分离技术,dissection techniques)　进一步的手术是分离眼后部的玻璃体、纤维血管膜和视网膜前膜。当视网膜和玻璃体之间有空间,并且多个视网膜玻璃体粘连部位之间的"桥"有较大空隙时,可使用切割头进行膜分割(图20-6-14)。如果纤维血管膜与视网膜粘连较紧,可使用玻切头先吸,将膜与视网膜之间分出裂隙,再用玻切头切掉分开的膜。实在困难时可用眼内镊或眼内钩(图20-6-15)。眼内钩伸到膜与视网膜之间,可将膜挑起,与视网膜完全分开。眼内剪可切断粘连的纤维血管膜之间的"桥",粘连部的膜被游离切断成几个小岛状(membrane segmentation)留在视网膜上(图20-6-16)。有些术者在纤维血管膜与视网膜之间注入透明质酸钠等粘弹剂进行分离。

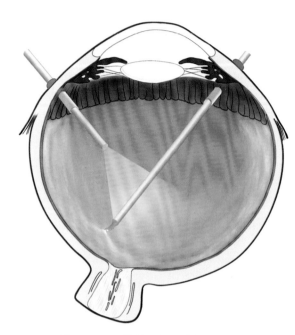

图 20-6-13 笛针吸视网膜表面玻璃体

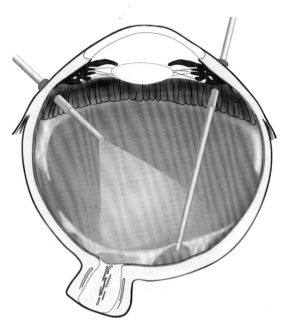

图 20-6-14 玻切头切割视网膜前纤维膜

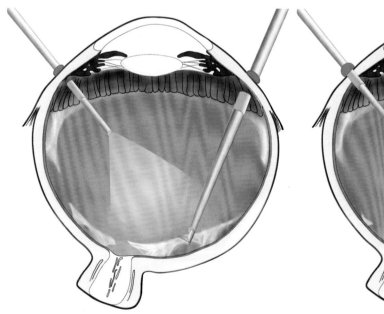

图 20-6-15 眼内钩分离视网膜前膜

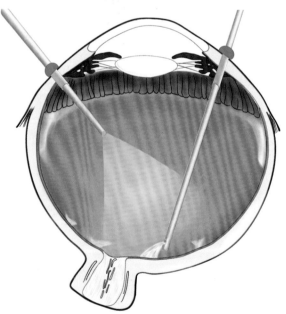

图 20-6-16 玻切头分割膜的桥联

5. 清除眼内积血 如果玻璃体皮层清除彻底,出血可以停止。当视网膜表面有积血,或玻璃体腔内有陈旧血时,将带软硅胶管的笛针管放在玻璃体腔内,混浊的玻璃体液逐渐变得清亮。对视网膜表面的积血,可挤压笛针管上的硅胶管,积血被冲散到玻璃体腔,再经笛针管排出眼外,注意勿将不带软头的笛针管靠近视网膜,以免造成裂孔。

6. 全视网膜光凝和冷凝全视网膜光凝（panretinal photocoagulation）　用于术前未行光凝、视网膜有新生血管而光凝量不足者，或虹膜和房角有新生血管者。当切完玻璃体，屈光间质变得清晰后，可用眼内激光头或用间接检眼镜激光进行光凝。光斑大小可由激光头或间接检眼镜到视网膜的距离调整。氩绿激光、二极管红激光、YAG 倍频激光、氪激光都可使用。

冷凝和激光的作用相同，但主要用于虹膜和房角存在新生血管时，但术后炎性反应较大，适用于激光不易达到的视网膜周边部位。冷凝和光凝还可用于封闭视网膜裂孔。

## 四、术中困难及对策

1. 瞳孔缩小　常由于虹膜手术创伤或眼内压低所致。出现瞳孔变小，立即升高灌注液以增高眼内压。术中注意巩膜切口不宜过大，否则难以维持眼内压。

2. 术中出血　术中出血可发生在玻璃体切割牵引视网膜的新生血管时，也可发生在剥离纤维血管膜时，还可发生在手术操作导致视网膜裂孔出现时。出血常发生在有高血压或凝血机制有问题的患者，特别要注意检查长期服用阿司匹林（aspirin）患者的血粘度，因为部分服用阿司匹林的患者术中出血较多，建议糖尿病患者玻璃体手术前在征得内科医生同意时停用 1～2 周。术中出血一般都可以控制，不必终止手术。术中血压高可以全身用神经镇痛药仍不能控制时再加用降血压药物，如压宁定。术前血小板凝聚性差的患者要停用阿司匹林。玻璃体视网膜出血多时，升高灌注液提高眼内压，用笛针管置换眼内液。发现出血点行水下电凝。还可注入过氟化碳液（perfluorocarbon liquids，"重水"）压迫止血，待出血止住后用笛针吸出"重水"。

3. 角膜水肿　糖尿病患者角膜上皮的基底膜异常，上皮附着力差是糖尿病患者角膜水肿形成的基础。眼内压高时角膜上皮易水肿，眼内压低时角膜内皮水肿，出现 Descemet 膜皱折。无论角膜上皮还是内皮水肿，都会影响眼底影像的清晰度。出现角膜上皮水肿，可适当降低眼灌注液的高度并刮除角膜上皮；出现角膜内皮水肿，可适当升高眼灌注液或缩小巩膜切口。

4. 医源性裂孔　糖尿病玻璃体切除术中发生视网膜裂孔是较难避免的术中并发症。玻璃体基底部的玻璃体与视网膜粘连紧密，在这一部位靠近视网膜切割玻璃体，容易在巩膜切口附近和赤道部的视网膜形成裂孔。使用较高的负压切除与视网膜粘连较紧的玻璃体机化条索，也可导致粘连部视网膜发生裂孔。在萎缩的视网膜部剥离视网膜前膜可能撕出视网膜裂孔。一旦发生视网膜裂孔，要彻底清除裂孔周围的视网膜前膜，必要时采用双手剥膜技术，清除牵引膜后用激光或冷凝封闭裂孔。存在视网膜下液时，应在气液交换后封孔，或在"重水"压迫下封孔，然后填充膨胀气体或硅油。为避免遗漏锯齿缘部裂孔，在关闭巩膜切口前，要进行眼底检查。单纯锯齿缘部裂孔，行冷凝封孔联合膨胀气体填充效果较好。

5. 晶状体混浊　可由眼内器械碰撞损伤所致，也可由于眼灌注液冲击晶状体后囊造成。部分患者血糖较高，而灌注液内的葡萄糖低，导致晶状体在手术过程中逐渐变混。晶状体混浊后，如果后囊无损伤可以从角巩膜缘行晶状体超声乳化术（phacoemulsification），不进行眼内气体或硅油填充时，可同时植入人工晶状体；如果后囊损伤，视损伤程度决定行超声乳化术或扁平部超声粉碎术（fragmentation），行超声乳化术的优点便于同时进行人工晶状体植入，行超声粉碎术的优点是不损伤角膜内皮，不影响眼底注视。后囊损伤后要同时进行全视网膜光凝或周边视网膜冷凝，避免术后新生血管性青光眼发生率高。

## 五、术后处理和并发症

### （一）术后处理

1. 术后检查　手术后第二天的检查包括眼压、角膜上皮的完整、有无角膜后沉积物，前房深度和浮游物,晶状体透明度,玻璃体清晰度和视网膜复位情况。眼内填充膨胀气体和硅油者术后眼压会有不同程度升高。联合巩膜扣带术后前房变浅要考虑涡状静脉受压引起眼前段缺血。手术后检查在术后第一周内每天一次,以后每周一次,直到眼部不再需用任何药物。

2. 术后用药　全身用药的类型和剂量因人而异,术后血糖变化不大时,全身用药同术前。因手术引起的眼痛可加用氟比洛芬钠一类药,出现恶心或呕吐时,要注意检查眼压、血糖和酮体,因为眼压高和酮体出现时都可引起恶心或呕吐。要根据具体原因给予相应处理。局部用药包括散瞳、皮质激素、广谱抗生素和非甾体抗炎药。散瞳剂最好使用短效药以活动瞳孔。糖尿病患者最好不使用全身皮质激素,以避免影响血糖。

（二）早期术后并发症

1. 眼内压升高　玻璃体切除术后眼内压升高的原因较多,要针对不同原因给予相应处理。眼压30mmHg以下而无症状患者可不作降眼压处理。眼压>30mmHg,或者眼压虽然轻微升高,但出现头痛、眼胀症状时,可口服乙酰唑胺,局部点0.5%噻吗洛尔眼药水。眼压>40mmHg时,要考虑手术治疗。因填充膨胀气体或硅油引起眼压高,可考虑放出少量气体或硅油。前房渗出物多引起的眼压高,可球旁注入曲安奈德联合降眼压药[169-171]。联合巩膜扣带术后出现房角关闭和高眼压,是由于脉络膜脱离,虹膜向前移位造成,调整环扎带的位置,祛除压迫涡状静脉的外加压物可使前房恢复,眼压正常。

2. 玻璃体积血　糖尿病性视网膜病变的玻璃体切除术后出血发生率较高[172-175],特别是1型患者、大面积视网膜新生血管的2型患者以及虹膜房角存在新生血管的患者。术中行足量眼内激光可降低术后出血[176,177]。硅油填充可阻止视网膜出血弥散到玻璃体腔[178]。膨胀气体填充不能降低术后出血[173]。有报告手术前后口服或静脉点滴氨基己酸可减少早期术后出血[179]。术后出血大部分在2个月内自行吸收,除非出现眼内压升高或孔源性视网膜脱离,一般不做手术处理[180,181]。再次手术可灌洗玻璃体腔,检查眼底,有视网膜血管被牵引时,剪断牵引物,存在视网膜新生血管时,行光凝或冷凝。

3. 葡萄膜反应　单纯玻璃体切除联合或不联合眼内激光很少出现葡萄膜反应,联合晶状体切除或注入膨胀气体、硅油常出现角膜后沉积物、房水内浮游细胞等葡萄膜反应,严重时形成纤维素性渗出物。手术结束前玻璃体腔内灌洗氟尿嘧啶[182]或地塞米松[183]不能改善葡萄膜反应。肝素能降低纤维素反应,但增加出血[184]。轻微的葡萄膜反应可局部使用激素,如果纤维素性渗出物覆盖瞳孔区影响眼内窥视,可前房注入3gtPA[185]。

4. 角膜上皮缺损　糖尿病患者的角膜上皮在手术中损伤后,上皮和基底膜之间的粘和力异常,导致愈合延迟。可用双眼包扎、患眼加压包扎的办法限制眼球运动,促进角膜上皮的愈合。

5. 晶状体混浊　术后晶状体逐渐混浊可由术中晶状体损伤所致,或手术灌注液未增加葡萄糖导致玻璃体腔液体渗透压降低,液体进入晶状体造成,也可由于填充气体后未伏卧位,使气体直接刺激晶状体,形成羽毛状混浊。后者几天后可消退。晶状体囊膜损伤,液体进入皮层,晶状体肿胀,皮质碎片进入房水可引起继发青光眼,此时应进行白内障摘除术。

6. 视网膜脱离　术后产生视网膜脱离的视网膜裂孔常在手术过程中形成。玻璃体切割头和光导纤维进出部的锯齿缘常发生离断,玻璃体切割头直接咬伤视网膜,切除或拨除机化膜时间可能接撕伤视网膜,也可能术中未发现原已存在的视网膜裂孔。术后视网膜脱离可导致眼球萎缩。避免视网膜脱离的发生,关键手术中要仔细检查眼底,发现并处理好视网膜裂孔。术后屈光间质清晰时,视网膜脱离容易发现。合并玻璃体积血或混浊时,要进行超声波监测和随诊。视网膜脱离诊断确立后应尽早手术。

7. 眼内炎　眼内炎很少发生,但容易发生在糖尿病患眼上。临床症状和处理见有关章节。

（三）远期术后并发症

1. 角膜变性　大范围角膜内皮损害可导致视网膜全层水肿,大泡状角膜变性和新生血管形成。可由膨胀气体损伤。硅油可致角膜带状变性。如果视网膜在位、视网膜病变稳定,可考虑角膜移植。

2. 虹膜新生血管形成和新生血管性青光眼　玻璃体切除术后几周虹膜新生血管形成的发生率达 18% ~33%,继之产生的新生血管性青光眼可达 4% ~17%[186,187]。常发生在无晶状体眼、人工晶状体眼[188]、孔源性视网膜脱离和大面积视网膜缺血时。推测完整的晶状体后囊和悬韧带在眼前后段之间形成保护性屏障,使虹膜和房角免受眼内液中刺激新生血管形成的因子影响[189,190]。术前、术中和术后短时间内的全视网膜光凝和及时的视网膜复位手术可阻止虹膜新生血管形成或使已出现的新生血管消退。当不能进行激光光凝时,可用周边视网膜冷凝术。当药物和凝固疗法均不能控制眼压、患者尚存有用视力时,可进行抗青光眼滤过手术。常规的滤过手术由于新生血管再增殖、炎性反应等很难成功,联合氟尿嘧啶,丝裂霉素可一定程度减轻瘢痕反应,增加手术效果。进入绝对期青光眼合并眼压高症状时,可行睫状体冷凝术。

3. 白内障　玻璃体切除手术后白内障会逐渐形成,部分晶状体为后囊下混浊,但大部分术后白内障呈核性混浊[191-194]。当视力障碍明显时,可行囊外或超声乳化术联合人工晶状体植入术。糖尿病患者白内障的手术时机要保守,晶状体尽可能成熟些。术中要避免后囊损伤,皮质要清理的干净,以减少后发障的形成。无论是手术所致的后囊损伤还是 YAG 激光所致的后囊损伤都存在着虹膜新生血管形成的危险。玻璃体切除术后白内障摘除时要避免术中眼球塌陷,可缝一巩膜上支撑环,或作一玻璃体灌注管[195]。

4. 前部玻璃体新生血管增殖　常见于青年男性 1 型糖尿病患眼,发生在玻璃体切除术后的晶状体眼或人工晶状体眼。新生血管沿周边部视网膜向邻近的睫状体上皮、晶状体后囊蔓延到后部虹膜。患眼可出现葡萄膜炎症、低眼压进而眼球萎缩,或反复的玻璃体积血。术前、术中或术后短期内大范围的全视网膜光凝可阻止它的发生。再次手术清除前部纤维血管膜并行光凝或冷凝也许能控制病变的进展。

增殖性糖尿病性视网膜病变的玻璃体手术治疗在过去的二十年里取得了巨大的进步,术后视力的改善获得明显提高,由于手术操作较多,术中和术后并发症较多,术后丧失光感的眼球达 9% ~23%[196,197]。因而增殖性糖尿病性视网膜病变的玻璃体手术要根据术者的经验慎重选择手术适应证。

(黎晓新)

## 参 考 文 献

1. Olk RJ. Modified grid argon (blue-green) laser photocoagulation for diffuse diabetic macular edema. Ophthalmology, 1986,93(7):938-950.

2. Photocoagulation for diabetic macular edema. Early Treatment Diabetic Retinopathy Study report number 1. Early Treatment Diabetic Retinopathy Study Research Group. Arch Ophthalmol,1985,103(12):1796-1806.

3. Focal photocoagulation treatment of diabetic macular edema. relationship of treatment effect to fluorescein angiographic and other retinal characteristics at baseline:ETDRS report number 19. Early Treatment Diabetic Retinopathy Study Research Group. Arch Ophthalmol,1995,113(9):1144-1155.

4. DRS group 8:photocoagulation treatment of proliferative diabetic retinopathy. Clinical application of Diabetic Retinopathy Study (DRC) findings,DRC Report Number 8. Diabetic Retinopathy Study Research Group. Ophthalmology,1981,88(7):583 -600.

5. Randomized comparison of krypton versus argon scatter photocoagulation for diabetic disc neovascularization. the krypton argon regression neovascularization study report number 1. Ophthalmology,1993,100(11):1655-1664.

6. Proliferative diabetic retinopathy:treatment with xenon arc photocoagulation. Interim report of multicentre randomized controlled. Br Med J,1977,1(6063):739-741.

7. Preferred practice pattern,PPP:Diabetic Retinopathy (ICO 2003).

8. Finkelstein D, Clarkson J, Diddie K, et al. Branch vein occlusion. Retinal neovascularization outside the involved segment. Ophthalmology,1982,89(12):1357-1361.

9. Finkelstein D. Argon laser photocoagulation for macular edema in branch vein occlusion. Ophthalmology,1986,93(7): 975-977.

10. Evaluation of the grid pattern photocoagulation for macular edema in central vein occlusion. the Central Vein Occlusion Study Group M Report. Ophthalmology,1995,102(10):1425-1433.

11. A randomized clinical trial of early panretinal photocoagulation for ischemia central vein occulsion. the Central Vein Occlusion Study Group N Report. Ophthalmology,1995,102(10):1434-1444.

12. Tranos PG, Wickremasinghe SS, Stangos NT, et al. Macular edema. Surv Ophthalmol,2004,49(5):470-490.

13. Evaluation of grid pattern photocoagulation for macular edema in central vein occlusion. The Central Vein Occlusion Study Group M report. Ophthalmology,1995,102(10):1425-1433.

14. A randomized clinical trial of early panretinal photocoagulation for ischemic central vein occlusion. The Central Vein Occlusion Study Group N report. Ophthalmology,1995,102(10):1434-1444.

15. Gass JD, Oyakawa RT. Idiopathic juxtafoveolar retinal telangiectasis. Arch Ophthalmol,1982,100(5):769-780.

16. Finkelstein D. Argon laser photocoagulation for macular edema in branch vein occlusion. Ophthalmology,1986,93(7): 975-977.

17. Patz A. Argon laser photocoagulation for macular edema in branch vein occlusion. Am J Ophthalmol,1984,98(3): 374-375.

18. Argon laser scatter photocoagulation for prevention of neovascularization and vitreous hemorrhage in branch vein occlusion. A randomized clinical trial. Branch Vein Occlusion Study Group. Arch Ophthalmol,1986,104(1):34-41.

19. Finkelstein D, Clarkson J, Diddie K, et al. Branch vein occlusion. Retinal neovascularization outside the involved segment. Ophthalmology,1982,89(12):1357-1361.

20. Kado M, Hirokawa H, Yoshida A.[Role of the vitreous in retinal neovascularization evaluated by a comparison of central retinal vein occlusion and branch retinal vein occlusion]. Nippon Ganka Gakkai Zasshi,1989,93(8):812-816.

21. Kado M, Trempe CL. Role of the vitreous in branch retinal vein occlusion. Am J Ophthalmol,1988,105(1):20-24.

22. Risk factors for branch retinal vein occlusion. Eye Diseases Case Control Study Group. Am J Ophthalmol,1993,116(3): 286-296.

23. Porrini G, Giovannini A, Amato G, et al. Photodynamic therapy of circumscribed choroidal hemangioma. Ophthalmology, 2003,110(4):674-680.

24. Schmidt-Erfurth UM, Kusserow C, Barbazetto IA, et al. Benefits and complications of photodynamic therapy of papillary capillary hemangiomas. Ophthalmology,2002,109(7):1256-1266.

25. Meyer-Schwickerath G, Vogel MH. Malignant melanoma of the choroid treated with photocoagulateion:a 10-year follow-up. Mod Probl Ophthalmol,1974,12(10):544-549

26. Vigel MH. Histopathologic observant of photocoagulateion malignant melanomasof the choroid. Am J Ophthalmol,1972, 74(3):466-474.

27. Shields JA. The expanding role of laser photocoagulateion for intraocular tumors; THE 1993 H. Christian Zweng Memorial Lecture. Retina,1994,14(4):310-322.

28. Madreperla SA. Choroidal hemangioma treated with photodynamic therapy using verteporfin. Arch Ophthalmol,2001,119 (11):1606-1610.

29. Stoffelns BM. Tumor regression and visual outcome after transpupillary thermotherapy (TTT) for malignant choroidal melanoma. Klin Monatsbl Augenheilkd,2006,223(1):74-80.

30. Gill HS, Simpson R. Transpupillary thermotherapy in the management of juxtapapillary and parafoveal circumscribed choroidal hemangioma. Can J Ophthalmol,2005,40(6):729-733.

31. Bressler SB, Bressler NM, Fine SL. Age-related macular degeneration. Surv Ophthalmol,1988,32(6):375-413.

32. Klein R, Klein BE, Linton KL. Prevalence of age-related maculopathy. the Beaver Dam Eye Study. Ophthalmology,1992, 99(6):933-943.

33. Vingerling JR, Dielemans I, Hofman A, et al. The prevalence of age-related maculopathy in the Rotterdam study. Ophthalmology, 1995, 102(2):205-210.

34. Mitchell P, Smith W, Attebo K, et al. Prevalence of age-related maculopathy in Australia. The Blue Mountains Eye Study. Ophthalmology, 1995, 102(10):1450-1460.

35. Evans JR. Risk factors for age-related macular degeneration. Prog Retin Eye Res, 2001, 20(2):227-253.

36. Holz FG, Wolfensberger TJ, Piguet B, et al. Bilateral macular drusen in age-related macular degeneration: prognosis and risk factors. Ophthalmology, 1994, 101(9):1522-1528.

37. Klein R, Klein BE, Jensen SC, et al. The five-year incidence and progression of age-related maculopathy. The Beaver Dam Eye study. Ophthalmology, 1997, 104(1):7-21.

38. Argon laser photocoagulation for neovascular maculopathy. five-year results from randomized clinical trials. Macular Photocoagulation Study Group. Arch Ophthalmol, 1991, 109(8):1109-1114.

39. Risk factors for choroidal neovascularisation in the second eye of patients with juxtafoveal or subfoveal choroidal neovascularization secondary to age-related macular degeneration. Macular Photocoagulation Study Group. Arch Ophthalmol, 1997, 115(6):741-747.

40. Olk, RJ, Friberg TR, Stickney KL, et al. Therapeutic benefits of infrared (810 nm) diode laser macular grid photocoagulation inprophylactic treatment of nonexudative age-related macular degeneration: two-year results of a randomized pilot study. Ophthalmology, 1999, 106(11):2082-2090.

41. Laser photocoagulation of subfoveal neovascular lesions of age-related macular degeneration: updated findings from two clinical trials. Macular Photocoagulation Study Group. Arch Ophthalmol, 1993, 111(9):1200-1209.

42. Argon laser photocoagulation for neovascular maculopathy. Three-year results from randomized clinical trials. Macular Photocoagulation Study Group. Arch Ophthalmol, 1986, 104(5):694-701.

43. Ho CA, Maguire MG, Yoken J, et al. Laser-induced drusen reduction improves visual function at 1 year. The Choroidal Neovascularization Prevention Trial Research Group. Ophthalmology, 1999, 106(7):1367-1373.

44. The Choroidal Neovascularization Prevention Trial Research Group. Laser treatment in fellow eyes with large drusen: updated findings from a pilot randomized clinical trial. Ophthalmology, 2003, 110(5):971-978.

45. Laser treatment in eyes with large drusen. Short-term effects seen in a pilot randomized clinical trial. The Choroidal Neovascularization Prevention Trial Research Group. Ophthalmology, 1998, 105(1):11-23.

46. Laser photocoagulation for juxtafoveal choroidal neovascularisation. Five-year results from randomized clinical trials. Macular Photocoagulation Study Group. Arch Ophthalmol, 1994, 112(4):500-509.

47. Risk factors for choroidal neovascularisation in the second eye of patients with juxtafoveal or subfoveal choroidal neovascularization secondary to age-related macular degeneration. Macular Photocoagulation Study Group. Arch Ophthalmol, 1997, 115(6):741-747.

48. Owens SL, Bunce C, Brannon AJ, et al. Prophylactic laser treatment appears to promote choroidal neovascularisation in high-risk ARM: results of an interim analysis. Eye(Lond), 2003, 17(5):623-627.

49. Maguire M, Complications of Age-Related Macular Degeneration Prevention Trial Research Group. Baseline characteristics, the 25 item National Eye Institute Visual Functioning Questionnaire, and their associations in the Complications of Age-related macular degeneration Prevention Trial (CAPT). Ophthalmology, 2004, 111(7):1307-1316.

50. Algvere PV, Libert C, Lindgärde G, et al. Transpupillary thermotherapy of predominantly occult choroidal neovascularization in age-related maculardegeneration with 12 months follow-up. Acta Ophthalmol Scand, 2003, 81(2):110-117.

51. Gustavsson C, Agardh E. Transpupillary thermotherapy for occult subfoveal choroidal neovascularization: a 1-year, prospective randomized pilot study. Acta Ophthalmol Scand, 2005, 83(2):148-153.

52. Schmidt-Erfurth U, Hasan T. Mechanisms of action of photodynamic therapy with verteporfin for the treatment of age-related macular degeneration. Surv Ophthalmol, 2000, 45(3):195-214.

53. Allison BA, Pritchard PH, Levy JG. Evidence for low-density lipoprotein receptor-mediated uptake of benzoporphyrin derivative. Br J Cancer, 1994, 69(5):833-839.

54. Schmidt-Erfurth U, Hasan T, Schomacker K, et al. In vivo uptake of liposomal benzoporphyrin derivative and photothrom-

bosis in experimental corneal neovascularization. Lasers Surg Med,1995,17(2):178-188.

55. Fogelman AM,Berliner JA,Van Lenten BJ,et al. Lipoprotein receptor and endothelial cells. Semin Thromb Hemost, 1988,14(2):206-209.

56. Gaffney J,West D,Arnold F,et al. Differences in the uptake of modified low density lipoproteins by tissue cultured endothelial cells. J Cell Sci,1985,79:317-325.

57. Henderson BW,Dougherty TJ. How does photodynamic therapy work? Photochem Photobiol,1992,55(1):145-157.

58. Patterson MS,Madsen SJ,Wilson BC. Experimental tests of the feasibility of singlet oxygen luminescence monitoring in vivo during photodynamic therapy. J Photochem Photobiol B,1990,5(1):69-84.

59. Hampton JA,Selman SH. Mechanisms of cell killing in photodynamic therapy using a novel in vivo drug/in vitro light culture system. Photochem Photobiol,1992,56(2):235-243.

60. Fingar VH,Wieman TJ,Wiehle SA,et al. The role of microvascular damage in photodynamic therapy:the effect of treatment on vessel constriction,permeability,and leukocyte adhesion. Cancer Res,1992,52(18):4914-4921.

61. Dougherty TJ,Marcus SL. Photodynamic therapy. Eur J Cancer,1992,28A(10):1734-1742.

62. Kessel D. The role of low-density lipoprotein in the biodistribution of photosensitizing agents. J Photochem Photobiol B, 1992,14(3):261-262.

63. Moan J,Berg K. Photochemotherapy of cancer:experimental research. Photochem Photobiol,1992,55(6):931-948.

64. Berg K,Moan J,Bommer JC,et al. Cellular inhibition of microtubule assembly by photoactivated sulphonated mesotetraphenylporphines. Int J Radiat Biol,1990,58(3):475-487.

65. Nseyo UO,Whalen RK,Duncan MR,et al. Urinary cytokines following photodynamic therapy for bladder cancer. A preliminary report. Urology,1990,36(2):167-171.

66. Steele JK,Liu D,Stammers AT,et al. Suppressor deletion therapy:selective elimination of T suppressor cells in vivo using a hematoporphyrin conjugated monoclonal antibody permits animals to reject syngeneic tumor cells. Cancer Immunol Immunother,1988,26(2):125-131.

67. Gomer CJ,Ferrario A,Hayashi N,et al. Molecular,cellular,and tissue responses following photodynamic therapy. Lasers Surg Med,1988,8(5):450-463.

68. Evans S,Matthews W,Perry R,et al. Effect of photodynamic therapy on tumor necrosis factor production by murine macrophages. J Natl Cancer Inst,1990,82(1):34-39.

69. Aveline B,Hasan T,Redmond RW. Photophysical and photosensitizing properties of benzoporphyrin derivative monoacid ring A(BPD-MA). Photochem Photobiol,1994,59(3):328-335.

70. Richter AM,Yip S,Meadows H,et al. Photosensitizing potencies of the structural analogues of benzoporphyrin derivative in different biological test systems. J Clin Laser Med Surg,1996,14(5):335-341.

71. Richter AM,Waterfield E,Jain AK,et al. Liposomal delivery of a photosensitizer,benzoporphyrin derivative monoacid ring A (BPD),to tumor tissue in a mouse tumor model. Photochem Photobiol,1993,57(6):1000-1006.

72. Kramer M,Miller JW,Michaud N,et al. Liposomal benzoporphyrin derivative verteporfin photodynamic therapy. Selective treatment of choroidal neovascularization in monkeys. Ophthalmology,1996,103(3):427-438.

73. Husain D,Kramer M,Kenny AG,et al. Effects of photodynamic therapy using verteporfin of experimental choroidal neovascularization and normal retinal and choroid up to 7 weeks after treatment. Invest Ophthalmol Vis Sci,1999,40(10): 2322-2331.

74. Blumenkranz MS,Woodburn KW,Qing F,et al. Lutetium texaphyrin (Lu-Tex):a potential new agent for ocular fundus angiography and photodynamic therapy. Am J Ophthalmol,2000,129(3):353-362.

75. Photodynamic therapy of subfoveal choroidal neovascularization in age-related macular degeneration with verteporfin: one-year results of 2 randomized clinical trials—TAP report. Treatment of age-related macular degeneration with photodynamic therapy (TAP) Study Group. Arch Ophthalmol,1999,117(10):1329-1345.

76. Bressler NM;Treatment of Age-Related Macular Degeneration with Photodynamic Therapy (TAP) Study Group. Photodynamic therapy of subfoveal choroidal neovascularization in age-related macular degeneration with verteporfin:two-year results of 2 randomized clinical trials-tap report 2. Arch Ophthalmol,2001,119(2):198-207.

77. Bressler SB, Pieramici DJ, Koester JM, et al. Natural history of minimally classic subfoveal choroidal neovascular lesions in the treatment of age-related macular degeneration with photodynamic therapy (TAP) investigation: outcomes potentially relevant to management—TAP report No. 6. Arch Ophthalmol, 2004, 122(3):325-329.

78. Bressler NM, Vam Study Writing Committee. Verteporfin therapy in age-related macular degeneration (VAM): an open-label multicenter photodynamic therapy study of 4,435 patients. Retina, 2004, 24(4):512-520.

79. Verteporfin In Photodynamic TherapyStudy Group. Verteporfin therapy of subfoveal choroidal neovascularization in age-related macular degeneration: two-year results of a randomized clinical trial including lesions with occult with no classic choroidal neovascularization-verteporfin in photodynamic therapy report 2. Am J Ophthalmol, 2001, 131(5):541-560.

80. Verteporfin In Photodynamic Therapy Study Group. Photodynamic therapy of subfoveal choroidal neovascularization in pathologic myopia with verteporfin. 1-year results of a randomized clinical trial—VIP report no. 1. Ophthalmology, 2001, 108(5):841-852.

81. Blinder KJ, Blumenkranz MS, Bressler NM, et al. Verteporfin therapy of subfoveal choroidal neovascularization in pathologic myopia: 2-year results of a randomized clinical trial-VIP report no. 3. Ophthalmology, 2003, 110(4):667-673.

82. Azab M, Benchaboune M, Blinder KJ, et al. Verteporfin therapy of subfoveal choroidal neovascularization in age-related macular degeneration: meta-analysis of 2-year safety results in three randomized clinical trials: Treatment Of Age-Related Macular Degeneration With Photodynamic Therapy and Verteporfin In Photodynamic Therapy Study Report no. 4. Retina, 2004, 24(1):1-12.

83. Navortis Ophthalmics. Verteporfin therapy of subfoveal choroidal neovascularization. Navortis CD-Online 2003.

84. 严密,陆方,张军军,等. 光动力疗法治疗渗出性老年黄斑变性的初步报告. 中华眼底病杂志, 2000, 16(4):213-216.

85. Blinder KJ, Bradley S, Bressler NM, et al. Effect of lesion size, visual acuity, and lesion composition on visual acuity change with and without verteporfin therapy for choroidal neovascularization secondary to age-related macular degeneration: TAP and VIP reportno. 1. Am J Ophthalmol, 2003, 136(3):407-418.

86. 张力,赵明威,黎晓新,等. 影响光动力疗法治疗脉络膜新生血管视力预后的多因素分析. 中华眼底病杂志, 2004, 20(5):292-294.

87. Fine HF, Zhitomirsky I, Freund KB, et al. Bevacizumab (avastin) and ranibizumab (lucentis) for choroidal neovascularization in multifocal choroiditis. Retina, 2009, 29(1):8-12.

88. Parodi MB, Iacono P, Kontadakis DS, et al. Bevacizumab vs photodynamic therapy for choroidal neovascularization in multifocal choroiditis. Arch Ophthalmol, 2010, 128(9):1100-1103.

89. Chan WM, Lai TY, Liu DT, et al. Intravitreal bevacizumab (avastin) for choroidal neovascularization secondary to central serous chorioretinopathy, secondary to punctate inner choroidopathy, or of idiopathic origin. Am J Ophthalmol, 2007, 143(6):977-983.

90. Arevalo JF, Espinoza JV. Single-session combined photodynamic therapy with verteporfin and intravitreal anti-vascular endothelial growth factor therapy for chronic central serous chorioretinopathy: a pilot study at 12-month follow-up. Graefes Arch Clin Exp Ophthalmol, 2011, 249(8):1159-1166.

91. Spaide RF, Laud K, Fine HF, et al. Intravitreal bevacizumab treatment of choroidal neovascularization secondary to age-related macular degeneration. Retina, 2006, 26(4):383-390.

92. Augustin AJ, Puls S, Offermann I. Triple therapy for choroidal neovascularization due to age-related macular degeneration: verteporfin PDT, bevacizumab, and dexamethasone. Retina, 2007, 27(2):133-140.

93. Klein ML, Van Buskirk EM, Friedman E, et al. Experience with nontreatment of central serous choroidopathy. Arch Ophthalmol, 1974, 91(4):247-250.

94. Brancato R, Scialdone A, Pece A, et al. Eight-year follow-up of central serous chorioretinopathy with and without laser treatment. GraefesArch Clin Exp Ophthalmol, 1987, 225(3):166-168.

95. Gilbert CM, Owens SL, Smith PD, et al. Long-term follow-up of central serous chorioretinopathy. Br J Ophthalmol, 1984, 68(11):815-820.

96. Wang M, Munch IC, Hasler PW, et al. Central serous chorioretinopathy. ActaOphthalmolo, 2008, 86(2):126-145.

97. Chan WM, Lai TY, Lai R, et al. Half-dose verteporfin photodynamic therapy for acute central serous chorioretinopathy: one-year results of a randomized controlled trial. Ophthalmology, 2008, 115(10): 1756-1765.

98. Bae SH, Heo J, Kim C, et al. Low-fluence photodynamic therapy versus ranibizumab for chronic central serous chorioretinopathy: one-year results of a randomized trial. Ophthalmology, 2014, 121(2): 558-565.

99. 陈有信. 息肉样脉络膜血管病变: 争议, 挑战与机遇并存. 中华眼底病杂志, 2014, 30(3): 227-229.

100. Koh A, Lee WK, Chen LJ, et al. EVEREST study: efficacy and safety of verteporfin photodynamic therapy in combination with ranibizumab or alone versus ranibizumab monotherapy in patients with symptomatic macular polypoidal choroidal vasculopathy. Retina, 2012, 32(8): 1453-1464.

101. Saito M, Kano M, Itagaki K, et al. Switching to intravitreal aflibercept injection for polypoidal choroidal vasculopathy refractory to ranibizumab. Retina, 2014, 34(11): 2192-2201.

102. Yamamoto A, Okada AA, Kano M, et al. One-year results of intravitreal aflibercept for polypoidal choroidal vasculopathy. Ophthalmology, 2015, 122(9): 1866-1872.

103. Cho HJ, Koh KM, Kim HS, et al. Anti-vascular endothelial growth factor monotherapy in the treatment of submacular hemorrhage secondary to polypoidal choroidal vasculopathy. Am J Ophthalmol, 2013, 156(3): 524-531. e1.

104. Jeon S, Lee WK, Kim KS. Adjusted retreatment of polypoidal choroidal vasculopathy after combination therapy: results at 3 years. Retina, 2013, 33(6): 1193-1200.

105. Boixadera A, Arumí JG, Martínez-Castillo V, et al. Prospective clinical trial evaluating the efficacy of photodynamic therapy for symptomatic circumscribed choroidal hemangioma. Ophthalmology, 2009, 116(1): 100-105. e1.

106. Schmidt-Erfurth UM, Michels S, Kusserow C, et al. Photodynamic therapy for symptomatic choroidal hemangioma: visual and anatomic results. Ophthalmology, 2002, 109(12): 2284-2294.

107. Hsu CC, Yang CS, Peng CH, et al. Combination photodynamic therapy and intravitreal bevacizumab used to treat circumscribed choroidal hemangioma. J Chin Med Assoc, 2011, 74(10): 473-477.

108. Luttrull JK, Margolis BW. Functionally Guided Retinal Protective Therapy for Dry Age-Related Macular and Inherited Retinal Degenerations: A Pilot Study. Invest Ophthalmol Vis Sci. 2016, 57(1): 265-275.

109. Luttrull JK, Chang DB, Margolis BW, et al. Laser resensitization of medically unresponsive neovascular age-related macular degeneration: efficacy and implications. Retina, 2015, 35(6): 1184-1194.

110. Luttrull JK, Musch DC, Spink CA. Subthreshold diode micropulse panretinal photocoagulation for proliferative diabetic retinopathy. Eye (Lond), 2008, 22(5): 607-612.

111. Luttrull JK, Musch DC, Mainster MA. Subthreshold diode micropulse photocoagulation for the treatment of clinically significant diabetic macular oedema. Br J Ophthalmol, 2005, 89(1): 74-80

112. Lavinsky D, Cardillo JA, Melo LA Jr, et al. Randomized clinical trial evaluating mETDRS versus normal or high-density micropulse photocoagulation for diabetic macular edema. Invest Ophthalmol Vis Sci, 2011, 52(7): 4314.

113. Othman IS, Eissa SA, Kotb MS, et al. Subthreshold diode-laser micropulse photocoagulation as a primary and secondary line of treatment in management of diabetic macular edema. Clin Ophthalmol, 2014, 8: 653-659.

114. Practice protocol for Care and Management of Patients Undergoing Intravitreal InjectionsMoorfields Eyes Hospital. Medical Retinal Service. Moorfields Eye hospital: Version 2.0.

115. Anne Bates Leach Eye Hospital of Bascom Palmer Eye Institute: Policy and Procedure.

116. Chapter: Neovascular age-related macular degeneration. Gregori NZ, Rosenfeld PJ.

117. Ahrendshorst W, Fall HF. Role of the adrenal cortex in treatment of ocular diseases with pyrogenic substances. AMA Arch Ophthalmol, 1950, 44(5): 635-642.

118. Woods AC. Clinical and experimental observations on the use of ACTH and cortisone in ocular inflammatory disease. Am J Ophthalmol, 1950, 33(9): 1325-1349.

119. Armaly MF. Inheritance of dexamethasone hypertension and glaucoma. Arch Ophthalmol, 1967, 77(6): 747-751.

120. 金有豫. 药理学. 第5版. 北京: 人民卫生出版社, 2001.

121. 中华人民共和国药典, 1995年版(2部), 231.

122. Reinhardt H, Chandler DB, Thersher K, et al. The clearance of intravitreal triamcinolone acetonide. Am J Ophthalmol,

1982,93（4）:415-417.

123. Jonas JB. Intraocular availability of triamcinolone acetonide after intravitreal injection. Am J Ophthalmol,2004,137（3）:560-562.

124. Beer PM,Bakri SJ,Singh RJ,et al. Intraocular Concentration and Pharmacokinetics of Triamcinolone Acetonide after a Single Intravitreal Injection. Ophthalmology,2003,110（4）:681-686.

125. Denenring RF,Jonas JB. Serum levels of triamcinolone acetonide after intravitreal injection. Am J Ophthalmol,2004,137（6）:1142-1143.

126. Kai W,Yanrong J,Xiaoxin L. Vehicle of triamcinolone acetonide is associated with retinal toxicity and transient increase of lens density. Graefes Arch Clin Exp Ophthalmol,2006,244（9）:1152-1159.

127. Morrison VL,Koh HJ,Cheng L,et al. Intravitreal toxicity of the kenalog vehicle（benzyl alcohol）in rabbits. Retina,2006,26（3）:339-344

128. Jonas JB,Hayler JK,Sofker A,et al. Intravitreal injection of crystalline cortisone as adjunctive treatment of proliferative diabetic retinopathy. Am J Ophthalmol,2001,131（4）:468-471.

129. Kumagai K. Introduction of a new method for the preparation of triamcinolone acetonide solution as an aid to visualization of the vitreous and the posterior hyaloid during pars plana vitrectomy. Retina,2003,23（6）:881-882.

130. Hernaez-Ortega MC,Soto-Pedre E. A simple and rapid method for purification of triamcinolone acetonide suspension for intravitreal injection. Ophthalmic Surg Lasers Imaging,2004,35（4）:350-351.

131. Jaissle GB,Szurman P,Bartz-Schmidt KU. Ocular side effects and complications of intravitreal triamcinolone acetonide injection. Ophthalmologe,2004,101（2）:121-128.

132. Jonas JB,Kreissig I,Degenring RF. Retinal complications of intravitreal injections of triamcinolone acetonide. Graefes Arch Clin Exp Ophthalmol,2004,242（2）:184-185.

133. McCuen BW,Bessler M,Tano Y,et al. The lack of toxicity of intravitreally administered triamcinolone acetonide. Am J Ophthalmol,1981,91（6）:785-788.

134. 惠延年,周健,马吉献,等. 去炎松对玻璃体切除兔眼视网膜电图和超微结构的影响. 中华眼底病杂志,1996,12（2）:105-107.

135. Kivilcim M,Peyman GA,El-Dessouky ES,et al. Retinal toxicity of triamcinolone acetonide in silicone-filled eyes. Ophthalmic Surg Lasers,2000,31（6）:474-478.

136. Jonas JB,Robert D,Ingrid K,et al. Safety of intravitreal high-dose reinjections of triamcinolone Acetonide. Am J Ophthalmol,2004,138（6）:1054-1055.

137. Epstein DL,Allingham RR,Schuman JS. Chandler and Grant's glaucoma,4th ed. Baltimore:Williams & Wilkins,1997.

138. Wordinger RJ,Clark AF. Effects of glucocorticoids on the trabecular meshwork:towards a better understanding of glaucoma. Prog Retin Eye Res,1999,18（5）:629-667.

139. 李美玉. 青光眼学. 北京:人民卫生出版社,2004.

140. Wingate RJ,Beaumont PE. Intravitreal triamcinolone and elevated intraocular pressure. Aust N Z J Ophthalmol,1999,27（6）:431-432.

141. Singh IP,Ahmad SI,Yeh D,et al. Early rapid rise in intraocular pressure after intravitreal triamcinolone acetonide injection. Am J Ophthalmol,2004,138（2）:286-287.

142. 王建伟,严宏. 激素性白内障的发病机制研究. 国际眼科杂志,2004,4（2）:312-317.

143. Moshfeghi DM,Kaiser PK,Scott IU,et al. Acute endophthalmitis following intravitreal triamcinolone acetonide injection. Am J Ophthalmol,2003,136（5）:791-796.

144. Sutter FK,Gillies MC. Pseudo-endophthalmitis after intravitreal injection of triamcinolone. Br J Ophthalmol,2003,87（8）:972-974.

145. Roth DB,Chieh J,Spirn MJ,et al. Noninfectious endophthalmitis associated with intravitreal triamcinolone injection. Arch Ophthalmol,2003,121（9）:1279-1282.

146. Nelson ML,Tennant MT,Sivalingam A,et al. Infectious and presumed noninfectious endophthalmitis after intravitreal

triamcinolone acetonide injection. Retina,2003,23(5):686-691.

147. Moshfeghi AA,Scott IU,Flynn HW Jr,et al. Pseudohypopyon after intravitreal triamcinolone acetonide injection for cystoid macular edema. Am J Ophthalmol,2004,138(3):489-492.

148. Moshfeghi DM,Lowder GY,Roth DB,et al. Retinal and choroidal vascular occlusion after posterior sub-tenon triamcinolone injection. Am J Ophthalmol,2002,134(1):132-134.

149. Sulochana KN,Rajesh M,Ramakrishnan S. Purification and characterization of a novel 88 kDa from serum and vitreous of patients with Eales' disease. Exp Eye Res,2001,73(4):547-555.

150. Saxena S,Rajasingh J,Biswas S. Celluar Lmmune Response to Retinal S-Antigen and Interphotoreceptor Retinoid-Binding Protein Fragments in Eales' Disease Patients. Pathobiology,1999,67(1):39-44.

151. Howe LJ,Stanford MR,Edelsten C,et al. The efficacy of systemic corticosteroids in sight-threatening retinal vasculitis. Eye (Lond),1994,8(Pt 4):443-447.

152. Greenwood AJ,Stanford MR,Graham EM. The role of azathioprine in the management of retinal vasculitis. Eye (Lond),1998,12(Pt 5):783-788.

153. Tranos PG,Wickremasinghe SS,Stangos NT,et al. Macular edema. Surv Ophthalmol. 2004;49(5):470-490.

154. Antcliff RJ,Hussain AA,Marshall J. Hydraulic conductivity of fixed retinal tissue after sequential excimer laser ablation:barriers limiting fluid distribution and implications for cystoid macular edema. Arch Ophthalmol,2001,119(4):539-544.

155. Yanoff M,Fine BS,Brucker AJ,et al. Pathology of human cystoid macular edema. Surv Oph thalmol,1984,28(Suppl):505-511.

156. 刘谊,严密. 曲安奈德玻璃体腔注射的临床应用. 中华眼底病杂志,2003,19(4):263-265.

157. Two-year course of visual acuity in severe proliferative diabetic retinopathy with conventional management. Diabetic Retinopathy Vitrectomy Study report #1. Ophthalmology,1985,92(4):492-502.

158. Early vitrectomy for severe vitreous hemorrhage in diabetic retinopathy. Two-year results of a randomized trial. Diabetic Retinopathy Vitrectomy Study report 2. The Diabetic Retinopathy Vitrectomy Study Research Group. Arch Ophthalmol,1985,103(11):1644-1652.

159. Early vitrectomy for severe proliferative diabetic retinopathy in eyes with useful vision. Results of a randomized trial. Diabetic Retinopathy Vitrectomy Study report 3. The Diabetic Retinopathy Vitrectomy Study Research Group. Ophthalmology,1988,95(10):1307-1320.

160. Early vitrectomy for severe proliferative diabetic retinopathy in eyes with useful vision. clinical applications of results of a randomized trial. Diabetic Retinopathy Vitrectomy Study Report 4. The Diabetic Retinopathy Vitrectomy Study Research Group. Ophthalmology,1988,95(10):1321-1334.

161. Early vitrectomy for severe vitreous hemorrhage in diabetic retinopathy. Four-year results of a randomized trial:Diabetic Retinopathy Vitrectomy Study Report 5,Arch Ophthalmol,1990,108(7):958-964,

162. 黎晓新,姜燕荣,吕永顺,等. 增殖型糖尿病视网膜病变玻璃体切割手术后的视力及影响因素. 中华眼科杂志,1995,29(4):208-213.

163. Davis,MD. Vitreous contraction in proliferative diabetic retinopathy. Arch Ophthalmol,1965,74(6):741-751.

164. Benson WE,Brown GC,Tasman W,et al. Extracapsular cataract extraction,posterior chamber lens insersion,and pars plana vitrectomy in one operation. Ophthalmology,1990,97(7):918-921,

165. Blankenship GW,Flynn HW Jr,Kokame GT. Posterior chamber intraocular lens insertion during pars plana lensectomy and vitrectomy for complications of proliferative diabetic retinopathy. Am J Ophthalmol,1989,108(1):1-5.

166. Koenig SB,Mieler WF,Han DP,et al. Combined phacoemulsification,pars plana vitrectomy,and posterior chamber intraocular lens insertion. Arch Ophthalmol,1992,110(8):1101-1104.

167. Foulks GN,Thoft RA,Perry HD,et al. Factors related to corneal epithelial complications after closed vitrectomy in diabetics. Arch Ophthalmol,1979,79(6):1076-1078.

168. Brightbill FS,Myers FL,Bresnick GH. Postvitrectomy keratopathy. Am J Ophthalmol,1978,85(5 Pt 1):651-655.

169. Jaffe JG,Lewis H,Han DP,et al. Treatment of postvitrectomy fibrin pupillary block with tissue plasminogen activator.

Am J Ophthalmol,1989,108(2):170-175.

170. Jaffe JG, Abrams GW, Williams GA, et al. Tissue plasminogen activator for postvitrectomy fibrin formation. Ophthalmology,1990,97(2):184-189.

171. 赵培泉,王文吉.组织型纤溶酶原激活剂对玻璃体切除术后眼内纤维蛋白渗出的治疗,中华眼科杂志,31(4),255-257.

172. Blankenship GW. Management of vitreous cavity hemorrhage following pars plana vitrectomy for diabetic retinopathy. Ophthalmology,1986,93(1):39-44.

173. Joondeph BC, Blankenship GW. Hemostatic effects of air versus fluid in diabetic vitrectomy. Ophthalmology,1989,96(12):1701-1706.

174. Novac MA, Rice Ta, Michels RG, et al. Vitreous hemorrhage after vitrectomy for diabetic retinopathy. Ophthalmology,1984,91(12):1485-1489.

175. Tolentino FL, Cajita VN, Gancayto T, et al. Vitreous hemorrhage after closedvitrectomy for proliferative diabetic retinopathy. Ophthalmology,1989,96:1495-1500.

176. Fleischman JA, Swarz M, Dixon JA. Argon laser endophotocoagulation. An intraoperative trans-pars plana technique. Arch Ophthalmol,1981,99(9):1610-1612.

177. Liggett PE, Lean JS, Barlow WE, et al. Intraoperative argon endophotocoagulation for recurrent vitreous hemorrhage after vitrectomy for diabetic retinopathy. Am J Ophthalmol,1987,103(2):146-149.

178. 黎晓新,姜燕荣,张晓敏,等.复杂性视网膜脱离的玻璃体切除术联合 SF6 或硅油填充手术复位率的比较.中华眼科杂志,1995,31(4):250-254.

179. de Bustros S, Glaser BM, Michels RG, et al. Effect ofepsilon-aminocaproic acid on postvitrectomy hemorrhage. Arch Ophthalmol,1985,103(2):219-221.

180. Rice TA, Michels RG. Long-term anatomic and functional results of vitrectomy for diabetic retinopathy. Am J Ophthalmol,1980,90(3):297-303.

181. Schachat AP, Oyakawa RT, Michels RG, et al. Complications of vitreous surgery for diabetic retinopathy:II. Postoperative complications. Ophthalmology,1983,90(5):522-530.

182. Blankenship GW. Evaluation of a single intravitreal injection of 5-fluorouracil in vitrectomy cases. Graeves Arch Clin Exp Ophthalmol,1989,227(6):565-568.

183. Blankenship GW. Evaluation of a single intravitreal injection of dexamethasone phosphate in vitrectomy surgery for diabetic retinopathy complications. Graeves Arch Clin Exp Ophthalmol,1991,229(1):62-65.

184. Johnsen RN, Blankenship G. A prospective,randomized,clinical trial of heparin therapy for postoperative intraocular fibrin. Ophthalmology,1988,95(3):312-317.

185. Williams DF, Bennett SR, Abrams GW, et al. Low-dose intraocular tissue plasminogen activator for treatment of postvitrectomy fibrin formation. Am J Ophthalmol,1990,109(5):606-607.

186. Aaberg TM, Abrams GW. Changing indications and techniques for vitrectomy in management of complications of diabetic retinopathy,Ophthalmology,1987,94(7):775-779.

187. Oldendoerp J, Spitznas M. Factors influencing the results of vitreous surgery in diabetic retinopathy:I. Iris rubeosis and/or neovascularization at the fundus. Graefes Arch Clin Exp Ophthalmol,1989,227(1):1-8.

188. Michels RG. Vitreoretinal and anterior segment surgery through the pars plana. Part I. Ann Ophthalmol,1976,8(11):1353-1381.

189. Glaser BM, Campochiaro PA, Davis JL, et al. Retinal pigment epithelial cells release inhibitors of neovascularization. Ophthalmology,1987,94(7):780-784.

190. Stephansson E, Landers MB, Wolbarsht ML. Oxygenation and vasodilation in relation to diabetic and other proliferative retinopathies. Ophthalmol Surg,1983,14(3):209-226.

191. Blankenship GW. The lens influence on diabetic vitrectomy results. Report of a prospective randomized study. Arch Ophthalmol,1980,98(12):2196-2198.

192. Blankenship GW, Machemer R, et al. Long term diabetic vitrectomy results. Report of a 10 year follow-up. Ophthalmol-

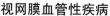

ogy,1985,92(4):503-506.

193. Hutton WL,Pesicka GA,Fuller DG. Cataract extraction in the diabetic eye after vitrectomy. Am J Ophthalmol,1987,104(1):1-4.

194. Smiddy WE,Stark WJ,Michels RG,et al. Cataract extraction after vitrectomy. Ophthalmology,1987,94(5):483-487.

195. 鲍永珍,姜燕荣,黎晓新. 玻璃体切除术后的白内障摘除及人工晶体植入术. 中华眼科杂志,1997,33(5):331-333.

196. Thompson JT,de Bustros S,Michels RG,et al. Results and prognostic factors in vitrectomy for diabetic traction -rhegmatogenous retinal detachment,Arch Ophthalmol,1987,105(4):503-507.

197. Thompson JT,de Bustros S,Michels RG,et al. Results of vitrectomy for diabetic retinopathy. Ophthalmology,1986,93(12):1571-1574.

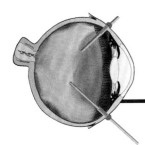

# 中英文名词对照索引

## K

## L

## Z

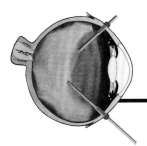 # 英中文名词对照索引

视网膜血管性疾病
Retinal Vascular Diseases